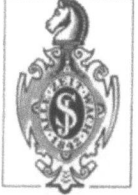

Ian A. McGregor

Plastische Chirurgie

Grundlagen und klinische Anwendungen

Übersetzt von E. Biemer und P. Faust

Mit 218 Abbildungen

Springer-Verlag
Berlin Heidelberg New York
London Paris Tokyo

Autor

Ian A. McGregor
M. B., Ch. M., F. R. C. S. (Eng.), F. R. C. S. (Glasg.), Hon. F. R. A. C. S.
Canniesburn Hospital, Glasgow, Schottland

Übersetzer

Professor Dr. med. Edgar Biemer
Abteilung für Plastische und Wiederherstellungschirurgie
Klinikum rechts der Isar, Technische Universität München
Ismaninger Straße 22, 8000 München 80

Dr. med. Peter Faust
Chirurgische Abteilung, Jüdisches Krankenhaus
Iranische Straße 2–4, 1000 Berlin 65

Titel der englischen Originalausgabe: *Fundamental Techniques of Plastic Surgery and Their Surgical Applications, 7th Edition*
© Longman Group Limited 1972, 1975, 1980

This Edition is published by arrangement with Churchill Livingstone, Edinburgh.

ISBN-13: 978-3-642-96824-2   e-ISBN-13: 978-3-642-96823-5

DOI: 10.1007/978-3-642-96823-5

CIP-Kurztitelaufnahme der Deutschen Bibliothek. McGregor, Ian A.: Plastische Chirurgie: Grundlagen u. klin. Anwendungen/Ian A. McGregor. Übers. von E. Biemer and P. Faust. – Berlin; Heidelberg; New York; London; Paris; Tokyo: Springer, 1987.
Einheitssacht.: Fundamental techniques of plastic surgery and their surgical applications ‹dt.›

Produkthaftung: Für Angaben über Dosierungsanweisungen und Applikationsformen kann vom Verlag keine Gewähr übernommen werden. Derartige Angaben müssen vom jeweiligen Anwender im Einzelfall anhand anderer Literaturstellen auf ihre Richtigkeit überprüft werden.

Gesamtherstellung: Appl, Wemding. 2124/3140-543210

VORWORT
ZUR ERSTEN ENGLISCHEN AUFLAGE

Die plastische Chirurgie entstand – wie auch andere operative Spezialfächer – durch die Anstrengungen einer kleinen Gruppe von Enthusiasten, die durch Anwendung einer besonders verfeinerten Technik schon bald das Niveau der operativen Kunstfertigkeit in einem eng umgrenzten Betätigungsfeld zu sehr großer Effizienz entwickelten.

Seit dem Krieg wurden die Techniken, die in erster Linie zur Verdekkung von Gesichtsverunstaltungen und zur Korrektur sichtbarer Entstellungen entwickelt worden waren, mit außerordentlich großem Erfolg bei der Versorgung von Wunden im allgemeinen angewandt. Seit dieser Zeit dehnten die plastischen Chirurgen als natürliche Konsequenz ihre Interessengebiete noch weiter aus, besonders auf die Behandlung von Verletzten, auf Handverletzungen und auf Verbrennungen. Dabei hörten sie stillschweigend auf, sich selbst als eine gesonderte Gruppe zu betrachten, eine Gruppe exklusiver Autoritäten auf einem ausgewählten Gebiet; statt dessen wurden sie zu sachkundigen Ratgebern und hilfsbereiten Mitarbeitern auf großen Gebieten der Chirurgie.

Der Verfasser dieses Buchs gehört ganz entschieden zu der letzten Gruppe; er wurde in der Glasgow School of Plastic Surgery ausgebildet und sammelte Erfahrungen durch die verantwortungsvolle Tätigkeit in einer arbeitsreichen traumatologischen Abteilung, wobei sein besonderes Interesse der Handchirurgie gehört. Sein Buch spiegelt diese Interessen und Erfahrungen wider; es wurde nicht für Spezialisten geschaffen, sondern für alle diejenigen, die sich mit der Versorgung von Wunden befassen. Das Buch ist im wesentlichen durch seinen praktischen Ansatz gekennzeichnet, indem es die Wahl von Inzisionen, Nahttechniken, Vermeidung häßlicher Narben, Methoden der Hauttransplantation und ähnliche Themen sowie deren Anwendungen in der Traumatologie, Orthopädie und Allgemeinchirurgie behandelt. Es wird ganz gewiß sehr dankbar angenommen werden.

Glasgow, 1960   C. F. W. Illingworth

INHALTSÜBERSICHT

TEIL 1
GRUNDTECHNIK

1 WUNDBEHANDLUNG

Bei guter Hautadaptation und Infektionsfreiheit heilt die Epidermis sehr rasch. Der eigentliche Ausheilungsprozeß, der in der Dermis erfolgt und für das Bild der verbleibenden Narbe von größerer Bedeutung ist, dauert jedoch wesentlich länger.

Von der Ausbildung von Fibrin zwischen den beiden Wundrändern als erster Schritt der Heilung bis zur ruhenden, relativ avaskulären Narbe vollzieht sich der Prozeß sehr langsam über mehrere Monate hin.

Im Anfangsstadium ist die Narbe rot und die unmittelbare Umgebung induriert, fast hölzern in der Konsistenz. Allmählich weichen Rötung und Induration, und es verbleibt eine weiche Narbe, die etwas heller als die umgebende Haut ist.

Ausmaß der Rötung und Induration sind ebenso wie die Dauer der Ausreifung sehr unterschiedlich; die Grenzwerte reichen von 3 Monaten bis zu 1 Jahr. Das Erscheinungsbild einer Narbe kann sich noch bis zu 1 Jahr verbessern und man sollte den längsten Teil des Ausreifungsprozesses abwarten, bevor man sekundäre Eingriffe in Betracht zieht. Die allmähliche Erweichung ist ein Anzeichen für die Beruhigung der Narbe. Der Verlauf ist keinesfalls immer der gleiche, sondern das fibrinhaltige Gewebe der Dermis kann stark hypertroph werden, bis zur klinisch erhabenen, geröteten, *hypertrophen Narbe* oder, bei stark ausgeprägter Reaktion, bis zum *Keloid*. Die Bedeutung dieser Erscheinungen verlangt jedoch eine besondere Abhandlung.

Während der Ausreifungsphase nimmt die Zugbelastbarkeit der Narbe langsam zu. Die Nähte entlasten die Narbe bis zu ihrer Entfernung. Wenn sich eine Narbe dehnt, geschieht das während der nächsten paar Wochen. Eine möglichst lange Entlastung der Wunde scheint hier wenig Effekt zu haben.

Naturgemäß ist die Tendenz der Narbe zur Dehnung größer bei Hautverlust und damit verbundener Spannung, aber oft dehnt sie sich auch ohne ersichtliche Spannung, außer der von der natürlichen Hautelastizität ausgehenden.

Trotzdem scheint an vielen Stellen des Körpers die Richtung der Narbe das Ausmaß ihrer Dehnung zu beeinflussen, und die Richtung, die zu minimaler Dehnung führt, findet ihren Niederschlag in den sog. *Fallinien des Narbenverlaufs.* Im Kopf- und Halsbereich liegen diese Fallinien im rechten Winkel zum Zug der mimischen Muskulatur und bilden sich bei Elastizitätsverlust im Alter als Falten aus (Abb. 1.1). In der Nähe von Gelenkbeugen verlaufen diese Linien parallel zu den hier deutlich vorhandenen Hautfalten.

Zwischen den Gelenkbeugen sind die Fallinien für den günstigen Narbenverlauf nicht so klar, und meistens wird hier die Entscheidung zur Inzision mehr von der Notwendigkeit als vom späteren kosmetischen Resultat bestimmt.

Generell sollte eine Inzision möglichst den Hautlinien folgen.

Für den Heilungsprozeß ist abschließend festzustellen, daß er von Fall zu Fall auf sehr unterschiedliche und nicht beeinflußbare Weise ablaufen kann.

Einflüsse, die z. B. außerhalb des Einflusses des Chirurgen liegen, sind das Alter des Patienten, der Ort und oft die Richtung der Wunde oder der Inzision. Im allgemeinen bleiben Narben bei Kindern länger derb und gerötet als beim Erwachsenen, und das Endergebnis ist schlechter, ganz abgesehen von der Neigung kindlicher Narben zu hypertrophieren oder ein Keloid auszubilden. Dagegen bilden sich bei älteren Menschen mit faltiger Haut die Narben schneller zurück und fallen weniger auf. Narben verhalten sich an den verschiedenen Stellen des Körpers ganz unterschiedlich. Außerhalb des Kopf- und Halsbereichs bleiben Narben trotz sorgfältiger chirurgischer Technik oft auffallend und es kommt selbst bei peinlichst exakt durchgeführter Inzision häufiger zur Verbreiterung. Selbst im Gesicht verhalten sich verschiedene Regionen und Hauttypen unterschiedlich. Großporige, fettige Haut reagiert oft stärker auf Nahtmaterial und dadurch sind Fadennarben bei diesem Hauttyp häufiger. Das Problem tritt besonders deutlich an der Nase in Richtung Nasenspitze auf, wo die Haut sehr dick sein kann und mit aktiven Talgdrüsen besetzt ist. Im Gegensatz hierzu bilden sich an unbehaarten Partien, wie Lippenrändern, Hand- und Fußsohlen, sehr unauffällige Narben aus.

Das vielleicht beste Beispiel für den Einfluß der Richtung auf das Narbenverhalten gibt der Hals. Während die horizontale Strumektomienarbe meist sehr zart ist, wird eine senkrechte Narbe hier immer sehr unschön. Ähnlich ist das immer entstehende Keloid am oberen Sternalrand ein gutes Beispiel für den Einfluß der Körperregion. Unabhängig von diesen unvermeidbaren Faktoren, die dem Erreichbaren eine Grenze setzen, ergibt bei gegebenen Umständen nur eine exakte chirurgische Technik das beste Resultat, und es soll darauf hingewiesen werden, daß ein einziger Fehler ausreicht, um ein schlechtes Resultat zu erhalten.

Die wichtigsten Faktoren bei der Wundbehandlung sind:

1. Plazierung der Narbe
2. Vorbereitung der Wunde
3. Nahttechnik
4. postoperative Versorgung

Ein weiterer Faktor, der alle chirurgischen Techniken beeinflußt, ist die absolute Notwendigkeit, ein Hämatom zu vermeiden.

Plazierung der Narbe

Wenn der Chirurg über die Plazierung der Narbe zu entscheiden hat, müssen folgende Prinzipien bezüglich Ort und Richtung beachtet werden:

Ausnutzung der natürlichen Linien

Die Narbe soll in der Hautfalte oder parallel zu ihr verlaufen (Abb. 1.1), so daß sie nach der Ausreifung wie eine andere Falte wirkt. Selbst wenn eigentliche Falten noch nicht ausgebildet sind, sollte doch eine Stelle gewählt werden, wo sie später zu erwarten sind. Ihre Richtung kann oft durch bestimmte Gesichtsausdrücke, wie Lachen, Stirnrunzeln oder festes Augenzudrücken, festgestellt werden.

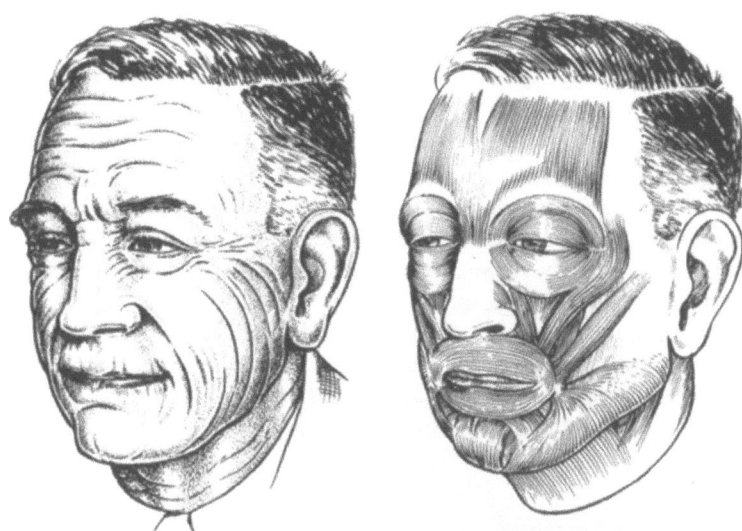

Abb. 1.1. Die Linien der Narbenwahl im Gesicht und am Hals, dargestellt durch das Muster der Falten und ihr Verhältnis zu der Verlaufsrichtung der darunter liegenden Muskulatur

Die generell geeignetsten Falten bilden sich um die Augen und den Mund aus: die nasolabiale Falte, das Muster der Glabellafalten, die seitlichen „Krähenfüße" und die Stirnfalten.

Wie aus Abb. 1.1 ersichtlich, sind das die Gebiete über den am kräftigsten ausgebildeten Gesichtsmuskeln. Wo diese Muskeln geringer vorhanden sind, wie in der Masseterregion, ist das Faltenmuster weniger klar ausgeprägt; am Ohr sowie an der Nasenspitze, wo keine Muskulatur vorhanden ist, fehlt es völlig.

Beim Erwachsenen entsteht oft durch ein Doppelkinn in Verbindung mit zunehmender Schlaffheit der umgebenden Haut ein übergelagertes Faltenmuster, welches gelegentlich ebenfalls ausgenutzt werden kann. Solch eine Fältelung als Folge der Schwerkraft bei Erschlaffung der Haut entsteht auch bis zu einem gewissen Grad in anderen Gesichtspartien. So ist das Zickzack der feinen Faltenmuster beim alten Gesicht eine Mischung von solchen Schwerkraftfolgen und mimischen Linien.

Bei der völlig glatten Haut des Kindes kann es oft besonders abseits der Augen- und Mundregion sehr schwierig sein, die beste Nahtlinie auszusuchen.

Am Ohr sind die Konturlinien der Ohrmuschel äußerst brauchbar, sie verbergen die Narben sehr gut. Für die Nasenspitze dagegen gibt es keine brauchbaren Hinweise, um die besten Linien festzulegen.

Wo natürliche Grenzlinien den Betrachter von der Narbe ablenken, sollten diese benutzt werden. Beispiele hierfür sind die Trennungslinien zwischen Nase und Gesicht, besonders um die Basis der Nasenflügel herum, die Ränder der Nasenlöcher, die Grenze zwischen Lippenrot und Haut, die Grenzlinie zwischen Ohrmuschel und Wangenregion und am Unterlid dicht unter den Wimpern. Alle diese Grenzen werden routinemäßig genutzt, um das Auge von der Narbe abzulenken und sie damit unauffälliger zu machen.

Plazierung der Narbe an unauffälliger Stelle

Die bekanntesten Beispiele sind Inzisionen innerhalb der Haargrenze oder in der Augenbraue. Dies sind auch die einzigen Gebiete, wo die Inzision nicht senkrecht zur Hautoberfläche verlaufen muß. Ganz im Gegensatz sollte hier die Inzision parallel zu den Haarfollikeln gemacht werden, um eine haarlose Narbe, wie sie durch Zerstörung der Haarfollikel erzeugt würde, zu vermeiden. Die Augenbraueninzision eignet sich besonders gut zur Entfernung einer Dermoidzyste in der seitlichen Schläfenregion. Die unsichtbare Narbe entschädigt dann für den technisch schwierigeren indirekten Zugang.

Von praktischer Bedeutung ist die Möglichkeit einer späteren Glatzenbildung, die dann eine früher verborgene Narbe am Kopf offenlegt. Deshalb sollte man bei der Wahl einer Inzision im Haarbereich und ihrer genauen Lokalisation das Geschlecht des Patienten und eine eventuelle familiäre Vorbelastung beachten.

Gebrauch der Z-Plastik

Die Z-Plastik ist ein weiteres, sehr wichtiges Hilfsmittel zu den anderen Methoden, um die Narbe möglichst unauffällig zu gestalten. Sie wird während der Narbenausschneidung durch Austausch von Läppchen vorgenommen, die durch 2 zusätzliche seitliche Einschnitte entstehen, jeder in einem variablen Winkel, der aber meistens um 60° beträgt. Der Vorteil dieses Verfahrens besteht in der Richtungsänderung eines Teils der Narbe, welche dann so gelegt werden kann, daß sie in eine Falte oder Haarlinie fällt.

Es ist ein sehr präzises Verfahren, das voll verstanden sein will, wenn es richtig angewendet werden soll; es wird auch unabhängig von Gesichtsnarben in anderen Situationen benutzt. In ihren verschiedenen Anwendungsbereichen bleibt die Z-Plastik doch eine Einheit von Theorie und Praxis, so daß es berechtigt ist, sie in Teil 2 speziell abzuhandeln.

Doch kann bereits hier festgehalten werden, daß man sie nicht bei der Erstversorgung von frischen traumatischen Wunden verwenden soll – es sei denn, die Wunde zeigt ungefähr die Eigenschaften einer chirurgischen Inzision und es liegen auch in anderer Beziehung ideale Bedingungen vor.

Selbst dann ist es nur ein Verfahren für den erfahrenen Chirurgen. Es ist besser, diese Möglichkeit für die spätere Narbenkorrektur aufzuheben.

Vorbereitung der Wunde

Wenn z. B. durch ein Trauma eine Wunde bereits vorhanden ist, ist es notwendig zunächst zu überlegen, inwieweit sie die Prinzipien der Narbenplanung durchkreuzt oder wie sie entsprechend abgeändert werden kann, um diesen Richtlinien zu folgen. Oft zeigt sich, daß es zunächst unmöglich oder nicht sinnvoll ist, sie entsprechend abzuändern wegen erhöhter Infektionsgefahr, schlechterer Blutversorgung der Wundränder, Hautschäden usw. Dann sollte das Ziel sein, sie so vorzubereiten, daß sie später entsprechend abgeändert werden kann.

Wunden werden je nach Ausmaß der Wundrandschädigung als traumatisierte oder nichttraumatisierte – wie bei einer chirurgisch gesetzten Wunde – mit geringer Randschädigung unterteilt.

Ob die Wunde ausgeschnitten wird oder nicht, hängt vom Ausmaß des zerstörten Gewebes ab. In allen Fällen ist es unabdingbar, jeglichen Schmutz sowie etwaige Fremdkörper, wenn nötig durch Ausschneidung, zu entfernen. Da im Gesicht das kosmetische Resultat besonders wichtig ist, ist die Wundausschneidung schwieriger als andernorts. Es gibt 2 Wege, das Problem anzugehen.

Bei geringer Gewebeschädigung an den Wundrändern kann die Wunde durch Ausschneidung in eine atraumatisierte verwandelt und somit versucht werden, primär ein endgültiges Resultat zu erzielen. Dieses Vorgehen ergibt bei optimalen Vorbedingungen zufriedenstellende Resultate.

Ist das Ergebnis unbefriedigend, kann es immer noch durch eine sekundäre Narbenausschneidung verbessert werden, vorausgesetzt, beim Ersteingriff wurde nicht zu viel Haut ausgeschnitten.

Bei ausgedehnteren Wunden (Abb. 1.2) ist das Vorgehen mehr konservativ; lediglich Schmutz und offensichtlich nichtvitales Gewebe werden entfernt. Unter diesen Umständen akzeptiert man die Notwendigkeit eines nochmaligen chirurgischen Eingriffs, da eine gute Narbe nach der Primärheilung einer solchen Wunde nicht zu erwarten ist. Dieses Vorgehen erhält Gewebe, welches andernfalls entfernt werden würde, später jedoch von Nutzen sein kann.

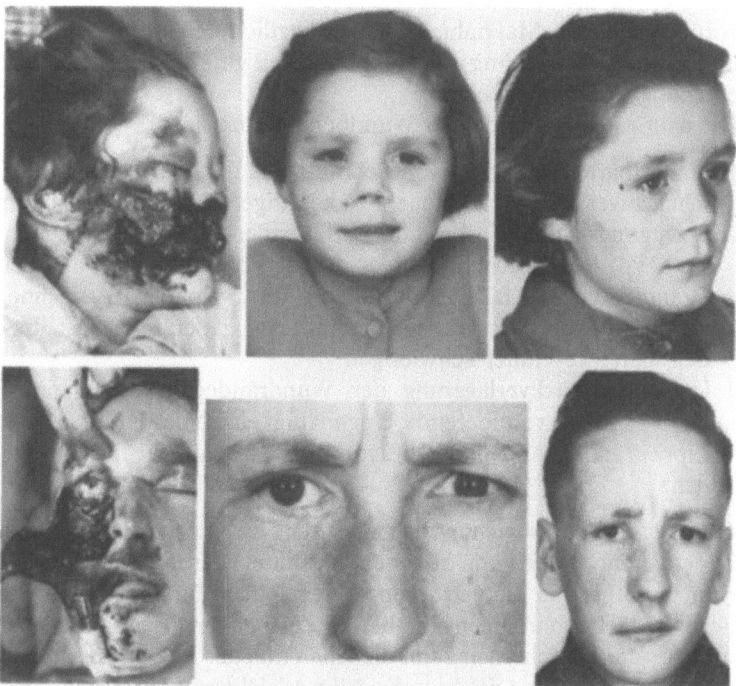

Abb. 1.2. Ergebnis einer konservativen Wundversorgung im Gesicht bei ausgedehnten Weichteilverletzungen von Augenlidern, Nase und Mundpartie – ohne Hautverlust –, nach Vornahme einer exakten Geweberückverlagerung

Konservatives Vorgehen ist immer angezeigt bei der Behandlung von schweren Weichteilverletzungen des Gesichtes, wo es selten möglich ist, durch die primäre Operation eine endgültige Wiederherstellung zu erzielen. Wichtigstes Anliegen ist hier, die einzelnen Strukturen in ihrer anatomischen Lage durch Nähte zu fixieren. Das Geheimnis, eine unregelmäßige Wunde erfolgreich zu nähen, liegt in der Beachtung von Anhaltspunkten an den Wundrändern. Nachdem 2 offensichtlich zusammengehörende Punkte zusammengenäht wurden, legen sich weitere Punkte anatomisch gerecht, so daß, nachdem genügend Fixpunkte verbunden wurden, die Zwischennähte entsprechend plaziert werden können. Die Zeit, die man benötigt, eine ausgefranste Wunde primär akkurat zu versorgen, ist niemals vergeudet. Die Möglichkeit dazu ergibt sich nur einmal, und wenn sie nicht genutzt wird, kann das Resultat katastrophal sein. Selbst wenn es ganz offensichtlich ist, daß eine Z-Plastik später notwendig wird, sollte primär nur selten davon Gebrauch gemacht werden. Zusätzliche Schwierigkeiten ergeben sich, wenn ein Gewebeverlust vorliegt. Zunächst muß alles erhaltene und vitale Gewebe in die ursprüngliche Lage gebracht werden, um den wirklichen Gewebeverlust genau bestimmen zu können.

Während der erfahrene plastische Chirurg es verantworten kann, unter solchen Bedingungen eine endgültige primäre Versorgung durchzuführen, sollte der weniger erfahrene Chirurg doch eher ein Spalthauttransplantat heranziehen, wenn der Defekt durch eine direkte Naht nicht verschlossen werden kann. Bei einem durchgehenden Defekt bis in die Mundhöhle, der ohne Verziehung primär nicht verschlossen werden kann, sollte die Haut an die Schleimhaut genäht werden. Diese vorübergehenden Maßnahmen haben letztlich den Vorteil einer raschen Heilung und geringen Verziehung und ergeben soweit gute Vorbedingungen für eine spätere endgültige Wiederherstellung.

Die häufigsten Fehler bei der Wundbehandlung sind:

1. Mangelhaftes Entfernen von Schmutz aus der Wunde, was zu einer später nur sehr schwer oder gar nicht mehr zu beseitigenden Tätowierung führt (Abb. 1.3).
2. Erzeugung einer Narbe mit auffallenden quer verlaufenden Narbenlinien (Abb. 1.4). Aus solchen Wunden würden häufig bessere Narben bei einfacher Granulation, die, falls zu auffallend, durch späteres Ausschneiden verbessert werden können. Das Vorliegen von breiten Fadenlinien gestaltet das Ausschneiden später wesentlich schwieriger.
3. Ungenaue Rückverlagerung der Wundränder in die ursprüngliche Position (Abb. 1.5). Die resultierende Ungenauigkeit ist besonders auffallend, wenn die Lippenränder, Augenlider, Augen oder Nasenflügel nicht exakt adaptiert werden.

Oft ist es besonders wichtig zu entscheiden, ob ein Abschnitt traumatisierten Gewebes erhalten werden kann oder ausgeschnitten werden muß. Entscheidendes Kriterium hierfür ist die Blutversorgung. Die kapilläre Füllung nach Druck und das Vorliegen von Hautblutungen sind beides Zeichen einer vorhandenen Zirkulation. Bei bestehender Unsicherheit kann die Anatomie der Region zusammen mit der Größe und Art des Lappens die Entscheidung erleichtern (Abb. 1.6).

Die Schwierigkeit ergibt sich besonders im Gesicht und Schädelbereich, wo auch minderdurchblutetes Gewebe eher überlebt. Aus diesem Grunde sollte hier Zurückhaltung bei der Ausschneidung geübt werden.

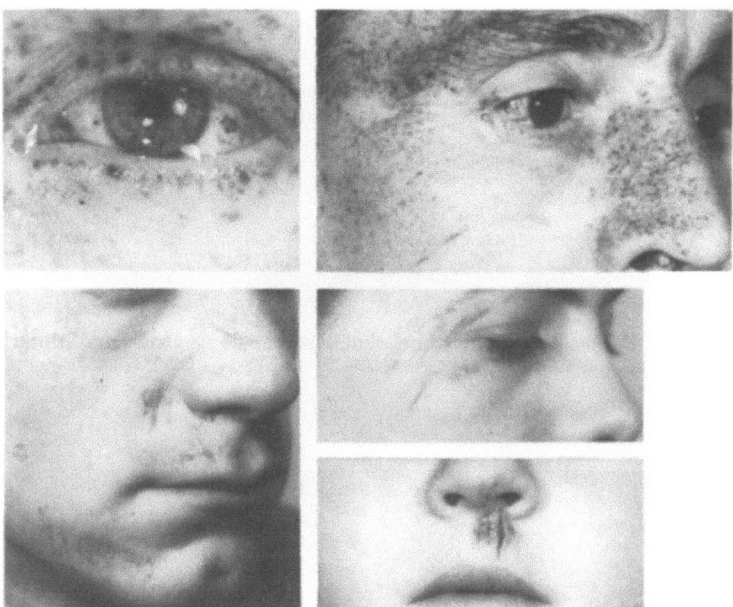

Abb. 1.3. Beispiel einer Schmutztätowierung der Narbe, wo tiefsitzender Schmutz bei der Erstversorgung nicht entfernt wurde. In diesem späten Stadium kann eine solche Verfärbung meist nicht mehr ganz entfernt werden

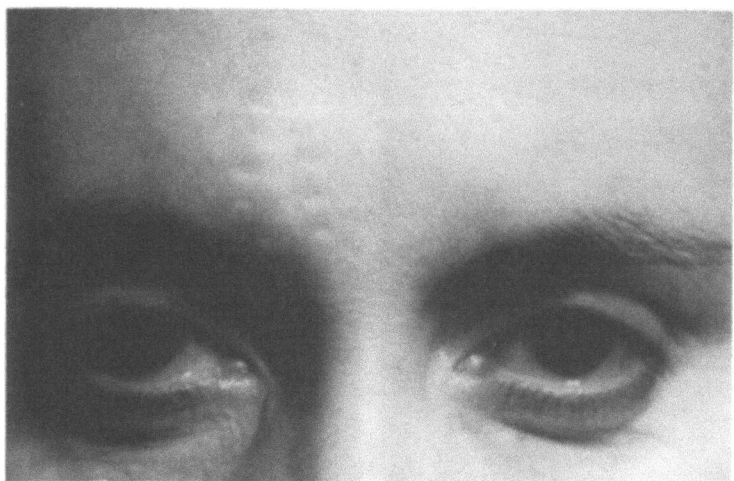

Abb. 1.4. Strickleiterartige Nahtmarkierungen, hervorgerufen durch zu kräftige und zu lange belassene Nähte. Eine solche Narbenbildung kann nur sehr schwer oder gar nicht beseitigt werden

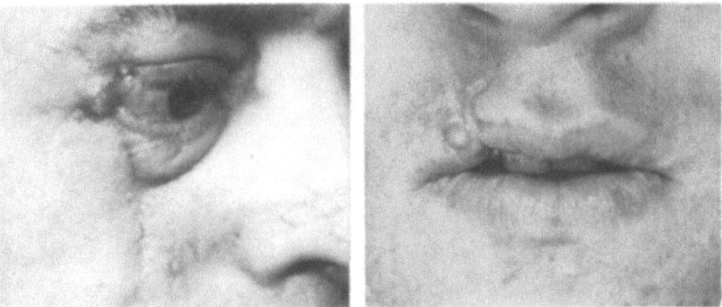

Abb. 1.5. Beispiel von Konturunregelmäßigkeiten an Augenlid und Mund infolge ungenauer Adaptation der Wundränder

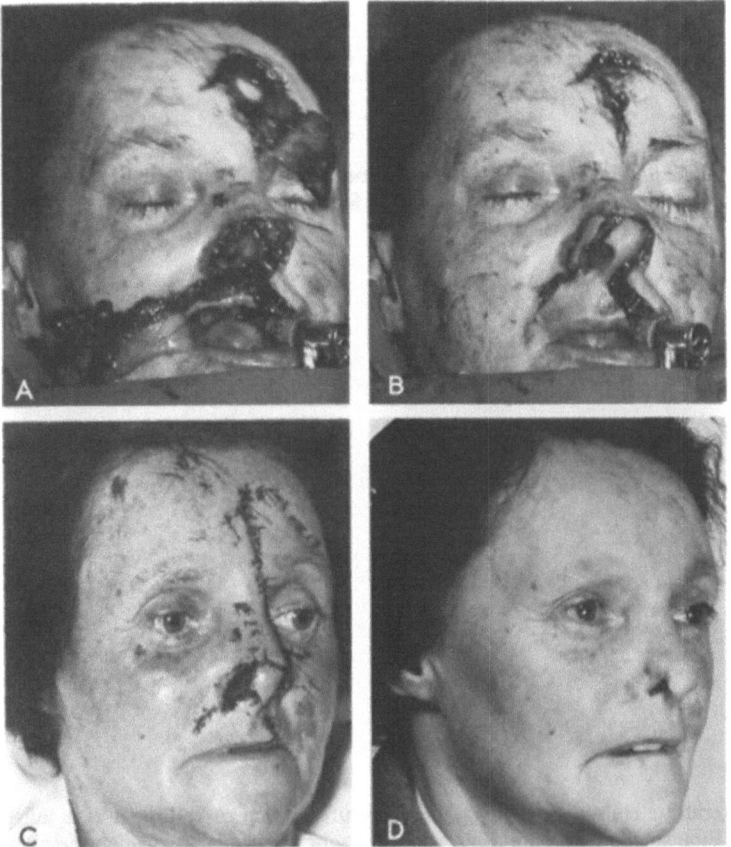

Abb. 1.6A–D. Beispiele eines eingeheilten und nichteingeheilten Lappens bei konservativ behandelten Gesichtsverletzungen. *A, B* Ausmaß der Verletzung vor Zurücknähen der Lappen; *C* Einheilung und Nekrose des Lappens; *D* Spätergebnis vor der Rekonstruktion des Nasenflügels

Die Gefäßversorgung im allgemeinen und damit die Lebensfähigkeit des Gewebes ist von größter Bedeutung auf allen Gebieten der plastischen Chirurgie, und deshalb muß die Hautfärbung häufig und genau beobachtet werden. Aus diesem Grunde dürfen Lösungen für die Hautdesinfektion die Hautfarbe nicht verändern.

Merfen und Jod – in anderen Situationen geeignet – sollten nicht verwendet werden; zufriedenstellende Präparate sind Cetrimoniumbromid und Chlorhexidin.

Um eine optimale Narbe zu erreichen, sollten die Wundränder vertikal sein, und deshalb sollte auch eine chirurgische Inzision senkrecht verlaufen. Eine genaue Naht wird auch erleichtert, wenn die beiden Wundränder gleich dick sind. Wenn die Wunde ohne Spannung genäht werden kann, besteht die Wundvorbereitung nur in einer 3–6 mm breiten Randunterminierung, um eine gewisse *Eversion* der Ränder zu erreichen. Größere Spannung kann durch weitere Unterminierung oder eine Z-Plastik verringert oder beseitigt werden.

Unterminierung (Abb. 1.7). Dieses Vorgehen erlaubt eine gewisse Verschiebung der Haut. Hierbei ist jedoch die Ebene von großer Bedeutung, die wiederum von Durchblutung und Lage wichtiger Nerven abhängt. Im Gesicht befindet sich die richtige Schicht gerade unterhalb der Dermis, denn jede Unterminierung muß oberhalb der Verzweigung des N. facialis liegen. Die Blutversorgung der Gesichtshaut ist sehr gut, so daß eine Nekrose selbst bei so oberflächlicher Unterminierung kaum zu befürchten ist. An der Kopfhaut wählt man eine Schicht zwischen Galea aponeurotica und Periost. Multiple Entlastungsschnitte in der Galea erlauben einen gewissen Längengewinn. An Extremitäten und Stamm ist es bei größeren Unterminierungen sicherer, diese zwischen Subkutis und Muskelfaszie vorzunehmen.

Das Ausmaß der Wundrandunterminierung variiert bei den einzelnen Chirurgen sehr stark. Wenn man eine weitgehende Unterminierung vermeidet, verringert sich die Gefahr einer Hämatombildung, weil dafür dann kein Raum vorhanden ist.

Z-Plastik. Die Anwendung von Z-Plastiken in einer solchen Situation wird in Kap. 2 dargestellt. Wird dieses Verfahren angewendet, dann naturgemäß mit einer Wundrandunterminierung.

Wenn sich herausstellt, daß selbst durch ausgedehnte Wundrandunterminierung kein Wundschluß erreicht werden kann, sollte besonders bei traumatischen Wunden ein Hauttransplantat herangezogen werden. Gelegentlich erscheint eine komplizierte Lappenplastik als Lösung geeignet, sie ist jedoch selten eine gute Methode bei der Erstversorgung. Das freie Hauttransplantat ist einfacher und sicherer.

Nahttechnik

Will der Chirurg die Narbe so unauffällig wie möglich machen, muß die Nahttechnik besonders ausgefeilt sein; gute Ergebnisse können nur mit adäquatem Nahtmaterial, Nadeln und Instrumentarium erzielt werden.

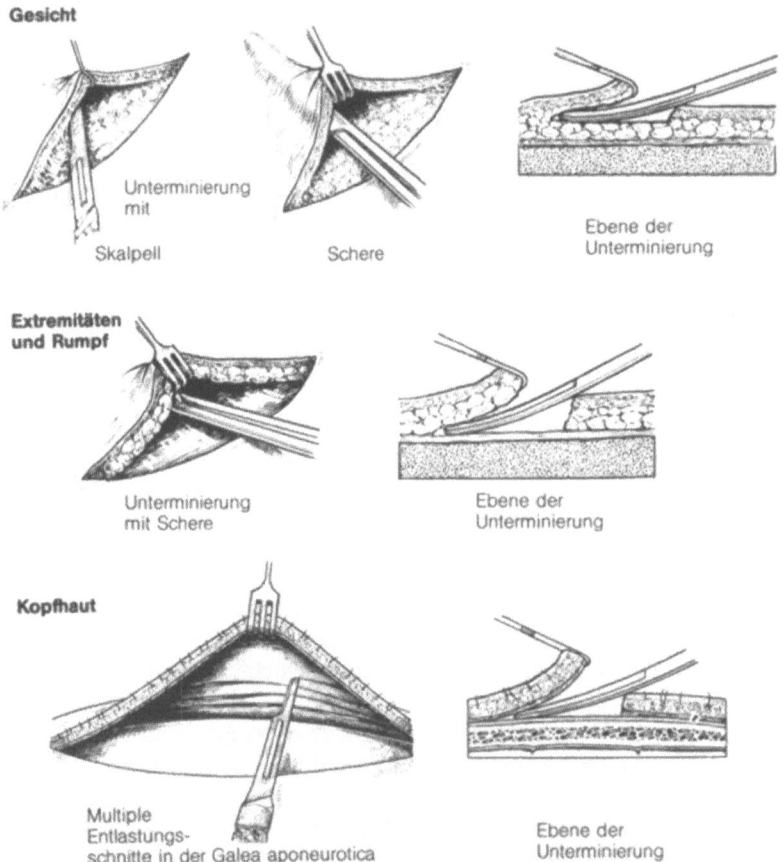

Abb. 1.7. Methode und Schichtwahl bei der Wundrandunterminierung im Gesicht, an Extremitäten, am Rumpf sowie am Schädeldach

Nahtmaterial

Die persönliche Vorliebe des Chirurgen spielt bei der Wahl des Nahtmaterials eine große Rolle. Gleichzeitig variieren aber die Materialien in ihren Eigenschaften, die letztlich dafür entscheidend sind, welches Material für eine gegebene Situation das geeignetste ist.
Die gebräuchlichsten Fäden sind:

Seide. Dieses Material gilt bezüglich seiner Eigenschaft beim Verarbeiten und Knoten als Maßstab für andere Nahtmaterialien. Die Seide wird normalerweise feuchtigkeitsabstoßend angeboten, so daß Fadenkanalinfektionen in verringertem Maße auftreten. Trotzdem bleibt ihr Hauptnachteil eine ausgeprägte Gewebereaktion im Gegensatz zu synthetischem Material. Inwieweit dies aber die endgültige Narbe beeinflußt, ist ungewiß. Die Reißfestigkeit, obwohl geringer als bei synthetischem Material, ist trotzdem in den meisten Situationen mehr als ausreichend.

Synthetische Fäden. Beispiele hierfür sind Nylonpolyester, Polythene und Monofilamentnylon. Ihre Hauptvorteile liegen in verstärkter Reißfestigkeit und verringerter Gewebereaktion; ihr Einsatz hängt von der Ähnlichkeit ihrer Eigenschaften mit Seide ab. Die neuerdings auf dem Markt gebrachten Fäden kommen in ihren Eigenschaften der Seide sehr nahe, so daß ihr Gebrauch meistens eine Frage des persönlichen Geschmacks ist. Die Verringerung der Gewebereaktion, hervorgehoben durch Epithelaussprossung entlang des Fadenkanals, ist von Bedeutung, wenn, wie manchmal in der Handchirurgie, die Hautnähte länger als normal belassen werden.

Die monofilen Fäden haben wegen ihrer glatten Oberfläche schlechtere Knüpfeigenschaften, trotzdem akzeptieren dies viele Chirurgen, weil sie meinen, daß die verringerte Gewebereaktion ein Ausgleich dafür ist. Die glatte Oberfläche hat einen eindeutigen Vorteil, wenn das Material zu einer fortlaufenden intrakutanen Ausziehnaht benutzt wird, da es sich sehr leicht entfernen läßt.

Catgut. Um die Spannung an den Wundrändern zu verringern, wird Catgut als versenkte Naht vorgeschlagen.

Nadeln

Heute wird i. allg. atraumatisches Nahtmaterial verwendet. Schwierigkeiten mit Nadeln, die im Gillies-Nadelhalter verwendet werden können, wurden durch die Einführung des „Ethicon-slim-line-needle"-Fadensortiments beseitigt. Andere Hersteller beginnen ebenfalls, vergleichbare Nadeln anzubieten.

Instrumente (Abb. 1.8). Die hier in Betracht kommenden Instrumente sind Nadelhalter, Präparierpinzetten, Hauthaken und Scheren.
Vorzugsweise wird in der plastischen Chirurgie die instrumentelle Knotung angewendet (Abb. 1.9), da bei feinen Nahtmaterialien das Knoten mit der Hand schwierig und mühsam ist. Durch die instrumentelle Knotung kann die Spannung besser reguliert und – nach einer gewissen Übung – die Knotenplazierung exakter durchgeführt werden. Die normalerweise in der Allgemeinchirurgie verwendeten Nadelhalter sind meist nicht zu gebrauchen, da sie zu groß und von der Form her unzweckmäßig sind. Es ist besonders ihr Sperrmechanismus, der sie bei der diffizilen Arbeit einer exakten Hautnaht für die instrumentelle Knüpfung unbrauchbar macht. Der Gillies-Nadelhalter oder eine seiner Abwandlungen ist am besten geeignet. Obwohl es erst einer Zeit der Gewöhnung bedarf, ist er von überaus großem Nutzen. Normalerweise wird die Nadel quer im Maul gehalten. Das Instrument ist aber so konzipiert, daß die Nadel auch längs sicher gehalten werden kann (Abb. 1.10). Dies kann in schwierigen Situationen, besonders beim Gebrauch einer kreisförmigen Nadel, von Vorteil sein.
Je mehr die Wundränder traumatisiert werden, um so schlechter ist das kosmetische Resultat. Aus diesem Grund müssen die Hilfen zum Halten der Wundränder bei der Naht so atraumatisch wie möglich sein. Der Hauthaken ist das atraumatischste Instrument in dieser Hinsicht, obwohl sein Gebrauch, wie unten beschrieben, schwierig ist, wenn man ihn mit Geschick und Geschwindigkeit benutzen will. Des-

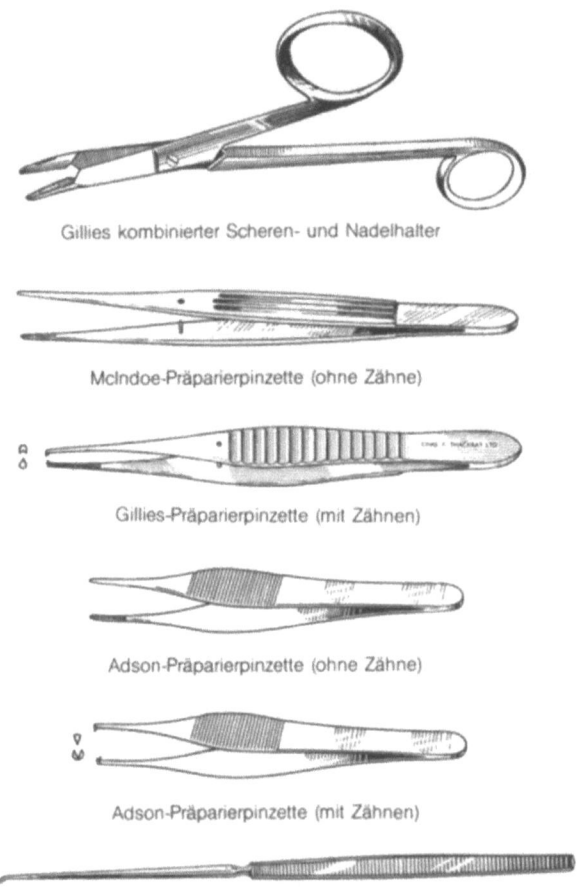

Gillies kombinierter Scheren- und Nadelhalter

McIndoe-Präparierpinzette (ohne Zähne)

Gillies-Präparierpinzette (mit Zähnen)

Adson-Präparierpinzette (ohne Zähne)

Adson-Präparierpinzette (mit Zähnen)

Gilles-Hauthäkchen

Abb. 1.8. Hautnahtinstrumente

halb werden die Präparierpinzetten öfter benutzt, wobei persönliche Vorliebe entscheidet, ob man einer gezahnten (chirurgischen) oder ungezahnten (anatomischen) den Vorzug gibt. Beachtet werden muß aber immer die Gewebeschädigung, die von den Pinzetten verursacht wird. Für die meisten Routinearbeiten haben die McIndoe- und Gillies-Pinzetten die geeignete Größe. Aber für wirkliche Feinarbeit sind die Adson-Pinzetten günstiger. Normalerweise benötigt man 2 Typen von Scheren: einmal die gerade, spitze Schere für Wundränder und Fadenentfernung sowie die gebogene, stumpfe Schere für die Unterminierung der Wundränder. Beide sollen scharf geschliffen sein, damit sie gut schneiden und das Gewebe nicht quetschen.

Technik der Wundnaht

Ziel ist es, atraumatisch einen absolut exakten Wundschluß herzustellen. Die erste Naht sollte sitzen, da eine Wiederholung meist schlechter ausfällt und oft mit ausgefransten Wundrändern und unschönen Narben endet.

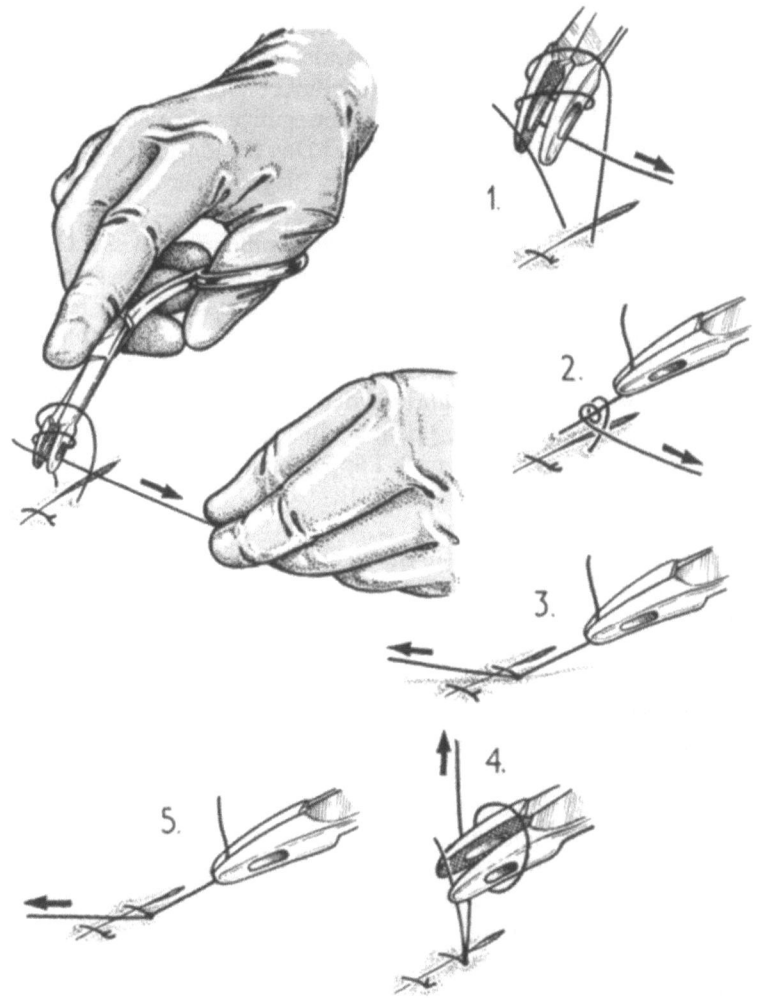

Abb. 1.9. Instrumentelles Knoten einer Naht

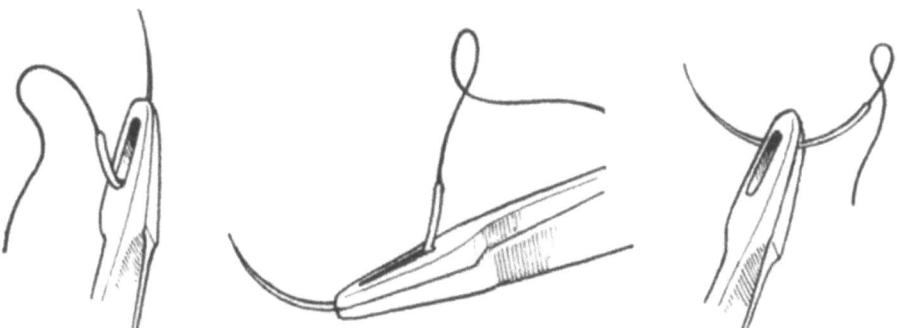

Abb. 1.10. Die zwei Möglichkeiten, eine Naht im Nadelhalter nach Gillies zu halten

Der Chirurg sollte in möglichst bequemer Haltung arbeiten, mit guter Unterstützung der Ellenbogen am Körper oder anderweitig, so daß die Bewegungen vorzugsweise auf Handgelenk und Finger beschränkt bleiben. Eine solche Position gewährt
mehr Ruhe und Genauigkeit bei den Bewegungen. Die Nadel ist gebogen und bewegt sich deshalb leicht in einem Kreis. Das Handgelenk soll frei beweglich sein,
um bei Einstich und Durchstich der Biegung der Nadel folgen zu können
(Abb. 1.11).
Nach Beendigung der Naht entwickelt sich immer ein gewisses Ödem. Dieses kann
zwar durch einen Druckverband gemindert werden, aber es sollte doch beim Knoten des Fadens berücksichtigt werden. Wenn der Knoten zu fest angezogen wird,
kann er leicht einschneiden und später zu einer Fadennarbe führen. Bei einer korrekten Naht wird die Haut dazwischen nicht ischämisch. Die Naht kann als Einzelnaht oder fortlaufend ausgeführt werden. Wird auf das ästhetische Resultat besonderer Wert gelegt, ist die Einzelnaht vorzuziehen. Die fortlaufende Naht ist aber in
anderen Fällen günstig, z. B. nach Lappenvorschneiden oder zum Verschluß eines
Lappenstiels.

Einzelnaht. Die gebräuchlichste ist die Schlingennaht (Abb. 1.12), bestehend aus einer einfachen Schlinge, die entweder auf der einen oder anderen Seite der Wunde
geknotet wird. Hierdurch werden die Wundränder genau aneinander gelegt, ohne
daß sie sich überlappen. Ein geringes Ausstülpen der Wundränder hilft bei der genauen Adaptation und vermeidet das Einrollen der Wundränder. Eingeschlagene
Wundränder heilen langsamer und geben eine schlechtere Narbe. Ferner gibt eine
eingezogene Narbe eine auffallende Schattenbildung. Diese entsteht auch, wenn
nicht genau Stoß auf Stoß adaptiert wurde. Um ein bestimmtes Ausstülpen zu erreichen, muß oft 3–6 mm unterminiert werden.
Die Naht sollte zumindest durch die ganze Dermis gehen, bei gleich großem Abstand von den Wundrändern (Biß der Nadel). Der gleichmäßige Nadelbiß führt zur
sog. groben Adaptation, wodurch die Höhe der Wundränder bestimmt wird. Öfter
steht jedoch ein Wundrand gegenüber der Gegenseite etwas vor. Dies kann durch
Plazierung des Knotens auf diese Seite etwas ausgeglichen werden. Jede Naht hat
somit eine besonders günstige Seite für den Knoten. Diese Ausrichtung wird als
Feinadaptation bezeichnet. Wird beim Durchstechen der Nadel in der Tiefe etwas
mehr Dermis oder Fettgewebe gefaßt, kommt es zu einer guten Adaptation mit
leichtem Aufwerfen der Wundränder. Wenn eine gebogene Nadel benutzt wird,
werden die Wundränder angehoben und die Nadel so gerichtet, daß sie beim

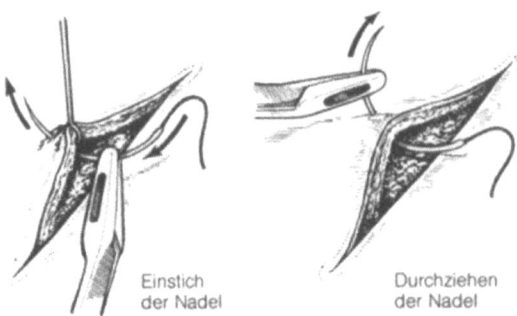

Einstich
der Nadel

Durchziehen
der Nadel

Abb. 1.11. Einstich und Durchziehen
einer Nadel folgen dem Verlauf der
Nadelkrümmung

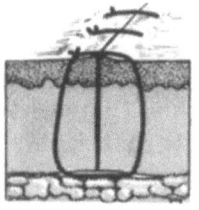

Gleichgroßer Biß führt
zur „groben Adaptierung"

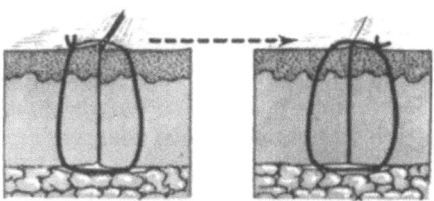

Plazierung des Knotens führt
zur „Feinadaptierung"

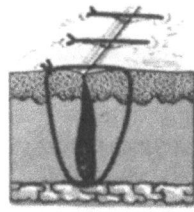

Zu flacher Biß
führt zum Einrollen
und Totraum

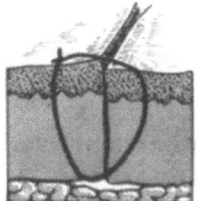

Ungleichmäßiger Biß führt
zu schlechter Adaptierung
der Wundränder

Abb. 1.12. Die einfache Schlingennaht

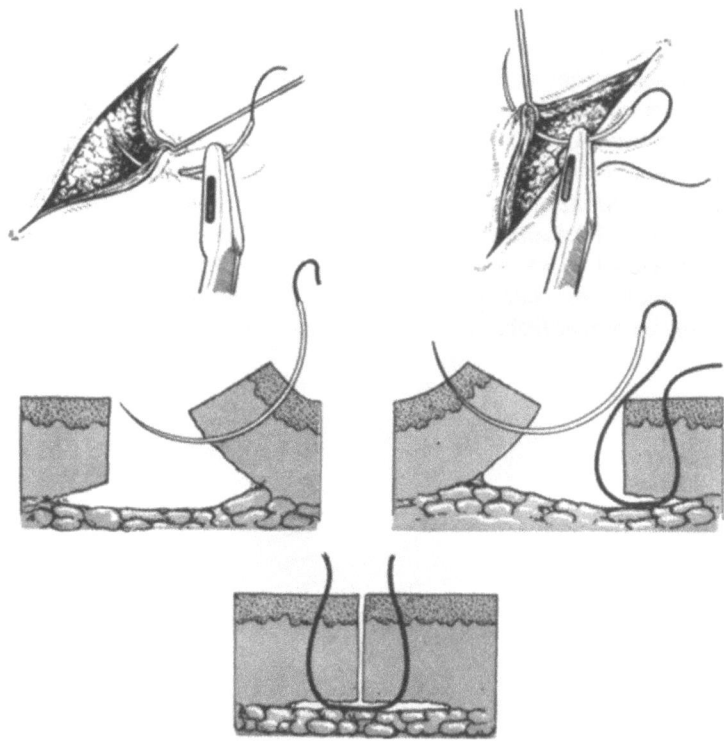

Abb. 1.13. Evertieren des Wundrands mit einem Hauthäkchen vor Einstich der Nadel; Weg der gebogenen Nadel in der Haut

Durchstechen einen Kreis beschreibt (Abb. 1.13). Dieses Anheben wird am atraumatischsten mit einem Wundhaken gemacht. Es ist generell leichter, von der beweglichen zur fixierten Seite zu stechen. Der Daumen kann ebenfalls zur Ausstülpung des Wundrandes beim Nadeleinstich benutzt werden (Abb. 1.14). Wo die Haut sehr dünn und schlecht unterstützt oder sehr verschieblich auf der Unterlage ist, z. B. am Augenlid, ist es besonders schwierig, ein Einrollen zu vermeiden. Hier ist die senkrechte Matratzennaht oft die beste Lösung (Abb. 1.15). Diese Naht hinterläßt keine größeren Stichmarken als andere, wenn die Fäden nicht zu fest angezogen und früh gezogen werden. Wird der oberflächliche Biß sehr knapp gewählt, wird das Einrollen korrigiert.

Wenn keine Spannung auf der Wunde liegt, ist die alte Knopfnaht allein ausreichend. Bei Spannung sind weitere Maßnahmen beschrieben, die ebenfalls ein frühes Ziehen der Fäden ohne Wunddehiszenz zulassen. Es sind dies versenkte Nähte mit resorbierbarem Material oder eine intradermal fortlaufende Naht.

Versenkte resorbierbare Fäden (Abb. 1.15). Diese Fäden werden angewendet mit dem Ziel, die Spannung aufzunehmen, nachdem die Hautnähte frühzeitig entfernt worden sind. Ihre Fähigkeit, eine Wunddehiszenz zu vermeiden, ist jedoch recht zweifelhaft, das Resultat meist so schlecht oder so gut, als wenn sie nicht angewendet worden wären. Ihr Hauptvorteil ist wahrscheinlich die Verringerung des Totraums und damit die Vermeidung eines Hämatoms.

Fortlaufende intradermale Naht. Diese Naht hat den Vorteil, daß sie 10 bis 12 Tage belassen werden kann, ohne Quernarben zu hinterlassen. Obwohl sie alleine angewendet werden kann, ist doch festzustellen, daß eine wirklich exakte Wundrandadaptation nur in Verbindung mit einigen Einzelknopfnähten erreicht wird. Ihre Aufgabe ist dann lediglich, Spannung von der Einzelnaht zu nehmen. Vorzugsweise sollte monofiles Nylon für sie benutzt werden. Obwohl diese Methoden oft angewendet und in Lehrbüchern empfohlen werden, ist ihr Vorteil doch begrenzt und eine Z-Plastik in Verbindung mit ausgedehnter Mobilisierung wirkungsvoller. Wenn dies nicht ganz durchgeführt werden kann, ist ein gewisser Grad von Narbendehnung unvermeidlich.

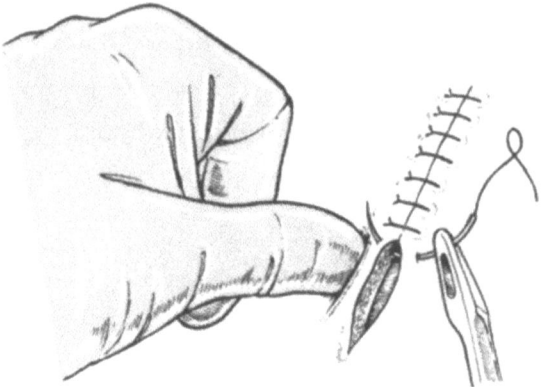

Abb. 1.14. Benutzung des Daumens zum Evertieren der Haut beim Legen einer Naht

Fortlaufende Naht. Die vorteilhaftesten fortlaufenden Nähte sind die Polsterernaht und die überwendliche Naht. Die Polsterernaht hat den Vorteil, die Wunde nicht zusammenzuziehen, und eine doppelte Umschlagung bei jedem Stich verwandelt sie in eine fixierte Naht. Die überwendlich fortlaufende Naht neigt dazu, die Wunde zusammenzuraffen. Natürlich können solche Nähte nicht so exakt gelegt werden wie Einzelnähte, aber überall, wo eine makellose Naht nicht wesentlich ist, spart sie Zeit. Es wird manchmal behauptet, daß eine fortlaufende Naht zu einer Abschnürung der Wundränder führt. Aber dies trifft nur bei übermäßigem Anziehen zu und ist kein grundsätzlicher Fehler dieser Methode.

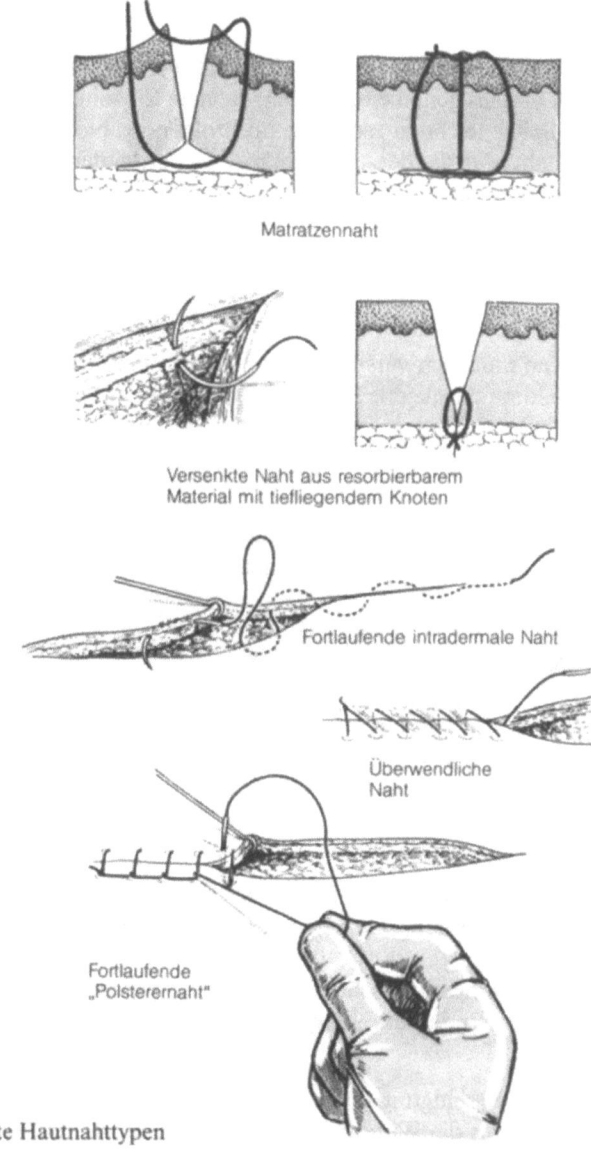

Matratzennaht

Versenkte Naht aus resorbierbarem
Material mit tiefliegendem Knoten

Fortlaufende intradermale Naht

Überwendliche
Naht

Fortlaufende
„Polsterernaht"

Abb. 1.15. Gewöhnlich benutzte Hautnahttypen

Verteilung der Spannung an den Wundrändern

Wenn sich die Wundränder verwerfen und es schwierig wird, die Spannung gleich-
mäßig auf beiden Seiten durch die Naht zu verteilen, hilft es oft, wenn man die
Wunde mit 2 Haken anspannt, bevor die ersten Nähte gelegt werden. Wenn eine
Verwerfung zu erwarten ist, wie z. B. bei einer gekrümmten Inzision, hilft es, vorher
entsprechende Punkte (Abb. 1.16) beidseits mit Hauttinte zu markieren, bevor der
Schnitt gemacht wird.

Die Dreieckennaht (Abb. 1.17)

Wo ein dreieckiger Lappen eingelegt werden muß, ist es oft schwierig, die Spitze
des Lappens genau einzunähen, da viele Einzelnähte durch die ganze Hautdicke an
der Spitze leicht zu Ischämie und folgender Nekrose führen können. Die Dreieck-
kennaht hilft hierbei, eine Nekrose zu vermeiden und die Spitze dennoch exakt zu
adaptieren.
Wie oft beschrieben, schiebt sie leicht die Lappenspitze zusammen. Deshalb wird
eine kleine Variation empfohlen, die theoretisch fundiert und in der Praxis so effektiv ist, daß sie die Spitze fixiert, ohne sie zusammenzudrücken.
Die wichtigen Punkte bei der Nahtführung sind:

1. Man muß sich versichern, daß die Naht beim Ein- und Ausstich an den Wundrändern die gleiche Höhe hat, wie beim Durchstich durch die Spitze des Dreieck-
   lappens.
2. Der Ausstich am Wundrand muß weit genug von der Lappenspitze entfernt liegen.

Dieses Prinzip der Dreieckennaht kann auch angewendet werden, wenn 2 Lappen-
ecken an einer dritten Wundkante angenäht werden müssen.

Länge der Narbe und das „dog-ear"

Wenn eine ovale oder runde Läsion ausgeschnitten und der Defekt durch direkte
Naht verschlossen wird, so ist die resultierende Narbe immer länger als die ursprüngliche Läsion, eine Tatsache, über die man den Patienten vorher aufklären
sollte.
Hierfür gibt es 2 Gründe:

1. Wenn die gebogenen Linien der Ellipse oder des Kreises, welche von einer Exzision herrühren, in eine gerade Linie zusammengebracht werden, verlängert dies
   die Narbe.
2. Wenn eine elliptische Exzision verschlossen wird, ergibt sich unvermeidlich an
   beiden Enden ein „dog-ear", und die Beseitigung verlängert die Narbe zusätzlich.

Bei der Beseitigung eines „dog-ear" (Abb. 1.18) soll die Wunde so weit zugenäht
werden, bis die Wundränder verstärkt heraustreten. Wird der Wundrand durch ei-

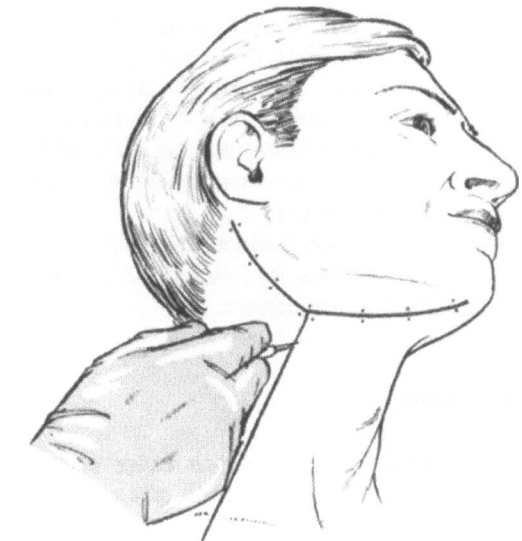

Abb. 1.16. Dreieckennaht

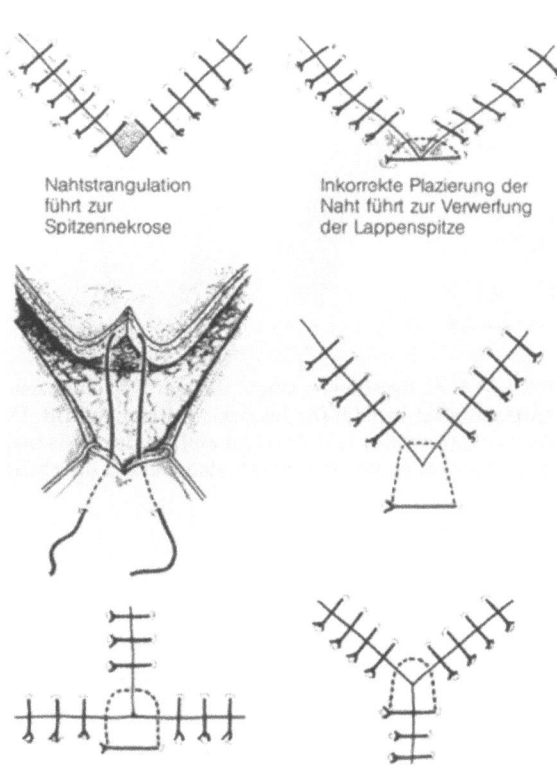

Nahtstrangulation
führt zur
Spitzennekrose

Inkorrekte Plazierung der
Naht führt zur Verwerfung
der Lappenspitze

Abb. 1.17. Dreieckennaht

Methode und Anwendung der Dreieckennaht

nen Haken hochgezogen, so zeigt sich die volle Größe des „dog-ear". Das vorspringende Gewebe wird dann an einer Seite an der Basis abgetrennt. Der resultierende Lappen wird dann über die Wunde geschlagen, so daß der Hautüberschuß genau ersichtlich ist und abgetragen werden kann. Die resultierende Linie ist ein wenig gebogen und ihre Richtung, die von der Seite der ersten Umschneidung des „dog-ear" beeinflußt wird, kann entsprechend den anatomischen oder ästhetischen Erfordernissen gewählt werden.

Wird ein „dog-ear" nicht abgetragen, kommt es zu unschönen Erhebungen (Abb. 1.19), die zwar im Laufe der Zeit abflachen, jedoch ein vielleicht sonst schönes Resultat verschlechtern.

Hämatome

Wann immer eine Wunde als Folge einer Inzision, Zerreißung, Lappenverschiebung usw. genäht werden muß, gibt es einen wichtigen Faktor für Komplikationen und schlechte Resultate, selbst wenn der Eingriff gut geplant und ordentlich ausgeführt wurde – es kann zu einem Hämatom kommen.

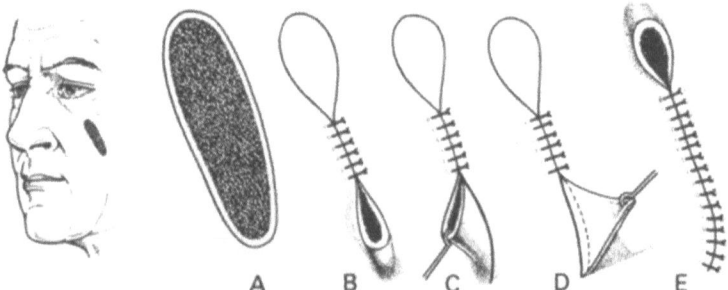

Abb. 1.18 A-E. Beseitigung eines „dog-ear". Nach Exzision des betroffenen Bezirks *(A)*, wird der Hautdefekt vernäht *(B)*, bis das „dog-ear" auftritt. Das „dog-ear" wird mit einem Hauthäkchen angespannt und die Haut entlang der Basis inzidiert *(C)*. Überschüssige Haut wird genau dargestellt und entfernt *(D)*; dann erfolgt der endgültige Hautverschluß *(E)*

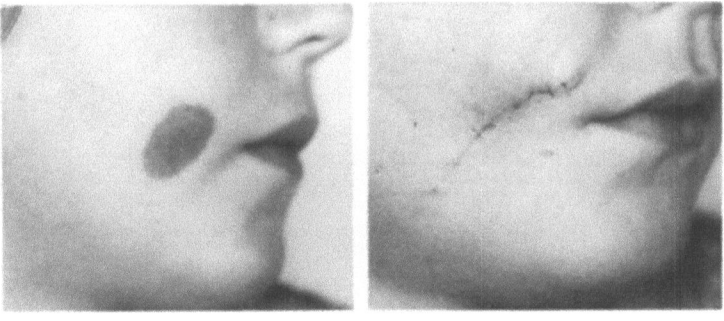

Abb. 1.19. Ergebnis nach unterlassener Exzision eines „dog-ear"

Ein Hämatom ist verheerend in verschiedener Hinsicht:

1. Es verstärkt die allgemeine Wundspannung und wirkt wie ein Fremdkörper, der entweder abgesaugt oder organisiert werden muß, häufig unter Ausbildung einer starken Fibrose und Vermehrung des Narbengewebes.
2. Es ergibt einen idealen Nährboden für Bakterien und verwandelt sich leicht in einen Abszeß.
3. Bei einer Lappenverlagerung verhindert es den schnellen vaskulären Anschluß mit dem Wundgrund, was ein wichtiger Vorgang bei einem solchen Eingriff ist. Dieser Vorgang spielt auch bei der Hauttransplantation eine wichtige Rolle; aber der Verlust des Transplantats durch diese Ursache wird später genau beschrieben. Es ist allgemein bekannt, daß in einer Wunde mit guter Blutversorgung, und hier besonders bei Kontamination mit Keimen, eine Infektion immer auf ein Hämatom zurückzuführen ist. Es ist in der Tat erstaunlich, wie stark eine Wunde infiziert sein kann, ohne daß sich eine klinisch manifeste Infektion ausbildet, wenn kein Hämatom vorhanden ist.

Selbst bei größter Sorgfalt ist ein Hämatom nicht immer vollständig zu vermeiden, so daß sich dann die Frage der Behandlung ergibt. Die natürliche Reaktion ist, ein Hämatom sofort nachdem es bemerkt wurde auszuräumen. Aber obwohl die frühzeitige Ausräumung vorteilhaft ist, kann die ursprüngliche Blutung erneut beginnen. Zusätzlich muß die Naht hier so weit geöffnet werden, um ein Auspressen der Blutkoagel zu ermöglichen, was unglücklicherweise häufig zu zusätzlicher Wunddehiszenz führt. Eine brauchbare Alternative ist, die natürliche Verflüssigung, die meist in den ersten 10 Tagen einsetzt, abzuwarten und die Absaugung dann durch eine Punktionskanüle vorzunehmen. Zu diesem Zeitpunkt besteht nicht die Gefahr einer erneuten Blutung und Ausbildung der gleichen Situation. Das Problem in der Zwischenzeit liegt in der erhöhten Infektionsgefahr. Deshalb haben Antibiotika eine berechtigte, wenn auch begrenzte Anwendung. Liegt bereits eine Infektion vor, muß eine Entlastung durch Entfernung der Fäden oder sogar Inzision und Drainage durchgeführt werden, obwohl auch eine spontane Entleerung eintreten kann. Bei einer schwachen Infektion kann auch eine Aspiration möglich sein, wenn die Blutkoagel und der Eiter sich entsprechend verflüssigt haben. Generell ist es eine Situation, bei der die Verhütung besser ist als eine Behandlung und deshalb muß alles getan werden, um diesen Fall zu verhindern, wie sorgfältige Blutstillung, Vermeidung von Totraum, entsprechender Einsatz von Druckverbänden und die Verwendung von Drainagen mit und ohne Vakuum, wenn ein Hämatom nicht sicher vermieden werden kann.

Dies alles hilft, unliebsame Spätfolgen, wie verzögerte Wundheilung und Bildung von vermehrtem Narbengewebe, zu verhindern.

Postoperative Behandlung

Ziele einer guten postoperativen Behandlung sind die Verhütung von Hämatomen, Ruhigstellung für die Heilung und die Vermeidung von Fadennarben (Nahtmarken). Praktisch wird dies erreicht durch den Verband, sorgfältiges Fadenentfernen und Unterstützung der Wunde.

Der Verband. Bei einer ausgedehnten Unterminierung der Wundränder ist es trotz genauester Blutstillung nicht immer möglich, ein Hämatom zu vermeiden, es sei denn, zusätzliche Vorkehrungen werden getroffen. Früher wurde hierzu gewöhnlich der Druckverband mit oder ohne Drainage angewendet. Dieser Druckverband bietet neben der Verhütung eines Hämatoms auch die Ruhigstellung und Schienung, die beste Voraussetzung für eine rasche und komplikationslose Heilung sind, und kontrolliert das Wundödem, welches zum Einschneiden der Fäden führt.

In jüngster Zeit wurde der Druckverband durch die Saugdrainage bei der Hämatomverhütung ersetzt. Sie kann oft bei offenliegenden Wunden angewendet werden, was unter gewissen Umständen als Vorteil angesehen wird. Gelegentlich kann man beide vorteilhaft kombinieren; die Saugdrainage wird entfernt, wenn die Sekretion stoppt, während der Druckverband so lange verbleibt, bis die Fäden gezogen werden.

Im Gesicht, wo besonders in der Mundgegend nur gering unterminiert wird, wird der Vorteil des Druckverbandes durch die Kontamination mit Essen und Speichel aufgehoben, so daß es hier oft bessere Ergebnisse durch eine offene Wundbehandlung gibt. Es ist dann wichtig, die Nahtlinie trocken und frei von Blutkoageln zu halten, bis der Fibrinfilm auf der Wunde fest und trocken ist.

Das weite Maschennetz einer einfachen Lage von Fettgaze erlaubt den Durchtritt jeglicher Sekretion und macht diese in Verbindung mit Vaseline zu einer idealen Abdeckung direkt auf der Wunde, da sie eine Verbandsabnahme ohne Traumatisierung durch Festkleben ermöglicht. Über die Fettgaze werden Gazekompressen und Mull mit einer elastischen Binde fixiert, was einen kissenartigen Druck und Immobilisierung in ausreichendem Maße ergibt. Den Gegebenheiten entsprechend wird die elastische Binde durch Elastoplast ersetzt, welches besser haftet, wenn man vorher die Haut mit Mastix bestreicht. Ein alternativer Verband, direkt auf der Wunde, ist das sog. Mikroporhautpflaster. Besonders direkt auf der Wunde besitzt es sehr wertvolle Eigenschaften. Es mazeriert die Haut nicht, unterstützt die Wunde ausreichend und kann doch sehr leicht abgezogen werden, ohne daß es an Fäden oder Haaren festklebt. Abgesehen von diesem Anwendungsbereich kann das Mikroporpflaster gelegentlich dazu verwendet werden, Wundränder zu adaptieren, so daß man gänzlich auf Fäden verzichten kann. Dies ist ein besonderer Gewinn bei Kleinkindern.

Wenn das Pflaster direkt auf die Wunde appliziert wird, führt es durch die Klebeeigenschaft zu einer Einebnung der Wundränder, was bei den oft etwas hochstehenden Lappenspitzen besonders vorteilhaft ist.

Wenn keine Unterminierung durchgeführt wurde, können solche Pflaster als alleiniger Verband angewendet werden, ohne zusätzlich einen Druckverband anzulegen.

Fadenentfernung. Es ist normalerweise üblich, daß man für bestimmte Gebiete und Umstände festgelegte Zeiten bis zur Fadenentfernung bestimmt, was jedoch eine völlig falsche Einstellung zu diesem Problem ist. Die klinische Erfahrung wird dem Chirurgen schnell zeigen, wann die Fäden sicher entfernt werden können. Natürlich sollten die Fäden prinzipiell so früh wie möglich entfernt werden, was aber von so vielen Faktoren, wie Grad der Spannung, Region, Wundheilungsverlauf usw. abhängt, so daß es unmöglich ist, feste Regeln aufzustellen. Man muß sich beim Entfernen der Fäden darüber klar sein, daß die Zugbelastbarkeit der Wunde gering ist und es bei geringster Belastung leicht zur Wunddehiszenz kommt. Wo es auf größte Genauigkeit ankommt, sind die Fäden meist besonders fein. Deshalb sollte vor Beginn des Fädenentfernens für gutes Licht, feine, scharfe Scheren, die an den Spitzen schneiden, und für feine anatomische Pinzetten, die gut fassen, gesorgt werden. Mit diesen Voraussetzungen ist das Fadenziehen nicht viel anders als beim Entfernen von normalen dickeren Fäden, außer daß es mit sehr viel Feingefühl und vorsichtig durchgeführt werden muß und der durchschnittene Faden immer in Richtung zur Wunde herausgezogen werden muß. Scheren sind natürlich nicht immer scharf und schneiden oft nicht bis zur Spitze, so daß sich als Alternative die Spitze eines entsprechend geeigneten Skalpells anbietet (Abb. 1.20). In schwierigen Situationen wird die extrem scharfe und feine Spitze die Fäden mit geringerer Beeinträchtigung der Wunde durchtrennen, als es eine Schere vermag. Bei der Entfernung der Fäden sollte der Chirurg wie bei der Naht seine Ellenbogen abstützen und nur aus dem Handgelenk und den Fingern arbeiten, um die Bewegung ohne Zittern auszuführen. Ebenso sollte der Patient eine bequeme Stellung einnehmen, damit die Naht absolut ruhig liegt.

Nachfolgende Unterstützung der Wunde. Wie bereits früher dargelegt, beraubt man die Wunde durch frühzeitiges Fadenziehen jeglicher Unterstützung, so daß durch eine plötzliche, nicht richtig eingeschätzte Belastung die Wunde aufgehen kann. Aus diesem Grunde wird die Wunde am besten nach Entfernung der Fäden für eine weitere Woche geschützt, wofür die Mikroporpflaster besonders geeignet sind. Es ist selten durchführbar, die Wunde noch länger zu schützen und Versuche, die spätere Narbenverbreiterung durch länger belassenen Wundverband zu verhindern, haben wenig gebracht.

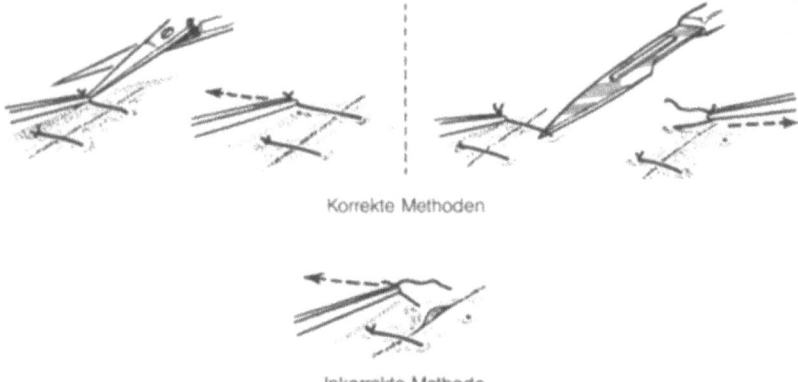

Korrekte Methoden

Inkorrekte Methode

Abb. 1.20. Technik des Fadenziehens, dargestellt unter Verwendung einer Irisschere und eines 11er Skalpells. Korrekt wird die Naht durch Zug in Richtung zur Wunde entfernt; die nicht korrekte Entfernung, wobei der Faden von der Wunde weggezogen wird, verursacht eine zusätzliche Spannung und kann sogar zum Aufreißen der Wunde führen

Keloide und hypertrophe Narben

Wenn eine Narbe nicht, wie normal, weich und blaß wird, sondern sich rötet und verdickt, wird dies entweder als hypertrophe Narbe oder als Keloid bezeichnet.

Diese Begriffe werden häufig identisch gebraucht, vielleicht weil es meist schwierig ist, das eine vom anderen abzugrenzen. Die typische hypertrophe Narbe ist erhaben, anfänglich ziemlich gerötet, greift aber nicht auf die normale umgebende Haut über. Ferner ist sie meist symptomlos und zeigt gelegentlich eine Neigung zur Rückbildung.

Das Keloid ist eine wesentlich aktivere Veränderung. Es ist kräftig erhaben und zeichnet sich durch Juckreiz, Brennen und Berührungsempfindlichkeit aus.

Dies sind die beiden leicht feststellbaren Extreme, während aber in Wirklichkeit fließende Übergänge zwischen der zarten Narbe über eine leichte Hypertrophie bis zum ausgeprägten Keloid vorkommen. Die Grenze, ab der eine hypertrophe Narbe ein Keloid wird, ist Ansichtssache. Der Name ist glücklicherweise von untergeordneter Bedeutung, da die Behandlung für beide Situationen ähnlich ist. In der Tat zeigt der kontinuierliche Übergang, daß die willkürliche Unterteilung in Keloid und hypertrophe Narbe unnatürlich ist und daß die Erscheinung das gleiche, nur in unterschiedlicher Stärke, darstellt. Über die Ursachen ist eigentlich nichts bekannt.

Das klinische Bild. Es ist schwierig, ein genaues Bild abzugeben, da klinische Verallgemeinerungen nicht unbedingt dem individuellen Fall entsprechen müssen und die Erscheinung als solche sehr große Variationen aufzeigt und unberechenbar ist. In der folgenden Beschreibung wird der Begriff Keloid für beide Erscheinungen gebraucht.

Die Kleoidneigung verringert sich deutlich mit dem Alter, aber es ist nicht möglich im Einzelfall vorauszusagen, welcher Patient ein Keloid entwickeln wird. Dennoch wird jede Inzision bei „Keloidbildern" mit größerer Wahrscheinlichkeit wieder ein Keloid entstehen lassen, als ein ähnlicher Schnitt bei einem normalen Patienten. Somit ist ein Rezidiv nach Ausschneidung eines Kleoids sehr wahrscheinlich. Keloide kommen ohne Zweifel häufiger bei negroider Bevölkerung als bei der weißen Rasse vor. Bei Negern zeigt sich die aktivste Form und die „Tumoren" können manchmal sehr groteske Ausdehnungen erreichen.

Andererseits ist bei der weißen Rasse auch das deutliche Keloid weniger agressiv und nimmt mehr die Kriterien und Aktivitäten einer hypertrophen Narbe an (Abb. 1.21).

Gewisse Körperregionen haben eine besondere Neigung, Keloide zu entwickeln. Die Brustbeinregion zeigt sicherlich die größte Veranlagung hierzu und seltsam genug zeigt die Form des Keloids einen geschlechtlich bedingten Unterschied - bei Männern ist das Muster oft unregelmäßig, während es bei Frauen durch den Zug der Brüste meist zu einer schmetterlingsartigen Form kommt. Die Schulterregion ist ebenfalls eine Prädilektionsstelle. Es ist auffallend, daß eine Narbe nur teilweise keloidartig wird. Dies wird besonders deutlich in der Halsregion, wo die senkrechten Narben Keloide zeigen, während die horizontalen Narben selten davon befallen sind. Die meisten Entstehungstheorien geben für diesen Tatbestand keine Erklärung. Wenn eine Halsnarbe ausgeschnitten und mit Z-Plastiken aufgelöst wird, zeigt sich häufig, daß die Quernarben zart und flach sind, während die senkrechten

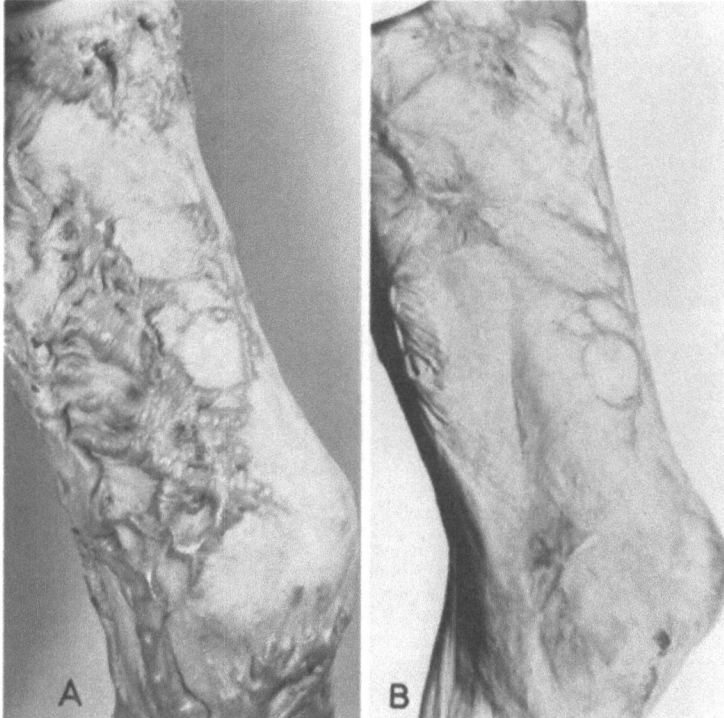

Abb. 1.21 A, B. Umbau eines Keloids in hypertrophes Narbengewebe während eines Zeitraums von 2 Jahren

Schenkel keloidartig oder wenigstens hypertroph entarten. Allgemein haben die Narben in den Spannungslinien der Haut geringere Keloidneigung als solche, die sie kreuzen.

Behandlung. Vor Einführung des hochaktiven Steroids Triamcinolon war Röntgenbestrahlung die vorherrschende Behandlung. Ob diese Methode wirklich etwas nutzte oder der Erfolg nur in der spontanen Rückbildungstendenz lag, ist schwer zu sagen. Sie verringerte zwar den begleitenden Juckreiz, aber seit der Einführung von Triamcinolon ist sie weitgehend verdrängt. Mit Sicherheit sollte diese Therapie niemals bei jungen Patienten mit einer langen Lebenserwartung gutgeheißen werden. Das größte Problem ist die Behandlung von Kindern mit ausgedehnten Keloiden nach Verbrennung. Die Zwecklosigkeit der Röntgenbestrahlung bedarf hierbei keiner besonderen Erwähnung. Bei Keloiden von Kindern ist es sicherlich sinnvoll, die Therapie auf den Juckreiz zu beschränken und die spontane Rückbildung abzuwarten. Für eine solche Behandlung sind besonders Steroide in Salbenform sehr geeignet. Das umschriebene Keloid scheint mehr für eine Röntgenbehandlung geeignet zu sein, aber gerade in solchen Fällen führt die Injektion von Triamcinolon zu ganz auffälliger Besserung mit deutlicher Abflachung und Erweichung innerhalb weniger Tage. Es muß aber trotzdem immer daran erinnert werden, daß Triamcinolon

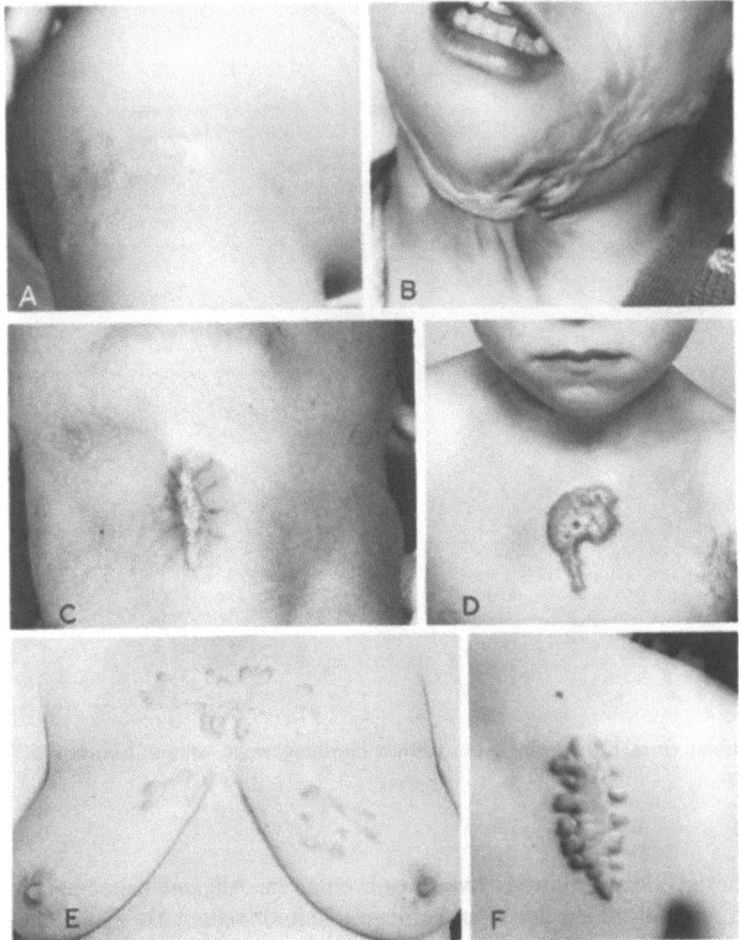

Abb. 1.22A-F. Beispiele für Keloid und hypertrophe Narben. *A* Mäßig hypertrophe Narbe im Schulterbereich; *B* ausgeprägte hypertrophe Narbenbildung im Hals- und Kinnbereich nach Verbrennung; *C* hypertrophe Narbenbildung nach unbedachter Anwendung eines senkrechten Hautschnitts zur Exzision einer medianen Halsfistel; *D* prästernales Keloid beim männlichen Patienten; *E* prästernales Keloid bei der Frau mit schmetterlingsförmigem Umriß; *F* ausgeprägtes Keloid in der Schulterblattregion

als solches eine hochwirksame Substanz ist, deren lokale Wirkung nicht voll geklärt ist. Vorsicht bei der Anwendung ist deshalb absolut wichtig. Triamcinolon muß in das Keloid selbst injiziert werden, und zwar so viel, daß das ganze Keloid blaß wird. Diese Injektionen können wöchentlich wiederholt werden. Wenn das Keloid auf das Niveau der umgebenden Haut abgeflacht ist, sollte die Behandlung abgeschlossen werden. Weitere Injektionen würden lokale Haut- und Fettatrophie erzeugen. Bemerkenswert ist, daß diese Substanz wirkungsvoll ist, egal ob es sich um ein sog. frisches, noch kräftig gerötetes Keloid handelt oder um ein weißliches, ausgereiftes. Wo in der Vergangenheit bei Fällen von Keloidneigung gewöhnlich pro-

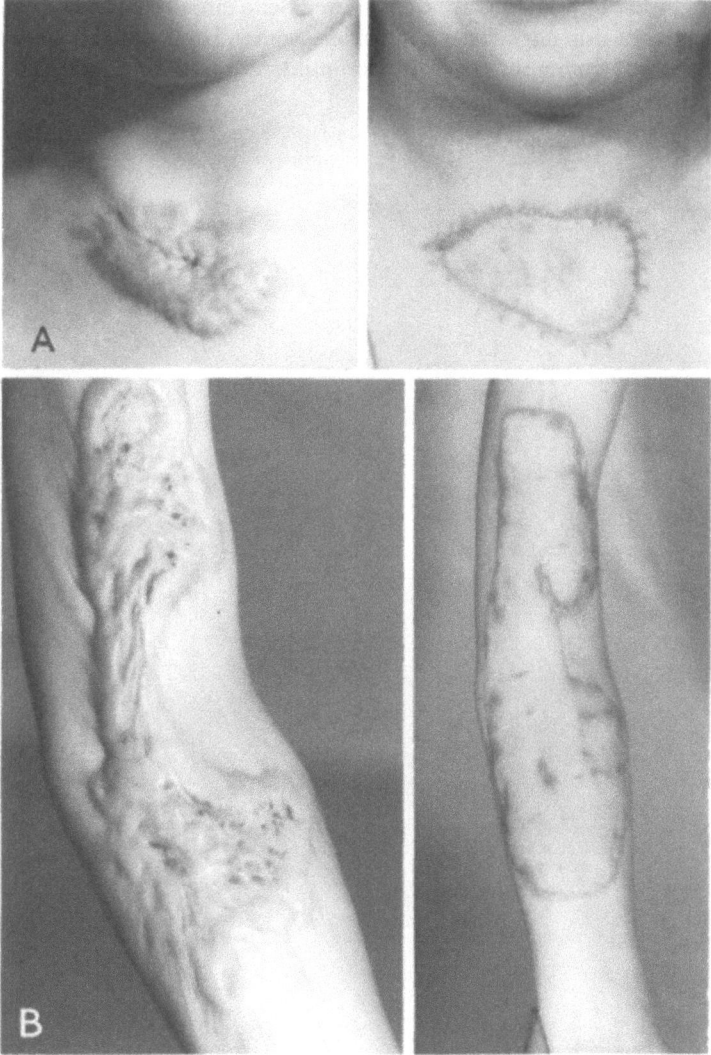

Abb. 1.23 A, B. Randständiges Keloidrezidiv nach Exzision und Transplantation

phylaktisch Röntgenbestrahlung gegeben wurde, ist es heute vielleicht ausreichend, zunächst abzuwarten und beim ersten Anzeichen mit Triamcinolon zu therapieren. Praktisch sollte in den Prädilektionsstellen, besonders in der Brustbeinregion, jegliches chirurgisches Vorgehen mit größter Zurückhaltung erwogen werden. Ein kräftiges Keloid ist sonst meist das Resultat (Abb. 1.23).
Selbst bei größter Sorgfalt und bester Behandlung lassen die Ergebnisse noch viel zu wünschen übrig. Es entsteht der Eindruck, daß der Prozeß eher unterdrückt als völlig gestoppt wird, und der Grad der Verringerung hängt von der innewohnenden Aktivität ab. An einem Ende der Skala kann die leichte Hypertrophie völlig besei-

tigt werden, während auf der anderen Seite ein wachsendes Keloid in einer gefähr-
deten Region nur schwer kontrolliert werden kann. Glücklicherweise sieht man diese Erscheinung häufiger in der milden Form, und die Zeit alleine führt zur
Rückbildung und Auflösung.

2 DIE Z-PLASTIK

Die Z-Plastik ist eine Technik der Verlagerung von 2 ineinandergreifenden dreieckigen Lappen. Der Name rührt von dem Z-förmigen Muster her, das die 3 auf die
Haut gemalten Schenkel zusammen ergeben. Obwohl der Name durch langen Gebrauch geheiligt ist, ist er streng genommen nicht akkurat, da die Schenkel alle
gleich lang sind. Die Verlagerung der Lappen hat verschiedene Effekte, wovon 2
spezielle Bedeutung haben (Abb. 2.1):

1. Es führt zu einem Längengewinn in Richtung des gemeinsamen Schenkels des Z.
2. Der gemeinsame Schenkel des Z ändert die Richtung.

Es ist die Ausnutzung dieser Effekte, die die Z-Plastik zu der gebräuchlichsten und
am häufigsten angewendeten Technik in der plastischen Chirurgie macht. Sie hat
sich besonders in 2 Situationen bewährt. Einmal in der Behandlung von Kontrakturen, unter Ausnutzung der Verlängerung, und zum anderen in der Behandlung von
Gesichtsnarben, wo man die Richtungsänderung des gemeinsamen Schenkels aus-
nutzt. Obwohl beide Ergebnisse – Verlängerung und Richtungsänderung – immer
zusammen auftreten, ist es doch meist nur ein Aspekt, welcher den Chirurgen speziell in einem Fall interessiert. Der gleichzeitige und unvermeidlich auftretende andere Aspekt ist meist ein zusätzlicher Gewinn, kann aber auch von Nachteil sein.

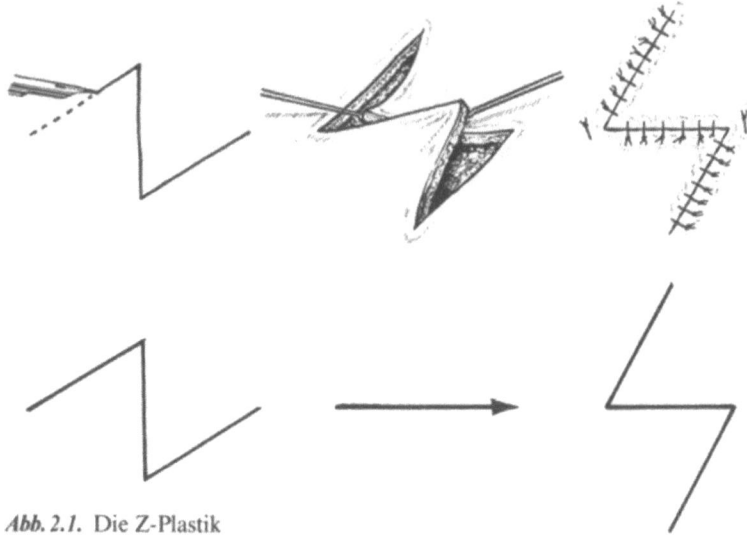

Abb. 2.1. Die Z-Plastik

Die Anwendung bei Kontrakturen

Wenn die Z-Plastik bei einer Kontraktur angewendet wird, liegt der gemeinsame Schenkel in Richtung des Verlaufs der Kontraktur, die aufgelöst werden soll. Normalerweise sind die beiden Winkel des Z von 60° eine Kompromißgröße, die sich aus der Erfahrung gebildet hat. Die Gründe für diese Winkelgröße und die Wirkung ihrer Änderung wird später diskutiert. Bei der jetzigen Darstellung wird vom 60°-Winkel ausgegangen. So konstruiert, bilden die 2 Dreiecke zusammen die Form eines Parallelogramms, bei dem die kurze diagonale Linie im Kontrakturverlauf liegt; die lange Diagonale verläuft rechtwinklig dazu. Die 2 Diagonalen können deshalb als Kontrakturdiagonale und Querdiagonale bezeichnet werden (Abb. 2.2).

Um die Folge der Geschehnisse bei Anwendung einer Z-Plastik bei einer Kontraktur zu verstehen, muß man sich vergegenwärtigen, daß der gemeinsame Schenkel des Z entlang der Kontraktur unter erheblicher Spannung steht. Deshalb springen die Enden auseinander, sobald die fibrösen Bänder der Kontraktur durchtrennt werden und die Lappen gehoben sind. Dieses Auseinanderspringen der durchtrennten Kontraktur führt zur Veränderung der Form des Parallelogramms und zur Verlagerung der dreieckigen Lappen. Die Kontrakturdiagonale wird länger und die Querdiagonale kürzer (Abb. 2.3).

Es ist besonders darauf hinzuweisen, daß der Chirug die Läppchen nicht aktiv verlagert, wenn eine Z-Plastik richtig und korrekt zur Auflösung einer linearen Narbe benutzt wird. Der Austausch erfolgt natürlicherweise durch die Formveränderung des Parallelogramms. Die Längenänderung erfolgt derart, daß die Länge der Kontrakturdiagonale nach Läppchenaustausch der Querdiagonale vor der Verlagerung entspricht.

Zunahme der Länge in der Richtung der Kontrakturdiagonale wird auf Kosten der Querdiagonale, die sich entsprechend verkürzt, gewonnen.

In die Praxis übersetzt bedeutet dies, daß Haut von der Seite herbeigebracht wurde unter Erhöhung der Spannung, wie die Verkürzung der Querdiagonale zugunsten der Kontrakturdiagonale zeigt. Der Längenunterschied der beiden Diagonalen ergibt das Ausmaß der wirklichen Verkürzung bzw. Verlängerung. Der Chirurg ist meistens mehr an der Verlängerung als an der Verkürzung interessiert, die aber notwendigerweise immer mit eintritt. Deshalb ist es entscheidend für die erfolgreiche Anwendung einer Z-Plastik, immer daran zu denken, daß ohne Verkürzung keine Verlängerung zu erreichen ist. Für die praktische Anwendung bedeutet dies, daß ohne einen Überschuß in der queren Diagonale, und zwar von gleicher Größe wie die Längendiagonale zwischen den beiden Z-Achsen, die Methode nicht funktioniert.

Konstruktion des Z

Da die Hautläppchen nach der Verlagerung ineinanderpassen sollen, müssen die Schenkel der Z gleich lang sein. Variable Größen bei der Planung sind Winkelgröße, Schenkellänge und die Art, wie diese veränderbaren Faktoren das Ergebnis be-

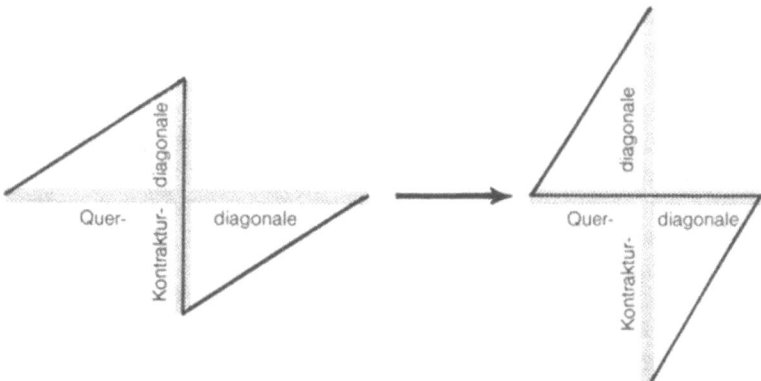

Abb. 2.2. Die Diagonalen der Z-Plastik; es wird gezeigt, wie sich die Kontrakturdiagonale verlängert und die Querdiagonale sich entsprechend verkürzt

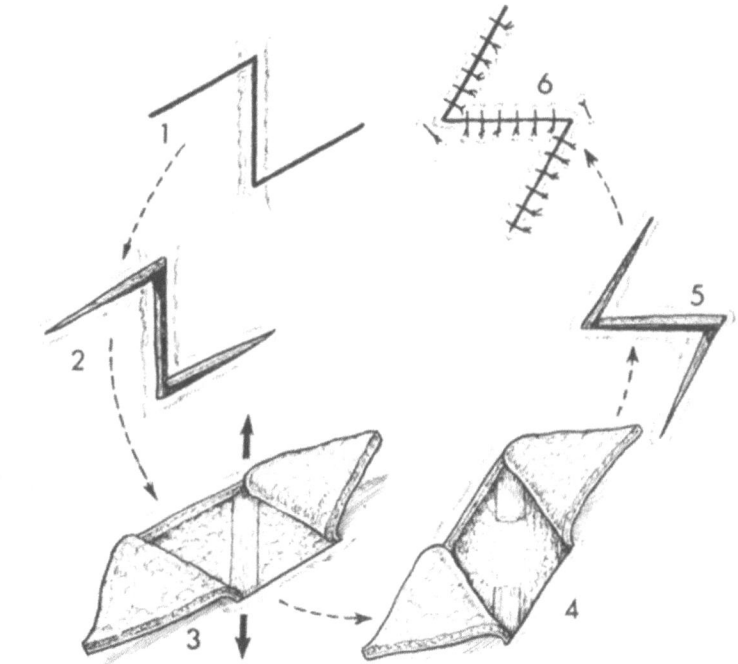

Abb. 2.3. Schematisch formelle Darstellung der einzelnen Phasen bei der Z-Plastik

einflussen. Sie ergeben die Erklärung, warum eine bestimmte Konstruktion bei einer ganz bestimmten Situation angewendet werden muß.

Winkelgröße. Wenn die Schenkellänge des Z einmal festgelegt ist, hängt die zu erwartende Verlängerung allein von der Winkelgröße ab.

Mit zunehmender Winkelvergrößerung nimmt auch die Verlängerung zu. Bei einem Winkel von 30° ergeben sich theoretisch 25% Längenzuwachs, bei 45° sind es 50%, während bei einem Winkel von 60° der Gewinn auf 75% steigt (Abb. 2.4). Es sei darauf hingewiesen, daß dies immer nur ein prozentualer Zuwachs ist, der durch eine Winkelgröße bestimmt wird. Diese Verlängerung ist theoretisch und kann nicht immer so exakt in die Praxis übertragen werden, obwohl es erstaunlich ist, wie gut die Werte sich entsprechen, wenn man an die Variationen der Hautdehnung, der Vernarbung usw. denkt. Die wirkliche Verlängerung ist meist etwas geringer als die theoretisch bestimmbare.

Theoretisch können Winkel bis zu 90° und darüber hinaus verwendet werden bei ständiger Zunahme der Verlängerung; in der Praxis treten aber begrenzende Faktoren auf, die den optimalen Winkel festlegen. Eine Verkleinerung des Winkels weit unter 60° würde den eigentlichen Zweck der Z-Plastik zerstören, denn ein kleiner Winkel ergibt weniger Längengewinn. Außerdem führt die beträchtliche Lappenverschmälerung zu einer zusätzlichen Gefahr für die Blutversorgung. Bei einer Vergrößerung des Winkels weit über 60° vermehrt sich zwar der Längengewinn, führt aber, wie bereits hervorgehoben, zu einer gleich großen queren Verkürzung. Für eine quere Verkürzung ist aber meist nicht in unbegrenzter Menge Haut vorhanden. Wird der Winkel wesentlich über 60° gesteigert, ergibt sich eine solche Querspannung in der Umgebung, daß die Läppchen nicht in die Austauschposition gebracht werden können.

Deshalb wird normalerweise die Kompromißgröße von 60° verwendet.

Schenkellänge. So, wie die Winkelgröße den Prozentsatz des Längenzuwachses ergibt, ergibt die Schenkellänge die absolute Verlängerung, da die Vergrößerung proportional zur Originallänge ist. Ein längerer Schenkel führt bei bestimmten Winkeln zu einer Vergrößerung des Längengewinns. Solch ein Längengewinn vergrößert natürlich die Gewebemenge, die von der Seite herangebracht werden muß.

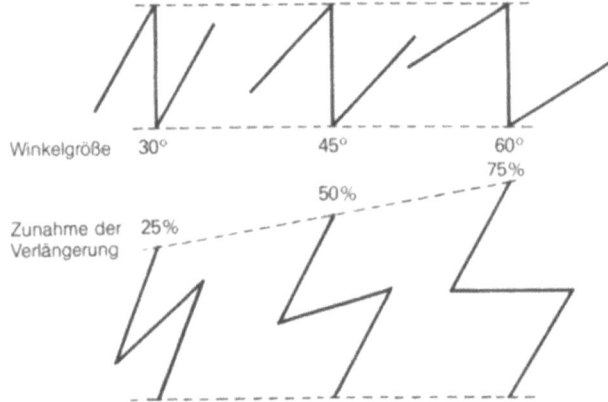

Abb. 2.4. Prozentuale Längenzunahme infolge der Benutzung unterschiedlicher Winkelgrößen

Die Faktoren, die die maximale und minimale Größe des Winkels limitieren, führen zu dem Kompromiß, meist einem Winkel von 60° den Vorzug zu geben. Somit wird die Schenkellänge die eigentliche Variable in der Praxis. Unabhängig von der Ausdehnung der Kontraktur bestimmt die seitliche Gewebemenge die anwendbare Schenkellänge - eine größere Menge wird ein größeres Z erlauben, eine geringere Menge wird entsprechend ein kleineres Z notwendig machen.

Die einfache und die multiple Z-Plastik

Die Suche nach Verkleinerung der queren Verkürzung ohne wesentlichen Einfluß auf die Verlängerung führte zur Entwicklung der multiplen Z-Plastiken. Ihr Vorteil hat in der klinischen Anwendung in vielen Situationen die einfache Z-Plastik verdrängt. Bei einer einzelnen Z-Plastik reicht das große Z über die gesamte Länge der Kontraktur, während bei den multiplen Z-Plastiken die Kontraktur in viele kleine Segmente unterteilt wird, aus denen jeweils ein kleines Z konstruiert wird. Der Unterschied zwischen den beiden Typen kann am besten durch ein konkretes Beispiel verdeutlicht werden. Konstruieren wir ein einzelnes Z, welches eine Verlängerung von 2 cm ergibt, und bilden wir gleichzeitig eine Serie von 4 Z-Plastiken, welche jeweils ¼ der Größe des einzelnen Z haben, so können wir sie in Hinsicht auf den Längengewinn und die Verkürzung vergleichen (Abb. 2.5).
Die einfache Z-Plastik ergibt eine Verlängerung von 2 cm und gleichzeitig eine Verkürzung in der queren Achse von ebenfalls 2 cm. Die multiplen Z-Plastiken verhalten sich ganz anders. Jede der 4 Z-Plastiken ergibt eine Verlängerung von 0,5 cm mit einer entsprechenden Verkürzung von 0,5 cm an jeder Querachse. Die Verlängerung der Serie ergibt zusammen 2 cm, während die Verkürzung parallel jeweils nur 0,5 cm ergibt. Bei der einfachen wie bei der multiplen Z-Plastik ergibt sich somit die gleiche Verlängerung, aber die quere Verkürzung ist wesentlich verringert bei der multiplen Z-Plastik. Es gibt viele Situationen, wo eine Z-Plastik, die 2 cm Verlängerung ergibt, zweckmäßig ist, aber das Gewebe keine 2 cm Verkürzung toleriert, sondern nur 0,5 cm. In diesen Fällen ist die multiple Z-Plastik die richtige Lösung.
Die Umwandlung in multiple Z-Plastiken verändert auch die Art der seitlichen Spannung. Während sie sich bei einem Z auf den einen Querschenkel verlagert, wird sie bei multiplen Z-Plastiken auf mehrere quere Schenkel verteilt und zusätzlich noch verringert, was einen offensichtlichen Vorteil für die Durchblutung bringt.
Der theoretische Längengewinn bei der multiplen und einfachen Z-Plastik ist nicht ganz vergleichbar, weil, abgesehen von Vernarbung usw. ein gewisser Längenverlust beim Übergang von einem zum nächsten Z entsteht. Trotzdem ist der Vergleich zwischen den beiden und der daraus resultierende Vorteil gültig.

Die praktische Anwendung der Z-Plastik

Aus der theoretischen Diskussion über die Z-Plastik ergibt sich, daß sie am wirkungsvollsten ist, wenn die Kontraktur scharf begrenzt und das umgebende Gewebe locker ist. Vernarbtes und kontraktes Gewebe ergibt in beiden Richtungen keinen Überschuß für die Verlängerung.

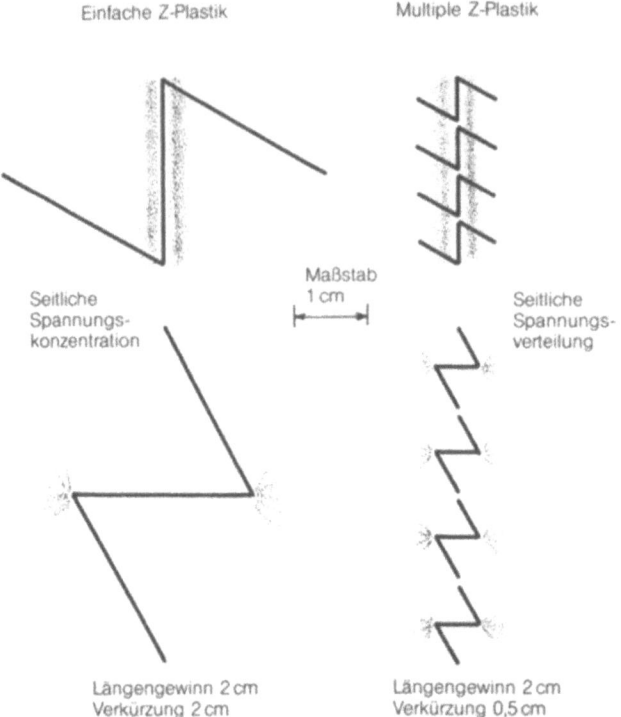

Einfache Z-Plastik   Multiple Z-Plastik

Maßstab
1 cm

Seitliche   Seitliche
Spannungs-   Spannungs-
konzentration   verteilung

Längengewinn 2 cm   Längengewinn 2 cm
Verkürzung 2 cm   Verkürzung 0,5 cm

Abb. 2.5. Vergleich der resultierenden Verlängerungen und Verschmälerungen zwischen einer einzelnen Z-Plastik und einer multiplen Z-Plastik. Zu beachten ist ebenfalls, wie die laterale Gewebespannung bei einer einzelnen Z-Plastik lokalisiert ist, und wie sie durch die multiple Z-Plastik verteilt wird

Dieser Umstand erklärt, warum eine Verbrennungskontraktur selten durch eine einfache oder multiple Z-Plastik gut korrigiert werden kann. Die Verbrennungsnarbe hat gleichseitig zu einer Kontraktur in allen Richtungen geführt. Obwohl klinisch eine umschriebene Kontraktur vorliegt, besteht ein Hautverlust in allen Richtungen, wobei der Verlauf der Kontraktur nur die auffälligste Verkürzung anzeigt. Die quere Achse ist genauso kurz und kann nicht weiter verkürzt werden, wie es für die Durchführung einer erfolgreichen Z-Plastik notwendig wäre. Idealerweise erstreckt sich der mittlere Schenkel der Z-Plastik über die gesamte Länge der Kontraktur. Dies erfordert aber eine entsprechende Gewebemenge, die von den Seiten verlagert werden kann, aber nicht immer vorhanden ist. Das Problem ergibt sich besonders an den Extremitäten, wo das verfügbare Gewebe meist nicht an einem Punkt vorhanden ist, sondern sich über die ganzen Gliedmaße erstreckt. Für solche Situationen ist, wie bereits dargelegt, eine Serie von kleinen Z-Plastiken anstelle einer großen die richtige Lösung. Hierdurch kann jeweils eine kleine Gewebemenge entlang der ganzen Kontraktur eingebracht werden (Abb. 2.5). Ein guter Maßstab für die Planung und Durchführung einer Z-Plastik ist das Verhalten der Läppchen nach Lösung der Kontraktur. Wenn der Eingriff indiziert und gut geplant ist, springen die Läppchen geradezu von selbst in ihre neue Position. Ja es ist geradezu schwierig, sie

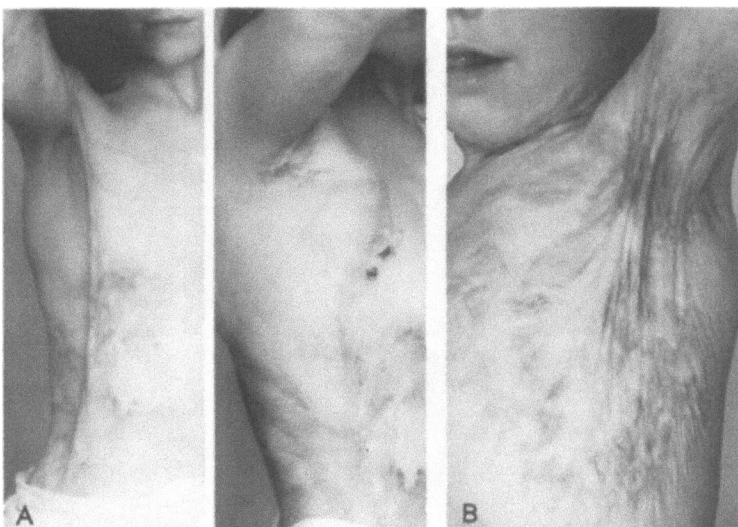

Abb. 2.6A, B. Eine schmale Kontrakturnarbe in der Axilla *(A)*, die sich für die Korrektur durch eine Z-Plastik eignet, und eine diffus verbreiterte axilläre Kontrakturnarbenbildung *(B)*, die für eine Z-Plastik ungeeignet ist und zur Korrektur die Applikation eines Spalthauttransplantats erfordert

in die frühere Lage zurückzubringen. Besonders wirkungsvoll ist die Z-Plastik bei einer linearen, beugesehneartigen Kontraktur. Bei einer mehr diffusen Kontraktur in Länge und Breite ist sie weniger effektiv, und es kommt zu einem Punkt, wo man entscheiden muß, ob eine Z-Plastik noch der erfolgversprechende Eingriff ist oder zusätzlich Haut von einer anderen Region in Form eines Hauttransplantats eingesetzt werden muß. Die Antwort liegt gewöhnlich in der umgebenden Haut. Seitlich der Kontraktur muß ein Überschuß vorhanden sein. Wenn dieser nicht vorliegt, wird die Z-Plastik versagen und das Hauttransplantat ist die richtige Antwort auf das Problem (Abb. 2.6).

Planung der Z-Plastik (Abb. 2.7 und 2.9)

Bei der Planung mag es schwierig sein zu entscheiden, wo die Lappen liegen sollen. Eine gute Methode ist es, auf jede Seite der Kontraktur ein gleichseitiges Dreieck zu zeichnen (s. Abb. 8.6) und so ein Parallelogramm zu erhalten, aus dem dann die geeignetsten 2 Schenkel ausgesucht werden können. Gründe, einen Entwurf vorzuziehen, sind folgende:

1. Der Lappen mit der besseren Durchblutung ist vorzuziehen. Besonders sollten die Läppchenbildungen vermieden werden, durch deren Basis Narben verlaufen.
2. Der eine oder andere Lappen ergibt eine Narbe, die in einer kosmetisch günstigeren Linie liegt. Die Faktoren, die die Wahl einer solchen Situation beeinflussen, wurden bereits in Kap. 1 diskutiert.

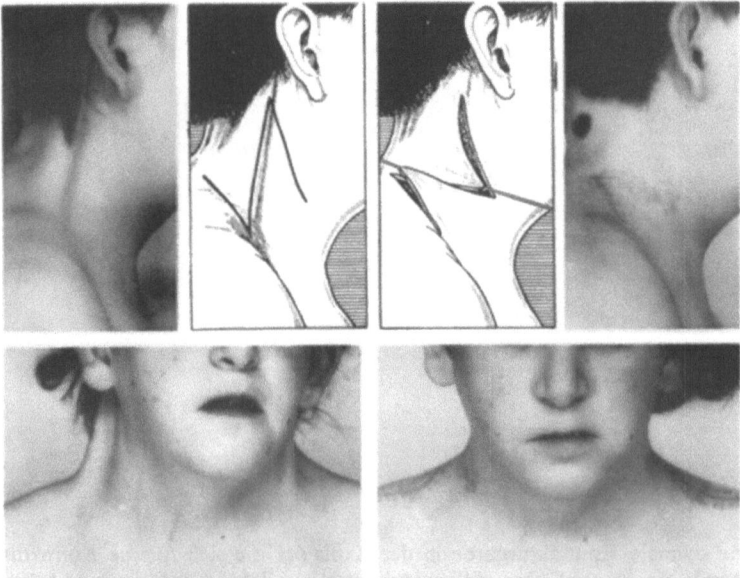

Abb. 2.7. Planung und Durchführung einer einzelnen Z-Plastik zur Korrektur eines Pterygium colli beim Turner-Syndrom

3. Die Position der Lappen und die der umgebenden Haut ermöglichen es, daß ein Lappenpaar leichter in die neue Position verlagert werden kann.

Vernarbte Haut hat viel von ihrer Elastizität verloren. Auch dies mag vielleicht die Planung beeinflussen. Ein Lappen aus narbiger Haut sollte primär länger als sein Partner aus normaler Haut gemacht werden. Anderenfalls wird er sich als zu kurz erweisen, wenn er an den nicht narbig veränderten Lappen genäht wird. Obwohl es nicht absolut erforderlich ist, sollten die beiden Winkel doch von gleicher Größe sein. Unter Umständen limitiert eine Narbenlinie eine bestimmte Winkelgröße, so daß ungleiche Winkel gewählt werden müssen. Der Längengewinn ist dann so groß wie der Durchschnitt der Verlängerung, die von jedem einzelnen Winkel erwartet wurde. In der Tat zeigt die quere Diagonale den wirklichen Längengewinn an, wenn das ganze Viereck von jedem Z durch Kontraktur und Querdiagonale ausgezeichnet wird.

Die multiple Z-Plastik

Wenn ein einzelnes Z aus einem der bereits dargelegten Gründe nicht angewendet werden kann, ist die Alternative die multiple Z-Plastik. Die Kontrakturlinie wird dann als eine Serie von Kontraktursegmenten betrachtet und auf jedem wird dann eine Z-Plastik markiert, wodurch eine Reihe von einzelnen Z entsteht. Solch eine Konstruktion führt uns einen Schritt weiter zur sog. fortlaufenden multiplen Z-Plastik (Abb. 2.8). Hierbei werden die Z-Plastiken, anstatt getrennt zu sein, wie eine lange Linie mit vielen Seitenschenkeln entlang der Kontraktur aussehen (Abb. 2.8).

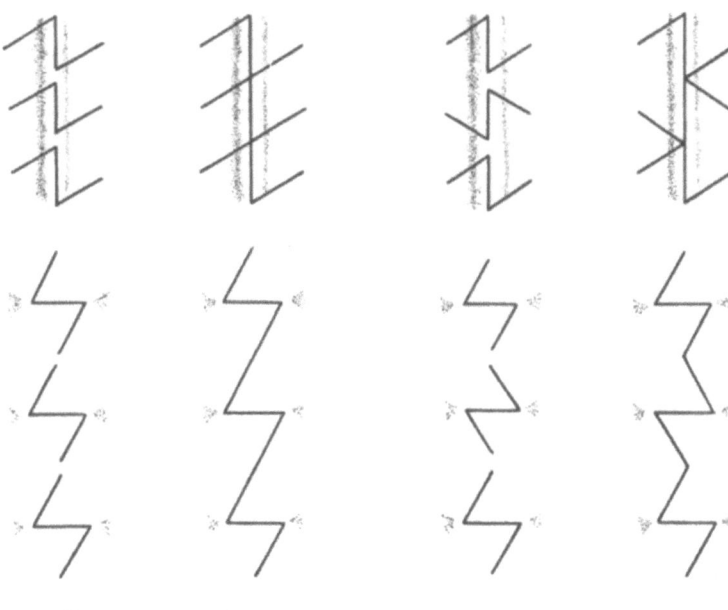

Parallele Konstruktion   Schräge Konstruktion

Abb. 2.8. Entwicklung der fortlaufenden multiplen Z-Plastik-Typen mit parallelen und schrägen Schenkeln aus einer Serie einzelner kleiner Z-Plastiken

Dies ist der Typ von multiplen Z-Plastiken, wie er heute am gebräuchlichsten ist. Er kann gebildet werden aus parallelen, aber auch aus schrägen Schenkeln. Eine vorhandene Narbenlinie mag diese Planung beeinflussen, so daß schräge Lappen vorzuziehen sind. Die parallelen Schenkel erlauben aber einen gleichmäßigeren Austausch und vermeiden damit das Auftreten von breiten Lappenspitzen bei schmaler Basis, welches in Hinblick auf die Durchblutung nicht wünschenswert ist. Es ist aber unvermeidlich bei schräger Konstruktion. Ob eine multiple Z-Plastik angewendet werden muß, hängt v. a. von der Tiefe der sehnenartigen Kontraktur ab. Es ist unklug, die Seitenschenkel wesentlich länger als die Basis der Narbe zu machen. Wenn ein großes Z bis in die flache, umgebende Haut reicht und diese besonders straff ist, dann ist eine multiple Z-Plastik sicherer (Abb. 2.9) und gibt im ganzen den gleichen Effekt.

Blutversorgung der Lappen

Die häufigste Komplikation der Z-Plastik ist die Spitzennekrose der Lappen. Sie tritt besonders häufig auf, wenn die Haut vernarbt ist. Vorkehrungen, um eine solche Nekrose zu vermeiden, können während aller Stufen der Ausführung getroffen werden. Einmal indem man die Lappen mit einem Maximum an Durchblutung versorgt, ferner indem man zu große Spannung vermeidet und eine sorgfältigste Blutstillung durchführt.

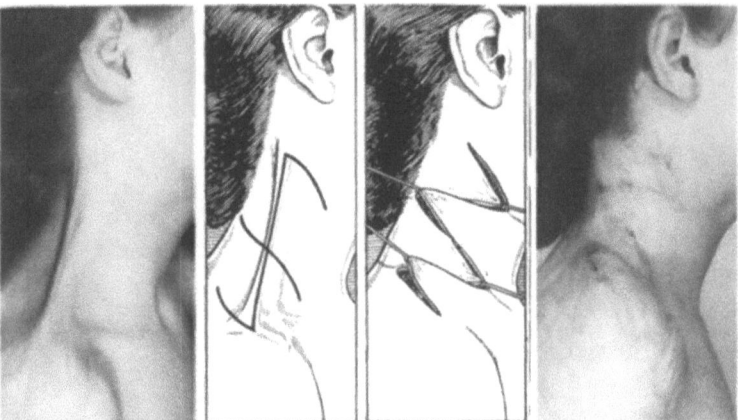

Abb. 2.9. Planung und Durchführung einer multiplen Z-Plastik zur Korrektur einer lokalen Verbrennungsnarbenkontraktur am Hals

Maximale Blutversorgung. Diese wird erreicht, indem man den Lappen mit einer breiten Spitze plant und indem man Narbenzüge quer über der Basis vermeidet. Ferner ist es vorteilhaft, die Lappen so dick wie möglich zu schneiden. Die Lappenspitze kann man, ohne den Winkel zu verändern, durch eine kleine Abänderung ihrer Form verbreitern (Abb. 2.10). Die dicksten noch verwendbaren Lappen kann man immer dann herausschneiden, wenn man die in Kap. 1 vorgeschlagene Ebene des Unterminierens wählt.

Vermeidung von unnötiger Spannung. Dies kann ein schwieriges Problem sein, wenn die Eignung der Kontraktur für eine Z-Plastik oder ein Hauttransplantat fraglich ist. Während sich bei einer großen Z-Plastik die Spannung auf die eine quere Diagonale konzentriert, ist die Spannung bei multiplen Z wesentlich geringer und verteilt sich auf die vielen Figuren, wodurch das Zirkulationsproblem auf ein Minimum reduziert wird.
Wenn die Kontraktur bei der Auflösung unter Spannung gerät, kann durch einen entlastenden Verband und Bandagierung in einer Mittelposition eine Entspannung in allen Richtungen erzielt werden.

Sorgfältige Blutstillung. Abgesehen von der Rolle, die ein Hämatom bei der Spannungsvergrößerung spielt, ist es auch ein Nährboden für eine Infektion und diese wiederum ein wichtiger Grund für eine Lappennekrose. Deshalb ist eine sorgfältige Blutstillung besonders wichtig.

Anwendung bei Narben

Es ist gut bekannt, daß Gesichtsnarben ästhetisch weniger störend empfunden werden, je genauer sie in den Spannungslinien liegen. Die Frage der Auffälligkeit einer Narbe, die sonst akzeptabel ist, ergibt sich, wenn sie mehr als 30° von den Span-

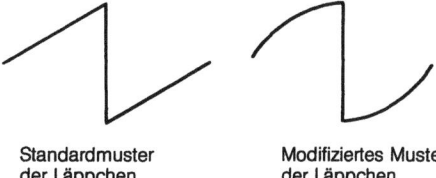

Abb. 2.10. Die modifizierte Form des Z-Plastik-Läppchens zur Erzielung einer maximalen Blutversorgung

Standardmuster
der Läppchen

Modifiziertes Muster
der Läppchen

nungslinien abweicht. Wird bei einer Narbe dann eine Z-Plastik angewendet, um das Aussehen zu verbessern, so dient sie dazu, den Narbenverlauf zu unterbrechen und die Richtung zu ändern. Diese Änderung wird erreicht durch die Richtungsänderung des gemeinsamen Schenkels der Z. Das beste postoperative Resultat wird erreicht, wenn bei der sorgfältigen Planung dieser gemeinsame Schenkel senkrecht auf der Spannungslinie steht.

Planung der Z-Plastik

Der Erfolg bei der Anwendung der Methode des queren gemeinsamen Schenkels der fertigen Z-Plastik in Hinblick auf Ort, Größe und Richtung, hängt von 2 Punkten ab:

1. Wird die Inzision der Z-Plastik so gemacht, daß sie an der gewählten queren Linie endet, dann liegt der quere gemeinsame Schenkel automatisch in der geplanten Linie nach dem Austausch der Läppchen.
2. Die Schenkel der Z-Plastiken sind von gleicher Länge. Wenn man Fehler vermeiden will, muß man die Planung der Z-Plastik als einen wichtigen Punkt ansehen; sie muß sorgfältig auf der Haut ausgeführt werden, bevor irgendein Schnitt gemacht wird. Die einzelnen Schritte sind leichter zu zeigen als zu erklären (Abb. 2.11 und 2.12). Nachdem die Narbe markiert ist, wird die Linie für den gemeinsamen queren Schenkel mit Hauttinte auf die Haut aufgezeichnet, wobei die Linie natürlich einer gewählten Narbenfallinie entsprechen sollte (Spannungslinie). Die Länge des geplanten queren gemeinsamen Schenkels, die die Größe der Z-Plastik bestimmt, wird an der Narbenlinie abgemessen; dann wird diese Länge auf der gewählten Linie etwa symmetrisch zum Narbenverlauf als der gemeinsame quere Schenkel aufgezeichnet.

Von jedem Schenkel dieser gemessenen Länge wird eine Linie von gleicher Länge markiert, die die Linie, welche als gemeinsamer querer Schenkel eingezeichnet ist, trifft. Dies ergibt 3 Linien von gleicher Länge und zusammen bilden sie die Z-Plastik-Läppchen. Der Umstand, daß die 2 schrägen Linien an der gewählten Querlinie enden, bedeutet, daß der Austausch der Lappen den queren gemeinsamen Schenkel in die gewünschte Richtung bringt. Dies gilt immer unabhängig von der Richtung. Veränderungen in der Schräge bedeuten nur eine Änderung der Winkelgröße des Z. Verstärkung der Schräglage verkleinert den Winkel, und Abflachung bedeutet seine Vergrößerung bis zu einem Maximum von 60°. Ab diesem Punkt wird der quere Schenkel mehr rechtwinklig zur Narbe verlaufen.

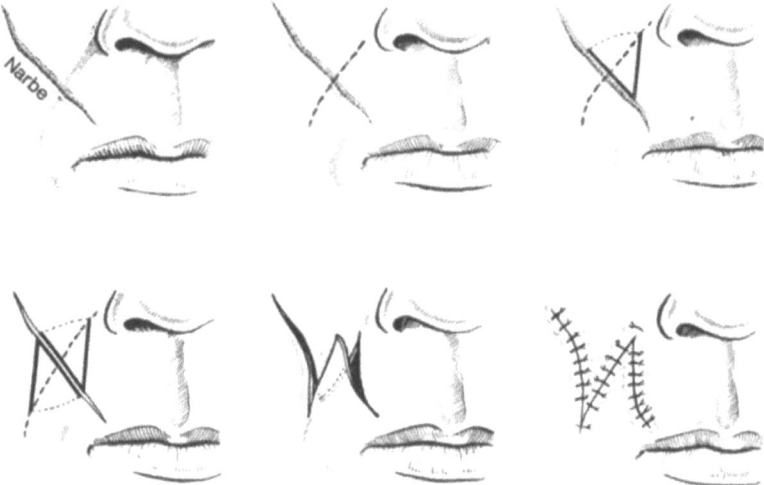

Abb. 2.11. Methode, eine Z-Plastik so zu planen, daß der quere Schenkel der fertiggestellten Z-Plastik in einer vorbestimmten Linie zu liegen kommt; in diesem Fall ist es der Verlauf der Nasolabialfalte

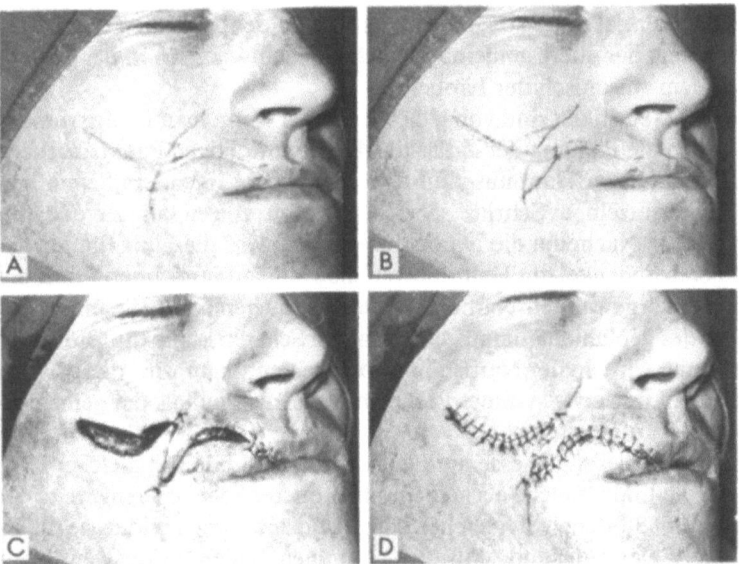

Abb. 2.12A–D. Die in Abb. 2.11 dargestellte Methode in der praktischen Anwendung. *A* Aufgezeichnete Narbe und ausgewählte Narbenfallinie - die Nasolabialfalte; *B* gleichlange Schenkellinien des Z, wobei jede schräg verlaufende Linie an der gewählten Narbenfallinie endet; *C* exzidierte Narbe und verlagerte Z-Läppchen; *D* abgeschlossene Operation mit dem queren Z-Schenkel wie geplant in der ausgewählten Linie

Wenn der quere Schenkel von der Senkrechten abrückt, wird der Lappen schmäler und die Blutversorgung in seiner Spitze zunehmend schlechter. Gesichtshaut mit ihrer ausgezeichneten Durchblutung toleriert leichter schmale Lappen als die Haut irgendwo sonst am Körper. Aber selbst im Gesicht gibt es eine Grenze für die tolerable Verschmälerung. Ein spitzer Winkel von 35° ist das Minimum, welches mit Sicherheit verwendet werden kann. Die Winkelgröße kann glücklicherweise bei der Planung gemessen werden, bevor irgend ein Schnitt gemacht wird.

Anwendung bei Gesichtsnarben

Lange Gesichtsnarben werden gewöhnlich durch mehrere Z-Plastiken aufgelöst. Da die Narben nicht immer gerade verlaufen und die zu wählende Linie in den verschiedenen Gesichtsabschnitten in unterschiedlicher Richtung verläuft, muß jede einzelne Z-Plastik unabhängig von der anderen geplant werden. So hat jede ihren eigenen, unabhängigen Verlauf. Hierdurch wird eine einzelne lineare Narbe in eine Serie von kleinen Narben aufgelöst, wobei sie durch die queren Schenkel in der gewählten Richtung, wie etwa in vorhandenen Faltenlinien, verlaufen.

Selbst bei sehr unschönem Aussehen sind viele kleine Narben meist weniger auffallend als eine lange Narbe. Deshalb ergibt eine große Z-Plastik ein nicht so gutes Resultat wie mehrere kleine Z-Plastiken. Bei der Planung sollte deshalb die geschätzte Länge des queren Schenkels relativ klein gehalten werden (Abb. 2.13). Wenn eine multiple Z-Plastik angewendet wird, um eine Gesichtsnarbe aufzulösen, können sich Probleme durch die gleichzeitig auftretende Verlängerung ergeben.

Eine Z-Plastik mit der gebräuchlichsten Winkelgröße zwischen 30° und 60° ergibt als anatomisch unvermeidbare Konsequenz eine beträchtliche Länge. Dies kann normalerweise nur teilweise ausgeglichen werden, ohne eine Verwerfung oder Überlappung der Läppchen zu ergeben. Dieser Überhang wird üblicherweise ausgeschnitten. Hierdurch wird die gesamte Verlängerung verringert und folglich der größte Teil der Verwerfung ausgeglichen. Eine Gesichtswunde, die unter Spannung genäht wurde, neigt dazu, sich zu dehnen, und die Z-Plastik ist sicherlich eine Me-

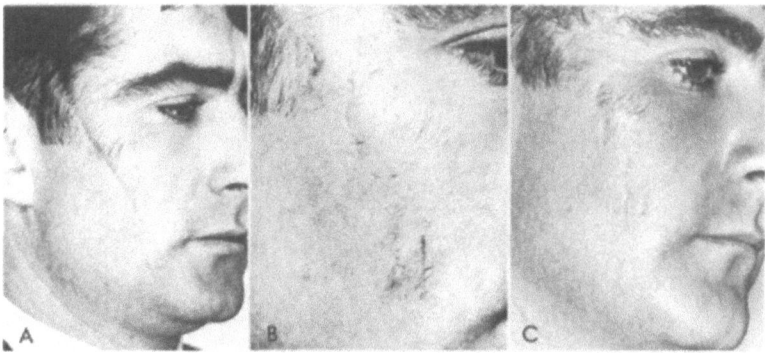

Abb. 2.13 A–C. Narbenexzision unter Einschluß von 3 Z-Plastiken, wobei der Richtungsverlauf jedes queren Schenkels individuell geplant wurde, damit er in den lokalen Verlauf der gewählten Narbenfallinie zu liegen kommt. *A* Narbe; *B* Frühergebnis; *C* Endresultat

thode, dies zu vermeiden (Abb. 2.14). Ihr Effekt besteht darin, eine lange Narbe mit Spannung in viele kleine Narben aufzulösen, bei denen die Spannung so verteilt wird, daß ihr Hauptteil durch jeden queren Schenkel der Z-Plastik unterbrochen wird. Es ist ersichtlich, daß eine unterbrochene Spannung die Narbe viel weniger dehnt als eine geradelinige Spannung. Wo die Z-Plastik mit dieser Absicht angewendet wird, ist es günstiger, die quere Achse senkrecht auf die Narbenlinie zu stellen, als sie in eine gewählte Linie zu legen. Der Winkel der Z-Plastik sollte deshalb in einer Größe von 60° gewählt werden. Es gibt weitere Situationen, wo die Z-Plastik ein Hilfsmittel für andere Methoden ist, die zur Verbesserung der Narben angewendet werden. Hierbei hängt ihr Effekt u.a. von der Verlängerung der Narbe und von der genauen Plazierung des queren Schenkels ab.

Die pterygienartige Narbe

Zieht eine Narbe über eine Vertiefung, so führt die Schrumpfung im Narbenverlauf zu einer Art First- oder Pterygienbildung, die die Vertiefung überbrückt. In einer solchen Situation hat die brückenartige Narbe Ähnlichkeit mit einer geraden Kontraktur, und auch hier dient die Z-Plastik zur Lösung des Problems. Die Z-Plastik hat den Effekt, die Narbe zu verlängern, so daß diese sich der Vertiefung anpaßt (Abb. 2.14).

Wenn das pterygienartige Teil kurz ist wie in Abb. 2.15, so ist eine einzige Z-Plastik völlig ausreichend, wenn aber die Narbe relativ lang ist und eine flache Vertiefung überspannt, ist eine multiple Z-Plastik wirkungsvoller (Abb. 2.15). Bei der genauen Planung einer solchen multiplen Z-Plastik kann sich eine zusätzliche Schwierigkeit dadurch ergeben, daß jeder quere Schenkel in eine gewählte Linie fallen muß, um das beste Resultat zu erreichen. Solange man sich daran erinnert, daß es möglich ist, jede einzelne Z-Plastik entsprechend diesen Bedingungen zu planen, solange soll-

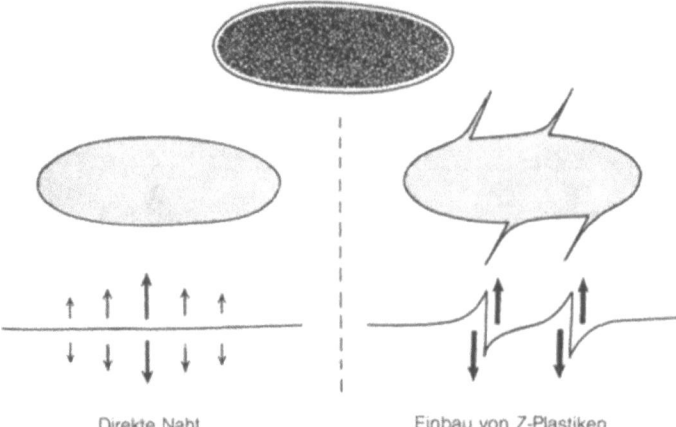

Direkte Naht   Einbau von Z-Plastiken

Abb. 2.14. Eine direkt zwischen den Wundrändern vorhandene Zugspannung wird durch Z-Plastiken in Scherkräfte umgewandelt, die von dem queren Schenkel einer jeden Z-Plastik aufgefangen werden

ten sich keine Schwierigkeiten ergeben, die erforderlichen Z-Plastiken in der bereits beschriebenen Methode zu plazieren.

Die gebogene Narbe

Dieses Problem tritt am deutlichsten in Erscheinung, wenn eine Hautlefze durch ein Trauma abgehoben wurde und nur zurückgenäht wird. Die Narbenschrumpfung führt dann zu einer polsterartigen Aufwerfung des umschnittenen Bezirks. Wenn man sie später sieht, mag man – nicht ohne Grund – annehmen, es sei das Resultat einer schlechten Naht. Aber eine Narbenausschneidung, Ausdünnung des Lappens und sorgfältiges Wiedereinnähen resultieren immer in einem Rezidiv des ursprünglichen Zustandes innerhalb weniger Wochen (Abb. 2.16). Eine Verlängerung der Narbe durch einen geschickten Gebrauch der Z-Plastik kann ein Rezidiv verhindern. Hier, wie bei der Korrektur einer pterygienartigen Narbe, sollte der Versuch gemacht werden, jede Z-Plastik in eine gewählte Linie zu legen. Obwohl aber

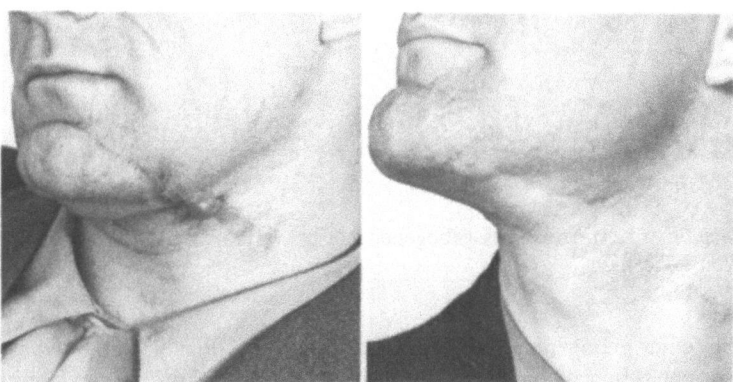

Abb. 2.15. Anwendung von Z-Plastiken bei der Revision eines Narbenzugs, der eine Körpervertiefung überspannt

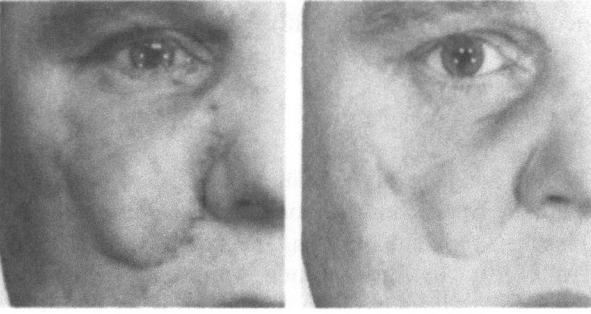

Abb. 2.16. Rezidiv des Erscheinungsbilds bei einer gebogenen Narbe nach einfacher Exzision und Naht

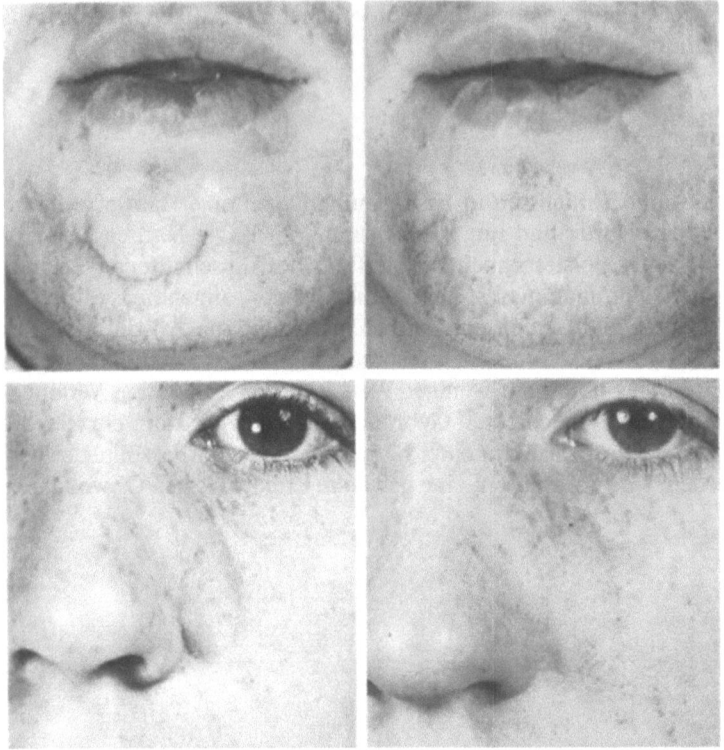

Abb. 2.17. Korrektur eines gebogenen Narbenverlaufs nach Exzision und unter Einschluß von Z-Plastiken

bei einer gebogenen Narbe die Planung der Z-Plastik, die das beste Resultat verspricht, sehr schwierig sein kann, gehört hierzu viel praktische Übung (Abb. 2.17). Gelegentlich ist das Problem der gebogenen Narbe etwas anders, wenn die beiden Seiten der Wunde, die genäht wird, ungleich lang sind, wie z. B. beim Ausschneiden einer kommaartigen Narbe. Durch etwas versetztes Einstechen bei der Naht können die Längen teilweise angeglichen werden. Hierbei gibt es aber ein festgelegtes Limit. Die Z-Plastik kann da manchmal weiterhelfen, den Unterschied in den Längen auszugleichen (Abb. 2.18).

Die überhängende Narbe

Wo die Neigung zur Vorwölbung des Gewebes an einer Seite der Narbe besteht, kann die Angleichung der beiden Seiten durch den Einbau einer oder mehrerer Z-Plastiken erreicht werden, nachdem die Narbe ausgeschnitten worden ist (Abb. 2.19). Die Entscheidung, wann und wo bei einer bestimmten Gesichtsnarbe keine Z-Plastik angewendet werden kann, ist besonders in Grenzfällen sehr schwierig und hängt von der Erfahrung des Chirurgen im Gebrauch der Z-Plastik ab. Es verlangt häufig Mut, gerade von unerfahrenen Chirurgen, eine Narbe willkürlich

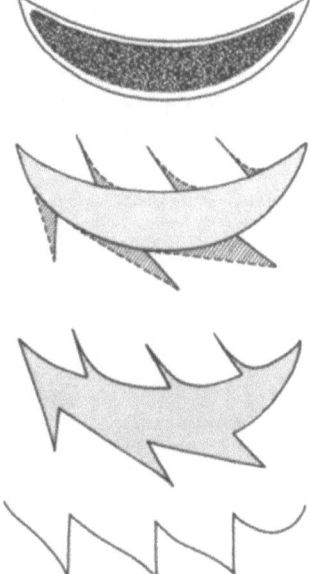

Abb. 2.18. Längenangleichung zweier ursprünglich verschieden langer Wundränder durch Benutzung von Z-Plastiken

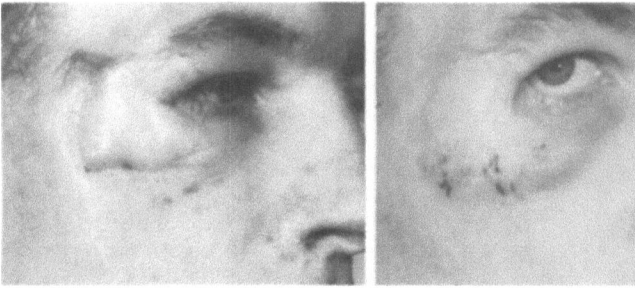

Abb. 2.19. Der Einschluß von Z-Plastiken bei einer Narbenrevision am Lappenrand, verbunden mit Ausdünnung des Lappens, bewirkt einen glatten Übergang zwischen dem Lappen und der umgebenden Haut

durch den Einbau von einer oder mehreren Z-Plastiken zu verlängern, zumal häufig das Frühergebnis sehr enttäuschend ist, und der eigentliche Vorteil sich erst später zeigt, wenn die Läppchen abgeflacht sind und die Narbe sich erweicht und ausgereift ist. Eine genaue Beobachtung, wie sich die ursprüngliche Narbe verhält, ist häufig eine Entscheidungshilfe. Eine Narbe, die weißlich geworden ist und sich gut der umgebenden Haut anpaßt, ist besonders geeignet. Eine Narbe, deren Röte selbst nach Ausreifung noch auffallend dunkler ist als die umgebende Haut, was man bei einigen Narben trotz Erweichung beobachten kann, ist für eine Z-Plastik schlecht geeignet. Das Endergebnis ist dann häufig nur eine verlängerte rötliche Narbe, denn jeder quere Schenkel bleibt so rot wie die übrige Narbe, und die Linie blaßt weder ab, noch paßt sie sich der Umgebung an, obwohl sie in der Wahllinie liegt. Auch bei Kindern ist das Endresultat enttäuschend im Vergleich zum Erwachsenen. Dies hängt teilweise mit dem ungünstigeren Narbenverhalten bei Kindern zusammen. Ein weiterer Grund ist die glatte Haut, die die Narben offen darlegt und sie nicht in ein Netzwerk von Falten einbetten kann. Aus dem gleichen Grunde sollte man auch die glatte, faltenlose Haut bei Erwachsenen mit Vorsicht beurteilen.

3 DAS FREIE HAUTTRANSPLANTAT

Wie der Name schon sagt, ist das freie Hauttransplantat während der Verlagerung von der Spenderregion zum Empfängerbett völlig vom Körper losgelöst. Von seinem Empfängerbett erhält es eine neue Blutversorgung und wächst dort fest an. Es wird in sehr vielen Fällen angewendet, von denen hier einige Beispiele aufgeführt sind:

1. Hautdefekt nach einem Trauma; die Transplantation kann dann primär, also sofort nach der Verletzung, oder sekundär, nachdem sich Granulationen gebildet haben, durchgeführt werden.
2. Hautdefekt nach der Exzision eines gut- oder bösartigen Tumors.
3. Ulkus, z.B. ein Dekubitalgeschwür, hervorgerufen durch einen nichtmalignen pathologischen Prozeß.

Als generelle Richtlinie wird ein Hauttransplantat überall dort angewendet, wo sich rasch eine Granulation bildet. Obwohl es meist nur zur Deckung eines Hautdefekts eingesetzt wird, kann man auch Mukosadefekte, wie etwa in der Mund- oder Augenhöhle, oder Nebenhöhlen damit rekonstruieren.
Freie Hauttransplantate (Abb.3.1) gibt es in 2 verschiedenen Arten:

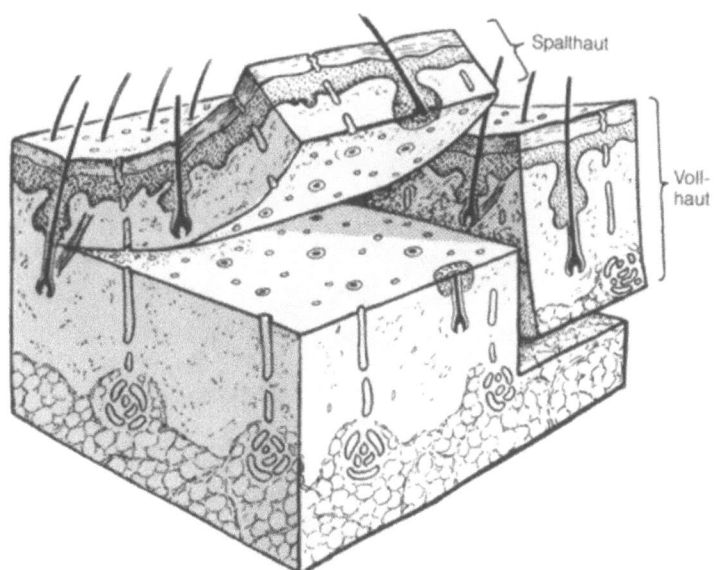

Abb. 3.1. Darstellung der Komponenten bei den 2 Haupttypen der freien Hauttransplantate, dem Spalthaut- und dem Vollhauttransplantat

1. Als Vollhauttransplantat, bestehend aus der Epidermis und der gesamten Dermis.
2. Als Spalthauttransplantat, bestehend aus der Epidermis und einem unterschiedlichen Anteil der Dermis. Spalthauttransplantate werden eingeteilt in dünne, mitteldicke und dicke, entsprechend dem Anteil der Dermis (Abb. 3.2).

Diese verschiedenen Gruppen von Transplantaten sind nicht grundsätzlich unterschiedlich. Sie beschreiben nur bestimmte Anhaltspunkte auf einer Skala mit kontinuierlich abnehmender Dicke – vom Vollhauttransplantat bis zum Transplantat, welches nur noch aus Epidermisanteilen besteht.
Einen wirklichen Unterschied gibt es nur zwischen Vollhaut- und dem eigentlichen Spalthauttransplantat. Das Vollhauttransplantat wird mit dem Skalpell herausgeschnitten, während die Spalthaut, egal in welcher Dicke, normalerweise mit speziellen Instrumenten gehoben wird.
Bei der Vollhautentnahme verbleibt keine epidermale Struktur im Spenderbezirk, von welcher eine spontane Abheilung stattfinden könnte. Bei der Entnahme der Spalthaut verbleiben aber Hautanhangsgebilde, wie Haartalgdrüsen, Schweißdrüsen usw., die als Ursprungspunkte für eine nachfolgende Reepithelialisierung dienen. Als Resultat verheilt der Spenderbezirk einer Spalthautentnahme spontan und bedarf keiner weiteren Deckung. Der Spenderbezirk einer Vollhautentnahmestelle muß dagegen verschlossen werden, entweder mit einer direkten Naht oder, wenn er zu groß ist, durch ein Spalthauttransplantat. Dadurch wird die Ausdehnung eines Vollhauttransplantats limitiert, welches normalerweise gehoben werden kann. Ausgedehnte Defekte werden deshalb mit Spalthaut gedeckt, während die Vollhaut den

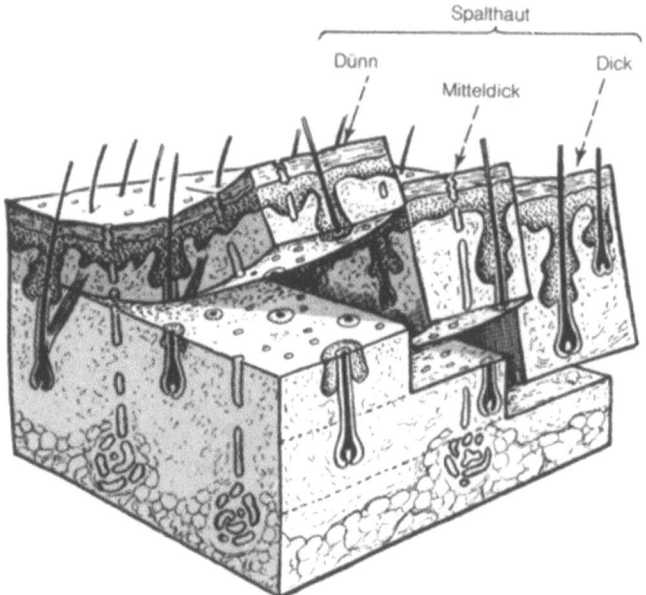

Abb. 3.2. Unterschiedliche Dicken beim Spalthauttransplantat; Darstellung der Komponenten

kleineren Defekten vorbehalten bleibt. Während die Eigenschaften der Vollhaut relativ konstant sind, hängen die der Spalthaut von der Dicke des Dermisanteils ab.
Je dicker die Spalthaut, um so ähnlicher wird sie den Eigenschaften einer Vollhaut.

Die Vollhaut heilt nicht so leicht ein wie die Spalthaut, und deshalb müssen bei ihrer Anwendung die Voraussetzungen optimal sein. Je dünner die Spalthaut, um so
besser sind die Einheilungschancen bei ungünstigen Verhältnissen.

Die Belastbarkeit eines Transplantats hängt von dem Dermisanteil ab und ist deshalb später um so größer, je dicker das Transplantat ist.

Die Vollhaut behält ihre ursprüngliche Größe, während die Spalthaut zur Kontraktur neigt, wenn es die Umstände erlauben, z. B. in der Mundhöhle oder über einer
Wölbung. Innerhalb gewisser Grenzen gilt: je dünner das Transplantat, desto höher
die spätere Kontraktion.

Während der Transplantation vom Spenderort zum Empfängergebiet ist das freie
Hauttransplantat völlig – wenn auch nur vorübergehend – losgelöst vom Körper.
Das Transplantat bleibt nach seiner völligen Loslösung für eine bestimmte Zeit vital. Diese Zeitspanne seiner Transplantationsfähigkeit hängt von der umgebenden
Temperatur ab. Um dauernd zu überleben, muß es neue Kontakte mit dem Gefäßsystem und damit der Blutzufuhr von seinem Empfängerbett erhalten. Die verschiedenen Vorgänge, die zu diesem Kontakt bzw. dieser Revaskularisation führen, werden zusammen als Einheilung bezeichnet.

Der Einheilungsprozeß

Das Transplantat klebt am Anfang durch Fibrin in seinem Bett, und die anfängliche
Ernährung scheint allein durch Perfusion des Plasmas zu erfolgen, welches aus dem
Wundbett austritt – als sog. plasmotische Zirkulation. Dies wird rasch unterstützt
durch das Auswachsen von Kapillarsprossen aus dem Empfängerbett, die sich mit
der Unterfläche des Transplantats verbinden (Abb. 3.3). Diese Verbindung ist normalerweise bereits am 3. Tag weit fortgeschritten. Sie wird angeblich unterstützt
durch das Einwachsen von neuen Gefäßen aus dem Transplantationsbett, so daß

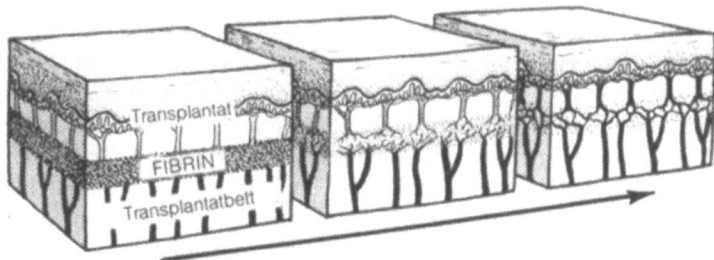

Abb. 3.3. Schematische Darstellung des Einheilungsprozesses eines Transplantats; gezeigt
werden die primäre Verklebung durch Fibrin, die beginnende Organisation des Fibringerinnsels durch Einsprossen von Kapillaren aus dem Transplantatbett und dem Transplantat
selbst, und der Gefäßanschluß mit Umwandlung des Fibrins in eine bindegewebige Verbin-
dungsschicht

das Gefäßmuster im Transplantat umorganisiert wird. Aber die Hinweise hierfür sind nicht besonders überzeugend. Gleichzeitig mit dem Gefäßanschluß wird das Fibrin durch Fibroblasten infiltriert, die allmählich die anfänglich zarte Verbindung des Fibringerinnsels zu einer endgültigen Verbindung aus Bindegewebe umwandeln. Die Festigkeit dieser Verbindung nimmt schnell zu, so daß nach 4 Tagen das Transplantat mit entsprechender Vorsicht berührt werden kann. Etwas langsamer erfolgt der Lymphgefäßanschluß und noch länger dauert die unvollständige und unregelmäßig eintretende Wiederherstellung der Innervation.

Für die klinische Praxis sind von diesen unterschiedlichen Prozessen die Herstellung der Blutversorgung und die bindegewebige Fixierung die wichtigsten. Die Geschwindigkeit und Effektivität mit der diese Prozesse ablaufen, werden durch die Eigenschaften des Transplantatbetts und des Transplantats selbst sowie den Bedingungen, unter denen das Transplantat appliziert wurde, bestimmt.

Das Transplantatbett

Das Transplantatbett muß eine ausreichende Blutversorgung haben, um das Transplantat so schnell wie möglich zu revaskularisieren und ferner zunächst die notwendige Fibrinverklebung zu bewirken.

Vaskularisierung. Die Vaskularisierung geschieht durch das Aussprossen von Kapillarknospen, und je schneller und dichter dies geschieht, um so besser ist der Untergrund für eine Transplantation geeignet. Kapillarsprossungen sind auch der entscheidende Faktor für die Bildung von Granulationsgewebe. Hierbei bestimmen ebenfalls Geschwindigkeit und Dichte das Ausmaß des Vorgangs. Da die Kapillarsprossung das Wesentliche bei beiden Vorgängen ist, kann der Chirurg die Eignung einer Oberfläche für eine Hauttransplantation messen an der Geschwindigkeit, in der Granulationsgewebe entsteht, wenn der Defekt ungedeckt bleibt. Ein Empfängergebiet, welches kein Granulationsgewebe entwickelt, ist ungeeignet für eine Hauttransplantation (Abb. 3.4). Auf einer Oberfläche, die schnell und gut granuliert, wird ein Transplantat gut anwachsen; wenn der Untergrund nur schlecht granuliert, wird es schwer angehen.

Auf Weichteilen, wie Muskeln und Faszien, wächst ein Hauttransplantat normalerweise gut an; bei Fettgewebe hängt es von der Lokalisation ab. Im Gesicht ist das Fettgewebe extrem gut durchblutet und deshalb gut zur Transplantierung geeignet. In anderen Gebieten, wo es schlechter durchblutet ist, bietet es eine ungünstigere Unterlage. Auf Knorpel, bedeckt vom Perichondrium, auf Knochen, bedeckt vom Periost, und auf Sehnen mit ihrem Peritendineum gehen Transplantate gut an.

Ein entblößter Knorpel oder eine freiliegende Sehne nimmt kein Hauttransplantat an (Abb. 3.5), es sei denn, der Defekt ist klein und die Blutversorgung des umgebenden Gewebes ist ausreichend, das Transplantat von der Seite her zu vaskularisieren Der Knochen bedarf aber einer genaueren Betrachtung, da sein Verhalten an verschiedenen Orten unterschiedlich ist. Entblößte Knochen, wie die Schädelkalotte oder die Tibiakante, sind zu gering vaskularisiert, um ein Transplantat einheilen zu lassen. Der harte Gaumen und die Orbitahöhle nehmen aber die Transplantate gut an. Entfernt man aber die Tabula externa, etwa am Schädeldach, so wächst - wie

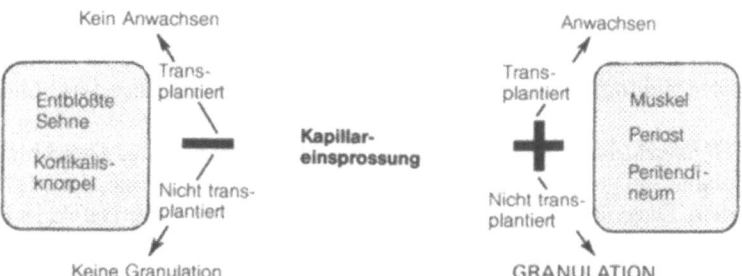

Abb. 3.4. Aussprossung von Kapillaren als der gemeinsame Faktor bei der Entwicklung von Granulationen auf verschiedenen Oberflächen und ihre Fähigkeit, freie Hauttransplantate anwachsen zu lassen

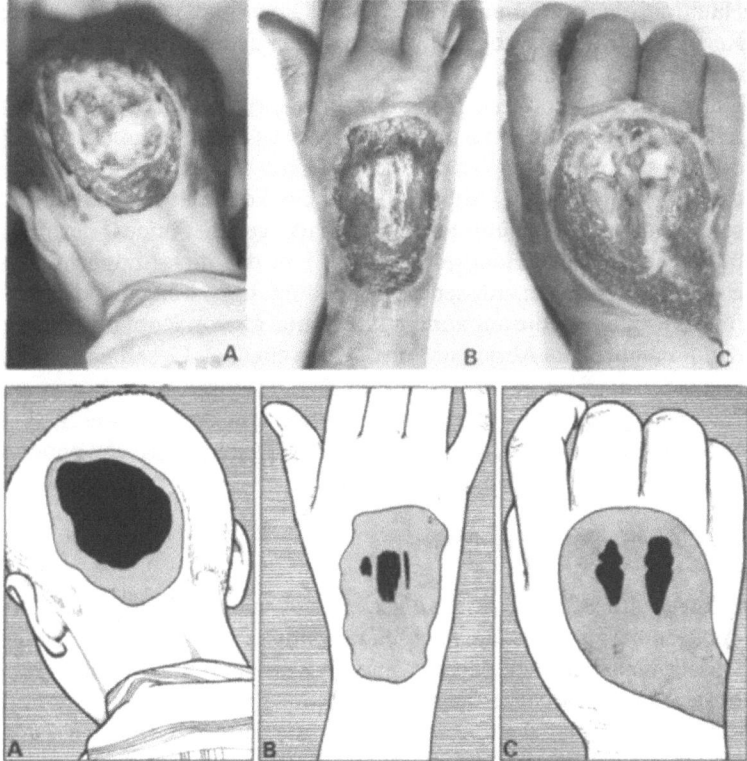

Abb. 3.5 A–C. Typische Gebiete, auf denen ein Transplantat nicht erfolgreich angehen wird (Gebiete *schwarz* eingezeichnet). *A* Freiliegende kortikale Tabula externa des Schädels; *B* freiliegende Fingerstrecksehnen; *C* freiliegende Metakarpalköpfchen und proximale Phalangen mit Gelenkknorpel und offenen Metakarpophalangealgelenken

generell auf Spongiosa – ein Hauttransplantat gut an. In jeder Situation entspricht die Einheilung des Transplantats der Schnelligkeit und dem Ausmaß der Granulationsbildung, die zu erwarten wäre, wenn der Defekt ungedeckt bliebe.

Fibrinverklebung. Jede Oberfläche, die entsprechend ihrer Durchblutung zur Transplantation geeignet ist, besitzt Fibrinogen und die Enzyme, die es in Fibrin umwandeln. Diese sorgen für eine gute Haftung, es sei denn, der Defekt ist infiziert und das Fibrin wird zerstört. Das Bakterium par excellence, welches dieses tut, ist Streptococcus pyogenes durch sein sehr aktives Plasmin. Dieses Problem stellt sich hauptsächlich, wenn eine granulierende Fläche transplantiert wird.

Das Transplantat

Hauttransplantate können variieren in Dicke und Vaskularität, entsprechend der Region, von der sie abgenommen wurden. Jedes dieser Kriterien beeinflußt das Einheilen.

Unterschiede in der Transplantatdicke entsprechen ihrem Anteil an Dermis. Generell ist die Dermis in ihren tiefen Schichten schlechter durchblutet. Die Zahl der geöffneten Kapillarenden bei der Hebung eines dicken Transplantats sind geringer als die bei einem dünnen (Abb. 3.18), und ein Vollhauttransplantat hat noch weniger solch potente Anschlußpunkte. Demnach gehen dünne Transplantate allgemein besser an als dicke Hauttransplantate. Um das dickstmögliche Transplantat zum Einheilen zu bringen, müssen die Vorbedingungen weitgehendst ideal sein. Dies gilt für Transplantate, die aus anderen Regionen als von Kopf und Hals gewonnen wurden – nämlich aus Abdomen, Arm, Oberschenkel, Gesäß usw. Der Kopf-Hals-Bereich, der häufiger als Spenderbezirk herangezogen wird, besitzt eine solch reiche Blutversorgung, daß Vollhauttransplantate von dort in ihrer Vaskularität der von Spalthaut entsprechen, die von anderen Körperregionen gewonnen wird.

Voraussetzungen für die Einheilung

Schneller Gefäßanschluß ist entscheidend, und die Entfernung, die die Kapillarknospen bis zu ihrem Einwachsen bewältigen müssen, muß möglichst gering sein. Das Transplantat muß deshalb engsten Kontakt mit dem Untergrund haben. Häufigste Ursache für eine Trennung ist eine Blutung aus dem Wundbett. Das Hämatom verhindert dann den Anschluß der auswachsenden Kapillaren (Abb. 3.6). Gleichzeitig muß das Transplantat unverschieblich auf dem Bett liegen, bis es fest eingewachsen ist. Besonders müssen Scherungskräfte vermieden werden, die das Transplantat hin- und herschieben, und zwar so lange, bis die anfängliche Fibrinklebung durch eine feste Bindegewebeverankerung ersetzt ist (Abb. 3.6).

Zusammenfassend gesagt, hängt das Einheilen eines Transplantats in einem gut durchbluteten Bett ohne Infektion von dem unverschieblichen Kontakt zwischen Transplantat und Untergrund ab. Transplantate gehen meistens verloren durch Hämatome, die das Transplantat abheben, oder scherende Bewegungen, die einen Kontakt zwischen Transplantat und Untergrund verhindern. Jeder dieser Gründe allein verhindert das Einwachsen der Kapillaren und folglich die Blutversorgung des Transplantats. Die Methoden, die im klinischen Einsatz gebraucht werden, um diese Gefahren zu vermeiden, variieren je nach klinischer Situation; aber in jedem Falle gilt eine bestimmte Methode als die bestgeeignete, um Hämatome und Scherkräfte zu verhindern.

Das Phänomen der Überbrückung

Ein Transplantat kann auf freiliegendem kortikalen Knochen, Sehnen oder Knorpel oder sogar durch ein Hämatom von der Unterlage getrennt angehen, vorausgesetzt, es ist klein genug. In einem solchen Fall überlebt das Transplantat durch eine Überbrückung von den Wundrändern (Abb.3.7). Dieses Phänomen ist von besonderem Interesse in Hinblick auf den Vorgang der Vaskularisation. Es zeigt, daß es

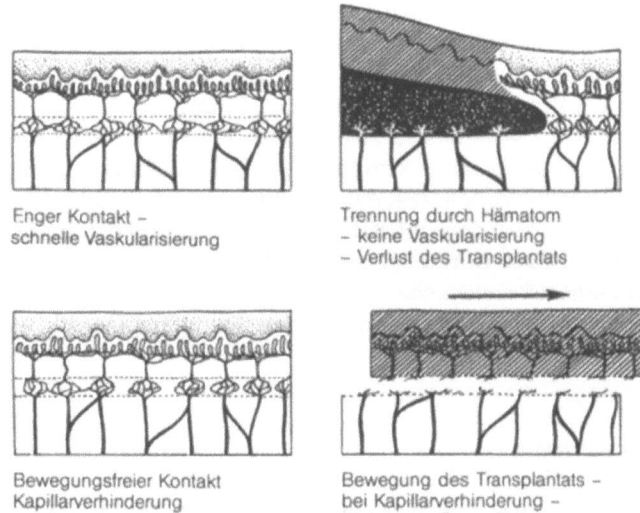

Abb. 3.6. Einfluß eines engen und unverschieblichen Kontakts auf die Vaskularisierung eines Transplantats

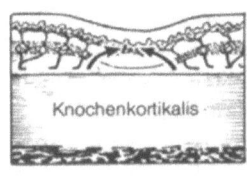
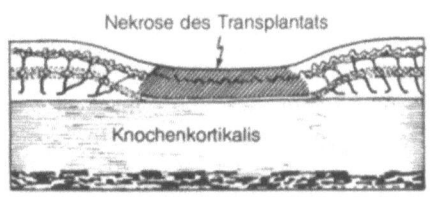

Abb. 3.7. Das Phänomen der Überbrückung

zu einem Anschluß an das bestehende Gefäßnetz im Transplantat kommt, denn eine Überbrückung könnte nicht entstehen, wenn die Gefäßeinsprossung nur durch Kapillarsprossung vom Transplantatbett erfolgen würde.

Im allgemeinen ist das Einwachsen durch Überbrückung auf kleine Areale beschränkt, und jenseits davon kommt es zur Nekrose. Sicherlich kann man nicht damit rechnen, hierdurch Knochen, Sehnen oder Knorpel erfolgreich zu bedecken. Wo allerdings ein reiches Gefäßnetz im Transplantat und Bett vorhanden ist, können auch viel größere Gebiete überbrückt werden, und das freie Composite graft aus Ohrhaut und Knorpel für Alardefekte heilt ein oder stirbt ab, je nach Ausmaß der möglichen Überbrückung.

Das Vollhauttransplantat

Das Vollhauttransplantat verlangt optimale Bedingungen für seinen Erfolg und kann deshalb z. B. nicht auf granulierenden Flächen angewendet werden. Ferner kann nur ein relativ kleines Transplantat entnommen werden, da der Hebedefekt meist mit einer direkten Naht verschließbar sein muß, sofern er nicht durch Spalthaut gedeckt werden kann. Diese ungünstigeren Eigenschaften beschränken natürlich die Brauchbarkeit im klinischen Einsatz. Die erwünschten Eigenschaften machen es aber andererseits zu dem Transplantat der Wahl für bestimmte Situationen. Da es sekundär nicht schrumpft, ist es besonders geeignet für einen Hautersatz in der Gegend des Mundes, der Augenlider und auf der palmaren Seite der Hand und Finger. Es ist widerstandsfähig gegen Druck und daher brauchbar an der Fußsohle oder sonstigen druckausgesetzten Regionen. Ferner wird ein Vollhauttransplantat im Gesichtsbereich, was Hautstruktur und Farbe betrifft, ein besseres Ergebnis erzielen, sofern es von einer passenden Spenderregion, wie weiter unten beschrieben, entnommen wurde.

Spenderregion

Die Dicke, das Aussehen, die Struktur und die Durchblutung der Haut variieren sehr stark an verschiedenen Regionen des Körpers. Diese Unterschiede haben einen großen Einfluß auf die Auswahl der für eine bestimmte chirurgische Situation geeigneten Spenderregion.

Postaurikuläre Region. Die Rückseite der Ohrmuschel und die benachbarte unbehaarte Region über dem Mastoid ist die beste Spenderregion für eine Transplantation in das Gesicht (Abb. 3.8). Der einzige Nachteil ist die beschränkte Größe dieser Spenderregion, was die Anwendungsmöglichkeiten ganz erheblich begrenzt. Die Region liefert das beste Resultat bezüglich Hautfarbe und Struktur (Abb. 3.9), und wenn aus dem Gebiet Haut an den Augenlidern ersetzt wird, kann man sie oft kaum noch von der ortständigen Haut unterscheiden. Die Durchblutung des Transplantats sowie der Region, wo es normalerweise angewendet wird, machen es zu dem erfolgreichsten Vollhauttransplantat. Der Hebedefekt wird durch direkte Naht verschlossen.

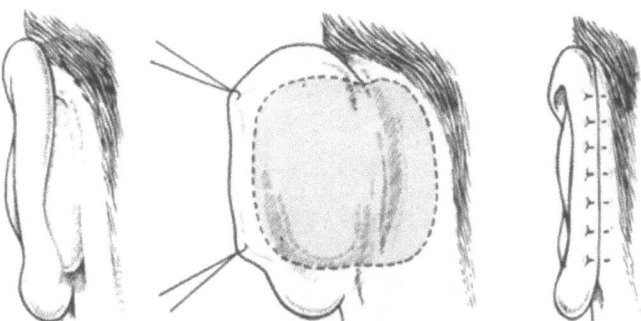

Abb. 3.8. Gebiet, in dem postaurikuläre Haut zur Verfügung steht und die Methode, den resultierenden Defekt zu decken

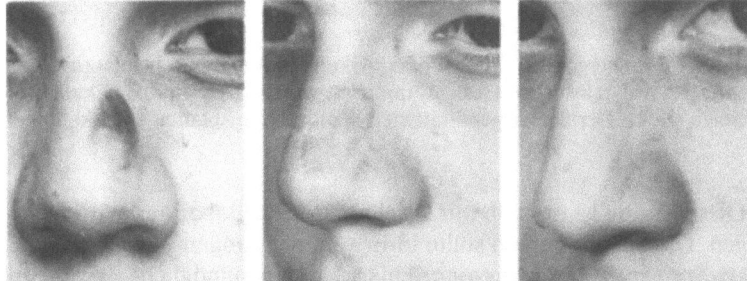

Abb. 3.9. Frühes und spätes Erscheinungsbild eines postaurikulären Vollhauttransplantats, das nach Exzision eines benignen Pigmentnävus an der Nase appliziert wurde

Das postaurikuläre Vollhauttransplantat hat sein Haupteinsatzgebiet bei kleinen Hautdefekten im Gesicht, wobei die Größe der Spenderregion die Größe der Defekte, die damit versorgt werden können, beschränkt.

Das Oberlid. Beim Erwachsenen ist fast immer ein kleiner Hautüberschuß am Oberlid vorhanden, der besonders gut für einen Defekt an einem anderen Lid verwendet werden kann. Farbe und Struktur sind normalerweise besonders gut, aber die Spenderregion ist ebenfalls sehr klein, es sei denn, es besteht ein sehr großer Hautüberschuß an den Lidern.

Supraklavikuläre Region. Die Haut von dem unteren hinteren Dreieck des Halses (Abb. 3.10) gibt ein fast so gutes Resultat im Gesicht bezüglich Farbe und Struktur wie die retroaurikuläre Spenderregion. Hier steht ein größerer Hautbezirk zur Verfügung, der aber in seiner Anwendung eingeschränkt wird, weil der Hebedefekt dann oft durch eine Transplantation versorgt werden muß. Dies ergibt einen ästhetisch ungünstigen Effekt, der besonders bei Frauen nachteilig ist, da diese Region oft entblößt wird.

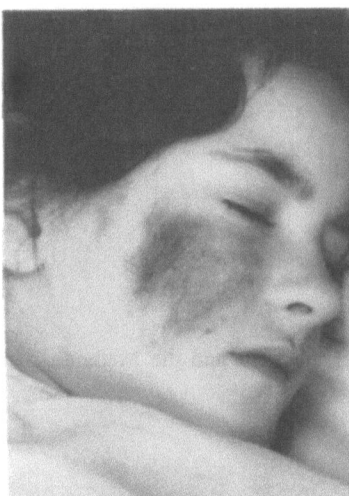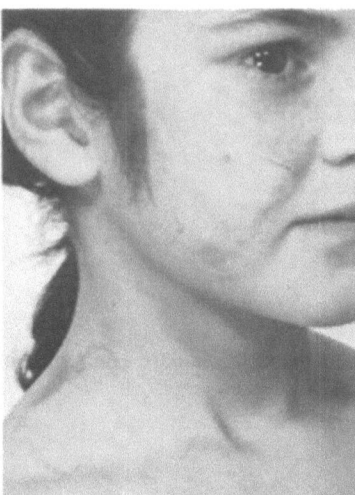

Abb. 3.10. Spätergebnis eines supraklavikulären Vollhauttransplantats, das nach Exzision eines Naevus pilosus im Gesicht appliziert wurde. Der supraklavikuläre Defekt wurde mit einem mittels Dermatom geschnittenen Spalthauttransplantat vom Abdomen gedeckt

Diese Region ist deshalb nur beschränkt verwendbar und wird nicht oft herangezogen. Die Spenderregion sollte in Erwägung gezogen werden bei einem Defekt, der etwas zu groß für eine retroaurikuläre Entnahmemöglichkeit wäre und wo ein Rotationslappen kontraindiziert ist.

Haut der Beugeseite von Gelenken. Die Ellenbeuge und die Leisten werden beide als mögliche Spenderbezirke angegeben. Die Haut ist hier dünn und gut verschieblich auf der Unterlage. In das Gesicht transplantiert, ergibt sie ein fast so gutes Resultat wie bei Haut aus der Supraklavikularregion. Es steht jedoch nur eine begrenzte Hautfläche zur Verfügung, es sei denn, man deckt den Hebedefekt mit einem Spalthauttransplantat.
Die Ellenbeuge ist eine sehr exponierte Stelle und die resultierende Narbe daher recht störend, zumal sie bei zu großer Spannung oft hypertrophiert oder zu einem Keloid entartet. Deshalb wird diese Region nicht empfohlen. In der Leiste begrenzt die Schambehaarung die Größe und Einsatzmöglichkeit. Dieses Gebiet ist aber besonders brauchbar für ein langes, schmales Transplantat, da ein Verschluß hierbei sehr einfach ist. Für eine Transplantation auf die Hand ist es ein guter Spenderbezirk.

Oberschenkel- und Bauchregion. Struktur und Farbe der Haut von Hüfte und Bauch ergeben im Gesicht immer ein schlechtes Resultat. Die Haut bleibt entweder extrem blaß oder wird hyperpigmentiert im Vergleich zum übrigen Gesicht. Ein weiterer Nachteil ist der bleibende Verlust des feinen Mienenspiels.
Das Transplantat behält ein etwas maskenhaftes Aussehen, ursächlich begründet durch die dickere Dermis. Selbst ein dickes Spalthauttransplantat vom Abdomen, welches für einen großen Gesichtsdefekt einer Vollhaut vorgezogen wird, besitzt

ähnliche Nachteile wie die Vollhaut von dieser Region. Beide Regionen ergeben aber gute Transplantate für den Handteller, und die dicke Dermis ergibt ein gutes Polster, um den Druck an der Fußsohle auszuhalten. Wenn ein Transplantat von beliebiger Größe entnommen wird, muß der Hebedefekt ebenfalls gedeckt werden. Selbst wenn er direkt verschlossen wird, dehnt sich die Narbe hier meist sehr unschön aus.

Anwendungstechnik

Das ganze Hauttransplantat muß genau in den Defekt passen. Deshalb muß eine Schablone vom Defekt angefertigt werden, damit das Transplantat nachher unter normaler Spannung eingenäht werden kann. Aluminiumfolie oder Schaumstoffscheiben sind gut geeignet, einen solchen Abdruck zu machen. In der Lidregion sind sicherlich Aluminiumfolien besonders angezeigt (Abb.3.11). Die Schablone des Defekts wird entweder vor oder nach der Exzision angefertigt. Ist der Defekt unregelmäßig, können Markierungen an der Schablone und am Defektrand mit

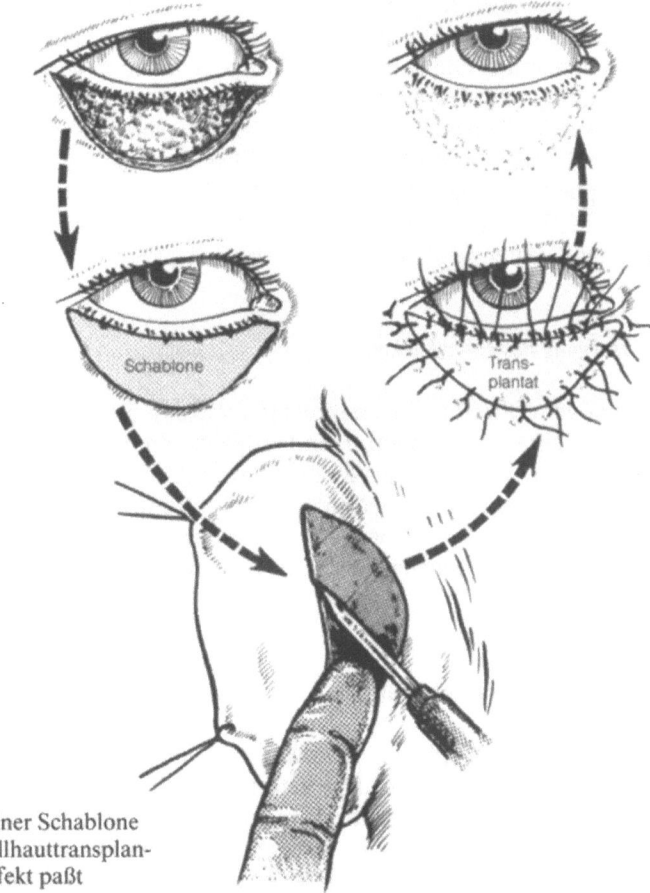

Abb. 3.11. Anwendung einer Schablone zur Gewinnung eines Vollhauttransplantats, das exakt in den Defekt paßt

Tinte nützlich sein, bevor das Transplantat ausgeschnitten wird. Die Schablone soll erst dann angefertigt werden, wenn der Defekt in ganzer Ausdehnung vorhanden ist. Dies ist besonders an den Augenlidern von Bedeutung, da hier ein etwas zu kleines Transplantat, welches nicht den ganzen Defekt ausfüllt, zu einem sekundären Ektropium führen kann.

Ausschneiden des Transplantats

Beim Ausschneiden eines Vollhauttransplantats (Abb. 3.12) kann man entweder gleich darauf achten, die Haut sorgfältig ohne Fett zu heben, oder zunächst das Transplantat grob auszuschneiden und dann sekundär vom Fett zu befreien. Dies geschieht am besten mit der Schere. Die Ausdünnung des Transplantats ist ein mühsames Verfahren, während die Hebung ohne Fett Erfahrung und Sorgfalt erfordert. Es ist sicherlich einfacher für den Chirurgen, der diese Methode selten benutzt, wenigstens den Versuch zu machen, keine Knopflöcher in das Transplantat zu schneiden. Die meisten Chirurgen entwickeln allmählich ein Gefühl für die richtige Ebene bei der Vollhauthebung.
Eine nützliche Hilfe, besonders bei der Konkavität hinter dem Ohr, besteht darin, das ganze Gebiet mit einer Flüssigkeit aufzuquaddeln, meist mit 1:200 000 Noradrenalinzusatz. Die bereits angefertigte Schablone wird aufgelegt und die Transplantatgröße mit Hauttinte markiert, dann umschnitten und gehoben. Oft hilft es, die Haut des Transplantats mit Häkchen über das Messer zu ziehen, so daß mit dem Messer blind, vorwiegend nach Gefühl geschnitten wird. Im anderen Fall wird das Transplantat umgeschlagen und unter Sicht geschnitten. Merkwürdigerweise ist diese Methode oft ungenauer, und man beläßt mehr Fett zurück. Jedes belassene Fett muß später peinlich genau mit der Schere entfernt werden.

Versorgung des Hebedefekts

Hinter dem Ohr ist meist ein direkter Verschluß durchführbar. Auch an übrigen Regionen sollte immer, wenn irgend möglich, ein direkter Verschluß angestrebt werden. An der Hüfte und am Abdomen, wo die oberflächliche Faszie relativ fixiert ist, sollte der Anteil der freigelegten Faszie entfernt werden, um den Verschluß zu erleichtern. In den Gelenkbeugen, wo die Haut verschieblich ist, ist dies seltener notwendig. Wo der Hebedefekt zu groß ist, muß ein Spalthauttransplantat eingesetzt werden.

Das Spalthauttransplantat

Das Spalthauttransplantat kann variieren von fast Vollhautdicke bis zur einfachen Epidermis. Jede Dicke hat ihre bestimmte Indikation entsprechend den lokalen Anforderungen. Das Spalthauttransplantat wird entweder benutzt, um nur eine vorübergehende Bedeckung zur raschen Wundheilung zu erzielen, z.B. bei Verbrennungen, als Sofortbedeckung nach Ausschneidung von bösartigen Tumoren, bei der

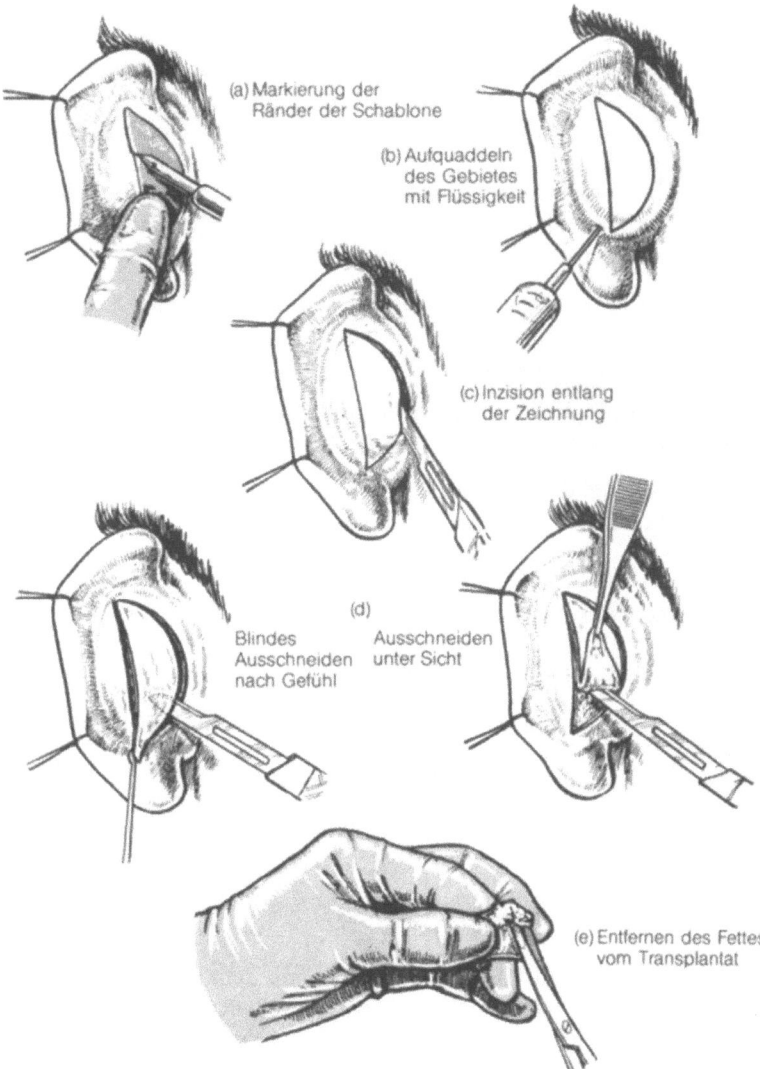

(a) Markierung der
Ränder der Schablone

(b) Aufquaddeln
des Gebietes
mit Flüssigkeit

(c) Inzision entlang
der Zeichnung

(d)
Blindes   Ausschneiden
Ausschneiden   unter Sicht
nach Gefühl

(e) Entfernen des Fettes
vom Transplantat

Abb. 3.12. Methode, ein Vollhauttransplantat zu schneiden

Bedeckung von Stielen bei Lappenplastiken oder als bleibende Bedeckung. Generell werden vorübergehende Abdeckungen dünner geschnitten als bleibende Transplantate. Häufig zeigt sich allerdings, daß zunächst nur als vorübergehende Bedeckung geplante Transplantate auch eine gute bleibende Versorgung ergeben.

Spenderregion

Diese wird nach verschiedenen Gesichtspunkten ausgewählt, wie Menge der benötigten Haut, passende Farbe oder Struktur, oder es ergeben sich örtliche Vorteile,
wie ein Transplantieren vom Unterarm zur Hand, wobei dann nur ein Verband benötigt wird. Ferner sind zu berücksichtigen: evtl. Haarwuchs, das vorhandene
Schneideinstrument und das Bestreben, das Bein gerade bei alten oder ambulant
behandelten Patienten als Spenderregion möglichst zu vermeiden.
Die gebräuchlichsten Regionen sind:

1. Praktisch die ganze, einigermaßen glatte Oberfläche des Rumpfes,
2. Oberschenkel und Oberarm,
3. Vorderseite des Unterarms.

Stehen diese Regionen nicht zur Verfügung oder wird noch mehr Haut benötigt,
dann kommen in Frage:

1. Restlicher Teil des Unterarms,
2. Unterschenkel.

Instrumente für die Spalthautentnahme

Die gebräuchlichsten Instrumente sind:

1. Humby-Messer aus dem Blair-Messer entwickelt und nun weitgehender Ersatz
   dafür,
2. Trommeldermatom,
3. Elektrisches Dermatom.

Das Humby- und Blair-Messer (Abb. 3.13)

Die ersten Spalthauttransplantate wurden mit dem Blair-Messer gehoben. Es hatte
eine lange, gerade Klinge und war ein recht schwieriges Instrument, mit dem Transplantate von gleichmäßiger Dicke nur schwer gehoben werden konnten. Seit der
Einführung des Humby-Messers – einer Version mit einer veränderbaren Rolle, die
die Transplantatdicke kontrolliert – wird das Blair-Messer nur noch selten benutzt.
Wie das Blair-Messer kann auch das Humby-Messer nur an konvexen Oberflächen
eingesetzt werden. Trotzdem ist es aber das am häufigsten benutzte Instrument zur
Spalthauthebung, besonders in den englischsprachigen Ländern. Von den derzeit
auf dem Markt befindlichen Abwandlungen ist die von Watson die gebräuchlichste.

Lagerung der Spenderregion. Die am häufigsten gebrauchte Spenderregion ist der
Oberschenkel, und die Lagerung des Beines hierfür wird im einzelnen beschrieben
(Abb. 3.14); die angegebenen Richtlinien können jedoch auch auf jede andere
Spenderregion übertragen werden. Das Bein wird mit entspannter Muskulatur so
gelagert, daß durch das Andrücken der Muskulatur sich entweder nach medial oder
lateral die größtmögliche Ebene zur Entnahme darbietet. Für die Innenseite des

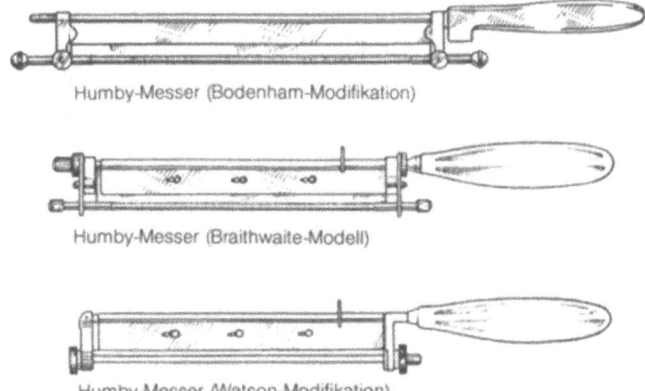

Humby-Messer (Bodenham-Modifikation)

Humby-Messer (Braithwaite-Modell)

Humby-Messer (Watson-Modifikation)

Abb. 3.13. Die modifizierten Humby-Messer

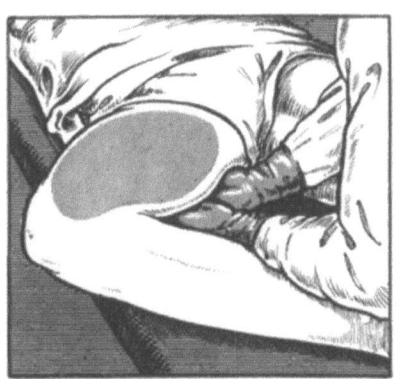

Oberschenkel – mediale Seite

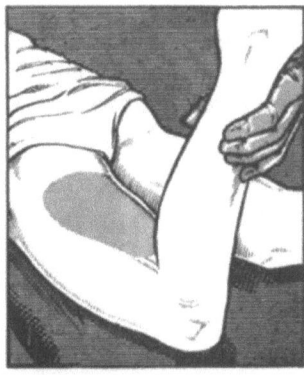

Oberschenkel – dorsale Seite
(Patient in Bauchlage)

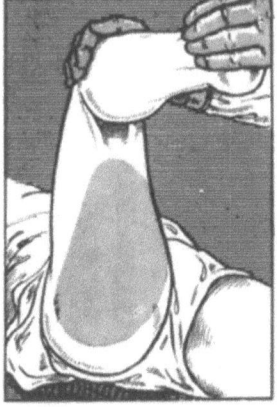

Oberschenkel - dorsale Seite
(Patient in Rückenlage)

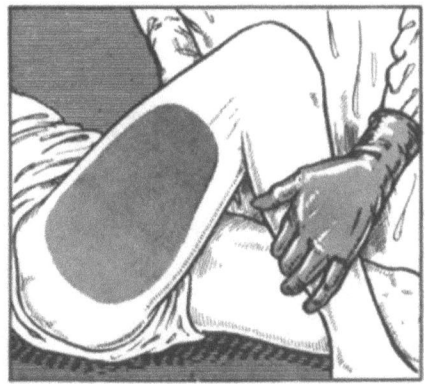

Oberschenkel - Außenseite

Abb. 3.14. Lagerung des Oberschenkels zur Transplantatschneidung

Oberschenkels wird das Bein gelagert, wie in Abb. 3.14 gezeigt. Der Assistent drückt von unten mit beiden Handflächen die Muskulatur nach oben, um eine große Ebene für die Entnahme eines breiten Transplantats zu schaffen. Bei Entnahme von der Außenseite des Oberschenkels (Abb. 3.14) erreicht man durch den Druck des Assistenten nach außen eine besonders im unteren Teil weniger flache Ebene, bedingt durch die Straffheit des Tractus iliotibialis. Die Einsenkung zwischen dem M. vastus lateralis und dem M. biceps femoris ist am proximalen Ende weniger ausgeprägt. Für die Rückseite (Abb. 3.14) muß das Bein in Hüfte und Kniegelenk abgewinkelt werden, es sei denn, der Patient befindet sich in Bauchlagerung. Distal erschweren die beiden Sehnenansätze die Entnahme eines breiten Transplantats, während sich proximal eine gute Fläche für große Transplantate bietet.

Wegen des Hervortretens des Femorschaftes ergibt die Vorderseite des Oberschenkels keine so günstige breite Fläche. Diese Region wird deshalb nur benutzt, wenn alle Spenderregionen benötigt werden und man nur schmale Transplantate heben möchte.

Am Arm (Abb. 3.15) wird eine ähnliche Lagerung und Unterstützung benutzt, um ebenfalls möglichst breite, flache Ebenen zu erreichen.

Vorbereitung des Messers. Idealerweise bewegt sich die Klinge des Messers leicht hin und her über die Hautoberfläche, die sich selbst nicht bewegen sollte. Der Reibungswiderstand zwischen Klinge und Haut führt zur Mitbewegung derselben und

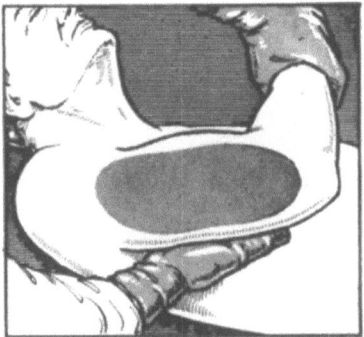

Oberarm - Außenseite

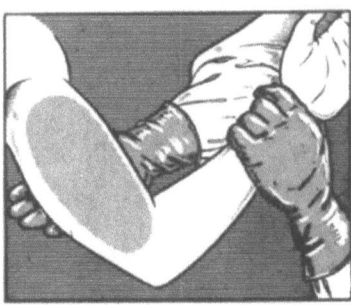

Oberarm - mediale Seite

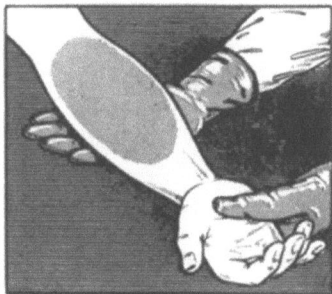

Unterarmbeugeseite

Abb. 3.15. Lagerung des Arms zur Transplantatschneidung

macht den Schneidevorgang schwierig. Man kann diese unliebsame Begleiterscheinung nicht ganz verhindern, durch Einölen jedoch etwas vermindern. Ein sehr gutes Gleitmittel ist flüssiges Paraffin und die Klingenseite, die auf der Haut zu liegen kommt, sollte damit eingerieben werden. Wenn das Humby-Messer benutzt wird, darf das Gleitmittel nicht an die Rollen kommen, damit das Transplantat nicht an den Rollen klebenbleibt und von ihnen aufgewickelt wird, anstatt sich auf der Klinge anzusammeln.

Einstellung des Messers. Ein Einstellen ist nur beim Humby-Messer notwendig, wo die Transplantatdicke durch Veränderung des Abstandes zwischen Rolle und Klinge bestimmt wird. Der Vorteil der auswechselbaren Klinge, wie sie heute fast überall gebräuchlich ist, liegt in einer glatteren Schnittfläche mit weniger Schwierigkeiten durch mangelnde Schärfe. Er wird jedoch teilweise aufgehoben durch den Nachteil einer mangelnden Stabilität der Messer, welche sehr dünn und nur teilweise unterstützt sind. Als Resultat ergibt sich, daß die Dickenmarkierung am Messer variiert und sich je nach Klinge und einer Orientierung an der Dickeneinstellung meist unterschiedlich kräftige Transplantate ergeben. Wenn man das Messer gegen das Licht hält, sieht man den Spalt zwischen Klinge und Rolle, welches ein sicheres Maß für die Transplantatdicke ergibt. Wenn der Chirurg auch mit der Zeit lernt, das Messer einzustellen, so gilt als Regel, daß ein Abstand von etwas weniger als 0,5 mm ein Transplantat von durchschnittlicher Dicke ergibt. Es muß allerdings betont werden, daß dies kontrolliert werden muß durch die Beobachtung des Transplantats sowie des Transplantatbettes. Die Bewertungspunkte für die Dicke werden unten beschrieben.

Die Transplantathebung. Der Chirurg sollte von der für ihn bequemsten Seite des Patienten arbeiten, entweder nach distal oder zentral, je nach Standort.
Ein Holzbrettchen wird auf die Haut gepreßt und in gleichmäßiger Distanz vor dem Messer hergeschoben (Abb. 3.16). Dieses Brettchen erfüllt einmal die Aufgabe der Stabilisierung und ferner der Ausbreitung der Haut, bevor das Messer sie erreicht. Die Kante des Brettes wird ebenfalls eingefettet, so daß es leicht mit dem Messer über die Haut gleitet. Das Messer und das Brett gleichmäßig zusammen zu bewegen, erfordert Übung. Das Geheimnis eines guten Schnitts bei Blair- und Humby-Messer liegt darin, daß man sich mehr auf eine Hin- und Herbewegung konzentriert als auf eine Vorwärtsbewegung des Messers beim Schneidevorgang. Es kann hilfreich sein, wenn die Haut straff gespannt wird, was durch ein zweites Brett erreicht wird, das ein weiterer Assistent hinter dem Messer auf die Haut drückt. Dieses Brett wird beim Schneidevorgang festgehalten. Besonders bei atrophischer und schlaffer Haut, wie bei alten oder sehr abgemagerten Patienten, hilft dieses Vorgehen, Fehlschnitte zu vermeiden.
Bei der Bodenham-Modifikation vergrößert sich der Abstand zwischen Rolle und Klinge beim Schneiden sehr leicht von selbst. Dies muß beachtet und der Abstand entsprechend korrigiert werden. Die Braithwaite-Ausführung tendiert weniger dazu, und die neuerdings eingeführte Abwandlung nach Watson schaltet diesen Nachteil praktisch völlig aus.

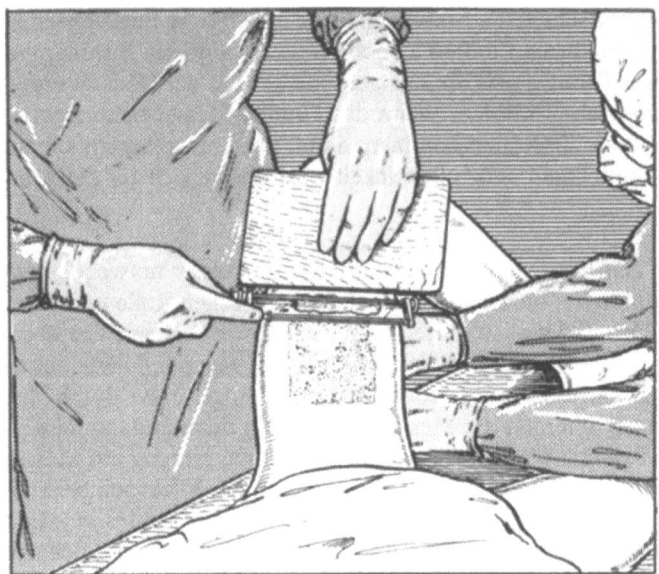

Abb. 3.16. Schneiden eines Transplantats mit dem Humby-Messer

Beurteilung der Transplantatdicke. Obwohl oben eine bestimmte Einstellung für die Rolle vorgeschlagen wurde, muß der Chirurg fähig sein, diese Einstellung nötigenfalls abzuändern. Nach einem Schnitt von ca. 6 mm erhält man bereits ein gutes Bild von der eigentlichen Transplantatdicke und die Einstellung kann dann entsprechend geändert werden. Die Durchsichtigkeit des Transplantats ist ein sehr guter Maßstab für die Transplantatdicke (Abb. 3.17). Das sehr dünne Transplantat ist durchscheinend und ähnlich wie Pergamentpapier; die graue Färbung des Messers scheint gut durch. Dickere Transplantate sind zunehmend opalener bis zum Vollhauttransplantat, welches die Färbung von Leichenhaut hat. Ein Spalthauttransplantat von mittlerer Dicke ist mäßig durchscheinend.

Das Muster der Blutungspunkte ergibt einen weiteren Hinweis auf die Transplantatdicke (Abb. 3.18). Das dünne Transplantat ergibt eine große Dichte von feinen Blutpunkten, während bei einem dicken Transplantat weniger und größere Punkte entstehen. Obwohl diese Bewertungskriterien allgemein anwendbar sind, sollten sie doch immer im Zusammenhang mit dem anfänglichen Aussehen der Haut des betreffenden Patienten, besonders bei stärkerer Atrophie, bewertet werden. Bei der papierähnlichen Haut alter Leute muß das Transplantat natürlich dünn werden, und die Verteilung der Blutungspunkte gibt in einem solchen Fall keinen Anhalt. Auch an den Extremitäten scheint die Dicke der Haut je nach Region zu variieren. Allgemein ist sie lateral und distal dicker und medial und proximal dünner. Ferner ist die individuelle Variation beträchtlich.

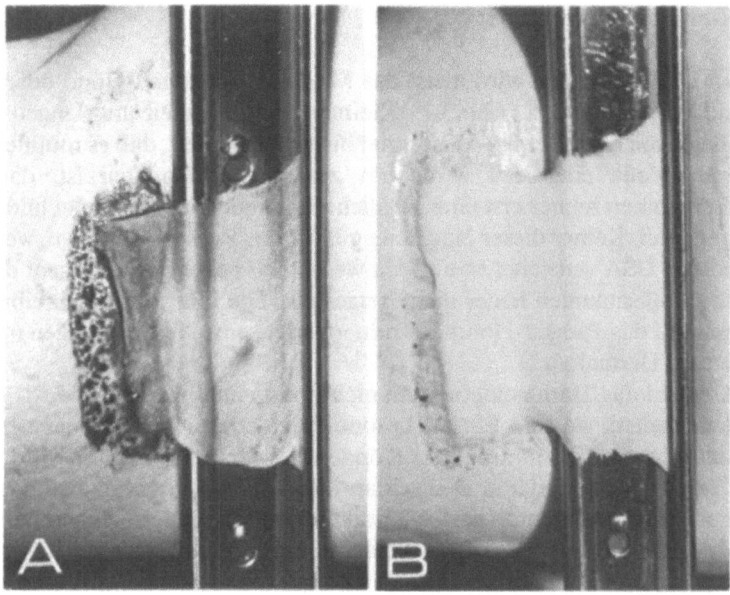

Abb. 3.17 A, B. Durchsichtigkeit bei einem dünnen *(A)* und bei einem dicken Spalthauttransplantat *(B)*

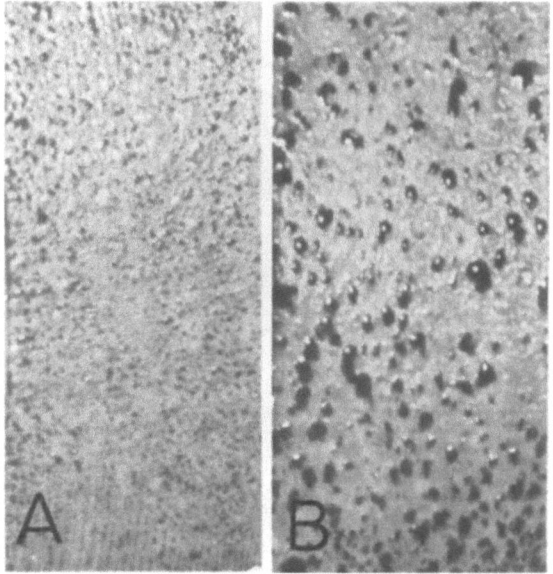

Abb. 3.18 A, B. Blutungsformen im Spendergebiet bei einem dünnen *(A)* und einem dicken Spalthauttransplantat *(B)*

Das Trommeldermatom

In Großbritannien wird meist das Modell von Padgett-Hood oder eine Modifikation davon benutzt (Abb.3.19). Seine Unhandlichkeit und Ungenauigkeit im Vergleich mit dem Humby-Messer hat bisher verhindert, daß es routinemäßig in größerem Maße eingesetzt wird. Ein zusätzlicher Nachteil ist, daß bei weiteren
Entnahmen immer erst eine peinliche Reinigung der Trommel und der Haut erfolgen muß. Keiner dieser Nachteile gilt für das Reese-Dermatom, welches besonders
in den USA verbreitet ist und ein wesentlich besseres Instrument darstellt. Es wird
in Großbritannien leider nicht hergestellt. Die folgende Beschreibung bezieht sich
nur auf das Padgett-Hood-Instrument oder seine Abwandlungen und nicht auf das
Reese-Dermatom.
Obwohl das Trommeldermatom nicht routinemäßig benutzt wird, gibt es doch Gelegenheiten, wo sein Einsatz besonders indiziert ist. Die genaue Indikation hängt
natürlich von Erfahrung und Können des Chirurgen ab. So wird doch meist das
Humby-Messer oder in Deutschland das Elektrodermatom herangezogen. Bei ausgedehnten Verbrennungen, wo praktisch alle Spenderregionen herangezogen werden müssen, mußte das Trommeldermatom zumindest bis zur Einführung der Elektrodermatome herangezogen werden, weil nur hiermit eine Entnahme am

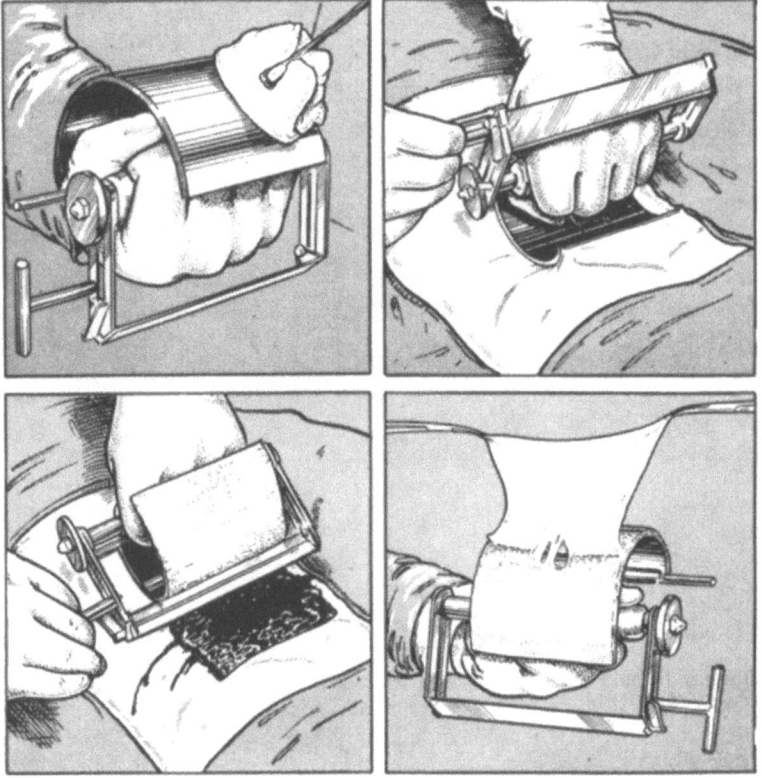

Abb. 3.19. Schneiden eines Transplantats mit dem Trommeldermatom

Abdomen, der Brust oder dem Rücken möglich war. Ein weiterer Vorteil ist, daß das Dermatomtransplantat in der Dicke gleichmäßiger wird als bei Abnahme mit dem Messer, und das ergibt ein besseres ästhetisches Ergebnis, wenn z.B. das Gesicht transplantiert wird. Es wird besonders herangezogen, wenn man große Gebiete im Gesicht versorgen will, und hierbei wählt man meist dicke Spalthauttransplantate. Bei dem Dermatom wird die Trommel und der Spenderbezirk mit einem Kleber bestrichen. Wenn nun die Trommel auf die Haut gepreßt wird, verkleben die beiden Oberflächen und die Haut kann mit der Trommel hochgehoben werden, damit die Klinge, welche sich parallel zur Achse hin- und herbewegt, parallel zur Trommel in der vorher eingestellten Entfernung schneidet. Die Haut bleibt während des Schneidevorgangs an der Trommel kleben (Abb. 3.19). Die Hebung des Transplantats mit einem Dermatom kann nur durch eine Demonstration erlernt werden und wird deshalb nicht weiter im Detail erklärt. Es gibt aber einige Hinweise, die für den Anfänger hilfreich sein können.

Die Transplantatdicke. Die meisten Instrumente haben einen Maßstab, der die Dicke bestimmt. Ein Transplantat von mittlerer Dicke mißt 0,30–0,35 mm, aber eine Dicke von 0,2 mm oder sogar noch weniger bis zu 0,40–0,45 mm kann je nach Erfordernis gebraucht werden. Aber wie auch beim Humby-Messer ist der Maßstab nicht immer zuverlässig, so daß auch hier immer das Transplantat selbst beurteilt werden sollte. Es ist aber oft schwierig, kurz nach Beginn des Schnitts das Transplantat zu beurteilen, so daß Dichte und Größe der Blutungspunkte auf der Spenderregion Maßstab sein müssen. Ein dickes Transplantat kann leichter geschnitten werden als ein dünnes. Wenn Fettläppchen erscheinen, ist das Transplantat ein Vollhauttransplantat.

Bestreichen der Oberfläche mit Kleber. Trommel und Haut sollten vorher gründlich mit Äther gereinigt werden, damit der Kleber gut haftet. Gleichmäßiges Auftragen des Klebers führt zu gleichmäßiger Transplantathaftung. Die Ränder der Trommel übernehmen den stärksten Zug beim Schneiden und sollten deshalb sorgfältig bestrichen werden. Da die Trommel meist kühler als die Haut ist, trocknet der Kleber hier langsamer, aber Geduld bis beide Oberflächen völlig getrocknet sind zahlt sich aus.

Einfetten. Die Oberfläche des Messers, die sich gegen die Oberfläche der Haut bewegt, und die Achse der Trommel sollten mit flüssigem Paraffin eingerieben werden. Dies hilft, daß das Messer leichter hin- und herbewegt werden kann. Das Öl darf jedoch nicht auf die beiden mit Kleber bestrichenen Oberflächen kommen, da sonst keine Haftung mehr erreicht wird.

Hebung des Transplantats. Ein guter erster Schnitt mit der Klinge ist entscheidend für ein gutes Transplantat. Aus diesem Grunde sollte der erste Schnitt sorgfältig geplant werden. Insbesondere ist darauf zu achten, daß die Haut in ganzer Breite an der Trommel klebt. Wie weit die Haut zum Schneiden angehoben werden kann, hängt von der Nachgiebigkeit der Region ab. Wird die Trommel zu gering angehoben, kann das Messer sehr tief in die Haut eindringen. Um dies zu vermeiden, sollte ein Assistent bereit sein, um die Haut nach unten zu drücken. Wird die Trommel zu hoch gehoben, besteht die Gefahr, daß wegen der großen Spannung die Haut von der Trommel abgelöst wird und dadurch kein komplettes Hautareal abgeschnitten werden kann, sondern nur ein irreguläres Stück. Das rechte Mittelmaß zu finden lehrt nur die Erfahrung, ebenso wie das gleichmäßige Hin- und Herschneiden des Messers und das Abrollen der Trommel.

Abnahme der Haut von der Trommel. Der Kleber bleibt größtenteils am Transplantat hängen, so daß er nach der Abnahme von der Trommel entfernt werden muß. Während das Transplantat mit 2 Moskitoklemmen an jeder Ecke von der Trommel abgehoben wird, kann der Kleber mit einer in Äther getauchten Kompresse entfernt werden. Dies ist jedoch eine etwas umständliche Methode. Einfacher kann die Klebrigkeit durch Bestäuben mit Penizillin- oder Wundpuder aufgehoben werden. Das Problem des auf dem Transplantat verbleibenden Klebers wurde weitgehend gelöst durch Benutzung des „Evo-Stic-Impact-Haushaltsklebers". Dieser Kleber kann durch Zusatz von Äther so verdünnt werden, daß er auf die Trommel aufgetragen werden kann. Der Kleber hat den Vorteil, daß er fest an der Trommel bleibt und daher das Transplantat völlig sauber abgehoben werden kann.

Das Elektrodermatom

Einer der Hauptnachteile des Elektrodermatoms besteht darin, daß es ein recht komplexes und empfindliches Instrument ist. Es ist sehr reparaturanfällig und muß dann immer zur Wiederherstellung eingeschickt werden. Durch seinen Gebrauch ist viel von der Erfahrung beim Transplantatheben verlorengegangen, da man hierbei bei Befolgung der Instruktionen nur sehr schwer einen Fehler beim Schneiden machen kann. Es hat aber den großen Vorteil, daß man mit ihm praktisch von jeder Stelle des Körpers ein gleichmäßig dickes und breites Transplantat heben kann, und v.a. können auch sehr dünne Transplantate gehoben werden, was mit anderen Instrumenten nicht so gut möglich ist.
Im Aussehen ähnelt es etwas einer großen Haarschneidemaschine (Abb. 3.20), und angetrieben wird die rasch hin- und herschneidende Klinge entweder durch Strom oder Druckluft. Die Haut wird gespannt und mit Paraffinöl bestrichen, so daß das Instrument leicht darübergleitet.
Besonders bei ausgedehnten, tiefen Verbrennungen bedeutet das Elektrodermatom einen wirklichen Fortschritt. Seine Fähigkeit, Haut von fast jedem Körperteil zu schneiden, hat die Spenderregionen stark erweitert. Der gerade Rand und die gleichmäßige Dicke des Transplantats bedeuten, daß z.B. ein Bein ohne Hautverlust zwischen den Transplantatentnahmen genutzt werden kann, mit der Gewißheit, daß die ganze Spenderregion gleichmäßig und rasch heilt. Es wird somit möglich, mehrmals hintereinander vom gleichen Gebiet Haut abzunehmen, was bei größerem Hautbedarf von erheblichem Vorteil ist.

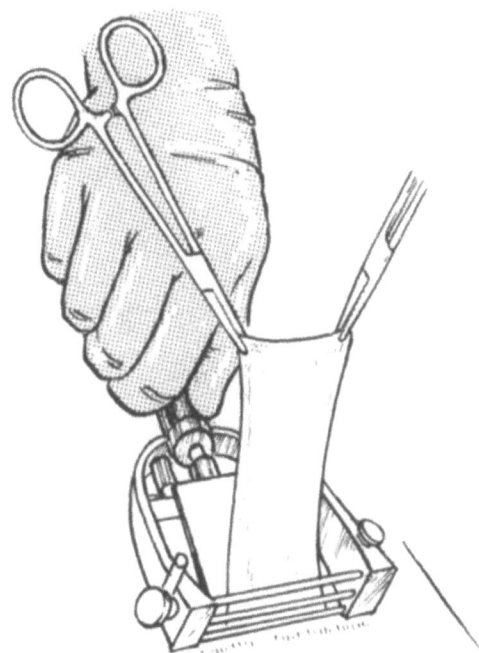

Abb. 3.20. Schneiden eines Transplantats
mit dem Elektrodermatom

Das Abheilen der Spenderregion (Abb. 3.21)

In der Spenderregion verbleibt ein größerer oder kleiner Anteil von Haarbälgen,
Talgdrüsen und Schweißdrüsen, und von diesen multiplen Punkten sproßt das Epithel aus, bis das ganze Gebiet bedeckt ist. Die Haartalgdrüsen sind hier wesentlich
aktiver beteiligt als die auswachsenden Schweißdrüsen. Anatomisch gesehen liegen
die Schweißdrüsen tiefer als die Haarfollikel, und dies zeigt sich in dem unterschiedlichen Heilungsprozeß nach Abnahme dünner und dicker Spalthauttransplantate. Einerseits heilt die Spenderregion von einem dünnen Transplantat mit ihren erhaltenen Haarfollikeln innerhalb von 7 bis 9 Tagen ab, während andererseits
die Spenderregion von dicken Transplantaten, welche fast ausschließlich von den
Schweißdrüsen abhängt, wesentlich langsamer heilt, sie braucht 14 Tage und mehr.
Die meisten Transplantate sind von mittlerer Dicke und belassen einen guten Anteil
von Haarfollikeln, so daß die Abheilung i. allg. zwischen dem 10. und 14. Tag erfolgt. Eine Spenderregion bildet nur Granulationsgewebe, wenn keine Follikel oder
Schweißdrüsen verblieben sind, und in solchen Situationen muß die Abheilung
vom Rande her erfolgen. Beim Abheilungsprozeß der Spenderregion ergibt sich somit die gleiche Situation wie bei einer oberflächlichen Verbrennung.

Versorgung der Spenderregion

Die Hauptschwierigkeit bei der Behandlung der Spenderregion besteht darin, daß
der Verband verkrustet und mit der Haut verklebt, so daß die Abnahme Blutungen

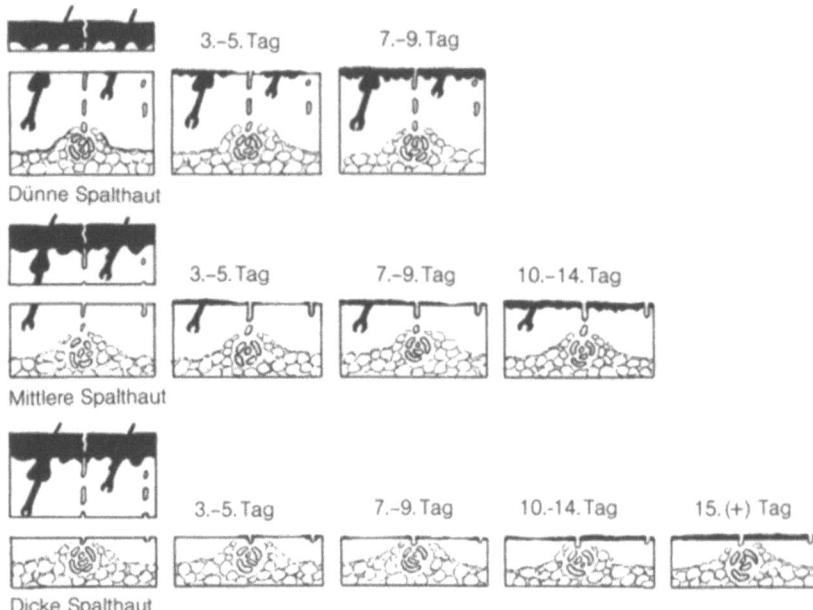

Abb. 3.21. Abheilen der Spenderregionen bei Spalthauttransplantaten unterschiedlicher Dicke

und erhebliche Schmerzen verursacht und das regenerierende Epithel abgerissen wird. Üblicherweise beläßt man deshalb den Verband so lange, bis er sich von alleine löst; geschieht dies nicht, weicht man ihn ab. Der Verband kann aber nur belassen werden, solange er trocken bleibt. Waren Teile des Transplantats dicker, so brauchen die entsprechenden Stellen der Spenderregion ebenfalls länger bis zur Abheilung und können sogar Granulationen bilden. Diese Stellen müssen dann wie eine granulierende Wunde behandelt werden. Wenn es kleine Gebiete sind, heilen sie spontan ab, sind sie größer, sollten sie ohne weitere Verzögerung transplantiert werden.

Wenn die Spenderregion bezüglich der Tiefe ungewiß aussieht oder besonders wenn Fettgewebe zu sehen ist, wird sie als prophylaktische Maßnahme sofort mit einem dünnen Spalthauttransplantat versehen. Neuerdings sind viele durchlässige Verbandmaterialien entwickelt worden als Ergebnis von experimentellen Studien, die zeigen, daß eine Spenderregion, die feucht gehalten wird, schneller abheilt. Aber bis jetzt haben sie noch nicht allgemein ihre klinische Brauchbarkeit bewiesen. Eine Spätkomplikation der Spenderregion ist die hypertrophe Narbe. Sie entwickelt sich am häufigsten an der Innenseite des Oberschenkels, des Gesäßes und des Abdomens, kann jedoch überall entstehen. Man gewinnt den Eindruck, obwohl das schwierig zu beweisen ist, daß je dicker das Transplantat ist und je jünger der Patient, sich um so häufiger hypertrophe Narbenbildungen zeigen. Ein Warnzeichen, daß sich solche wulstigen Narbenbildungen entwickeln, sind Klagen über starken Juckreiz in der Spenderregion. Juckreiz kann zwar auch unabhängig auftreten, ist aber meist ein Vorläufer hypertropher Narbenbildung.

Bleiben sie unbehandelt, bilden sie sich mit der Zeit zurück, es verbleibt aber ein weißes, häßlich aussehendes, atrophisches Narbengebiet. Klinisch entsteht der Eindruck, dies ist ebenfalls schwer zu beweisen, daß die Anwendung von lokalaktiven Steroidsalben die Häufigkeit und die Stärke dieser Komplikation reduziert. Sie erleichtern sicherlich den Juckreiz beträchtlich und werden am besten aufgetragen, sobald erster Juckreiz angegeben wird. Es sollte damit weiterbehandelt werden, bis das Gebiet Zeichen der Rückbildung aufweist, die man am klinischen Bild feststellen kann.

Die Empfängerregion

Freie Hauttransplantate werden entweder bei chirurgisch erzeugten Defekten angewendet oder wenigstens in chirurgisch sauberen Gebieten oder auf granulierenden Flächen. Das Vorgehen während der Transplantation und ihre Vorbereitung unterscheiden sich je nach Art des Defekts wesentlich.

Die chirurgisch saubere Oberfläche

Vorbereitung der Empfängerregion

Obwohl den Umständen entsprechend ein Vollhaut- oder Spalthauttransplantat benutzt werden kann, variieren die grundsätzlichen Prinzipien nicht. Eine ebene Oberfläche wird immer bevorzugt, denn Unebenheiten führen zum Abheben des Transplantats über den Höhlungen, es sei denn, diese sind nur sehr flach. Der häufigste Grund für einen Verlust des Transplantats, wo man ein Angehen eigentlich erwartet hätte, ist ein *Hämatom*. Ein absolut trockener Untergrund ist deshalb unbedingt erforderlich, bevor das Transplantat aufgelegt wird. Um dies zu erreichen, werden verschiedene Vorbereitungen getroffen.

Infiltration der Region vor der Exzision. Blutungen können verringert werden durch die Injektion von Vasokonstriktiva in das auszuschneidende Gebiet. Die gebräuchlichsten Flüssigkeiten sind Lokalanästhetika mit Adrenalin. Da aber einige Lokalanästhetika gefäßerweiternd wirken, sind Salzlösungen als Verdünner beim allgemeinanästhesierten Patienten zu bevorzugen. Zugegeben wird entweder Adrenalin oder Noradrenalin. Noradrenalin ist ein schwächerer Verenger der Hautgefäße, hat aber weniger zentrale Wirkung als Adrenalin. In der Konzentration gibt es erhebliche Unterschiede. Aber bei den großen Mengen, wie sie häufig in der plastisch-chirurgischen Anwendung gebraucht werden, hat sich die Konzentration von 1:200 000 auf einer Salzlösung bewährt. Dies ist sicher und praktisch effektiv.

Ligaturen von Blutungspunkten. Die Pinzette muß nur die wirklich blutenden Punkte umfassen, so daß die Nekrosen, die durch die Catgutligatur entstehen, minimal bleiben. Elektrokoagulation ist eine Alternative und das Einheilen ist nicht verzögert, wenn das Gebiet der Koagulation nur gering ist.

Lokales Adrenalin. Wenn vor dem Ausschneiden nicht infiltriert wird, wird lokal angewendetes Adrenalin oder Noradrenalin die kapilläre Blutung herabsetzen.

Einfaches Abwarten. Ohne Zweifel ist die Zeit der wichtigste Punkt bei der Hämostase. Die Operationsschritte sollen so geplant werden, daß die Empfängerregion die längstmöglichste Zeit zu einer Spontanhämostase erhält. Während des Abwartens sollte die Region mit Kompressen, die in Kochsalz- oder Adrenalinlösung getränkt sind, bedeckt werden. Alternativ kann das Gebiet auch mit Adrenalin besprüht werden. Konstantes Tupfen und Reiben muß vermieden werden, da die Blutung sonst eher noch angeregt wird.

Gebrauch und Mißbrauch des Saugers. Der Sauger kann während der Exzision sehr nützlich sein, denn er erlaubt dem Chirurgen genau zu sehen, wo er schneidet. Wenn der Defekt einmal gesetzt ist, unterhält der Sauger auf der Wunde nur die Blutung. Wenn eine Koagulation abgesaugt wurde, sollte der Sauger diese Stelle nie ein zweites Mal berühren, da sonst die Blutung wieder beginnt. Wenn das Transplantat eingenäht und der Verband vorbereitet ist, saugen einige Chirurgen nochmals die Koagulationen heraus, die sich während des Einnähens gebildet haben. Dies ist recht wirkungsvoll, nur muß der Verband sofort aufgebracht werden, da sonst als Folge der Absaugung wieder neue Blutungen entstehen.

Blutungen aus dem Wundrand. Hierfür ist selten eine Ligatur nötig. Durch ein geschicktes Plazieren der Transplantatnähte kann dieses gleichzeitig fixiert und die Blutung gestillt werden.

Spülungen und Watteträger. Wenn das Transplantatbett nicht ganz trocken ist, ıst es sinnvoll, das ganze Gebiet unter dem Transplantat mit Kochsalzlösung auszuspülen. Dies erfolgt mit einer 20 ml-Spritze und stumpfer Kanüle. Ein kleiner, lokalisierter Blutkoagel kann auch durch Watteträger entfernt werden.

Die granulierende Fläche

Bei der Beurteilung einer Granulationsfläche sind 2 Fakten besonders wichtig: das klinische Bild und die Bakterienflora.

Das klinische Bild

Gesunde Granulationen sind flach, rot und gut vaskularisiert. Sie bluten nicht sehr leicht und sind frei von jedem Belag. Bei guter randständiger Abheilung kann man erwarten, daß ein Transplantat gut auf den Granulationen einheilt, da eine Infektion, die das Transplantat zerstören würde, sicherlich auch die randständige Abheilung verhindern würde.
Ungünstige Granulationen gibt es in verschiedenen Formen:

1. Granulationen, die man längere Zeit untransplantiert läßt, werden fibrös und sind weniger vaskularisiert. Hierbei wird es dann zunehmend schwieriger, Trans-

plantate zur Einheilung zu bringen. Infektionen unterstützen meist noch diesen Umstand.

2. Wenn Granulationen einem ungenügenden Druck ausgesetzt werden, neigen sie dazu, ödematös zu werden. Sie werden dann meist als überschießend bezeichnet. Diese Granulationen brauchen mehr Druck als eine Exzision. Kupfersulfat ist hier auf einer Fläche, die später transplantiert werden soll, mit Sicherheit fehl am Platze. Sein einziger Effekt wäre eine Koagulationsnekrose, die entfernt werden muß, bevor ein Transplantat einwächst.

3. Blutungen treten besonders gerne in ödematösen Granulationen auf, wodurch dann ein sehr typisches klinisches Bild entsteht.

4. Die typische gallertige, hämorrhagische Granulation mit Streptococcus pyogenes Befall, der später abgehandelt wird.

5. Wenn sich ein Schorf von alleine löst, dann haben die verbleibenden Granulationen oft einen zähen Film von nekrotischem Kollagen, der nur langsam verschwindet und nur schwer zu entfernen ist.

Bakterienflora

Jeder der verbreiteten Organismen kann ein Gebiet befallen, je nach Lage und äußeren Umständen. Mit Ausnahme von Streptococcus pyogenes und Pseudomonas pyocyanea sind solche Organismen von geringer Bedeutung. Der klinische Aspekt einer granulierenden Fläche ist ein besserer Führer als die Bakterienflora bei der Beurteilung der Transplantationsfähigkeit.

Streptococcus pyogenes. Das Vorhandensein dieses Organismus ist eine absolute Kontraindikation für jede Transplantation. Die Möglichkeit seiner Gegenwart verlangt entsprechende bakteriologische Untersuchungen. Warum ein Transplantat bei seinem Vorkommen nicht anwächst, ist nicht ganz geklärt. Möglicherweise spielt das von ihm gebildete Fibrinolysin bei der normalen Fibrinverklebung eine hemmende Rolle.

Klassischerweise sind mit Streptococcus befallene Granulationen glasig, sulzig und bluten leicht. Das randständige Epithel ist selten gesund. Bei routinemäßiger Anwendung von Antibiotika kann das klinische Bild verwischt werden und die Granulation recht gesund aussehen, aber dieses täuschend friedliche Verhalten von Streptococcus pyogenes beeinflußt keineswegs seinen destruktiven Effekt gegenüber dem Transplantat. Das Bakterium muß vorher eliminiert werden.

Pseudomonas pyocyanea. Eine Infektion mit Pseudomonas pyocyanea behindert das Anwachsen eines Transplantats, aber nicht in einem solchen Ausmaß wie Streptococcus pyogenes. Sein Vorhandensein ist mehr Ärgernis als eine Katastrophe. Wenn eine ausgedehnte Verbrennungsfläche mit Pseudomonas pyocyanea befallen ist, gilt es, die allgemeine Infektion und den lokalen Befall zu kontrollieren. Eine Allgemeininfektion von kleineren Flächen ist keine wesentliche Gefahr und ihre Verminderung oder Ausschaltung kann bei der Vorbereitung der Granulation zur Transplantation erfolgen. Die Infektion kann mit Bacillus proteus einhergehen. In den meisten Fällen genügen die üblichen Maßnahmen der Infektionsbekämpfung, welche unter dem Abschnitt „Vorbehandlung der Granulation zur Transplantation" behandelt werden. In jedem Falle scheint eine Transplantation die Infektion zu beenden, obwohl diese das Anwachsen um 5–10% verringern kann. Eine Transplantation trotz Pyocyaneus ergibt zwar meist eine gewisse Verzögerung in der Abheilung, aber im ganzen gute Resultate.

Zusammenfassend gesagt: Eine positive Kultur von Pseudomonas pyocyanea ist keine Gegenindikation für eine Transplantation, wenn die Granulationen sonst gesund aussehen.

Andere pathogene Keime. Andere häufige Keime in Wunden sind: Staphylococcus aureus, der in dieser Situation relativ bedeutungslos ist, sowie Escherichia coli und Bacillus proteus. Die beiden letztgenannten Keime sind häufig in schlecht behandelten, stark verschmutzten, granulierenden Wunden anzufinden. Sie gehen normalerweise mit einer sehr typischen, faul riechenden Sekretion einher und sind häufig als Mischinfektion mit Pseudomonas pyocyanea zusammen anzutreffen. In ausgedehnten, tiefen Verbrennungswunden sind sie oft gar nicht zu vermeiden. Ziemlich häufig jedoch befallen sie auch kleine Wunden, was durch entsprechende Sorgfalt vermieden werden könnte.

Vorbereitung der Granulation vor der Transplantation

Es gilt als anerkannte Tatsache, daß die Granulationsfläche behandelt wird und nicht ihre Flora. Aus diesem Grunde gibt es unterschiedliche Ansichten über die Rolle der Antibiotika. Antibiotika sollten nicht blind entsprechend der Testung eingesetzt werden. Außer bei Streptococcus pyogenes ist der bakterielle Befall nicht von großer Bedeutung, vorausgesetzt die Granulationen sehen gesund aus. Der schnellste Weg, die Besiedlung zu eliminieren, ist das Gebiet zu transplantieren.

Die Behandlung bei Streptococcus pyogenes kann nicht isoliert gesehen werden. Ist es das einzige Bakterium, ist Penizillin generell das Mittel der Wahl, da bisher noch keine Resistenzen festgestellt wurden. Wenn es mit penizillinresistenten Staphylokokken vergesellschaftet ist, sollte durch Testung das Antibiotikum, auf welches beide empfindlich sind, herangezogen werden. In vielen Situationen ist ein Antiseptikum, wie etwa Chlorhexidine, einfacher einzusetzen und wirkungsvoller.

Der Hauptgrund für anhaltende Infektionen sind Nekrosen, und jede Maßnahme, sie zu beseitigen, verringert die Infektion. Die chirurgische Ausschneidung ist die schnellste und wirkungsvollste Methode, besonders wenn die Nekrosen möglichst radikal entfernt werden können. Eine Exzision bis auf die Faszie ist günstiger als bis zum Fettgewebe.

Alternativmethoden sind die spontane Abstoßung oder die enzymatische Ablösung.

Wo die Nekrosen sich von alleine lösen, ist Eiter meist unvermeidlich. Er ist auf gar keinen Fall unwillkommen, denn seine autolytischen Fermente spielen eine wertvolle Rolle bei der Trennung von lebendem und totem Gewebe. Bestehen keine Anzeichen einer tieferen Infektion, kann die Besiedlung als harmlos angesehen werden. Wenn die Nekrosen verschwunden sind, ist es auch möglich, die Keimbesiedlung zu reduzieren. Enzymatische Stoffe, wie Streptodornase, Streptokinase und

Trypsin werden herangezogen, sie sind jedoch nicht so wirkungsvoll wie die anderen etablierten Methoden. Noch immer kann Eusol zur Reinigung von schmutzigen, feuchten und flachen Granulationen empfohlen werden, die oft nur sehr schwer exakt ausgeschnitten werden können. Häufig wird das Humby-Messer zum Ausschneiden von Nekrosen und stark infizierten Granulationen benutzt. Es ist hier genauso wirkungsvoll wie das Elektrodermatom.

Granulationen, die einmal von Nekrosen befreit sind, sollten ohne Verzögerung transplantiert werden. Ist eine Wartezeit unvermeidlich, so sollte ein einfacher Verband angelegt werden, der bei seiner Entfernung die Granulation nicht verletzt.

Abgesehen von Streptococcus pyogenes ist ein Antibiotikum nicht notwendig. Ein ausreichend großer und dicker Verband und seltener Wechsel bieten einen besseren Schutz vor Superinfektionen als blindes Vertrauen in Antibiotika. Die andere Möglichkeit, Granulationen möglichst gesund zu erhalten, ist Druck, welcher meist durch elastische Binden erreicht wird. Obwohl es bisher keine richtige Erklärung dafür gibt, ist es doch eine klinische Erfahrung, daß Hydrokortisonsalben ungesunde, schlaffe Granulationen oft verbessern und die Granulationsbildung überhaupt beschleunigen.

Auflegen des Transplantats

Ein Hauttransplantat kann auf 2 Arten aufgelegt werden. Bei der ersten Methode wird ein Druckverband angelegt, bei der zweiten wird offen behandelt. Um den Einsatz beider Methoden festzulegen und Vorteile aus ihren Eigenarten zu ziehen, ist es wichtig, darzustellen, wie jede auf ihre eigene Weise die Voraussetzung zur Transplantateinheilung erfüllt. Nur in Kenntnis dieser Umstände kann die korrekte Methode für eine ganz bestimmte klinische Situation ausgesucht werden.

Als Wiederholung nochmals die Vorbedingungen für eine erfolgreiche Hauttransplantation:

Erforderlich ist ein passendes Bett, d. h. eines mit gutem Kapillarwachstum, um das Transplantat zu vaskularisieren, und frei von pathogenen Keimen, die schädlich für eine Transplantateinheilung sind. Voraussetzung für eine erfolgreiche Einheilung ist enger und fester Kontakt zwischen dem Transplantat und seinem Bett.

In der Praxis gehen Transplantate verloren durch Hämatome, die sie vom Wundbett trennen, und Scherkräfte, die eine Adhäsion zwischen Transplantat und Untergrund verhindern. Jeder dieser Vorgänge stört auf seine Weise die kapillare Verbindung. Wenn der Chirurg in einer bestimmten Situation sein Transplantat auflegt, dann wählt er jene Methode, die mit größter Wahrscheinlichkeit Hämatome und Scherbewegungen vermeidet. Es sollen im einzelnen die jeder Methode – Druck oder offener Behandlung – zugrunde liegenden Prinzipien diskutiert werden, gefolgt von der Beschreibung der eigentlichen klinischen Anwendung. Aus Gründen der Übersicht wird jedoch die Technik der Transplantation granulierender Oberflächen – sowohl mit Druckmethode als auch mit offener Methode – getrennt dargestellt.

Druckmethode

Wenn Druck angewendet wird, will man damit einen engen Kontakt zwischen Transplantat und seinem Bett erreichen. Dies kann auf 2 Arten geschehen, sofern das Gebiet keine Granulationsfläche ist. Druck wird einmal ausgeführt durch Anlegen eines sehr genauen eingeknüpften Verbandes über dem Transplantat – die Einzelheiten werden später beschrieben. Überflüssig zu sagen, daß hierbei Fäden verwendet werden, was jedoch nicht bei Granulationen der Fall ist, weil sie da nicht halten.

Darüber wird schließlich ein allgemeiner Druckverband angelegt, welcher nicht nur zusätzlichen Druck erzeugt, sondern darüber hinaus – und sicherlich genauso wichtig – eine Ruhigstellung durch die elastische Binde. Dieser Druckimmobilisationsverband ist die alleinige Methode bei der Transplantation einer Granulationsfläche mit Druck.

Wenn eine weitergehende Immobilisierung benötigt wird, muß zusätzlich eine Schiene oder Gips angelegt werden.

Auflegen des Transplantats

Die Arten, wie ein Vollhaut- oder Spalthauttransplantat aufgelegt wird, sind prinzipiell die gleichen und differieren nur in wenigen Kleinigkeiten. Die Fäden am Rande werden lang gelassen und über ein Knäuel von Kompressen oder Watte geknotet. Dies dient als Druck- und Immobilisierungsverband. Er wird verstärkt durch weitere Materialien, wie Kompressen und elastische Binden.

Das Vollhauttransplantat. Es wird entsprechend dem Muster vorgeschnitten und soll genau in den Defekt passen, wo es dann sorgfältig Knoten auf Knoten am Rande eingenäht wird (Abb. 3.22). Es müssen genügend Fäden gelegt werden, um einen genauen Randkontakt zu haben – so, als ob es sich um eine Inzision handelte. Genau wie bei der Wundnaht muß darauf geachtet werden, daß sich die Ränder nicht einrollen. Es werden nur so viele Fäden lang gelassen, wie erforderlich sind, um einen guten eingeknüpften Verband zu halten. Die anderen werden kurz abgeschnitten.

Das Spalthauttransplantat (Abb. 3.22). Die Neigung der Spalthaut, sich später zu kontrahieren, macht es ratsam, den Defekt maximal auszudehnen, damit er so viel wie möglich vom Transplantat aufnehmen kann. Ein solches Transplantat wird normalerweise vor der Applikation auf die Wundfläche nicht auf Fettgaze ausgebreitet, obwohl die zusätzliche Festigkeit durch diese Auflage die Handhabung erleichtert. Das Transplantat sollte groß genug geschnitten werden, damit es den Defekt etwas überragt. Es besteht kein Grund, es in den Defekt genau einzupassen, es wird immer nur bis zum Wundrand anwachsen, und der Überschuß kann leicht beim Verbandwechsel abgeschnitten werden. Wenn der Rand genau bis an die Wundkante genäht ist, besteht die Gefahr des Einrollens, was dann eine häßliche Narbe hinterläßt. Die überlappende Fixierung verhindert dies und erfordert gleichzeitig nur weniger Nähte, weil der Defekt immer bedeckt ist, solange das Transplantat über den Rand reicht.

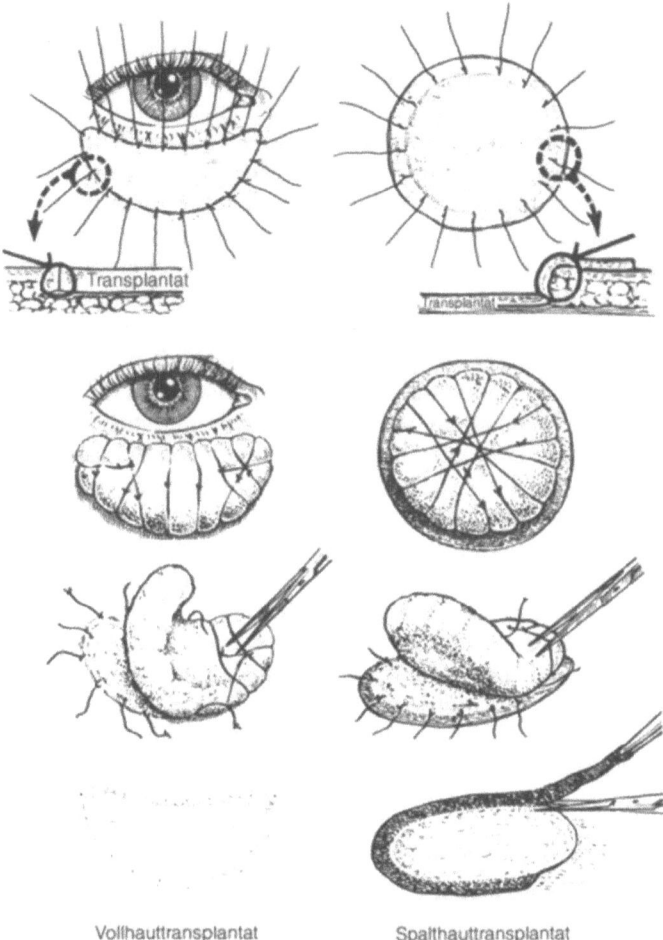

Vollhauttransplantat   Spalthauttransplantat

Abb. 3.22. Naht und Verband eines Vollhaut- und eines Spalthauttransplantats zeigen die Ähnlichkeiten und Unterschiede. Beachte die Überlappung des Spalthauttransplantats, die beim ersten Verbandwechsel abgeschnitten wird

Früher wurde diese Technik nur angewendet, wenn kein gutes kosmetisches Resultat notwendig war. So wurde z. B. im Gesicht immer ein genaues Anpassen des Transplantats von Defektrand zu Defektrand angestrebt. Neuerdings wird die überlappende Methode auch im Gesicht angewendet, wodurch eine starke Vereinfachung der Technik bei gleichzeitig gutem kosmetischem Resultat erreicht wird.

Verband (Abb. 3.22). Eine Schicht von Fettgaze unter der weiteren Abdeckung erleichtert in der Regel den ersten Verbandwechsel, ist aber auf keinen Fall unbedingt notwendig. Wichtig ist jedoch eine sorgfältige Abdeckung mit Kompressen, so daß ein absolut gleichmäßiger Druck auf das ganze Transplantat ausgeübt wird. Der Druckverband muß dick sein und bis zum Rand reichen. Die wirkungsvollste Form

hat er wahrscheinlich, wenn er kreisförmig angelegt wird, da hierbei der Druck
gleichmäßig verteilt wird. Die lang gelassenen Fäden werden über dem Kompres-
senknäuel fest verschnürt und damit Verband und Transplantat fixiert.

Zur Herstellung des Druckverbandes ist am besten Watte geeignet, getränkt mit Flavineemulsion. Als Alternative gilt Watte, die mit Kochsalzlösung angefeuchtet ist
oder fest ausgedrückt und mit flüssigem Paraffin getränkt ist. Die Flavinewatte[1] ist
wegen ihrer lockeren Struktur das geeignetste Material. Über weitere Kompressen
wird dann zur Verteilung des Drucks eine elastische Binde gelegt. Wenn die Region
besser durch Elastoplast ruhiggestellt werden kann, sollte man dieses verwenden.

Ziel ist eine vollständige Ruhigstellung, soweit dies irgendwie möglich ist. Gips sollte zusätzlich benutzt werden, wenn es der allgemeinen Ruhigstellung der transplantierten Region dient. Es gibt keinen Zweifel, daß die Druckverbandmethode bei primärer Transplantation die erfolgreichste ist. Der Druck führt zur Blutstillung und
verhindert Hämatome, die zu einer Trennung von Transplantat und Bett führen
würden, und zwar ganz besonders dann, wenn der Druckverband genau angelegt
wird. Er ist in der Regel auch besonders erfolgreich, weil eine gute Ruhigstellung an
den Extremitäten und im Gesicht möglich ist. Die Druckverbandmethode wird immer bei Vollhauttransplantationen angewendet. Solche Transplantate werden fast
ausschließlich primär angewendet und genau in den Defekt eingenäht, sie sind deshalb ungeeignet für die offene Methode.

Die Probleme eines Druckverbandes werden klar in Regionen, die schlecht immobilisiert werden können, wie Hals- oder Leistenregion oder der Stamm, wo Druck
und Ruhigstellung schwierig zu erreichen sind. In diesen Regionen wird aber gerade der Druckverband gerne angewendet. Häufig sind dann komplexe Methoden
der Ruhigstellung notwendig. Als Alternative bietet sich an, den Druckverband völlig außer acht zu lassen und die offene Transplantation durchzuführen.

Offene Transplantation

Zu Zeiten als nur die Methode mit Druckverband eingesetzt wurde, galten verschiedene Regionen als besonders ungeeignet zur Transplantation. Um dieses Problem
zu lösen, wurde die offene Methode entwickelt. Ihr Erfolg in diesen schwierigen
Regionen hat dann dazu geführt, daß sie heute auch in Bereichen eingesetzt wird,
die ausschließlich der Druckmethode vorbehalten waren. Alle Stellen, an denen sie
zunächst eingesetzt wurde, waren besonders schwierig zu immobilisieren. Selbst
durch ausgeklügelte Fixationsmethoden war ein Hin- und Herbewegen zwischen

---

[1] Herstellung von Flavinewatte
Als Herstellungsmaterial wird Flavineemulsion und gute Watte oder Gamgee (ZEMUKO)
genommen. Eine Lage von Watte wird bis zu ihrer völligen Durchdringung in der Emulsion
eingeweicht, welche vorher erwärmt wurde, um sie flüssiger zu machen. Der Überschuß der
Emulsion wird dann von der Watte entfernt. Hierbei kommt der Vorteil des Gamgee zum Tragen, da die bedeckte Gaze ein festes Auswringen erlaubt. Dies muß so gründlich gemacht
werden, daß die Watte praktisch trocken aussieht und keine weitere Emulsion mehr ausge-
preßt werden kann. Die Watte wird dann getrocknet, und nach der Sterilisation ist sie ge-
brauchsfertig. Zur leichten Anwendung kann sie in Zellophan oder in einer Dose aufgehoben
werden.

Transplantat und Bett nicht zu vermeiden, was dann die Gefäßverbindung verhinderte (Abb. 3.6). In solchen Regionen führt der Druckverband, anstatt den notwendigen engen Kontakt zu schaffen, genau zum Gegenteil. Vollständige Entfernung des Verbandes verhindert diese Scherkräfte mit einem Schlag, und diese Tatsache bildet die Grundlage für die andere Technik. Sie basiert auf der natürlichen Fixierung des Fibrins zwischen Transplantat und Bett. Lediglich aufgelegt und vor einem Abstreifen geschützt, ruht das Transplantat, bis die Fixation durch Vaskularisation in üblicher Weise stattgefunden hat (Abb. 3.23). Es ist augenfällig, daß die offene Behandlung das Problem der Scherkräfte gelöst hat, jedoch nicht das einer Hämatombildung, welche die praktische Durchführung beeinflußt. Angewandt auf einer gesunden Granulationsfläche, erübrigt sich das Problem einer Blutstillung, und die Methode ist besonders erfolgreich. Der frische chirurgische Defekt ist schwieriger. Die Methode kann hier primär oder aufgeschoben angewendet werden.

Die Tatsache, daß bei primärer Transplantation kein Druck ausgeübt werden kann, bedeutet, daß eine peinlichste Blutstillung durchgeführt werden muß. Obwohl man das Transplantat beobachten und dadurch jedes kleine Hämatom ausstreichen kann, ist die Methode zum primären Einsatz doch nicht besonders geeignet.

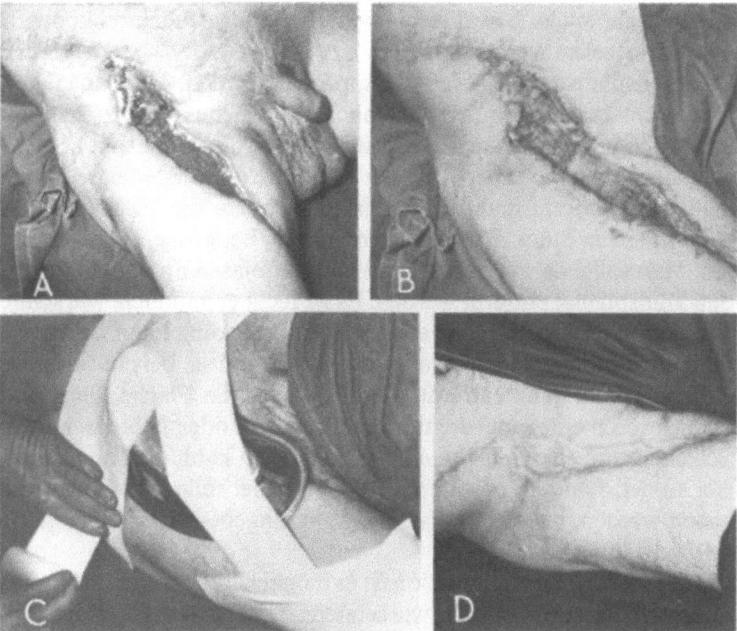

Abb. 3.23 A–D. Offene Transplantation, angewandt bei der Versorgung einer Granulationsfläche in der Leiste. Die Wundfläche entstand nach einer Lappennekrose, die sehr häufig eine radikale Leistenausräumung kompliziert; in diesem Fall handelte es sich um eine Lymphknotenausräumung in der Leisten-Becken-Region wegen eines metastasierenden Plattenepithelkarzinoms. Die Granulationsfläche *(A)* wird mit einem dünnen Spalthauttransplantat *(B)* gedeckt und durch eine umgedrehte Nierenschale *(C)* geschützt. *(D)* Endergebnis

Aufgeschobene offene Transplantation

Bei dieser Alternative wird das Auflegen des Transplantats einige Tage hinausgezögert. Die Haut selbst wird inzwischen im Kühlschrank aufbewahrt. Durch diese Verzögerung ist eine absolute Blutstillung gewährleistet, andererseits kann sich in dieser Zeit noch keine Infektion entwickeln. Die Haut wird schließlich aufgelegt, wenn die Oberfläche gesund aussieht und frei von Belägen ist. Diese Zeitspanne ist unterschiedlich.

Die Oberfläche. Man kann warten, bis die Oberfläche granuliert, was in gewissen Situationen vorzuziehen ist, bevor das Transplantat aufgelegt wird. Dies ist dann eine *späte offene Transplantation.* Ihre Durchführung unterscheidet sich nicht von der offenen Transplantation irgendeiner anderen granulierenden Fläche.
Eine offene Transplantation verlangt Kooperation von seiten des Patienten. Aus diesem Grunde sollte sie bei Kindern mit Zurückhaltung angewendet werden. Schlechte Mitarbeit besteht in der Aufwachphase nach der Narkose und während des Transports vom Operationssaal in das Stationsbett. Dies sind weitere Gründe, die verzögerte Transplantation gegenüber dem direkten Auflegen vorzuziehen. Normalerweise wird die Spalthaut gleichzeitig mit der Exzision abgenommen und im Kühlschrank aufbewahrt, bis sie später am wachen und kooperativen Patienten im Bett aufgelegt werden kann.
Das Transplantat muß sorgfältig appliziert werden, ob es auf Fettgaze aufgezogen wird, richtet sich nach der persönlichen Vorliebe. Aufgezogen läßt sich die Haut zwar leichter verarbeiten, sie legt sich jedoch nicht so exakt an die kleinsten Unregelmäßigkeiten der Oberfläche an wie ohne die versteifende Fettgaze. Am zweckmäßigsten entfernt man die Fettgaze, nachdem die Haut aufgelegt ist. Die Haut kann in einem Stück aufgelegt werden oder bei großen Flächen in mehreren Streifen. Man sollte darauf achten, daß alle Luftblasen unter dem den Rand überragenden Transplantat entfernt werden. Es ist recht erstaunlich, wie schnell die Haut fest am Untergrund haftet. Eine schützende Abdeckung kann improvisiert werden und muß nicht besonders kunstvoll sein. Meist kann sie bei einigermaßen kooperativen Patienten bald ganz entfernt werden. Wenn die Fläche klein ist, kann ein guter Schutz durch eine eingedrehte Metallschüssel oder Nierenschale erreicht werden; Schienen sind ebenfalls brauchbar. Zusätzlich kann die Haut durch Mikroporpflaster an den Rändern gehalten werden. Hierbei sollen die Pflaster aber so lange belassen werden, bis das Transplantat gut eingeheilt ist. Vorzeitige Entfernung hebt leicht die Haut vom Bett ab.
Bei der offenen Transplantation ist es möglich, die Vaskularisierung der Haut zu beobachten. Es ist erstaunlich, wie schnell – je nach Transplantatdicke – der Gefäßanschluß vonstatten geht. Berücksichtigt werden muß jedoch die stärkere opalene Farbe der dicken Transplantate, durch die der Untergrund weniger durchscheint. Die Rosafärbung erfolgt deutlich langsamer bei den dicken Transplantaten.
Es gibt viele Gebiete, wo sowohl die offene als auch die Drucktransplantation erfolgreich ist. Welche Technik dann bevorzugt wird, hängt von der persönlichen Präferenz ab, obwohl die Anwendung der offenen Transplantation in vielen Zentren immer häufiger überwiegt. Schließlich kann hierdurch enorm viel Zeit bei der Operation eingespart werden – die Zeit zum Einnähen und zum Verbinden. Die offene

Transplantation sollte auch versucht werden, wenn die Druckmethode fehlgeschlagen ist; besonders auch in dem problematischen Fall, wo kleine Granulationsflächen zwischen eingeheilten kleinen Hautstückchen vorliegen. Diese Wundflächen können nur sehr schwierig und mühsam zur Abheilung gebracht werden und nehmen auch kein Transplantat unter Anwendung der Druckmethode an.

Transplantation vor Granulationen

Das Hauttransplantat kann in einem Stück oder in Streifen so aufgelegt werden, daß die ganze Oberfläche bedeckt wird. Im Gegensatz hierzu kann das Transplantat auch in schmalen Streifen oder in Briefmarkenform mit Zwischenräumen aufgelegt werden. Jeder dieser Streifen bzw. jede Marke bildet einen Ausgangspunkt für auswachsendes Epithel, welches die Zwischenräume füllt. Die abgeheilte Oberfläche bildet dann ein Mosaik von Transplantaten und ausgewachsener Epidermis. Eine solche Oberfläche ergibt meistens ein ungünstiges kosmetisches Resultat, obwohl das Erscheinungsbild bei den einzelnen Patienten sehr unterschiedlich und nicht vorhersehbar sein kann. Im Extremfall kann die ausgesproßte Epidermis zart und dem Transplantat fast gleich sein, auf der anderen Seite kann es auch zu Narbenhypertrophien oder gar Keloiden kommen. Anfänglich mehr gerötet, wird sie i. allg. blasser und nach einigen Monaten sehr transplantatähnlich. Die ausgesproßte Epidermis ist instabiler als die Transplantate, und an den Beinen treten leicht hämorrhagische Blasen auf, wenn nicht für längere Zeit ein Schutz mit elastischen Binden angelegt wird. Allmählich werden diese epithelisierten Gebiete widerstandsfähiger, wobei zunehmende Stabilität und verbessertes kosmetisches Resultat miteinander einhergehen.

Große Streifen haben diese Nachteile nicht so sehr, so daß ihre Anwendung gegenüber der Markenmethode mehr und mehr überwiegt, vorausgesetzt, daß genügend Haut vorhanden ist (Abb. 3.24).

Kleine Hautstückchen sind nur noch gerechtfertigt, wenn wenig Haut vorhanden ist oder eine Fixierung schwierig durchzuführen ist, wie perianal oder in der Axilla, wo kleine Stückchen weniger zu Verschiebung neigen als ein großer Streifen, der sich leicht fältelt.

Die Technik der Hautauflegung ist bei Druck- und offener Methode gleich. Das Ausbreiten des Transplantats auf einen Streifen Fettgaze erleichtert die Handhabung (Abb. 3.25). Fettgaze und Transplantat können dann sofort auf die granulierende Fläche aufgelegt werden. Normalerweise wird die Haut nicht festgenäht. Nur in schwierigen Situationen können hier einige Fixierungsnähte ein Abrutschen der Haut beim Auflegen des Verbandes verhindern. Solche Nähte können nicht zum Einknüpfen benutzt werden, da sie zu leicht durchschneiden. Tatsächlich werden die Nähte heute meist durch Mikroporpflaster zur Fixierung ersetzt.

Die Entwicklung des Meshgrafts hat die Anwendung von Transplantaten, deren Oberfläche vergrößert wird, beträchtlich gefördert. Dies gilt besonders für große Flächen, die früher nur durch zahlreiche kleine Stückchen bedeckt werden konnten. Das Transplantat, in üblicher Weise entnommen, wird durch ein Instrument gedreht und dabei in ein regelmäßiges Netz zerschnitten. Durch Zug an den 4 Enden erweitert sich das Netz zu einer wesentlich größeren Fläche (Abb. 3.26). Der Vorteil des Meshgrafts liegt in der Regelmäßigkeit der Maschen und der gleichmäßigen Verteilung der Transplantatstreifen als Quelle des aussprossenden Epithels (Abb.3.27). Wenn die Zwischenräume klein sind, wird die Abheilungszeit relativ kürzer. Wie bei der Markenmethode variiert das kosmetische Resultat sehr, was u.U. ein wesentlicher Nachteil sein kann. Aber in Regionen, wo das kosmetische Resultat von untergeordneter Bedeutung ist, erlaubt es, Haut erfolgreich aufzulegen, wo andere Methoden schwierig durchzuführen wären.

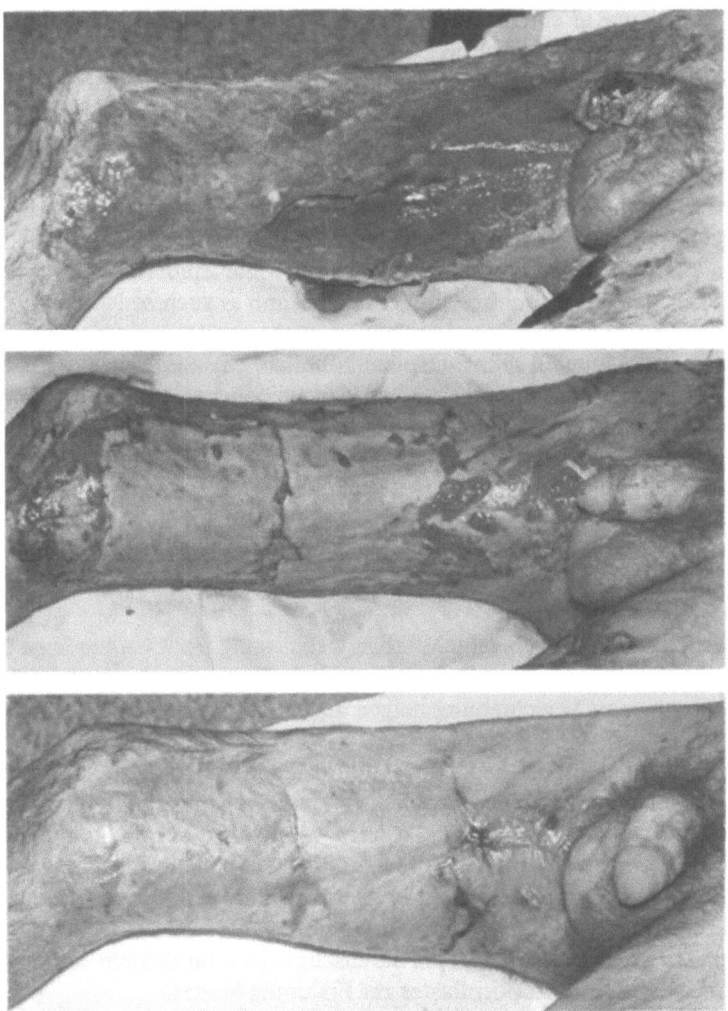

Abb. 3.24. Anwendung großer Streifen von Spalthauttransplantaten zur Deckung einer Granulationsfläche am Oberschenkel

Abb. 3.26. Herstellung eines Spalthauttransplantats. Das zwischen die Rollen eingeführte ▶ Spalthauttransplantat tritt als Netz aus, so daß es gedehnt und zur Deckung einer sehr viel größeren Fläche ausgebreitet werden kann

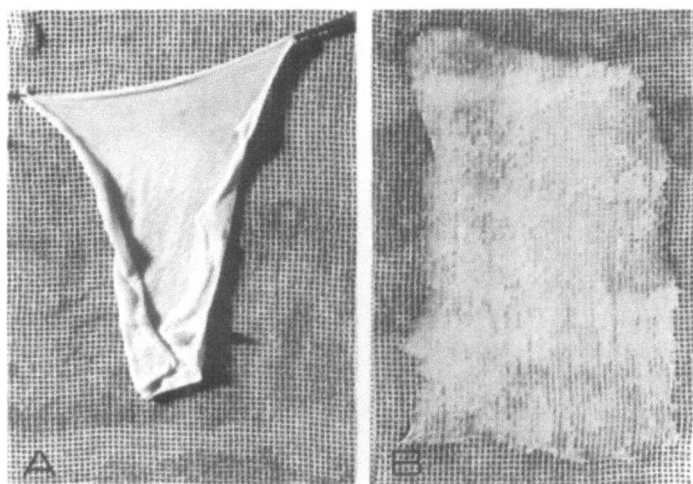

Abb. 3.25 A, B. Handhabung eines Spalthauttransplantats auf Fettgaze. *A* Applikation des Transplantats auf die Fettgaze, die auf einem Holzbrett aufgespannt wurde; *B* auf der Gaze ausgebreitetes Transplantat

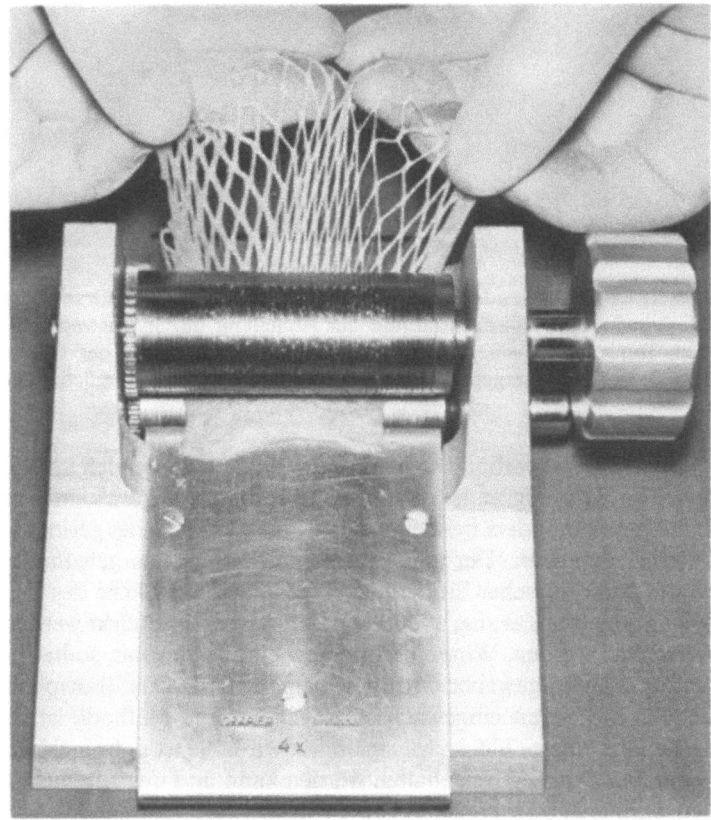

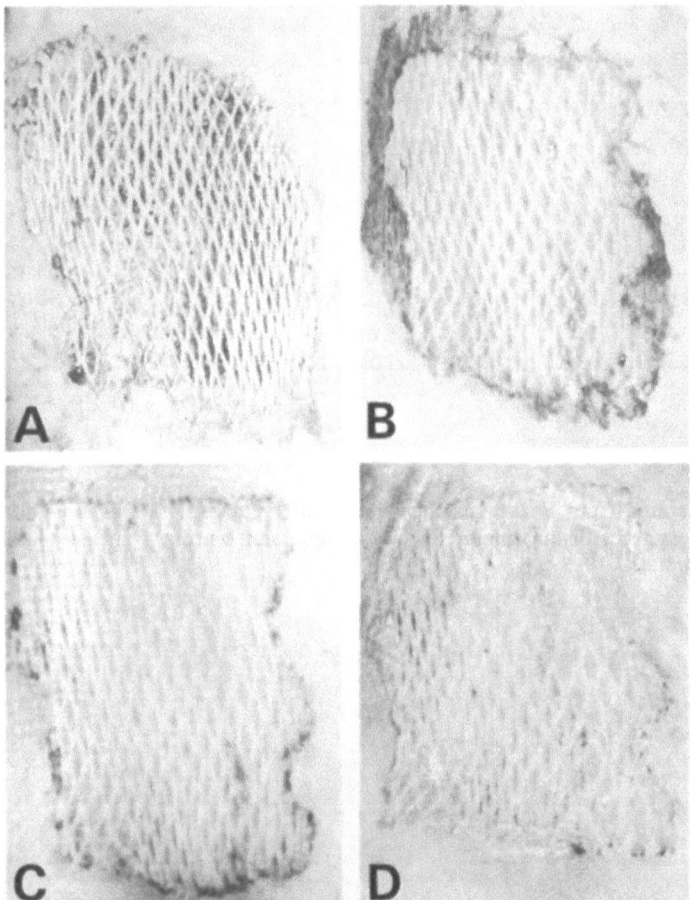

Abb. 3.27A–D. Anwendung eines Meshgraft. *A* Das auf eine Granulationsfläche applizierte Meshgraft; *B, C* Zwischenstadium der Abheilung durch Auswachsen von Epidermis aus dem Transplantat, was an der zunehmenden Verwaschung der Netzumrisse zu erkennen ist; *D* das Heilungsergebnis läßt den Hintergrund des ursprünglichen Netzes noch erkennen

Wenn ein Druckverband angelegt wird, so kann dies gleich im Operationssaal erfolgen. Die Fixierung ist aber i. allg. weniger sicher als durch einen eingeknüpften Verband, und besonders bei den ersten Touren kann es bei geringer Sorgfalt zum Verrutschen kommen. Der äußere Verband besteht aus gewöhnlichen Kompressen, Watte und elastischer Binde oder Elastoplast. Die Dicke des Verbandes gibt meist genug Immobilisierung, aber wenn der Verband verstärkt werden muß, sollte Gips verwendet werden. Wird eine offene Methode gewählt, sollte man warten, bis der Patient voll aufgewacht und in seinem Bett ist. Das Transplantat wird dann geschützt, bis es fest eingewachsen ist. Die offene Methode ist besonders geeignet, wenn eine einzige Fläche transplantiert wird. Sie ist unbrauchbar, wenn die Region nicht von Bettzeug freigehalten werden kann und deshalb nicht anwendbar bei allen zirkulären offenen Defekten.

Das Serom

Wenn ein Transplantat über eine konkave Fläche gelegt wird, kommt es gelegentlich nach der Vaskularisation zu teilweisem Abheben vom Bett und zeltartigem Spannen über die Konkavität. In dem darunter entstehenden Raum bildet sich meist ein Serom. Besonders neigen dazu nach der Druckmethode eingeheilte Transplantate, nachdem der Druckverband abgenommen wurde. Eine Punktion des Seroms ist völlig unwirksam, da es sehr rasch wieder nachläuft. Obwohl die Haut über dem Serom vom Untergrund abgehoben ist, bleibt sie durch das umgebende eingeheilte Transplantat erstaunlich lange vaskularisiert.
Unbehandelt kommt es zu einer Epithelialisierung des Transplantats an seiner unteren Seite aus den Haar- und Talgdrüsenfollikeln. Da das Transplantat nach dieser „Abheilung" nicht mehr neu fixiert werden kann, ist eine schnelle Behandlung notwendig.
Wenn erkannt wird, daß diese Situation durch Kontraktion des Transplantats, gefolgt von Abhebung und Serombildung, hervorgerufen wird, ist die Behandlung klar. Das Transplantat muß über dem abgehobenen Gebiet so eingeschnitten werden, daß es wieder voll und locker auf dem Untergrund anliegt. Zur Behebung jeglicher Spannung ist meist ein Kreuzschnitt nötig, denn die Kontraktion des Transplantats hat in allen Richtungen stattgefunden. Bei rascher Behandlung ist diese Maßnahme ausreichend, wenn aber nach einigen Tagen eine „Selbstheilung" eingesetzt hat, ist es ratsam, das Epithel durch Kürettierungen der unteren Transplantatfläche abzutragen, damit sich die Haut wieder voll anlegt. Natürlich kann auch das ganze Gebiet von der Haut befreit und neu transplantiert werden.

Lagerung der Haut

Durch Lagerung der Haut bei niedrigen Temperaturen können überschüssige Transplantatteile vital erhalten und zum späteren Gebrauch aufbewahrt werden. Die zunehmende Anwendung der verzögerten Transplantation hat einen gesteigerten Bedarf an Lagerungsmöglichkeiten zur Folge. In den Bereichen zwischen 0 und 37 °C ist die Überlebenszeit der gelagerten Haut eine Funktion der Temperatur – je niedriger die Temperatur, je länger die Überlebenszeit.
Die experimentellen Arbeiten, die dies beweisen, wurden meist mit Tierhaut durchgeführt. Aber das Verhalten der menschlichen Haut unter ähnlichen Lagerbedingungen ist ausreichend bekannt, so daß die Resultate ohne weiteres klinisch angewendet werden können. Zur längeren Lagerung sollte Ringer- oder Kochsalzlösung benutzt werden, um die Transplantate feucht zu halten. Das Transplantat wird in mit diesen Lösungen angefeuchtete Kompressen eingepackt und in einen sterilen Behälter getan. Abgesehen von sehr langen Aufbewahrungszeiten, z. B. bis zu 21 Tagen, ist die Temperatur nicht so wesentlich, aber 4 °C scheinen optimal zu sein.

Lokalanästhesie für die Transplantathebung

Früher war die Anwendung von Lokalanästhetika zur Transplantatgewinnung beschränkt wegen der unregelmäßigen Oberfläche, welche die Infiltration hervorrief, und der erforderlichen großen Anästhetikamenge. Der Gebrauch von Hyaluronidase hat diese Beschränkung aufgehoben. Es ist jetzt möglich, recht große Transplantate zu heben, wenn dieses Enzym dem Anästhetikum zugesetzt wird. Die Lösung diffundiert dann so schnell, so daß es schwierig ist, das infiltrierte Gebiet genau festzulegen. Deshalb ist es ratsam, das Areal mit Hauttinte zu markieren, damit es systematisch infiltriert werden kann. Die Menge der Hyaluronidase, welche zugesetzt werden muß, ist bei genauer Einhaltung nicht gefährlich. Um eine zufriedenstellende Wirkung zu erreichen, werden 1500 I. E. zu 100 ml des Anästhetikums gemischt.

4 HAUTLAPPEN

Ein Hautlappen behält im Gegensatz zu einem freien Hauttransplantat während des gesamten Transfers eine Gefäßverbindung zum Körper. Er muß daher ein Gefäßsystem aus Arterien und Venen besitzen, das während jeder Phase der Verlagerung von der Spender- zur Empfängerregion in der Lage ist, seine Gewebe wirksam zu perfundieren. Die Notwendigkeit für ein solches System bedeutet, daß die meisten Lappen aus Haut und der darunter gelegenen Subkutis bestehen müssen; ein solches System macht es möglich, einen Lappen in ein Gebiet zu verlagern, dessen Blutversorgung zur Ernährung eines freien Hauttransplantats nicht ausreichen würde.

In seiner einfachsten Form kann man einen Lappen als Gewebezunge ansehen, die aus Haut und einer unterschiedlich dicken Schicht aus darunterliegender Subkutis besteht. Er wird zur Rekonstruktion eines Primärdefekts verlagert, in den er eingepflanzt wird (Abb. 4.1). Seiner Verlagerung hinterläßt einen Sekundärdefekt, der entweder mittels direkter Naht verschlossen oder mit einem freien Hauttransplantat gedeckt wird (Abb. 4.1). Wird der Lappen aus dem an den Primärdefekt unmittelbar angrenzenden oder sehr nahe gelegenen Gewebe gehoben, dann wird er als „Nahlappen" bezeichnet; wird durch den Lappentransfer Gewebe aus einer weiter vom Primärdefekt entfernten Region verlagert, dann bezeichnet man ihn als „Fernlappen".

Einige Lappen werden bei der Verlagerung mit ihrer gesamten Fläche wieder am Körper fixiert; den proximalen Abschnitt eines solchen Lappens, dort wo er in die umgebende Haut übergeht, bezeichnet man als Basis (Abb. 4.2). Bei manchen Lappen wird das distale Lappensegment allein in den Defekt eingesetzt, während der mittlere Abschnitt und die Basis nicht fixiert werden. Die Basis nennt man dann den „Stiel" des Lappens, und das mittlere Segment erhält die Bezeichnung „Brückensegment" (Abb. 4.1). Diese beiden - der Stiel und das Brückensegment - haben die Funktion eines Trägers und stellen die Verbindung für die Blutversorgung des distalen Segments her. Nachdem das distale Segment in seinem neuen Bett eingewachsen ist, was gewöhnlich 3 Wochen dauert, wird das Brückensegment durchtrennt und abhängig von der lokalen Situation entweder an seinen Ursprungsort zurückverlagert oder entfernt. Die Implantation des distalen Segments ist damit abgeschlossen. Der Stiel eines Hautlappens besteht gewöhnlich wie der Rest des Lappens aus Haut und Subkutangewebe, gelegentlich aber auch nur aus Subkutangewebe. In solchen Fällen wird das distale Segment mit der vollständigen Kombination aus Haut und Subkutangewebe als sogenannter „Insellappen" (Abb. 8.3) verpflanzt.

Wird ein Nahlappen verlagert, dann erfolgt die Verschiebung gewöhnlich in Form einer Rotation oder Schwenkung. Die entsprechende Bewegung wird dann für die Lappenbezeichnung benutzt (Abb. 4.2).

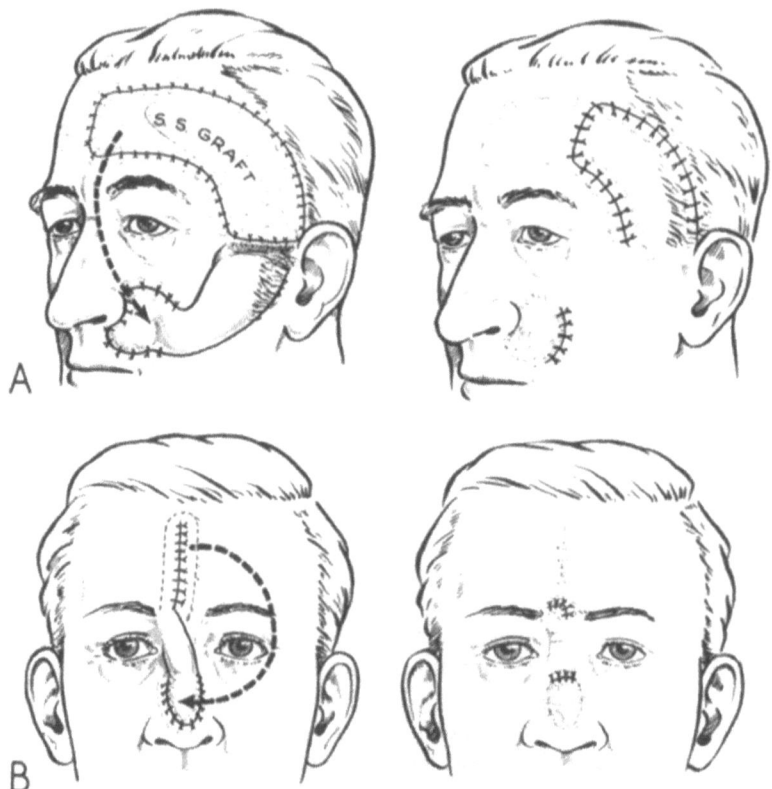

Abb. 4.1 A, B. Beispiele für Hautlappenverlagerungen. In beiden Fällen wurde ein einseitig gestielter Lappen benutzt, um den Primärdefekt zu rekonstruieren, wobei das distale Segment eingesetzt wurde. Der Sekundärdefekt wurde mittels eines Spalthauttransplantats *(A)* bzw. durch direkte Naht verschlossen *(B)*. Nachdem das distale Segment in seinem neuen Bett eingewachsen war, wurde das Brückensegment an seinen Ursprungsort zurückverlagert *(A)* bzw. entfernt *(B)*. Danach wurde das distale Segment vollständig eingepaßt

Wird ein Fernlappen verlagert, dann wird er vor dem eigentlichen Transfer entweder mit einem einzelnen Stiel in Form einer Gewebezunge (Abb. 4.3) oder doppeltgestielt als Gewebestreifen mit jeweils einem Stiel an beiden Enden (Abb. 4.3) gehoben.

Wenn irgend möglich, wird das Brückensegment des Lappens eingerollt, um unnötige Wundflächen zu beseitigen und die Möglichkeit einer Infektion zu vermindern. Ein doppeltgestielter, auf diese Weise eingerollter Lappen wird als Rundstiellappen bezeichnet.

Ein Fernlappen kann auf verschiedene Weisen an seinen Bestimmungsort gebracht werden. Er kann direkt auf den Primärdefekt appliziert werden. Er kann auch an einen Überträger, gewöhnlich das Handgelenk, angeschlossen werden, der ihn dann an seinen Bestimmungsort befördert (Abb. 4.4). Als Träger wird das Handgelenk gewählt, da dessen Reichweite es dem Lappen möglich macht, mit nur einem Schritt eine beträchtliche Entfernung zu „überspringen". Der Lappen läßt sich ebenfalls

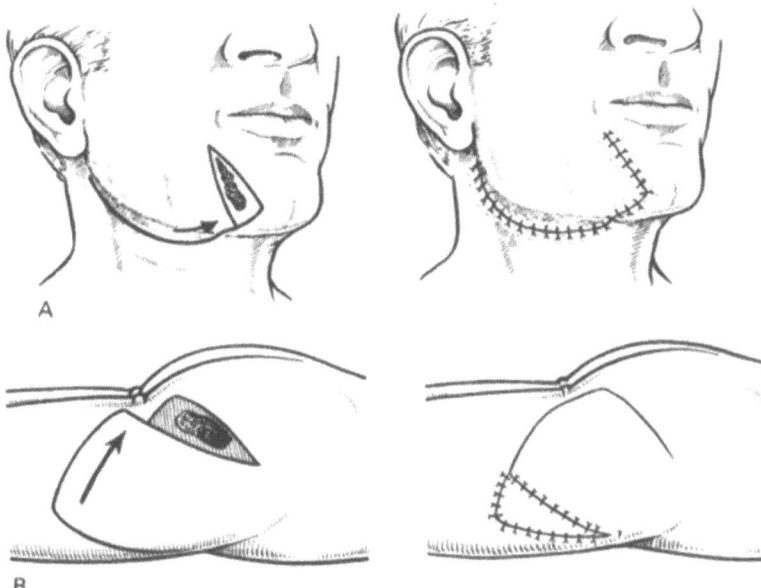

Abb. 4.2A, B. Beispiele für Nahlappen. In beiden Fällen wurde der Lappen bis an seine Basis heran gehoben. *A* Die Verschiebung zur Deckung des Primärdefekts erfolgt durch Rotation; *B* der Sekundärdefekt wird mit Spalthaut transplantiert

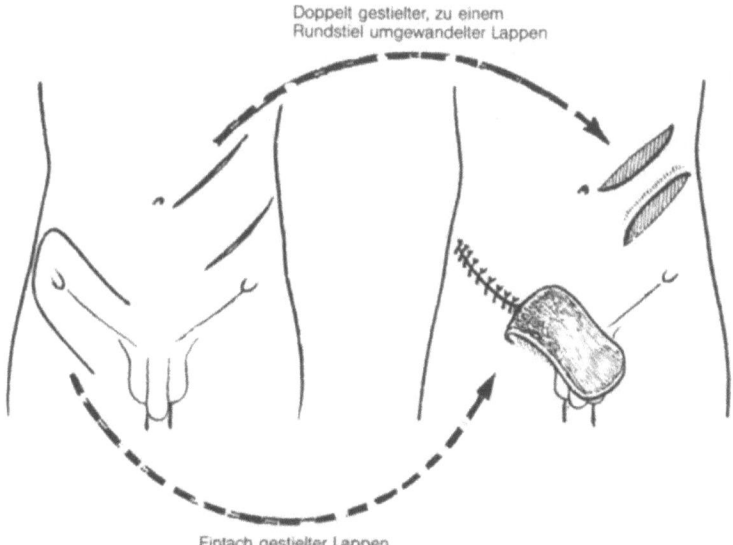

Abb. 4.3. Hebung abdominaler Fernlappen. Der einseitig gestielte Lappen wurde aus der Leiste gehoben; der doppeltgestielte Lappen wurde gehoben, sein Sekundärdefekt mit Spalthaut transplantiert, und der Lappen in einen Rundstiel umgewandelt

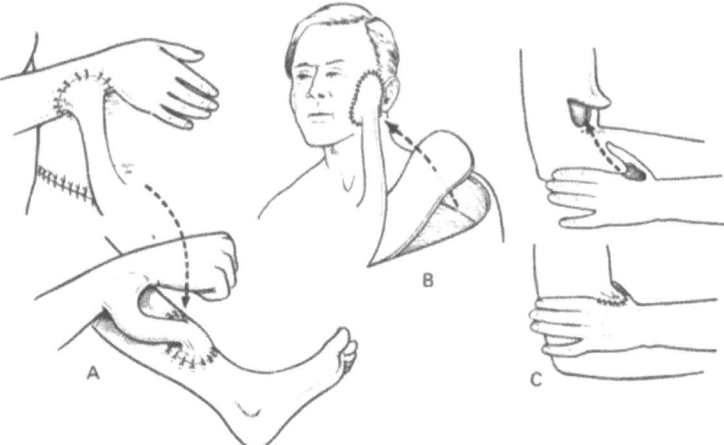

Abb. 4.4 A–C. Beispiele für Verlagerungstechniken bei Fernlappen. *A* Ein einseitig gestielter Lappen wurde gehoben, und der Sekundärdefekt durch direkte Naht verschlossen. Sein distales Ende wurde an das als Zwischenträger benutzte Handgelenk angeschlossen, mit Hilfe dessen er an seinen Bestimmungsort am Bein übertragen wurde. *B* Ein einseitig gestielter Lappen wurde aus der Brusthaut gehoben und an seinen Bestimmungsort im Gesicht geschwenkt. *C* Ein einseitig gestielter Lappen wurde am Oberarm gehoben und direkt auf den Primärdefekt an der ersten Zwischenfingerfalte appliziert; dabei mußte die Hand mit dem Defekt an den Lappen herangeführt werden, um die Verlagerung zu ermöglichen

um seinen Stiel schwenken und mehrzeitig an seinen Bestimmungsort verlagern (Abb. 4.4). Diese Methode wird meist nur benutzt, wenn der Abstand zwischen dem Lappen und dem Primärdefekt nicht zu groß ist, und wenn mit einer einzelnen Schwenkung die Verlagerung beendet werden kann.

Zeitweilig hat man den Eindruck, daß die Blutversorgung eines Lappens zu seinem Überleben nicht ausreichen würde, wenn man ihn direkt heben und verlagern würde. Die Leistungsfähigkeit seiner Gefäße läßt sich verbessern, indem der Lappen vor der eigentlichen Verlagerung umschnitten wird; eine solche Umschneidung wird „Vorschneiden" genannt. Während des Lappentransfers können noch andere Umstände auftreten, unter denen es als notwendig angesehen wird, die Blutversorgung des Lappens durch einen operativen Eingriff zu verbessern; für diese Maßnahmen gilt der Ausdruck ebenfalls.

Die meisten Nahlappen besitzen eine Achse, um die sie rotiert oder geschwenkt werden; sie wird als Drehpunkt des Lappens bezeichnet (Abb. 4.29). Während des Lappenentwurfs werden vom Drehpunkt aus Messungen durchgeführt, um sicher zu gehen, daß die geometrische Form des Lappens die Verlagerung auch möglich macht. Überbrückt ein Nahlappen gesundes Gewebe, dann wird ebenso wie bei Fernlappen, eine alternative Technik angewendet: die „umgekehrte Planung", deren Ziel jedoch dasselbe ist. Hautlappen unterscheiden sich sehr in Widerstandsfähigkeit, Sicherheitsreserve, Leichtigkeit der technischen Durchführung, Zeitdauer bis zur Vervollständigung und dem allgemeinen Nutzen. Die Bedeutung dieser Faktoren für die Auswahl des in speziellen klinischen Situationen anzuwendenden Lappens wird zunehmend erkannt und entsprechend danach behandelt. Eindrucksvollstes Beispiel hierfür war der Rückgang in der Wertschätzung und allgemeinen Anwendung des Rundstiellappens und einiger Flachlappen.

Geschichtlich betrachtet war der Rundstiellappen eine außerordentlich bedeutende Entwicklung in der plastischen Chirurgie, und noch immer ist etwas Geheimnisvolles mit ihm verbunden. Obwohl er immer noch Anwendung findet, ist er eigentlich auf jedem Gebiet, auf dem er einmal vorherrschte, verdrängt worden. Es kostet zu viel Zeit, seinen Transfer zu vervollständigen, er ist zu anfällig für vaskuläre Komplikationen, und insbesondere bei Verlagerungen an die unteren Gliedmaße stellt er allzuoft zu große Anforderungen an die Toleranz des Patienten. Erfahrene plastische Chirurgen neigen jetzt eher dazu, ihn lediglich als letzte Ausweichmöglichkeit zu benutzen.

Einige nachteilige Faktoren, die mit dem Rundstiellappen verbunden sind, gelten in gleichem oder sogar größerem Ausmaß für bestimmte Flachlappen, insbesondere für den Cross-leg-Lappen; aus ähnlichen Gründen wird der erfahrene plastische Chirurg ihre Anwendung sò lange es nur geht vermeiden, da sie sowohl an den Patienten als auch den Operateur sehr hohe Ansprüche stellen und außerdem einen unzureichenden Sicherheitsfaktor in der Blutversorgung besitzen.

Die Schwierigkeiten bei der Blutversorgung beherrschen alle Aspekte einer Lappenverlagerung. Der Operateur bemerkt sehr bald, daß ein adäquater Blutfluß mit wirksamer Gewebeperfusion ein entscheidender Faktor in jeder Phase des Transfers ist. Innerhalb der Grenzen, die durch die Erfordernisse der Blutzirkulation und der daraus folgenden Lappenvitalität gesetzt sind, versucht der Chirurg ständig, die vorteilhaftesten Abmessungen bei seinen Lappen zu erreichen. Die Kunst bei Entwurf und Anwendung von Lappenplastiken besteht weitgehend darin, zwischen den Anforderungen an Lappenperfusion und denen an Lappenabmessungen einen goldenen Mittelweg zu finden. Der Operateur wünscht sich immer einen Lappen, der im Verhältnis zu seiner Breite lang ist. Dies macht den Transfer technisch einfacher, vermindert die Notwendigkeit für eine penibel genaue Planung und für eine streng einzuhaltende postoperative Immobilisierung.

Es lassen sich 2 Lappentypen entsprechend ihrer Gefäßcharakteristiken und Verhaltensformen unterscheiden, von denen jeder besondere Abmessungen infolge des anatomischen Verlaufs seiner Gefäße besitzt; der anatomische Unterschied besteht einerseits in einer zentralen Gefäßversorgung („axial pattern") und andererseits in einer ungerichteten Blutgefäßversorgung („random pattern").

Der „Axial pattern"-Lappen (Abb. 4.5). Es handelt sich um einen einseitig gestielten Lappen, der von Anfang an ein anatomisch erkennbares arteriovenöses System besitzt, das in seiner Längsachse verläuft. Da sich dieses System über die gesamte Länge erstreckt, läßt sich der Lappen so konstruieren, daß er unter nur geringer Berücksichtigung der Breite wenigstens so lang wie das Versorgungsgebiet der Achsenarterie ist.

Der „Random pattern"-Lappen (Abb. 4.5). Der Verlauf der Arterien und Venen in diesem Lappen zeigt keine genügende Achsenausrichtung, die sich für irgendeine praktische Anwendung nutzen ließe. Wegen des ungerichteten Gefäßverlaufs unterliegt ein solcher Lappen ziemlich strengen Einschränkungen bezüglich seiner Größe, insbesondere in dem zulässigen Längen-Breiten-Verhältnis. Diese Begren-

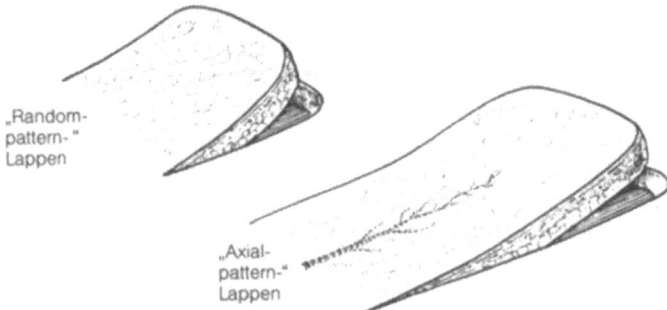

Abb. 4.5. Stilisierte Darstellung von „Random"- und „Axial-pattern"-Lappen. Zur Vereinfachung ist nur die Achsenarterie eingezeichnet, in der Praxis liegt jedoch auch ein ebenso leistungsfähiges axiales Venensystem vor. Beim „Random-pattern"-Lappen liegt die Begrenzung für das Längen-Breiten-Verhältnis bei etwa 1:1. Die Länge des „Axial-pattern"-Lappens wird durch das Versorgungsgebiet der Achsengefäße bestimmt, obwohl sich in der Praxis erwiesen hat, daß der Lappen sich problemlos über das hier dargestellte Ausbreitungsgebiet hinaus erstrecken kann. Dieses distale Segment kann als Abschnitt mit ungerichteter Gefäßversorgung am Ende des mit einem axialen Gefäßsystem versorgten Lappenteils angesehen werden

zungen sind schon lange bekannt und von in der Anwendung solcher Lappen erfahrenen Chirurgen akzeptiert worden.

Das Konzept vom Längen-Breiten-Verhältnis als limitierender Faktor ist nicht absolut präzise, und die Verbindlichkeit, mit der es angewandt werden muß, variiert in Abhängigkeit von der Gefäßversorgung des in Frage kommenden Hautareals, d. h. insbesondere der Reichhaltigkeit des subkutanen Gefäßplexus. Gesichtshaut ist z. B. extrem gut vaskularisiert, und es ist daher möglich, die Einschränkungen bezüglich des Längen-Breiten-Verhältnisses erheblich zu lockern. Am Stamm und an den Gliedmaßen müssen die Beschränkungen wesentlich genauer eingehalten werden.

Wie ungenau das Konzept vom Längen-Breiten-Verhältnis auch sein und wie viele Ausnahmen es an Kopf und Hals geben mag, so existieren doch keine anderen Kriterien, die in ihrer Gültigkeit auch nur entfernt vergleichbar wären. Außerhalb des Kopfes und Halses wird ein Lappen mit ungerichteter Gefäßversorgung und einem Längen-Breiten-Verhältnis von größer als 1:1 wahrscheinlich unter einer mangelhaften Blutversorgung leiden, es sei denn, Maßnahmen werden ergriffen, um den Wirkungsgrad seiner Gefäße zu verbessern, z. B. durch eine verzögerte Lappenbildung; damit läßt sich ein Lappen entwerfen, der länger ist als breit. Lappen mit einer eigenen zentralen Gefäßversorgung („Axial pattern"-Lappen) haben erhebliche Vorteile gegenüber den „Random pattern"-Lappen. Infolge der relativen Unabhängigkeit bezüglich der Größenbeschränkungen, insbesondere des Verhältnisses der Länge zur Breite, können sie leichter und sicherer verlagert werden, wobei die Planung nicht so penibel genau sein muß. Die Länge des Lappens macht eine starre postoperative Immobilisierung weniger notwendig. Die erhebliche Vergrößerung der Gefäßreserve macht den Lappen sicherer, widerstandsfähiger und läßt ihn leichter mit widrigen Umständen fertig werden. Es ist ebenso möglich, einen solchen Lappen einzeitig zu heben, ihn in einen Rundstiel umzuwandeln und die erste Phase des Transfers durchzuführen; dadurch werden die 6 Wochen übersprungen, die der klassische Rundstiellappen für die Reifung benötigt.

Aspekte der Blutversorgung von Lappen

Die Blutversorgung bestimmt jeden Umgang mit Lappen, und ein klares Verständnis dieser Vorgänge wird vieles erklären, was sonst bei Konstruktion und Transfer einzelner Lappen unerklärlich wäre, egal um welchen Lappentyp es sich handelt.

Vaskuläre Anpassung

Mit Ausnahme eines Lappens, der speziell so entworfen wurde, daß er ein bereits vorliegendes, anatomisch definiertes arteriovenöses System enthält, entwirft der plastische Chirurg einen Lappen unter der Annahme, daß die Blutgefäße nicht ausreichend gerichtet verlaufen, um den Entwurf merklich zu beeinflussen. Ein solcher Lappen unterscheidet sich von der umgebenden Haut darin, daß der Anteil an Arterien und Venen genau begrenzt ist. Dies läßt sich einsehen, wenn man die theoretische Situation eines quadratischen Lappens mit einem gleichmäßig auf jede Seite und auf die Unterfläche verteilten Gefäßmuster betrachtet. Wird ein solcher Lappen gehoben, und bleibt er nur an einer Seite gestielt, dann wird seine Gefäßkapazität auf ⅕ reduziert; obwohl eine solch theoretische Verteilung der Blutgefäße in der Praxis nicht haltbar ist, gilt aber das Prinzip der Reduktion der Gefäßkapazität. Wenn es jedoch möglich ist, die anderen 4 Gefäßverbindungen allmählich auszuschalten, dann kann man feststellen, daß das Gefäßmuster des Lappens sich selbst angepaßt hat, und Gefäßkapazität und -reserve fast normal bleiben. Von den Mechanismen dieser Veränderungen ist wenig bekannt, vermutlich entsteht aber ein leistungsfähigeres Gefäßmuster. Auf der strukturellen Ebene tritt eine axiale Umorientierung der größeren Blutgefäße ein, die außerdem an Zahl und Durchmesser zunehmen.

Die Lappengefäße werden durch das Heben natürlich vollständig denerviert. Eine normale Hautfarbe deutet darauf hin, daß sie nicht dilatiert sind; sie entwickeln einen autonomen Tonus und sind in der Lage, unter entsprechenden Umständen ein Dilatationsverhalten zu entwickeln, das einer reaktiven Hyperämie und akuter Entzündung entspricht.

Änderungen des Gefäßmusters sind weniger notwendig, wenn bereits ein gerichtetes arteriovenöses System vorliegt, und sofern der zu hebende Lappen innerhalb des Versorgungsgebiets dieses Systems liegt. In der Praxis hat sich jedoch herausgestellt, daß sich „Axial-pattern"-Lappen regelmäßig sicher heben lassen, die bis weit außerhalb des nachgewiesenen Versorgungsgebiets ihres axialen arteriovenösen Systems reichen. Das Areal außerhalb des als sicher angesehenen Gebiets ähnelt einem Quadrat. Man kann es als einen „Random pattern"-Lappen am Ende eines echten Lappens mit eigener zentraler Gefäßversorgung ansehen.

Unzureichende Blutversorgung

Zeigt ein Lappen mit ungerichtetem Gefäßsystem Zeichen einer unzureichenden Blutversorgung, dann besteht in den meisten Fällen die Schwierigkeit nicht darin, Blut in den Lappen zu bekommen, sondern darin, das in dem Lappen vorhandene Blut herauszuleiten. Die „Zirkulation" ist das eigentliche Problem. Selten geht ein Lappen allein aufgrund einer arteriellen Insuffizienz verloren, allzu häufig geht ein Teil des gesamten Lappens jedoch infolge einer venösen Insuffizienz zugrunde. Verschiedene Faktoren spielen eine Rolle, die entweder einzeln oder kombiniert eine Störung der Blutzirkulation hervorrufen.

Mechanische Spannung und *Abknickung* des Lappens sind zwei der häufigeren Ursachen. Wird ein Lappen verlagert, dann darf die Spannung beim Einnähen nicht höher als normal sein, sie sollte eher geringer sein. Die Abknickung eines Lappens zeigt häufig an, daß eine Scherkraft auf seinen Stiel wirkt, mit entsprechenden nachteiligen Folgen für die Zirkulation.

Da der venöse Druck niedriger als der arterielle ist, wird in den meisten Fällen der venöse Abfluß zuerst beeinträchtigt; das läßt den Lappen dann gestaut erscheinen. Eine Abknickung ist gewöhnlich am gefährlichsten, wenn der Lappen nicht elastisch ist, und sie wird stets durch alle jene Faktoren verstärkt, die den Gewebeturgor erhöhen.

Ein vorübergehendes leichtes Ödem ist sogar bei einem sich gut entwickelnden Lappen üblich. Es nimmt innerhalb der ersten 24–36 h zu, persistiert für weitere 2–3 Tage und geht dann zurück; erstes Zeichen für seinen Rückgang ist das Auftreten kleiner Falten auf der glänzenden ödematösen Haut, während die Blutzirkulation zunehmend leistungsfähiger wird. Das Ödem verstärkt natürlich den Gewebeturgor und verändert die vorher lockere und faltige Haut in glänzende, geschwollene und vergrößert die nachteiligen Wirkungen von Spannung und Abknickung.

Eine Entzündung in einem Lappen führt leicht zu einer zirkulatorischen Insuffizienz. Die Durchblutungsreserve eines Lappens ist niemals normal; während sie die gewöhnlichen metabolischen Anforderungen noch erfüllen kann, führt die zusätzliche Belastung durch eine Entzündungsreaktion immer zu Schwierigkeiten. Der entscheidende Faktor ist eher „der Boden" als „die Saat", und eine Infektion, die an anderer Stelle von geringer Bedeutung wäre, kann bei einem Lappen eine Nekrose mit katastrophaler Ausdehnung hervorrufen. Entwickelt sich noch das Entzündungsödem, dann wird die zunehmende Gewebespannung zu einem weiteren auslösenden Faktor für die Ausbreitung der Nekrose.

Diese Faktoren wurden getrennt besprochen, in der Praxis wirken sie jedoch selten einzeln. Ein Faktor kann den Circulus vitiosus in Gang setzen, aber die anderen kommen schnell hinzu und verstärken den in Abb. 4.6 schematisch dargestellten Kreislauf.

Der Lappen mit zentraler Gefäßversorgung besitzt eine solche „eingebaute" Reservekapazität, so daß diese Faktoren gewöhnlich einen weniger störenden Effekt auf die Blutzirkulation haben. Insbesondere bewirkt ein leistungsfähiges Venensystem, daß selbst ein vorübergehendes Lappenödem in der Tat recht ungewöhnlich ist. In der Praxis werden natürlich Maßnahmen getroffen, um diese Faktoren genauso wie bei „Random pattern"-Lappen zu vermeiden; „Axial pattern"-Lappen sind jedoch eher fähig, mit diesen nachteiligen Wirkungen fertig zu werden.

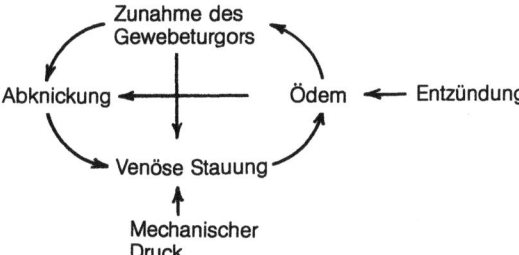

Abb. 4.6. Der Circulus vitiosus einer
Zirkulationsstörung in einem Lappen

Der Unterschied in der Zirkulationsdynamik zwischen beiden Lappentypen zeigt sich sehr deutlich an der Hautfarbe. Die Farbe des gesunden „Random pattern"-Lappens ist rosa; der Lappen blaßt auf Druck ab, und die Farbe kehrt ebenso schnell wie in der umgebenden Haut wieder. Der gesunde „Axial pattern"-Lappen ist gewöhnlich totenblaß und praktisch ohne eine sichtbare Zirkulation in der Haut; dies deutet auf ein wirksames venöses System mit schnellem Abfluß hin. Für den Unerfahrenen sieht der Lappen beunruhigend aus.

Lappennekrose

Bei einem Lappen mit ungerichteter Gefäßversorgung stellt sich eine entstehende Nekrose klinisch in einer akut blutüberfüllten, livide verfärbten Haut dar, die auf Druck sofort abblaßt, deren Gefäße sich danach aber schnell wieder füllen; das Gefäßbett ist dilatiert und hochgradig gestaut. Mit Fortschreiten dieses Zustandes ist ein Abblassen auf Druck hin immer weniger erkennbar, bis offensichtlich keine wirksame Zirkulation mehr vorhanden ist. Die Zyanose bleibt bestehen und nimmt einen violetten Farbton an. Histologisch findet sich ein ausgedehntes Blutextravasat. Es entwickeln sich gewöhnlich Blasen auf der Haut, die mit Serum oder Blut gefüllt sind. Wird eine Hautblase entfernt, dann ist die darunter gelegene Haut feucht, zyanotisch und ohne eine nachweisbare Blutzirkulation. Obwohl eine solche Blasenbildung anzeigt, daß noch eine gewisse Zirkulation vorhanden ist, deutet sie jedoch auch darauf hin, daß der Beginn einer Nekrose tatsächlich unvermeidlich ist und kurz bevorsteht. Zu diesem Zeitpunkt ist die Grenze des betroffenen Gebiets selten gut demarkiert, und der Prozeß neigt dazu, sich aufgrund der bereits angedeuteten Ursachen weiter auszudehnen. Das endgültige Nekrosegebiet ist häufig ausgedehnter als es die Anzeichen zu Beginn vermuten ließen. Der Grund hierfür ist, daß der Prozeß so lange weiter fortschreitet, bis ein Hautareal erreicht ist, dessen Gefäßkapazität in der Lage ist, nicht nur die gewöhnlichen metabolischen Anforderungen zu erfüllen, sondern auch mit der zusätzlichen Belastung durch die angrenzende Nekrose und einer noch hinzukommenden Infektion fertig zu werden. Wenn sich dieser Prozeß schließlich nicht weiter ausbreitet, dann stellt sich eine deutliche Demarkationslinie mit einer unmittelbar angrenzenden Entzündungszone dar, die vom Gesichtspunkt der Zirkulation aus sehr aktiv ist. Das gesamte Erscheinungsbild verläuft akut und ist in 1–2 Tagen auf die eine oder andere Weise entschieden. Bei einem „Axial pattern"-Lappen ist der Ablauf deutlich anders. Die den klini-

schen Ereignissen zugrunde liegende vaskuläre Pathophysiologie ist nicht vollständig geklärt. Es dauert mehrere Tage, bis sich das Erscheinungsbild vollständig entwickelt, und während dieser Periode ist es schwierig, zu sagen, ob sich der Lappen
erholen wird oder nicht. Statt der ausgeprägten, einen gesunden Lappen anzeigen-
den Blässe, ist das betreffende Gebiet leicht zyanotisch infolge einer anscheinend
verlangsamten Zirkulation. Die Symptome sind nicht ausgeprägt und können in
den Frühphasen sehr wohl fehlen. Das Aussehen bleibt dann mehrere Tage praktisch unverändert; oftmals tritt temporär eine flüchtige Besserung ein, bis dann die
Nekrose endgültig eintritt. Die langsame Art und Weise, in der sich der gesamte Ablauf vollzieht, läßt Zeit für eine gewisse Revaskularisierung der Lappenränder vom
umgebenden Gewebe aus, so daß das endgültige Nekrosegebiet statt des gesamten
distalen Lappens oftmals nur eine Gewebeinsel im Zentrum umfaßt.
Hat man als Frühsymptom die leichte zyanotische Verfärbung im Gegensatz zur gesunden Blässe einmal gesehen, dann erkennt man sie leicht wieder; ihr Auftreten
bedeutet gewöhnlich die unvermeidliche Nekrose, obwohl mehrere Tage verstrei-
chen können, bevor sie als solche erkannt wird.

Verhinderung von Lappennekrosen

In allen Phasen können Maßnahmen getroffen werden, um eine Lappennekrose zu
vermeiden: beim Entwurf des Lappens, durch die Verbesserung seiner vaskulären
Leistungsfähigkeit und durch Sorgfalt während und nach dem Transfer.

Entwurf des Lappens

Hiermit sind beim „Random pattern"-Lappen Faktoren verbunden, wie das Längen-Breiten-Verhältnis, das innere Gefäßmuster des Lappens, seine anatomische
Lokalisation u.ä.; diese Probleme werden besprochen, da sie sich auf die Planung
jedes Lappentyps beziehen. Der Entwurf sollte immer die normale Spannungszu-
nahme während der Ödemphase zulassen. Bei der Konstruktion der „Axial pattern"-Lappens liegt das Augenmerk eher darauf, daß der Lappen sein axiales arteriovenöses System sicher enthält und daß er nicht über seine anerkannte
Sicherheitslänge hinausreicht.
Wird ein Lappen benötigt, der die bekannte sichere Länge überschreitet, dann muß
unbedingt sichergestellt werden, daß das zusätzliche Segment mit der Blutversorgung aus dem Achsengefäßsystem überleben kann. Dies macht die Vergrößerung
der vaskulären Leistungsfähigkeit durch eine Technik nötig, die ebenfalls zur Vergrößerung der Sicherheitslänge eines „Random pattern"-Lappens benutzt wird.

Vergrößerung der vaskulären Leistungsfähigkeit

In Fällen, in denen ein arteriovenöses Achsensystem bereits vorliegt, sind keine
Maßnahmen zur Erhöhung der vaskulären Leistungsfähigkeit erforderlich, es sei
denn, der zu hebende Lappen ist länger als seine bekannte sichere Länge. Liegt ein

solches System nicht bereits vor, wie im Fall des „random pattern"-Lappens, dann ist es möglich, die vaskuläre Leistungsfähigkeit des Lappens durch Vorschneiden zu erhöhen. Diese Maßnahme erlaubt die Anwendung eines größeren Längen-Breiten-Verhältnisses als es ohne vorherigen Eingriff möglich wäre.

Im Verlauf der Linie, in der der Operateur die Blutversorgung aufheben will, wird indiziert; die die Linie kreuzenden Blutgefäße werden durchtrennt und, falls notwendig ligiert, dann wird die Schnittwunde wieder vernäht und kann heilen (Abb. 4.7). Diese Maßnahme durchtrennt nur die Randgefäße; um die aus der Tiefe in den Lappen eintretende Blutversorgung zu unterbrechen, muß der Lappen gehoben und die eintretenden Gefäße durchtrennt und ligiert werden, bevor der Lappen in sein Bett zurückverlagert wird. In schwierigen Situationen kann der Lappen mehrzeitig vorgeschnitten werden. Gefäßverbindungen, die während der Abheilung der Inzision wieder auftreten können, reichen nicht aus, um die resultierende Umgruppierung von Blutgefäßen zu verhindern.

Diese Maßnahmen schränken den Lappen auf die Blutgefäße ein, von denen er zum Zeitpunkt der eigentlichen Verlagerung abhängen wird, ohne daß die Belastung durch den Transfer selbst hinzukommt; der Lappen wird „trainiert", mit diesen Gefäßen auszukommen, indem bei ihnen wahrscheinlich eine gewisse Umorientierung in Achsenrichtung induziert wird.

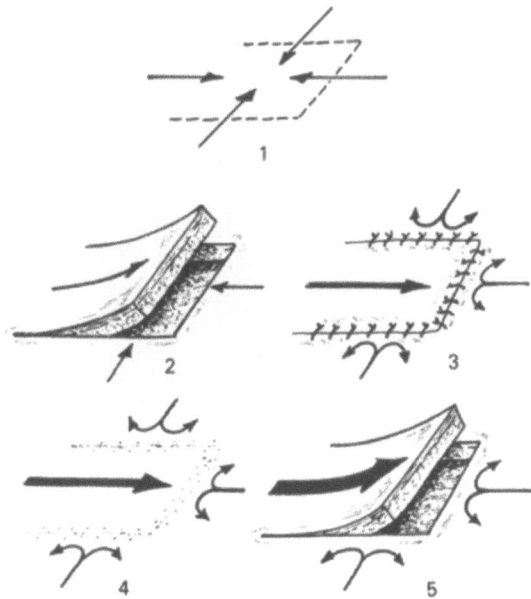

Abb. 4.7. Schematische Darstellung des Vorschneideeffekts auf die Blutversorgung des Lappens. Der aufgezeichnete Lappen (1) erhält seine Blutversorgung aus allen Richtungen; bei seiner Hebung (2) werden alle Blutgefäße bis auf die an der Basis ein- und austretenden durchtrennt. Der Lappen wird zurückgenäht, und 10 bis 14 Tagen später zur Verlagerung gehoben. Während dieser Zeit bleibt die Blutversorgung auf die Zufuhr über die Basis beschränkt (3, 4); die Leistungsfähigkeit dieser Zufuhr wird gesteigert, damit der Lappen während der eigentlichen Verlagerung hinreichend ernährt wird (5). Zur besseren Übersicht ist die Blutversorgung, die über die Lappenunterfläche erfolgt, nicht eingezeichnet worden

Wird das Vorschneiden benutzt, um einen Lappen mit zentraler Gefäßversorgung über seine anerkannte sichere Länge hinaus zu vergrößern, dann wird eine ähnliche Technik angewandt: Das überlange Segment wird – falls notwendig in mehreren Schritten – gehoben, so daß nur noch eine einzige Verbindung zum distalen Ende des „Axial pattern"-Lappens bestehen bleibt. Der Lappen wird dann zusammen mit dem Segment auf gewöhnliche Weise verlagert. Der zusätzliche Abschnitt wird unter diesen Umständen als am Ende des „Mutterlappens" vorgeschnitten angesehen. Es ist niemals sorgfältig experimentell untersucht worden, wie schnell man beim Vorschneiden davon ausgehen kann, daß das Ziel dieser Maßnahme erreicht ist; die Zeitdauer wird durch die Abheilung der Inzision bestimmt. Der nächste Schritt erfolgt, wenn die Schnittwunden verheilt sind, gewöhnlich nach 7–10 Tagen (Abb. 4.8).

Das mehrzeitige Vorgehen ist ein zweischneidiges Schwert, das sowohl gegen, als auch für den Operateur arbeiten kann. Dies gilt ganz besonders für das Vorschneiden in Verbindung mit einer Hebung des Lappens, da immer eine Gewebereaktion an den getrennten Flächen hervorgerufen wird, selbst bei feinster Operationstechnik. Die Exzision dieser verhärteten Fläche bei der eigentlichen Lappenverlagerung

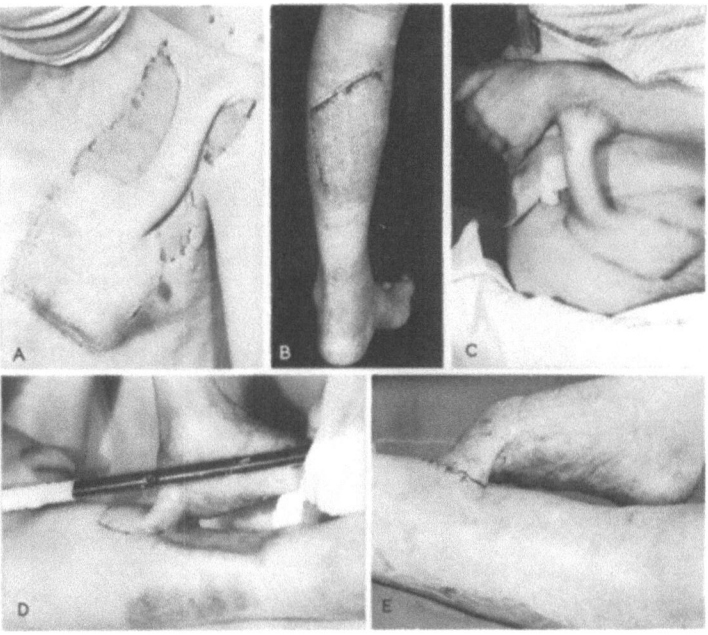

Abb. 4.8A–E. Beispiele für mehrzeitige Verlagerungen. *A* „Pancake"-Lappen, der zur Deckung des in Abb. 6.6 B gezeigten Strahlenulkus der Wange benutzt wurde, an einem Ende eines Akromiopektoralisrundstiellappens vorgeschnitten. *B* Vorgeschnittener Cross-leg-Lappen. Spätere Phasen werden in *(E)* und Abb. 4.42 A gezeigt. *C* Verlängerung eines abdominalen Rundstiels durch Vorschneiden. *D* Vorschneiden des Segments eines Oberschenkellappens (s. Abb. 4.42 D), in Abb. 4.20 entworfen und für eine Fersendeckung vorgesehen. *E* Vorschneiden eines Cross-leg-Lappens (s. *B* und Abb. 4.42 A) vor Durchtrennung und Einpassung des Lappens

beseitigt die Reaktionszone nicht vollständig; ihr Vorliegen vermindert zweifellos die Flexibilität des Lappens und macht ein Abknicken sowohl wahrscheinlicher als auch gefährlicher. Es ist wünschenswert, die Gewebereaktion durch die Benutzung von Dissektionsebenen auf ein absolutes Minimum zu beschränken. Dies reduziert nicht nur das Gesamtausmaß der Reaktion, sondern die Gewebereaktion selbst bleibt gewöhnlich auf diese Ebene beschränkt. Die Resektion dieser Gewebeschicht während der eigentlichen Lappenverlagerung stellt die ursprüngliche Elastizität weitgehend wieder her. An den Gliedmaßen liegt die Dissektionsebene zwischen Subkutis und Muskelfaszie und am Abdomen zwischen Subkutis und Aponeurose. Am Brustkorb und am Rücken ist keine echte Trennfläche vorhanden, aber der beste Ersatz dafür befindet sich dicht am Muskel. An Stirn und behaarter Kopfhaut tritt das Problem nicht auf, da hier das Vorschneiden niemals mit einem Heben des Lappens verbunden ist, denn die Blutversorgung erfolgt für praktische Zwecke ausschließlich von den Seiten her und ohne Verbindungen in die Tiefe.

Ein Hämatom verstärkt die Gewebereaktion und sollte daher durch peinlich genaue Blutstillung vermieden werden. Ein postoperativ sorgfältig angelegter Druckverband wird die Flüssigkeitsansammlung unter einem Lappen verhindern, obwohl das richtige Maß zwischen zu wenig Druck, was eine Flüssigkeitsansammlung zur Folge hat, und zu viel Druck, was zu einer ischämischen Nekrose führt, nicht immer leicht zu finden ist.

Versorgung während und nach der Lappenverlagerung

Besonders nach der Lappenverlagerung ist eine geschickte und erfahrene Krankenpflege von unschätzbarem Wert, nicht nur um durch sorgfältige Lagerung des Patienten Komplikationen zu verhindern, sondern auch wegen des frühzeitigen Erkennens von Gefahrenzeichen, die auf eine Zirkulationsstörung hinweisen. Dies kann zu einem Zeitpunkt erfolgen, wo die Komplikationen noch leicht zu beseitigen sind, bevor der unerbittliche Circulus vitiosus tatsächlich eingetreten ist, der zur Nekrose führt. Ebenso muß die Lage des frisch applizierten Lappens oder Rundstiels häufig kontrolliert werden. Eine Abknickung, auch nur für kurze Dauer, kann eine katastrophale Auswirkung auf den bereits belasteten venösen Abfluß haben. Wenn sich der Patient dann in seinem eigenen Bett bewegt, kann außerdem die korrekte Lappenlage erheblich anders sein, als zu dem Zeitpunkt, als er ruhig in Narkose auf dem Operationstisch lag. Ebenso kann jetzt eine gute Krankenschwester bei dem Patienten für die so notwendige Aufmunterung in der für ihn höchst unbequemen Stellung während der ersten Stunden und Tage sorgen. Es gibt jedoch verschiedene Wege, wie der Operateur mögliche postoperative Komplikationen voraussehen und verhindern kann.

Blutstillung. Ein sich entwickelndes Hämatom bewirkt häufig eine Zunahme der Gewebespannung, die dann den bereits beschriebenen Kreisprozeß in Gang setzt. Eine Blutstillung ist leichter zu erzielen, wenn man die Dissektionsebenen benutzt, da hier wenige Gefäße kreuzen; diese sind außerdem groß und leicht zu ligieren. Ein vorausgegangenes Umschneiden des Lappens verkleinert diese gewöhnlich, und diffuse Sickerblutungen sind häufiger.

Auch die Art und Weise wie der Lappen selbst postoperativ versorgt wird, kann von großer Bedeutung sein. Die üblichen Möglichkeiten sind der Druckverband oder die offene Behandlung mit oder ohne Saugdrainage. Mit zunehmender Anwendung von Saugdrainagen verliert der Druckverband zu Recht seine Beliebtheit. Er ist schwierig gleichmäßig anzulegen, und den korrekten Druck zu finden, ähnelt sehr einem Glücksspiel. Zudem macht er eine stündliche Kontrolle des Gefäßstatus des Lappens unmöglich. Die offene Behandlung erlaubt eine ständige Beurteilung, und in Verbindung mit einer Saugdrainage verhindert sie wahrscheinlich wirksamer die Entwicklung eines sich katastrophal auswirkenden Hämatoms. Einer geringen Sickerblutung wird sie sicherlich gewachsen sein. Trotzdem muß der Lappen immer noch sorgfältig überwacht werden, und wenn die verräterische Schwellungszunahme, die auf die Ent wicklung eines Hämatoms hinweist, durch Absaugung nicht unter Kontrolle zu bringen ist, dann muß der Lappen gehoben und nach Ausräumung der Koagel die Blutstillung durchgeführt werden.

Infektionskontrolle. Eine Infektion kommt in allen Phasen als wirkendes Moment zum Tragen, und mit der einzigen Ausnahme für Lappen an Kopf und Hals gilt, daß alle Hautoberflächen am besten abgeheilt sein sollten, bevor die nächste Phase des Transfers in Erwägung gezogen wird. Die Präparation der Haut muß gewissenhaft erfolgen, und obwohl eine Asepsis während jeder Phase der verschiedenen mit der Lappenverlagerung verbundenen Operationen schwer zu erzielen ist, muß man sich im klaren darüber sein, daß jede Lücke im Arbeitsablauf das gesamte Verfahren in Gefahr bringt. Wichtig ist, durch entsprechende Planung während jeder Phase Wundflächen zu vermeiden. Maßnahmen zur Verhinderung eines Hämatoms dienen ebenfalls der Infektionskontrolle. Es sind viele Maßnahmen für die Behandlung eines Lappens mit Zeichen einer ernsten Zirkulationsstörung empfohlen worden; jede hat ihre eigenen Befürworter, aber allen fehlen verläßliche klinische Kontrollen, und alle sind mit nicht nur geringem Wunschdenken verbunden. Es wurden Vorschläge gemacht, den Lappen zu kühlen, mit dem Ziel, die Stoffwechselgeschwindigkeit zu senken. Weiterhin wurde die Anwendung von niedermolekularem Dextran und sogar die hyperbare Oxygenation vorgeschlagen - alle Vorschläge stützen sich mehr auf guten Glauben als auf beobachtete Tatsachen. Die Anwendung von intermittierendem Druck und Dauerdruck wurde empfohlen mit dem Ziel, das Blut durch Vergrößerung des allgemeinen Drucks auf den Lappen in die Venen zu drücken; der Effekt sollte sein, einen wechselnden peripheren Widerstand zum atonischen, dilatierten lokalen Kapillarnetz des von einer vaskulären Insuffizienz betroffenen Lappens zu schaffen. Theoretisch sollte der optimale Druck knapp unter dem Kapillardruck liegen. Eine genaue Bewertung dieser beiden Druckmethoden ist praktisch unmöglich, da es keine Möglichkeit gibt zu erfahren, was geschehen wäre, wenn andere Behandlungsmethoden benutzt worden wären.

Andererseits sind der Eingriff in Form einer vorsichtigen Massage zur Aufrechterhaltung der Blutzirkulation sowie die Inspektion usw. eher schädlich als nützlich. Sie verursachen im normalen Gewebe eine lokale Hyperämie, und genau das will man in einem Lappen verhindern. Es ist gut möglich, daß ein durch Kompressionsverfahren erzielter Erfolg größtenteils den Ruhepausen zuzuschreiben ist, die man dem Lappen läßt. Weder intermittierende noch Dauerkompressionsverfahren konnten sich durchsetzen.

Theoretisch mag es attraktiv erscheinen, den Lappen an seinen Ursprungsort zurückzuverlagern, bis er sich erholt hat, aber in der Praxis wird der Entschluß hierzu gewöhnlich so lange hinausgezögert, bis der Lappen nicht mehr lebensfähig erhalten werden kann. Je nach Grund, aus dem der Lappen hauptsächlich benutzt wurde, kann es sich in der Tat eher katastrophal auswirken, wenn man ihn zurückverlagert, statt ihn zu belassen und das Endergebnis abwartet.

Alles in allem ist eine Nekroseverhütung durch sorgfältige Planung, Durchführung und Nachsorge den Ungewißheiten bei der Behandlung einer beginnenden Lappennekrose vorzuziehen.

Behandlung von Lappennekrosen

Es wird einleuchten, daß bei einem Lappen mit drohender Nekrose Grenzen gesetzt sind, bis zu denen man für seine Rettung etwas tun kann; hält man die Nekrose jedoch für unvermeidlich oder ist sie bereits eingetreten, dann bewirkt allein das Vorliegen von nekrotischem Gewebe, das eine zusätzliche Infektion begünstigt, gewöhnlich eine Ausweitung des Prozesses. Der Chirurg kann dann den kühnen Entschluß fassen, den Lappen loszulösen, das absterbende Segment zu exzidieren und den Lappen zu reinserieren, in der Hoffnung, daß die Entfernung des nekrotischen Herds dem Lappen zu einem neuen Anfang verhilft. Für den Operateur stellt sich dann das Problem, die Exzisionsgrenzen festzulegen; ein gutes Zeichen für die Vitalität des Lappenrands ist der Zustand der Hautblutung, ihre Farbe und Quantität.

Ein solch radikales Vorgehen ist nur möglich, wenn der Lappen mit einer beträchtlichen Sicherheitsreserve geplant wurde; ist das nicht der Fall, dann muß eine konservative Taktik angewandt werden, indem Demarkation und Abstoßung der Nekrose abgewartet wird. Ist der zurückbleibende Wundgrund geeignet, dann läßt sich ein Spalthauttransplantat applizieren; man muß jedoch die katastrophalen Auswirkungen einer Infektion und Fibrose auf die Gefäßverbindungen bedenken, und jeder nachfolgende Schritt erfordert doppelte Aufmerksamkeit sowie ein Vorschneiden u.ä. Leider trifft es zu, daß Komplikationen dieser Art während einer Lappenverlagerung das Nachfolgen ähnlicher Komplikationen sehr viel wahrscheinlicher machen.

Techniken für die Handhabung von Lappen

Gewisse Techniken sind der Verlagerung von praktisch allen Hautlappen gemeinsam, und es ist zweckdienlich, sie zusammen zu betrachten bevor man diskutiert, wie sie sich in der Praxis bei den verschiedenen Lappen, den Nah- und Fernlappen sowie den „Axial pattern"- und „Random pattern"-Lappen anwenden lassen.

Heben eines Lappens

Der Standardlappen wird normalerweise aus einer operativen Dissektionsebene gehoben (Abb. 4.9).

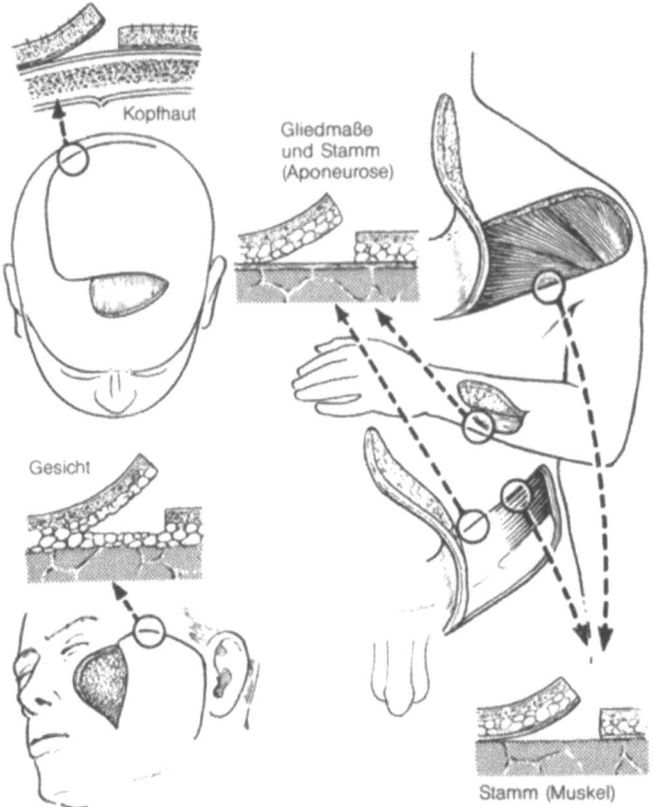

Abb. 4.9. Ebenen, aus denen Lappen normalerweise gehoben werden: behaarter Kopf, Gesicht, Extremitäten und Stamm. Beachte die unterschiedlichen Ebenen am Stamm in Abhängigkeit davon, ob der Lappen über einem Muskel oder einer Aponeurose gehoben wird

Am Rumpf und an den Gliedmaßen liegt diese Ebene zwischen der Subkutis und dem Muskel, der Aponeurose oder der Muskelfaszie; am behaarten Kopf liegt sie zwischen der Galea aponeurotica und dem Perikranium. In diesen beiden Gebieten finden sich nur wenige Gefäße, die die Dissektionsebene kreuzen; sie lassen sich leicht auffinden und ligieren, oder sie fehlen weitgehend, was das Heben des Lappens technisch natürlich sehr viel einfacher macht. Bei Benutzung dieser Ebenen bleibt zudem ein Gewebebett zurück, auf dem ein freies Hauttransplantat leicht anwächst.

Im Gesicht findet sich keine vergleichbare Dissektionsebene, so daß beim Heben des Lappens künstlich eine geschaffen werden muß. Die zu wählende Trennebene liegt unmittelbar unterhalb der Haut im Fettgewebe, wodurch dem Lappen der günstige Einfluß durch den reich vaskularisierten subdermalen Plexus der Gesichtshaut erhalten bleibt, ohne daß jedoch der N. facialis oder Muskulatur geschädigt werden.

Die Größe des zu hebenden Lappens hängt von der zu erfüllenden Aufgabe ab. Im allgemeinen sollte er in der Größe gehoben werden, die wenigstens dem gesamten letztlich zu verlagernden Hautareal entspricht; die Verlagerung kann jedoch eine erheblich größere Gestaltung erforderlich machen, damit z. B. ein Brückensegment und ein Stiel gebildet werden können.

Wird der Lappen auf diese Weise gehoben, dann ist er häufig dicker als erwünscht, und muß zu einem gewissen Grad ausgedünnt werden. Die Notwendigkeit für eine Ausdünnung, die dabei angewandte Methode und das noch sichere Ausmaß hängen von Lappentyp und Lokalisation ab.

Aus Gründen, die zu offensichtlich sind, als daß sie extra betont werden müßten, eignen sich extrem adipöse Patienten nur schlecht für Lappen. Dies gilt in noch größerem Maße, wenn eine Region mit vermehrtem Unterhautfettgewebe das Spendergebiet des Lappens bildet. Fettgewebe ist schon unter normalen Umständen chirurgisch kein dankbares Gewebe und das noch viel weniger, wenn es im Überfluß vorhanden ist. Fettgewebenekrosen sind immer eine potentielle Gefahr, und sogar in den leichten Fällen können sie eine verhängnisvolle Entzündung auslösen.

Ausdünnung eines Lappens

Das Gesicht ist ein extrem gut durchblutetes Gebiet mit einer sehr gut ausgebildeten subkutanen Blutzirkulation; einige der aus diesem Gebiet gehobenen Lappen werden beträchtlich ausgedünnt. In der Praxis ist es selten erforderlich, die großen Lappen auszudünnen, da sich ihre ursprüngliche Höhe gewöhnlich dem endgültigen Niveau annähert. Häufiger werden dagegen die kleinen Lappen ausgedünnt, was ziemlich radikal ohne Gefährdung erfolgen kann, wobei dem Lappen praktisch kein Fettgewebe mehr gelassen wird, und man sich hauptsächlich auf seine subdermale Blutzirkulation verläßt.

Lappen im Bereich des behaarten Kopfes werden aus der Ebene unterhalb der Galea gehoben, wobei die physikalischen Eigenschaften der Kopfhaut so sind, daß eine Ausdünnung selten, wenn überhaupt, durchgeführt wird.

An den Extremitäten müssen Lappen selten ausgedünnt werden, da die Dicke der subkutanen Fettgewebeschicht dies nicht erfordert.

Am Stamm, der die Quelle für die meisten größeren Lappen darstellt, sind die Faktoren, die ein Ausdünnen des Lappens bestimmen, komplexer. Ist eine Ausdünnung erforderlich, dann wird dies entweder durchgeführt, um den Lappen an die Tiefe des Defekts anzupassen, oder um ihn ohne übermäßige Spannung in einen Rundstiel umzuwandeln und gleichzeitig eine ausreichende Elastizität seines Brückensegments zu wahren.

Auch wenn keine regelrechte Ausdünnung durchgeführt wird, ist das Abtragen von Fettgewebe entlang der Lappenränder in der Regel wünschenswert (Abb. 4.10). Wird der Lappen auf übliche Weise gehoben, dann quellen gewöhnlich Fettläppchen am Hautrand des Lappens hervor, die das Anbringen einer unauffälligen Naht – sei es entlang der Lappengrenzen oder am Rundstiel – wegen der kleinen Fettgewebeherniationen zwischen den einzelnen Nähten nur schwer möglich machen. Dieses Randfett kann sicher und ohne Schädigung der Blutversorgung des Lappens zurückgeschnitten werden.

Ebenso ist es sicherer, einen Lappen mit ungerichteter Blutversorgung auf eine Dicke auszudünnen, die eine spannungsfreie Rundstielbildung zuläßt, als ihn dicker zu

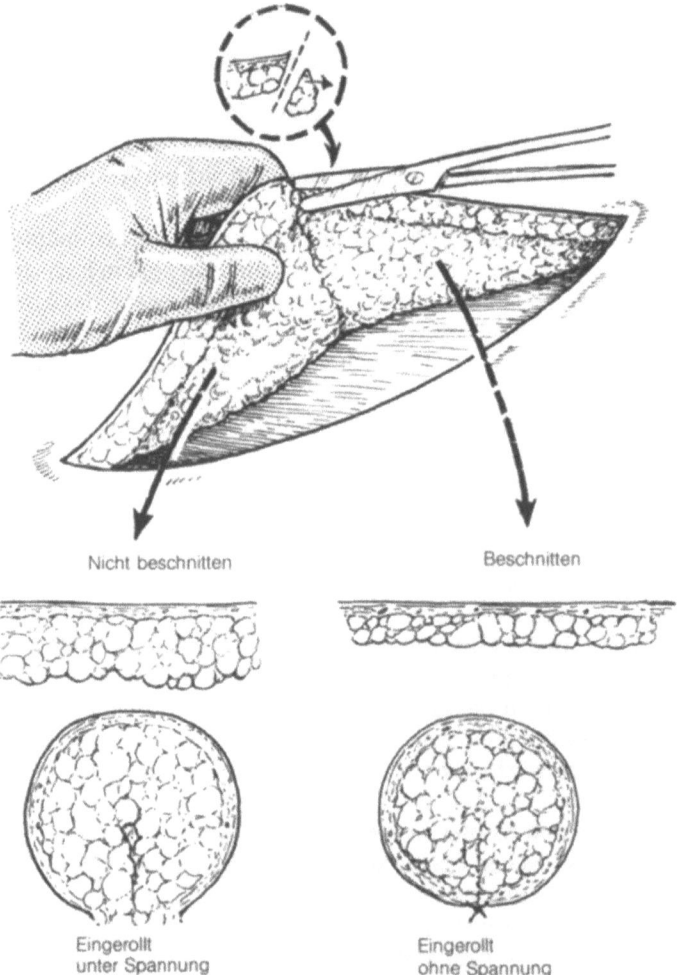

Abb. 4.10. Ausdünnung eines „Random-pattern"-Lappens mit gleichzeitiger Randbeschneidung zur spannungslosen Einrollung des Lappens

lassen und den Nahtverschluß nur unter Schwierigkeiten zu erreichen. Die größeren Blutgefäße verlaufen glücklicherweise ziemlich oberflächlich in der Subkutis, und es gibt auch Hinweise, daß der subdermale Plexus einen größeren Teil zur vaskulären Leistungsfähigkeit des Lappens beiträgt, als allgemein angenommen wurde. Mit der den Lappen während der Ausdünnung haltenden Hand sollte die erforderliche Dicke beurteilt werden. Durch das manuelle Gefühl läßt sich das genaue Maß sehr viel besser abschätzen, als durch den Blick alleine. Die Ausdünnung wird gleichförmig über die gesamte Oberfläche durchgeführt (Abb. 4.10).
Im Falle eines Lappens mit zentraler Gefäßversorgung am Rumpf ändert sich das Problem mit der Lokalisation des Lappens und dem Geschlecht des Patienten. Beim Mann sind der Brustkorb und das obere Abdomen nicht besonders adipös,

und eine Ausdünnung ist häufig nicht erforderlich. Ein kräftiges Zurückschneiden des Randfetts kann ausreichen. Bei der Frau macht die Brust die Situation dann komplizierter, wenn diese in den Lappen miteinbezogen wird, insbesondere wenn sie voluminös ist und herabhängt. Der Operateur sollte nicht zögern, den Lappen soweit auszudünnen, daß dessen Gesamtdicke mit der des außerhalb der Brust liegenden Lappenteils übereinstimmt. Die Ausdünnung wird gewöhnlich durchgeführt, um einen Rundstiel zu bilden, und sie braucht nur so weit zu erfolgen, bis dieser Zweck erfüllt ist. Das Problem mit der Ausdünnung läßt sich nicht so leicht lösen, wenn der Lappen aus dem unteren Abdomen oder der Leiste gehoben wird. Dies ist bei vielen Erwachsenen eine bekannt fettgewebsreiche Region, und ein zu ausgedehntes Fettpolster kann natürlich ein triftiger Grund sein, für die Lappenbildung eine andere Region auszusuchen. Die „Axial pattern"-Lappen der Leistenregion enthalten jeweils eine axial verlaufende Arterie. Nahe ihres Abgangs aus der A. femoralis verläuft dieses Gefäß tief in der Subkutis und nimmt nach distal einen mehr oberflächlichen Verlauf. Zum distalen Ende jedes Lappens hin liegen sie und der Plexus, der die Basis der Blutversorgung bildet, oberflächlich in der Subkutis. Unter Ausnutzung dieser Tatsache haben erfahrene Chirurgen herausgefunden, daß der distale Anteil eines solchen Lappens ohne Gefährdung beträchtlich ausgedünnt werden kann. Dies muß natürlich vorsichtig erfolgen, wenn möglich unter Lupenvergrößerung und sicherlich nicht durch einen unerfahrenen Chirurgen. Die Fettläppchen werden einzeln vom Lappen abgetrennt, ohne den Plexus zu schädigen. Zunehmende Sorgfalt ist nach proximal hin erforderlich, um sicher zu gehen, daß das axiale Gefäßsystem nicht geschädigt wird. Auf jeden Fall ist ein Ausdünnen dieses Lappenanteils selten erforderlich, da das proximale Segment gewöhnlich das Brückensegment darstellt und nicht Teil des schließlich verlagerten Gewebes bildet. Nur für eine Rundstielbildung ist seine Dicke wichtig.

Vermeidung einer Infektion

Die Blutversorgung vieler Lappen ist nicht optimal, und daher sind unnötige Anforderungen an sie nicht wünschenswert. Eine besonders verhängnisvolle Beanspruchung, die zu der normalen Belastung hinzukommen kann, stellt die Entzündungsreaktion dar. Aus diesem Grund wird jede Vorsichtsmaßnahme ergriffen, um eine Infektion während der Lappenverlagerung zu vermeiden. Neben der selbstverständlichen Anwendung einer aseptischen Technik bei Operation und den nachfolgenden Verbänden, werden normalerweise zwei weitere Maßnahmen ergriffen, um eine Infektion zu vermeiden: Verhütung eines Hämatoms und Vermeidung von offenen Wundflächen.

Hämatomverhütung. Eine sorgfältige Blutstillung während der Operation vorausgesetzt, ist die effektivste Maßnahme, die postoperativ zur Hämatomverhütung ergriffen werden kann, die Anwendung einer Saugdrainage. Je größer die durch die Lappenverlagerung gedeckten Wundflächen sind, um so größer ist die Notwendigkeit einer Saugdrainage, um sicher zu gehen, daß die Wundflächen nicht durch ein Hämatom voneinander getrennt werden, sondern schnell miteinander verkleben. Es stehen verschiedene handelsübliche Saugdrainagen zur Verfügung; ich selbst be-

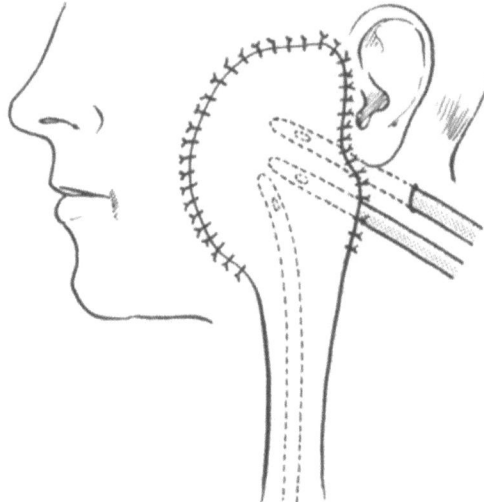

Abb. 4.11. Die verschiedenen Anwendungsmöglichkeiten einer Saugdrainage, um eine Adhäsion des distalen Lappenendes mit dem Lappenbett zu erreichen: über eine separate Inzision, unter Ausnutzung der randständigen Nahtlinie oder längs des eingerollten Brückensegments

vorzuge jedoch einen großkalibrigen Katheter mit zusätzlich eingeschnittenen Öffnungen. Der Katheter kann entweder über die Wundnaht oder durch eine separate Stichinzision unter den Lappen plaziert werden. Wurde das Brückensegment des Lappens zu einem Rundstiel umgeformt, dann kann der Katheter über die gesamte Länge bis unterhalb des distalen Lappenendes eingeführt werden (Abb. 4.11). Obwohl bei der augenblicklichen Besprechung ein Hämatom in Beziehung zur Infektion betrachtet wird, kann noch erwähnt werden, daß es zusätzlich den nachteiligen Effekt hat, den Gefäßanschluß zwischen Lappen und Lappenbett zu verhindern. Man sollte die Wichtigkeit einer schnellen und wirksamen Verklebung zwischen einem Lappen und seinem Bett nicht unterschätzen, sowohl in Hinblick auf die verminderten Chancen einer schwerwiegenden Infektion als auch auf die beschleunigte Entwicklung einer guten Gefäßverbindung. Hierzu ist eine Saugdrainage von unschätzbarem Wert.

Vermeidung offener Wundflächen. Wundflächen, die die Möglichkeit zur Infektion bieten, werden entweder durch direkten Nahtverschluß oder durch Transplantation beseitigt. Der direkte Verschluß erfolgt auf verschiedene Weise. Der Sekundärdefekt kann durch direkte Naht verschlossen werden, in der Regel ist dies aber nur im Gesicht möglich, wo die Haut meist locker ist und einen spannungsfreien Verschluß ermöglicht. An anderen Stellen der Körperoberfläche, wo nicht so viel Haut zur Verfügung steht, ist eine direkte Naht von Sekundärdefekten selten möglich.
Häufig wird der Lappen selbst über einen Teil seiner Länge durch Einrollen seines Brückensegments geschlossen, sofern ein solches vorliegt (Abb. 4.12). Außerhalb des Gesichts und des behaarten Kopfes wird, wenn möglich die Rundstielbildung durchgeführt; im Gesicht und am Kopf ist eine Rundstielbildung infolge der Eigenschaften der betroffenen Gewebe sowie des relativ schmalen Lappens häufig unmöglich. Ist die Wundfläche groß, wird möglichst eine partielle Rundstielbildung durch lockeres Zusammenfalten des Lappens und Transplantation seines Brücken-

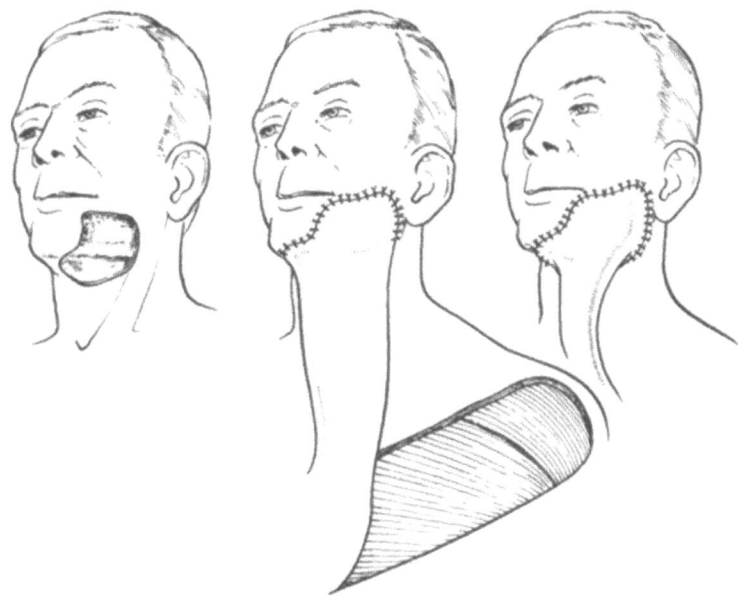

Abb. 4.12. Beseitigung von Wundflächen durch Einrollen des Brückensegments eines Lappens. Auf diese Weise wird die gesamte Wundfläche auf der Lappenunterseite beseitigt

segments durchgeführt. Glücklicherweise sind die meisten Gesichtslappen infolge ihrer vaskulären Reserve der Belastung durch eine Wundfläche gewachsen, und eine davon ausgehende Infektion ist selten. Will man einen Lappen zu einem Rundstiel umbilden, ist es erstrebenswert, zueinander passende Punkte entlang der Lappengrenzen mit Hauttinte zu markieren, und sie nach Heben des Lappens entsprechend zu benutzen. Nachdem diese Markierungspunkte durch Einzelknopfnähte aneinandergebracht wurden, so daß die Spannung korrekt verteilt ist, kann eine fortlaufende Naht zum Verschluß des Rundstiels benutzt werden.

Wird der Sekundärdefekt mit einem Transplantat gedeckt, dann tritt mit fortschreitender Einrollung zur Lappenbasis hin eine Spannung auf. Sobald es irgendeinen Hinweis gibt, daß die Hautränder nur unter Schwierigkeiten zusammenzubringen sind, sollte die Einrollung beendet werden. Wird der Sekundärdefekt durch direkte Naht verschlossen, entwickelt sich eine solche Spannung nicht, da sich die Rundstielnaht und die Nahtreihe des Sekundärdefekts an der Rundstielbasis treffen. Dort kann dann eine modifizierte Dreiecksnaht zum Verschluß der Übergangsstelle benutzt werden.

Am häufigsten wird eine Hauttransplantation benutzt, um den durch Heben des Lappens entstandenen Sekundärdefekt zu verschließen. Die angewandte Transplantationsmethode hängt davon ab, ob der Lappen in der gehobenen Stellung direkt dem Sekundärdefekt aufliegt oder nicht. Liegt der Lappen dem Defekt auf, ist die Anwendung eines eingeknüpften Druckverbands unvermeidlich. Wird der Sekundärdefekt postoperativ nicht vom Lappen bedeckt, dann ist eine verzögerte offene Transplantation möglich und häufig vorzuziehen.

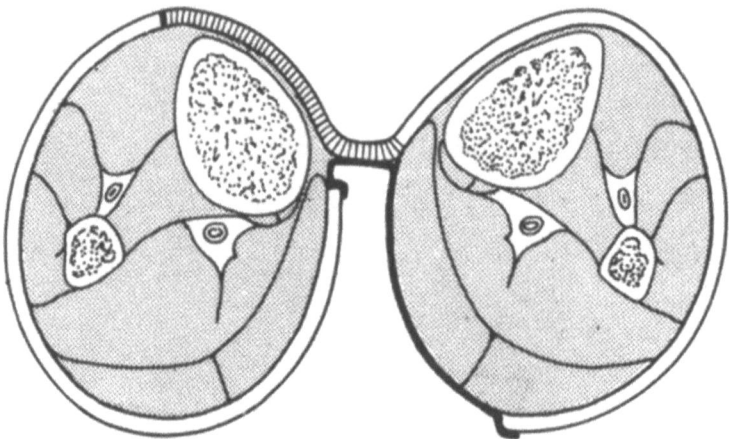

Abb. 4.13. Vermeidung der Wundfläche während einer Flachlappenverlagerung, indem das zur Deckung des Sekundärdefekts benutzte Spalthauttransplantat auch das kurze Brücken-segment des Lappens mitbedeckt

Wird ein eingeknüpfter Druckverband unter einem Rundstiellappen benutzt, dann muß er insbesondere in der Nähe der Lappenbasis mit großer Vorsicht angelegt werden, um die notwendige Immobilisierung und den erforderlichen Kontakt des Transplantats zu gewährleisten, ohne jedoch so sperrig zu sein, daß die Blutzirkula-tion im Lappen gestört wird.

Es kann unmöglich sein, das Brückensegment eines Lappens einzurollen, da dieser wie im Falle der meisten Flachlappen zu kurz ist; dann wird statt dessen seine Wundfläche mit einem Hauttransplantat gedeckt. Das zur Deckung des Sekundär-defekts benutzte Spalthauttransplantat wird länger geschnitten und auf den Lappen umgeschlagen, so daß dessen Wundfläche mit Haut gedeckt wird (Abb. 4.13). Im Falle eines Flachlappens wird der Sekundärdefekt fast ausnahmslos transplantiert, wobei ein Druckverband benutzt wird. Man muß unbedingt sicherstellen, daß der auf das Transplantat ausgeübte Druck sich nicht auf das Brückensegment auswirkt und dessen Blutversorgung beeinträchtigt.

Techniken der Lappenverlagerung (Abb. 4.14)

Wird ein einseitig gestielter Lappen gehoben und zur Vorbereitung für den Transfer eingerollt, dann bleibt nach Beendigung des Einrollens am distalen Ende eine fast zirkuläre Wundfläche zurück. Wird ein Rundstiellappen bei der Vorbereitung zur Einpflanzung an anderer Stelle an einem Ende abgelöst, entsteht eine ähnlich runde Wundfläche am Lappen. In beiden Fällen benutzt der Operateur diese Wundflä-che, um den Lappen damit an seiner neuen Stelle einzupflanzen. Im Empfänger-gebiet bildet er eine ähnlich geformte Wundfläche. Die 2 Wundflächen werden auf-einander gelegt, und da sie sich in Form und Größe gleichen werden sie durch den Verschluß der Hautränder beide beseitigt.

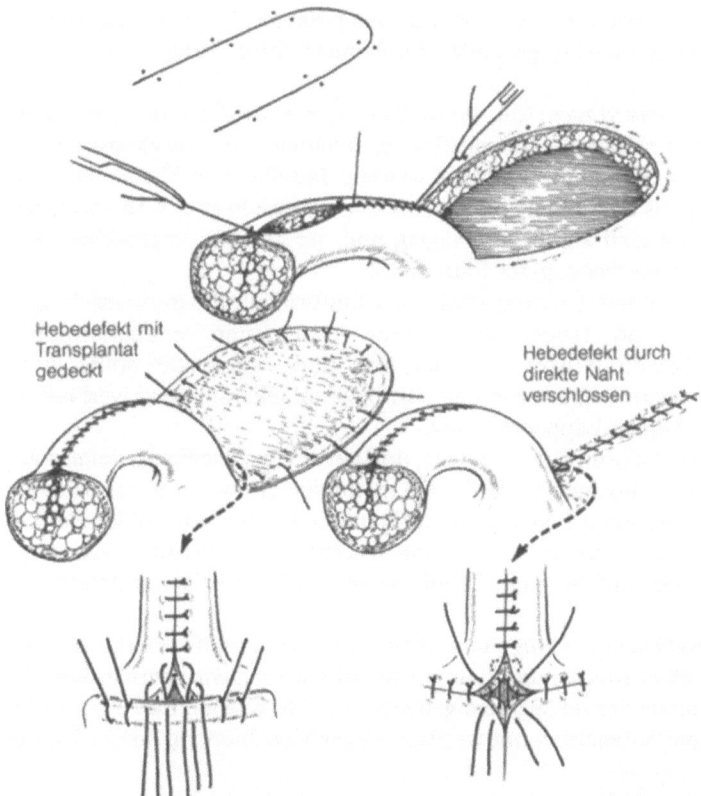

Abb. 4.14. Heben und Einrollen eines einseitig gestielten Lappens während der Vorbereitung zur Lappenverlagerung; dargestellt sind die Maßnahmen zur Schließung des Sekundärdefekts mittels Spalthauttransplantat und durch direkte Naht

Schließt man den Lappen an einen Überträger an, erfolgt die Bildung der Empfängerwundfläche am Handgelenk; wird der Lappen mehrzeitig verlagert, dann wird die Lokalisation der Wundfläche in Übereinstimmung mit dem Gesamtplan der Lappenverlagerung ausgewählt. In beiden Fällen wird die zirkuläre Wundfläche durch Heben eines halbkreisförmigen „Türflügels" aus Haut und Subkutis gebildet. Die zirkuläre Form bietet ein Maximum an Wundflächenkontakt und übt damit einen fördernden Einfluß auf die Geschwindigkeit und Effektivität des Gefäßanschlusses aus.

Entwurf des Türflügellappens. Während theoretisch der Türflügel die gleiche Breite wie der Lappen haben sollte, ist es in der Praxis klug, eine Schrumpfung des Lappens zu berücksichtigen. Um eine Lappenspannung sicher zu beseitigen, wird der Türflügel am besten etwas kleiner gemacht, als es die Lappenausmaße indiziert erscheinen lassen. Die korrekte Größe des Türflügellappens kann leicht ermittelt werden, indem ein blutiger Abdruck von der Lappenwundfläche in der für die Einpflanzung vorgesehene Region gemacht wird.

Die Plazierung des Türflügels hängt davon ab, ob die Lappenverlagerung mittels eines Zwischenträgers oder durch mehrzeitige Verlagerung erfolgt.

Zwischenträger (Abb. 4.15). Die Region für die Einpflanzung liegt an der ulnaren oder radialen Handgelenkseite, abhängig vom Ausgangspunkt der Lappenverlagerung. Sie sollte so plaziert werden, daß die Wundfläche nach Aufklappen des Türflügels eine Ebene bildet. Auf diese Weise liegt der Türflügel nach Vollendung der Naht glatt zurückgeschlagen, und der gesamte angeschlossene Rundstiel verläuft tadellos frei von der Extremität.

Die andere Variable ist der Anschlußwinkel; die Berücksichtigung der Stellung von Arm und Handgelenk während der nächsten Verlagerungsphase und der daraus folgende Winkel zwischen Arm und Lappenstiel sollte dies entscheiden. Das „Scharnier", um das der Türflügel aufgeklappt wird, verläuft senkrecht zur beabsichtigten Lappenrichtung.

Vor Ablösung des Lappens, und bevor ein einseitig gestielter Lappen gehoben wird, ist es klug, geeignete Punkte zu markieren, wie z. B. die Mitte und die Ränder des Stiels, damit Fixiernähte zur Spannungsverteilung an der Nahtlinie benutzt werden können. Der für die Heilung kritische Punkt befindet sich dort, wo der Türflügellappen auf die axiale Rundstielnarbe trifft; hier ist Sorgfalt beim Nähen angezeigt.

Mehrzeitige Verlagerung (Abb. 4.16). Der Primärdefekt, d. h. der Defekt, zu dessen Rekonstruktion der Lappen gebildet wurde, wird zum größeren Teil durch das verlagerte distale Segment gedeckt. Nur im seltenen Fall einer stufenweisen mehrzeitigen Verlagerung mit wechselseitiger Verschiebung beider Lappenenden ergibt sich

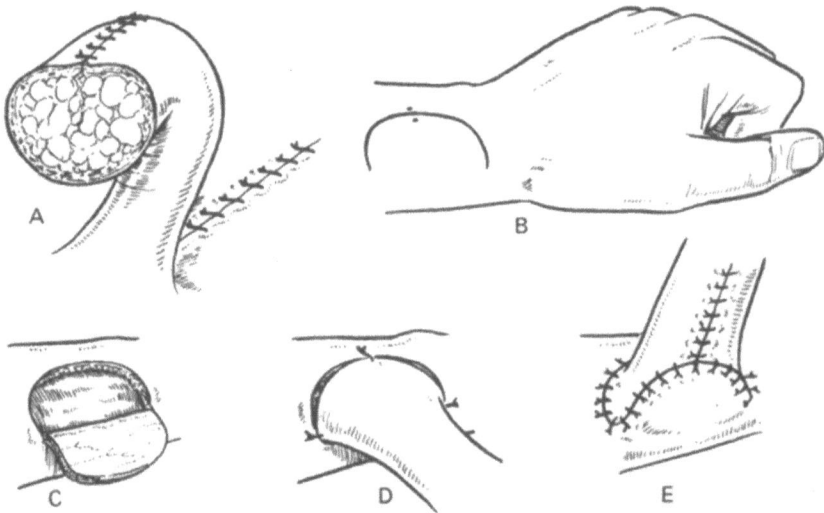

Abb. 4.15 A–E. Lappenverlagerung über das Handgelenk als Zwischenträger. Bei einem wie in Abb. 4.14 gehobenen, einseitig gestielten Lappen bleibt nach Beendigung der Einrollung eine zirkuläre Wundfläche zurück *(A)*; ein halbkreisförmiger Türflügel wird aufgezeichnet *(B)* und gehoben *(C)*, so daß sich eine kreisförmige Wundfläche entsprechend zu *A* ergibt; beide Wundflächen werden miteinander vernäht *(D, E)*

die Schwierigkeit, einen Türflügellappen zu bilden. Die weiteren Schritte unterscheiden sich auch von denen, die bei der Verlagerung mittels Zwischenträger beschrieben wurden, nur in der Plazierung des Türflügels; diese erfolgt in der Absicht, einen maximalen Bewegungsspielraum in die gewünschte Richtung bei gleichzeitig minimaler Abknickung und Spannung während der augenblicklichen und der nachfolgenden Verlagerung zu erreichen.

Verzögerte Lappenbildung

Eine verzögerte Lappenbildung bei der Anwendung eines „Random pattern"-Lappens zur Erzielung eines vorteilhaften Längen-Breiten-Verhältnisses oder eines „Axial pattern"-Lappens zur Verlängerung über die als sicher angesehenen Ausmaße hinaus, wurde bereits besprochen. Die gleiche grundlegende Taktik kann auch in anderen Phasen der Lappenverlagerung erforderlich werden, insbesondere im Falle eines „Axial pattern"-Lappens (Abb. 4.17). Nachdem ein solcher Lappen am Handgelenk als Zwischenstation angeschlossen wurde oder im Rahmen eines mehrzeitigen Transfers appliziert worden ist, besteht die nächste Phase der Verlagerung in der Durchtrennung der Lappenbasis, d.h. des Stiels. Dies hat zur Folge, daß der axiale Blutfluß unterbrochen wird und der Lappen dadurch augenblicklich den Zustand eines Lappens mit ungerichteter Gefäßversorgung annimmt – das Gegenstück zu einem Rundstiellappen. Die Durchtrennung des Stiels auf diese Weise bedeutet auch, daß das Überleben des Lappens sofort von dem Blutstrom abhängt, der über den Zwischenträger oder beim mehrzeitigen Transfer über den bereits eingesetzten Abschnitt erfolgt. Dieser kann jedoch unzureichend sein, um ein Überleben zu gewährleisten. Die Leistungsfähigkeit seines vorherigen arteriovenösen Ach-

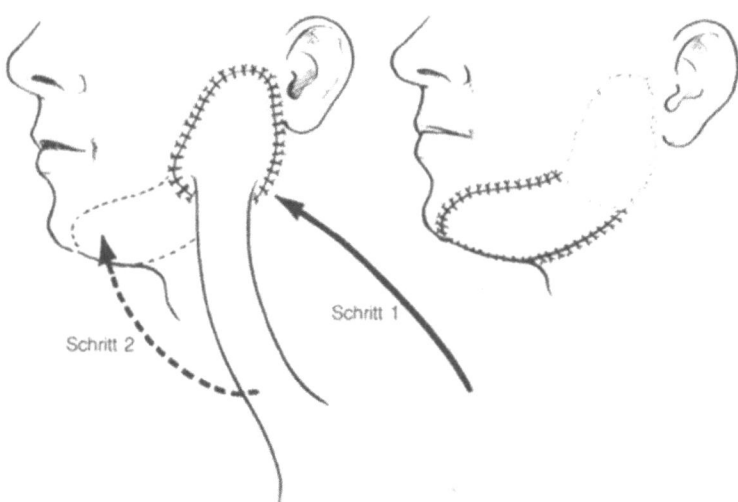

Abb. 4.16. Mehrzeitige Lappenverlagerung. Mit Schritt 1 des Transfers wird ein Teil des Primärdefekts gedeckt, die Deckung des Restdefekts erfolgt mit Schritt 2. Zwischen Schritt 1 und der Durchführung von Schritt 2 ist ein Vorschneiden, wie in Abb. 4.17 gezeigt, wesentlich

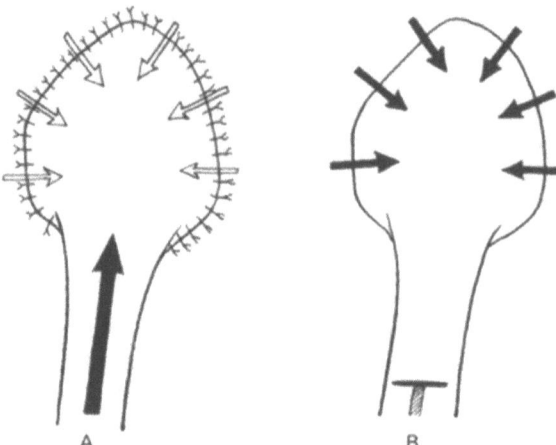

Abb. 4.17A, B. Verzögerte Stieldurchtrennung zur Steigerung des Blutflusses über das distal eingepflanzte Segment eines „Axial-pattern"-Lappens. *A* zeigt den Gegensatz zwischen dem kräftigen axialen Blutstrom und dem schwachen Blutfluß über den distalen Anschluß vor der partiellen Stieldurchtrennung; *B* zum Vergleich die Situation nach Vorschneiden mit Durchtrennung des Achsengefäßsystems und der daraus folgenden Steigerung des Blutflusses über den distalen Anschluß

sensystems ist so groß, daß es offensichtlich für den Lappen nur wenig Anreize gibt, effiziente neue Gefäßverbindungen am Einpflanzungsort auszubilden. Die Leistungsfähigkeit der neuen Gefäßanschlüsse muß gesteigert werden, um sie zu befähigen, den gesamten Lappen zu ernähren; dies wird durch eine abgestufte Reduzierung des Blutflusses über den das arteriovenöse Achsensystem enthaltenden Stiel erreicht.

In der Praxis wird der Stiel „vorgeschnitten", indem er partiell, d. h. gewöhnlich zu einem Drittel bis zur Hälfte seines Querschnitts durchtrennt wird; noch wichtiger aber ist die Durchtrennung der Achsengefäße. Die Wirkung besteht darin, daß die Gefäßdynamik des Lappens geändert und der Perfusionsgrad über das Segment am Handgelenk oder das bereits eingesetzte Segment verbessert werden.

Eine solche Stieldurchtrennung wird gewöhnlich 3 Wochen nach der ersten Verlagerung ans Handgelenk bzw. nach partiellem Einsatz in die Empfängerregion durchgeführt, und es ist dabei entscheidend, daß die Achsengefäße, v. a. die Arterie, regelrecht dargestellt, ligiert und durchtrennt werden. Die vollständige Durchtrennung des Stiels erfolgt 1 Woche später.

Wird die stufenweise Durchtrennung auf diese Weise unterlassen, dann kommt es leicht zu einer beträchtlichen Lappennekrose. Sogar bei einem „Random pattern"-Lappen ist eine schrittweise Durchtrennung manchmal angezeigt, wenn der Blutfluß über die Anschlußregion als evtl. unzureichend angesehen wird.

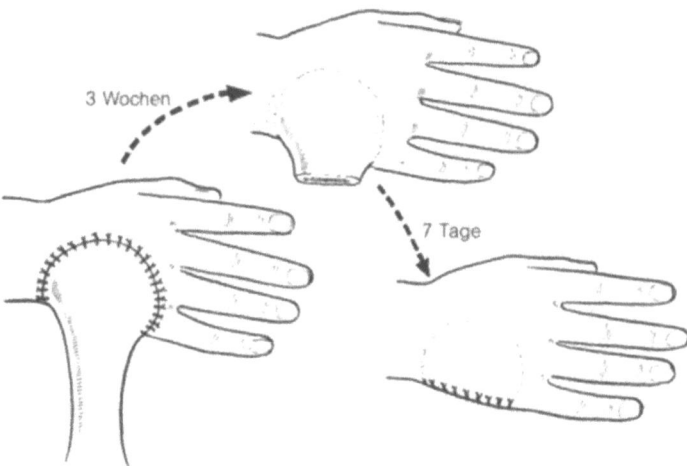

Abb. 4.18. Abgestufte Durchtrennung und Einfügung eines Rollappens. Der Lappenstiel wird am Ende der 3. Woche durchtrennt, die endgültige Einfügung jedoch um eine weitere Woche verschoben, um Lappenrandnekrosen zu vermeiden. Die Anwendung der Methode bei einer Flachlappenverlagerung wird in Abb. 4.39 gezeigt

Durchtrennung und Einpflanzung des Lappens

Soll bei dem auf einen Defekt applizierten Lappen der Stiel durchtrennt werden, dann ist es manchmal vor Rückverlagerung seines Brückensegments an dessen Ursprungsort und vor Vollendung der Einpflanzung empfehlenswert, die Abtrennung und Einpflanzung in 2 getrennte Phasen zu teilen (Abb. 4.18). Die Vervollständigung der Einpflanzung ist mit einer Auslösung des Lappens aus dem ursprünglichen Defekt über eine unterschiedlich weite Distanz verbunden, damit er genau eingepaßt werden kann. Dies hat einen nachteiligen Effekt auf die Blutversorgung des angehobenen Segments, wobei der Rand avital werden und sich eine Randnekrose ausbilden kann.

Außerhalb von Kopf und Hals ist es vernünftig, nach der Stieldurchtrennung die endgültige Einpflanzung des Lappens routinemäßig um 1 Woche zu verschieben. Eher läßt sich an Kopf und Hals die Abtrennung und Einpflanzung wegen der reichhaltigen Blutversorgung der gesamten Region gleichzeitig sicher durchführen, aber selbst dort sollten beim geringsten Zweifel eine stufenweise Durchtrennung und Einpflanzung durchgeführt werden.

Durchblutungsmessung

Es ist allgemein anerkannt, daß ein eingepflanzter Lappen ungefähr 3 Wochen benötigt, um zum neuen Lappenbett eine Gefäßverbindung herzustellen, die alleine ausreicht, den Lappen vollständig zu perfundieren. In der Hoffnung, diesen Zeitraum verkleinern zu können, wurden verschiedene Tests eingeführt und alle wieder verworfen; Ziel der Tests war es, die Leistungsfähigkeit der untersuchten Gefäßverbindungen zu messen. Die meisten dieser Tests beruhten auf der Passagemessung von Substanzen wie Atropin, Fluoreszein und $Na^{24}Cl$ durch den eingepflanzten Lappen; die Meßwerte wurden zur Festlegung der Leistungsfähigkeit benutzt. Fluoreszein erfreut sich z. Z. einer erneuten Beliebtheit.

Das eigentliche Problem ist, daß diese Tests nur indirekt und sehr fragwürdig jene Faktoren messen, die gemessen werden müssen, nämlich die Vis a tergo des in den Stiel eintretenden Blutes und die Gesamtzulänglichkeit des venösen Abflusses. Auf jeden Fall mißlingt die Vervollständigung eines Lappentransfers innerhalb des bekannten Zeitraums häufiger infolge einer Nekrose als aus irgendeinem anderen Grund. Wird eine Nekrose riskiert in dem Versuch, ein paar Tage einzusparen, dann deutet das auf mangelhafte Reife des Arztes hin. Die Frage sollte häufiger lauten, ob selbst nach 3 Wochen die Verlagerung bereits als sicher angesehen werden kann. Bei einer solchen Einschätzung sind zusätzliche Nachweise - wie adäquate Anschlüsse in der Tiefe und am Rand, Geschwindigkeit der Heilung, Vorliegen von Verhärtungen und lokalen Reaktionen - Faktoren, die in Verbindung mit lokalen Gefäßreaktionen benutzt werden, um eine Entscheidung zu treffen.

Die Planung von Lappen

Defektabgrenzung

Bevor eine Rekonstruktion mittels eines Lappens in Betracht gezogen wird, muß die Ausdehnung des Defekts bezüglich jeder einzelnen Komponente - Haut, Knochen und „Füllgewebe" - bestimmt werden. Dabei muß die Qualität der den offensichtlichen Defekt umgebenden Haut berücksichtigt werden. Zeigt die Haut Schäden infolge einer Strahlentherapie oder fibrotische und atrophische Veränderungen bei alter Narbenbildung, dann handelt es sich um schlechtes chirurgisches Gewebematerial; es wird oftmals besser als Teil des Defekts angesehen und exzidiert, um in den Bereich gesunder Hautverhältnisse zu kommen (Abb. 4.19). Neben der schlechten Nahtstabilität zeigt eine solche Haut infolge der Gefäßarmut unbefriedigende Ergebnisse bei der Ernährung eines eingesetzten Rundstiels, wenn der restliche Teil des Stiels zur Verlagerung abgelöst wird. Ein gutes Beurteilungsmerkmal ist neben der Hautbeschaffenheit und dem Aussehen der Grad der Hautverschieblichkeit; eine auf der Unterlage frei verschiebliche Haut ist gewöhnlich hinreichend befriedigend zu verarbeiten.

Planung des Vorgehens

Die Planung besteht aus zwei unterschiedlichen Aspekten, die am besten einzeln betrachtet werden, auch wenn sie sich in der Praxis nicht völlig trennen lassen, und zwar aus Festlegung des Lappentyps und Planung der eigentlichen Verlagerung.

Lappentyp. Bei einem Lappentransfer kann an den Defekt angrenzendes Gewebe in Form eines Nahlappens oder Gewebe von weiter her verlagert werden.

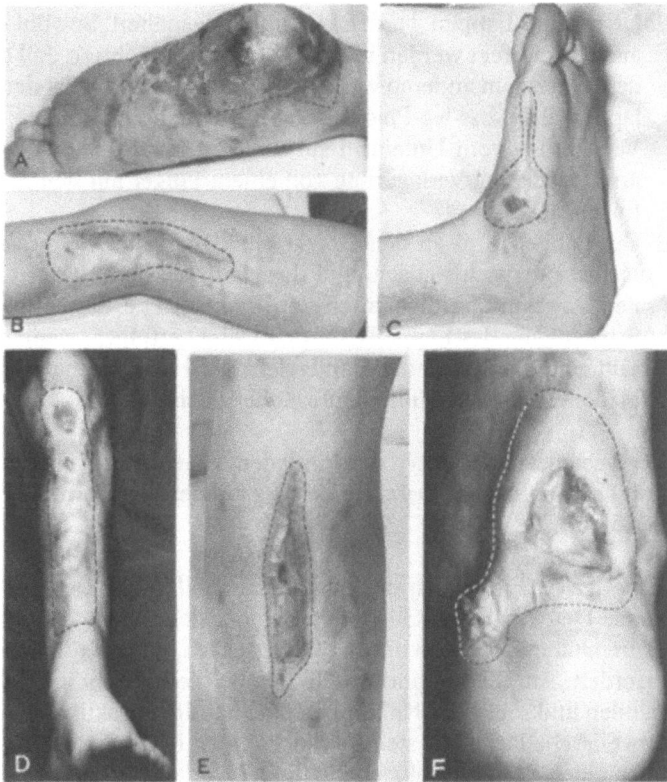

Abb. 4.19 A-F. Typische Regionen, die für eine Lappendeckung geeignet sind, und das erforderliche Exzisionsausmaß zur alleinigen Beseitigung von Narbengewebe. Es sollte beachtet werden, daß evtl. noch mehr Haut exzidiert werden muß, damit der Lappen eine geeignete Form im Hinblick auf die Blutversorgung erhält. Somit zeigt Abb. 4.42 B den zur Deckung von Defekt F verwendeten Lappen. Die Phasen der Deckung von A werden in den Abb. 4.8 D, 4.20 und 4.42 D gezeigt, die von D in den Abb. 4.43 C und 4.44 B

Nahlappen. Bevor Gewebe aus der Umgebung verlagert werden kann, muß es nachweislich zur Verfügung stehen; die Methoden zur Festlegung der Lappengröße, die für einen speziellen Defekt erforderlich ist, wird im Abschn. „Rotations- und Schwenklappen" beschrieben.

Fernlappen. Die Geweberverlagerung aus weiter entfernten Gebieten verläuft auf eine von 3 Arten:

1. Der Defekt wird an den Lappen herangebracht. Diese Verlagerungsart findet ihre Hauptanwendung bei Defekten an Unterarm und Händen. Kann der Defekt in die Reichweite einer Region gebracht werden, die zur Bildung eines „Axial pattern"-Lappens geeignet ist, dann sollte ein solcher Lappen die erste Wahl darstellen. Die weniger befriedigende Alternative ist der am Rumpf gehobene „Random pattern"-Lappen, der auf den Defekt appliziert wird. In diesem Zusammenhang handelt es sich bei beiden Lappen um Flachlappen.

2. Defekt und Lappen werden einander angenähert. Sowohl die Spenderregion als auch der Defekt werden dicht zusammengebracht, so daß ein Lappen direkt von dem einen zum anderen verlagert werden kann. Dies ist der Fall, wenn ein Flachlappen als Cross-leg-Plastik von einem Bein zum anderen verpflanzt wird; bei Verlagerung vom Unterarm zur anderen Hand handelt es sich um eine Cross-arm-Plastik, bei Verlagerung von einem Finger auf den anderen um eine Crossfinger-Plastik.
3. Der Lappen wird an den Defekt herangebracht. Bei diesem Transfer bleibt der Defekt praktisch statisch, und der Hauptteil der mit der Verlagerung verbundenen Bewegung erfolgt durch den Lappen. Die Bewegung kann in Form einer Schwenkung des Lappens auf den Defekt erfolgen, wenn beide nahe genug beisammen liegen, oder das Handgelenk wird als Zwischenträger benutzt, wenn sich beide weiter voneinander entfernt befinden.

Der geeignete Lappentyp wird in jedem gegebenen Fall gewöhnlich durch Größe und Lokalisation des Defekts und dem mit der Verlagerung verbundenen Zeitfaktor bestimmt.

Defektgröße. Ein Nahlappen muß flächenmäßig sehr viel größer sein als der zu deckende Defekt; an den Gliedmaßen findet sich selten genügend Gewebe, um einen Extremitätendefekt von der Größe zu decken, der gewöhnlich eine Lappendeckung erfordert. Am Stamm und im Gesicht ist die notwendige Gewebefläche eher vorhanden und somit der Nahlappen eine häufiger praktikable Möglichkeit.
Die Gewebefläche, die sich als Flachlappen leicht verlagern läßt, ist kleiner als die über einen Handgelenkzwischenträger verlagerte; große Defekte erfordern gewöhnlich Fernlappen, die mit Hilfe des Handgelenks verlagert oder mehrzeitig auf den Defekt geschwenkt werden.

Lokalisation des Defekts. Ein Flachlappen kann nur benutzt werden, wenn Defekt und Spenderregion sich leicht einander annähern lassen, und diese Tatsache beschränkt seine Anwendung auf Defekte an Arm und Hand sowie auf den Bereich des distalen Beines und Fußes. An anderen Stellen muß ein Fernlappen benutzt werden, der mehrzeitig geschwenkt oder über einen Zwischenträger verlagert wird.

Der Zeitfaktor. Der Nahlappen wird häufig in einem einzigen Schritt praktisch fertiggestellt und kann aus diesem Grund erstrebenswert sein. Er verlangt vom Patienten nicht, über einen bestimmten Zeitraum eine besondere Stellung einzuhalten, aus der dann die Tendenz zur Gelenkversteifung folgt, wie es sowohl beim Flachlappen als auch beim Rundstiel der Fall ist. Die Notwendigkeit, eine bestimmte Stellung über längere Zeit beizubehalten und die möglicherweise damit verbundene Bettruhe kann bei älteren Patienten eine Kontraindikation für die Benutzung eines Flach- oder anderer Fernlappen darstellen.
Die Verlagerung eines Flachlappens ist nach 4–5 Wochen abgeschlossen, ein „Axial pattern"-Lappen, der mehrzeitig an seinen Bestimmungsort verlagert wird, benötigt etwa die gleiche Zeit. Wird er über einen Handgelenkzwischenträger verlagert, dann dauert es etwa 7 Wochen, während der klassische Rundstiellappen 12 Wochen und häufig noch mehr benötigt. Der Flachlappen und der mehrzeitig verlagerte

„Axial pattern"-Lappen können als Notmaßnahme benutzt werden; der Rundstiel-
und der über das Handgelenk verlagerte „Axial pattern"-Lappen können wegen der
notwendigen vorausgehenden Verlagerungsphasen nur elektiv verwendet werden.

Weitere Faktoren, die die Wahl des Lappentyps beeinflussen können, insbesondere
ob es sich um einen Nah- oder Fernlappen handeln soll, sind die Eigenschaften des
verlagerten Gewebes, wie z. B. das kosmetische Aussehen u. ä. Nach der Verlagerung behält die Haut des Lappens weitgehend ihr Aussehen und andere Charakteristiken, die sie vor dem Transfer hatte. Wird Haut vom Abdomen oder von der
Brustwand in einen Gesichtsabschnitt verlagert, der in die Mimik eingezogen ist,
dann wirkt sie dort maskenhaft starr, da das feine Spiel der mimischen Muskulatur
nicht durch die dickere Haut übertragen werden kann, selbst wenn diese vollständig
von Subkutanfett befreit wurde. Der Abdominalhaut, die an die Ferse verlagert
wurde, fehlen die lokalen Hauteigenschaften (ganz abgesehen von der Sensibilität),
die es ihr ermöglichen, Gewichtsbelastungen erfolgreich zu widerstehen.

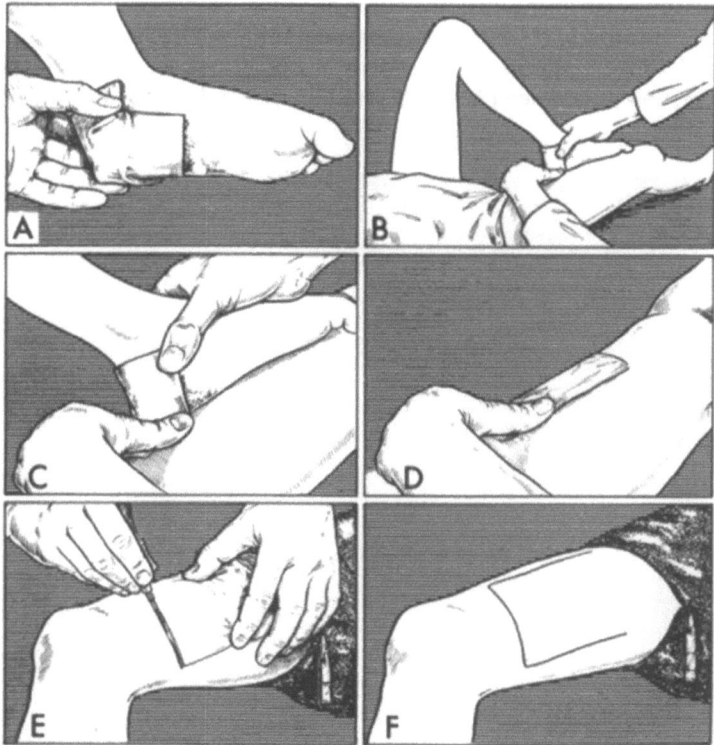

Abb. 4.20A–F. Umgekehrte Planung. Die eine Deckung erfordernde Region (Abb. 4.19 A)
wird mit einem „Lappen" aus Jakonett bedeckt *(A),* dann werden die Beine in die für die Verlagerung erforderliche Stellung gebracht, und der „Lappen" *(B, C)* wird so plaziert, wie er
beim eigentlichen Transfer liegen wird (s. Abb. 4.42 D). Der „Lappen" wird dann auf der
Spenderregion ausgebreitet *(D)* und mit Bonney's Blue aufgezeichnet *(E)*; dadurch ergeben
sich Form und Lage des eigentlichen Lappens *(F)*

Planung der Lappenverlagerung. Nach Wahl des Lappentyps werden seine Lokalisation, Größe und Form sowie die einzelnen Stationen der Verlagerung mittels der
Methode der umgekehrten Planung (Abb. 4.20) entworfen. Der Defekt wird auf einem geeigneten Material, wie etwa Jakonett, aufgezeichnet. Dies stellt den Lappen
dar, und jetzt wird das gesamte Verfahren vom Endzustand her über die verschiedenen Zwischenstadien zurückentwickelt, wobei die Gliedmaße in der korrekten Stellung liegen, bis der „Lappen" das Hautareal erreicht hat, aus dem er gehoben werden soll; hier wird die Schablone benutzt, um die endgültige Lappenform
aufzuzeichnen. Auf diese Weise wird dem Patienten nicht zugemutet, während einer kritischen Verlagerungsphase eine unerträgliche Stellung einnehmen zu müssen; der Operateur vermeidet zudem einen Lappen, der entweder zu klein ist, während der Verlagerung abknickt oder seinen Bestimmungsort überhaupt nicht
erreicht, weil er zu kurz ist. Die in der Planungsphase aufgewendete Zeit ist auf lange Sicht niemals verschwendet.

Ein Lappen sollte immer mit einem Sicherheitsspielraum entworfen werden. Wird
er knapp bemessen, so daß er gerade paßt, dann wird das dem Operateur zu gegebener Zeit Schwierigkeiten bereiten. Es ist leicht, einen zu großen Lappen zurecht-
zuschneiden, aber schwierig, etwas an einen bereits gebildeten anzufügen.

Die Erfordernisse der Blutversorgung können Größenverhältnisse sowie Formen
und Dicke bestimmen, die andernfalls nicht notwendig wären; um ein optimales
Ergebnis zu erzielen (Abb. 4.21) sind häufig nachträgliches Zurechtschneiden, Aus-

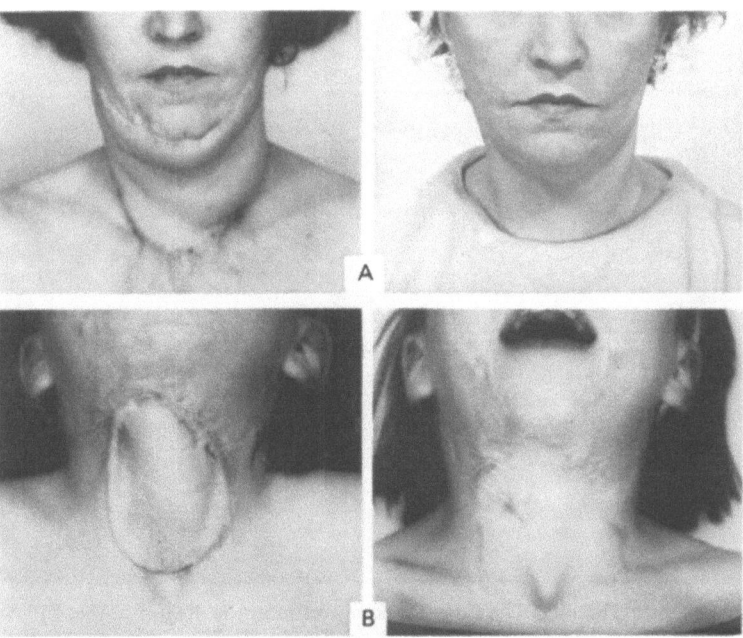

Abb. 4.21 A, B. Ergebnisse unmittelbar nach Vollendung einer Rundstielverlagerung zur Korrektur von Verbrennungsnarbenkontrakturen am Hals und nach Anwendung von Z-Plastiken
in Verbindung mit einer Ausdünnung. Eine frühere Phase in der Verlagerung von *A* wird in
Abb. 4.44 B gezeigt, und der für *B* benutzte Rundstiel wird in Abb. 4.43 D dargestellt

dünnen sowie Z-Plastiken erforderlich, nachdem die Lappenverlagerung abgeschlossen ist.

Rotations- und Schwenklappen

Zur Deckung eines Primärdefekts kann es möglich sein, das angrenzende Gewebe zu verschieben; der Sekundärdefekt kann durch direkte Naht oder ein freies Hauttransplantat gedeckt werden. Wird das Gewebe in den Primärdefekt gedreht, dann nennt man den Lappen „Rotationslappen" lateral in den Defekt verschoben heißt er „Schwenklappen". Bei den meisten Lappen sind beide Prinzipien in unterschiedlichen Ausmaßen kombiniert, und man kann einen bestimmten Lappen nach dem vorherrschenden Prinzip benennen (Abb. 4.22).

Diese Lappen lassen sich nicht adäquat in einem Buch beschreiben, auch nicht mit einem reichhaltigen Bildangebot (Abb. 4.23–4.26), da jeder Lappen ein individuelles Problem darstellt. Insbesondere bei Eingriffen im Gesicht wächst das Urteilsvermögen bezüglich der Auswahl und die Phantasie beim Entwurf mit der durch chirurgische Praxis erworbenen Erfahrung. Die augenblickliche Diskussion beschäftigt sich mit der Erklärung der zugrundeliegenden Konstruktionsprinzipien

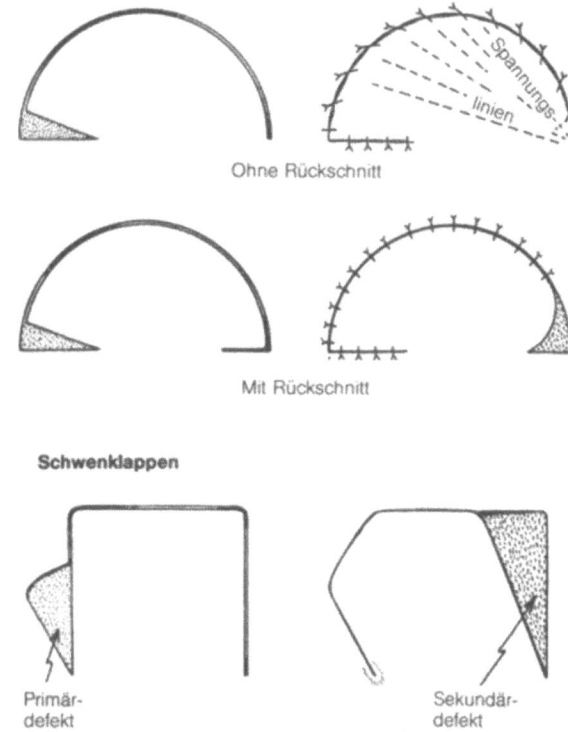

Abb. 4.22. Diagramme von Rotationslappen mit und ohne Rückschnitt sowie von einem Schwenklappen

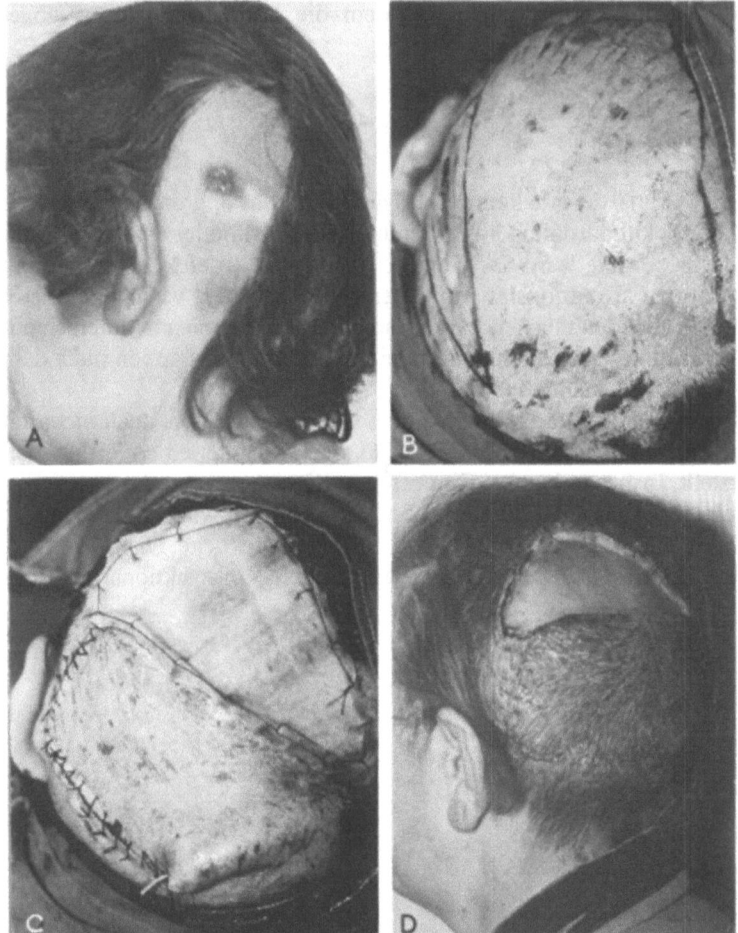

Abb. 4.23 A-D. Anwendung eines Schwenklappens nach Exzision eines Ulcus rodens, das die Tabula externa des Schädels miteinbezogen hatte. Aufgezeichneter Lappen nach Dreieckbildung des Defekts, der nach großzügiger Exzision *(B)* des Ulkus *(A)* zurückbleibt. Der verlagerte Lappen *(C)* und mit Spalthaut gedeckter Sekundärdefekt. *D* Endergebnis

Abb. 4.25 A, B. Rotationslappen mit Rückschnitt, angewandt nach Exzision eines Ulcus rodens, das die Tabula externa des Schädels miteinbezogen hatte. *A* Aufgezeichneter Lappen nach Dreieckbildung des nach Exzision des Ulkus zurückbleibenden Defekts; *B* Endergebnis, mit Spalthaut transplantierter Sekundärdefekt ▶

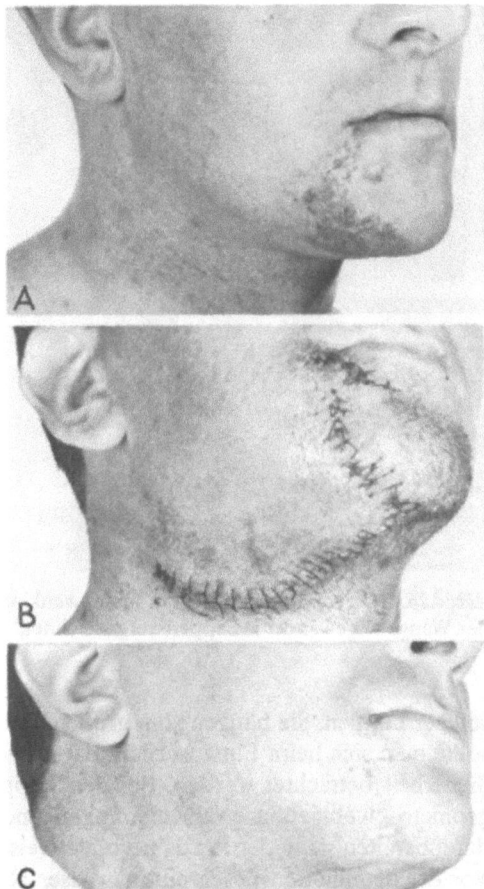

Abb. 4.24. Rotationslappen ohne Rückschnitt nach Exzision eines Hämangioms

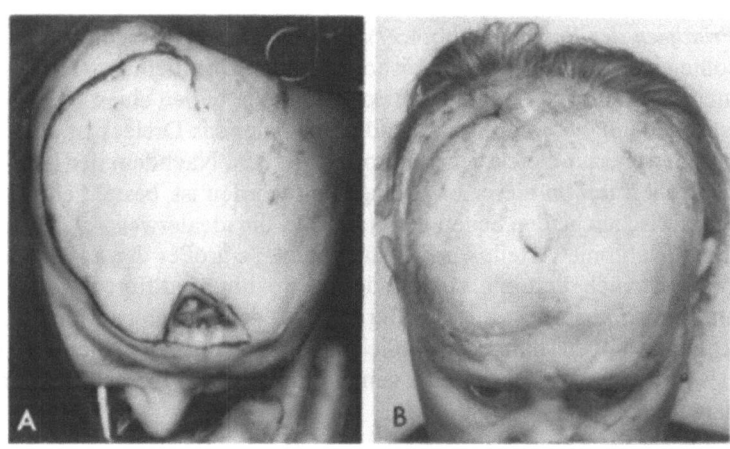

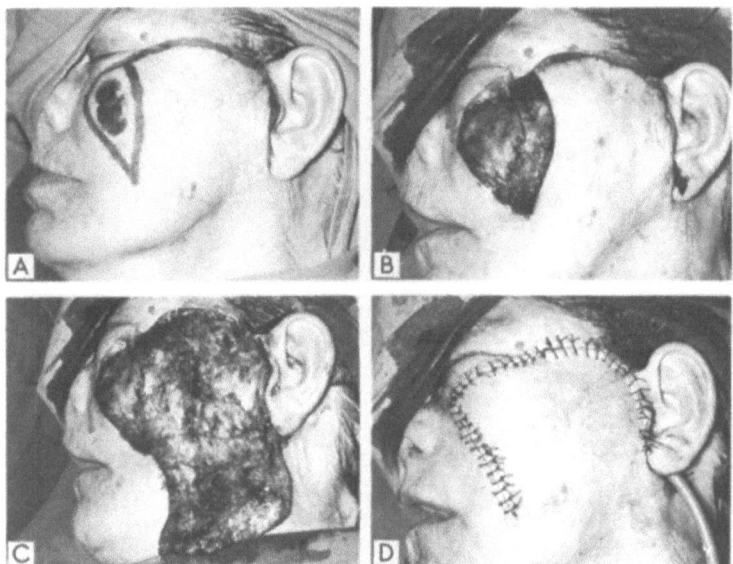

Abb. 4.26A-D. Kombinierter Rotationsschwenklappen, nach Exzision einer Lentigo maligna der Wange angewandt. *A* Lappen aufgezeichnet, *B, C* gehoben und *D* verlagert

solcher Lappen. Sie hängen zum großen Teil von der Gewebeelastizität ab, jedoch sollte man sich beim Entwurf nicht darauf verlassen, sie sollte eher als zusätzliche Sicherheit betrachtet werden. Bei den Lappenverlagerungen handelt es sich um geometrisch abmeßbare Verschiebungen, und werden sie auch als solche behandelt, dann bereiten sie in der Praxis normalerweise keine Schwierigkeiten.

Vor der detaillierten Beschreibung dieser Nahlappen muß betont werden, daß es sich um Verfahren handelt, auf die man sich nicht leichtfertig einlassen sollte. Der Operateur, der einen solchen Lappen anwendet, sollte sich immer daran erinnern, daß eine größere Durchblutungsstörung eine sehr viel schwerere Entstellung hinterlassen kann, als diejenige, die durch den Lappen beseitigt werden sollte.

Prinzipien der Rotation (Abb. 4.27). Da der Lappen in seine Endlage rotiert wird, sollte er theoretisch einen Kreisbogen bilden, von dem der Primärdefekt ein Segment darstellt; Lappen und Defekt zusammen bilden einen Halbkreis. Der Defekt ist somit annähernd dreieckig, und je schmaler das Dreieck ist, um so weniger muß das Gewebe zur Defektdeckung rotiert werden. Nachdem der Lappen auf den Defekt rotiert und in dieser Lage eingenäht worden ist, besteht eine Spannungsdifferenz zwischen beiden Seiten der Nahtlinie, die idealerweise gleichmäßig auf die gesamte Nahtlinie verteilt wird. Daraus folgt: Je größer der Lappenbogen ist, um so länger ist auch die Linie, entlang der die Spannungsdifferenz verteilt werden kann, und um so kleiner ist diese Differenz an jedem beliebigen Punkt. Der Erfolg des Rotationslappens hängt gewöhnlich so sehr von der Lockerheit der Gewebe ab, daß es wirklich unmöglich ist, eine genaue Lokalisation für den Punkt anzugeben, um den der Lappen sich dreht.

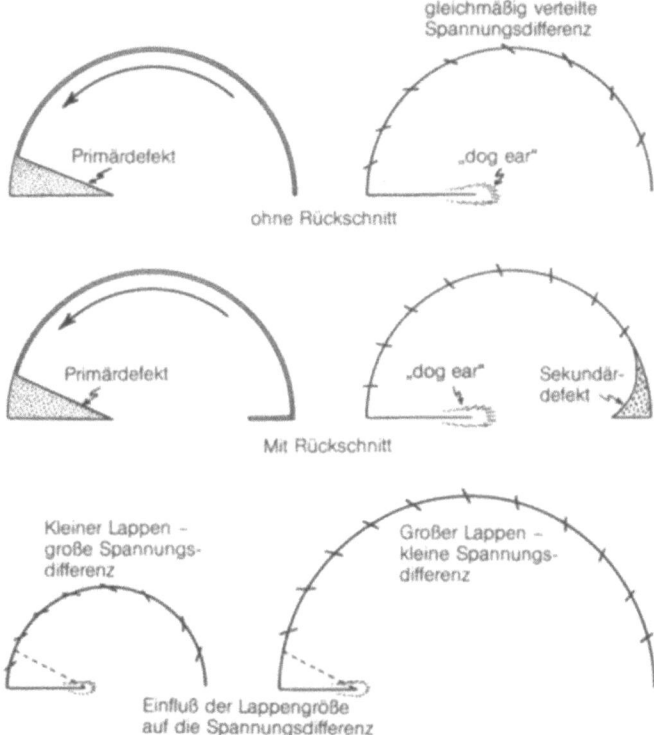

Abb. 4.27. Die Diagramme von Rotationslappen zeigen den Effekt des Rückschnitts sowie den Einfluß der Lappengröße auf die Spannungsdifferenz

Ein reiner Rotationslappen hinterläßt keinen Sekundärdefekt, häufig aber kann, bedingt durch die Gewebeelastizität und dem erforderlichen Rotationsgrad, der Primärdefekt nicht allein durch eine Neuverteilung der Spannung geschlossen werden; dann muß durch eine weitere Inzision erreicht werden, daß der Lappen sowohl nach lateral verschoben als auch in den Defekt gedreht werden kann. Dort, wo vom Defekt ausgehend im Verlauf der Lappenkrümmung ein Halbkreis beschrieben ist, wird die Inzision als Rückschnitt entlang des Durchmessers angelegt. Dies ermöglicht, den Lappen durch eine Kombination von Rotation und Schwenkung in den Defekt zu verschieben.

Dieser Rückschnitt hinterläßt einen Sekundärdefekt, der möglichst durch direkte Naht, oder wenn dies unmöglich ist, durch ein freies Hauttransplantat verschlossen wird.

Prinzip der Schwenkung. Selbst in seiner reinsten Form dreht sich der Schwenklappen um eine Achse und rotiert damit; die Hauptbewegung erfolgt jedoch nach lateral. Der Primärdefekt ist wiederum dreieckig, und der entlang einer seiner Seiten entworfene rechteckige Lappen verschiebt sich nach lateral, wenn er in den Defekt geschwenkt wird. Ein Ziel bei diesem Vorgehen ist, Spannung auf der den Primärdefekt verschließenden Naht zu vermeiden; daher kann der Sekundärdefekt nicht direkt vernäht werden, weil dies genau die Spannung wieder erzeugen würde, die durch den Lappen vermieden werden sollte. Daher muß der Sekundärdefekt entweder durch ein freies Hauttransplantat oder durch eine andere plastische Maßnahme verschlossen werden, die einen spannungslosen Verschluß gestattet.

Die vaskulären Grenzen von Nahlappen

Wird ein Nahlappen verschoben, dann entsteht gewöhnlich ein Spannungsverlauf entlang der Basis oder schräg durch den Lappen. Ist diese Spannung übermäßig groß, dann können Nekrosen des weiter entfernt gelegenen Gewebes hervorgerufen werden. Ein Rückschnitt wird gewöhnlich den Spannungsverlauf beseitigen und den Lappen leicht in den Defekt verschieben lassen; man muß jedoch beachten, daß der Rückschnitt auch den Blutzufluß an der Basis reduziert und damit die Durchblutungsreserve vermindert.

Diese zwei Faktoren – das Gebiet für den Gefäßzutritt und die Spannung – müssen stets ausgewogen sein, und die Kenntnis, um wieviel der eine Faktor gerade noch reduziert werden kann, um den anderen zu beseitigen, ist im Einzelfall eine Frage der Erfahrung. Wahrscheinlich ist Spannung ein bedeutenderer Auslöser für ausgedehnte Nekrosen als die Verkleinerung des Gebiets für den Gefäßzutritt. Die Verbesserung der vaskulären Leistungsfähigkeit durch Vorschneiden wird häufig durch die damit entstehende Fibrose aufgehoben, insbesondere wenn mit dem Vorschneiden die Hebung des Lappens verbunden ist; die Elastizität eines Lappens vermindert nämlich stets die Spannung.

Entwurf des Lappens (Abb. 4.28)

Gleich zu Beginn muß betont werden, daß die festzulegenden Leitprinzipien für Rotations- und Schwenklappen in ihrer klassischen Form gelten, und daß sie nicht notwendigerweise auch für viele der Lappen zutreffen, die in bestimmten Abschnitten an Kopf und Hals verwendet werden. Diese werden getrennt besprochen.

Der erste Schritt bei beiden Lappentypen ist der, den Defekt in ein Dreieck umzuformen. Der Defekt muß sich als Dreieck mit 2 annähernd gleichen Seiten umreißen lassen, was evtl. eine Opferung von gesundem Gewebe bedeutet, damit sich das Dreieck bilden läßt. Ein Defekt, der sich aus irgendeinem Grunde nicht zu einem Dreieck umformen läßt, ist selten für einen Standardnahlappen geeignet. In der Regel sind die 2 gleichen Seiten des Dreiecks länger als die dritte, die die Basis bildet. Vergegenwärtigt man sich den Vorgang bei einem geeigneten Lappen, dann muß man sich die Defektschließung durch Verschiebung eines der gleichlangen Schenkel, der eine Seite des Lappens bildet, an den anderen heran vorstellen.

Bei einem langen, schmalen Defekt kann sich die Dreiecksbildung so planen lassen, daß die Spitze an jedem Ende liegen könnte, und welches Ende die Spitze und welches die Basis sein soll, ist möglicherweise nicht unmittelbar ersichtlich. Die Lappenbasis kommt an der Spitze des Dreiecks zu liegen, und daher sollte das Ende als Spitze gewählt werden, das vom Gesichtspunkt der Blutversorgung, des Narbenverlaufs und des zur Verfügung stehenden Gewebes aus die bessere Lappenbasis abgeben wird.

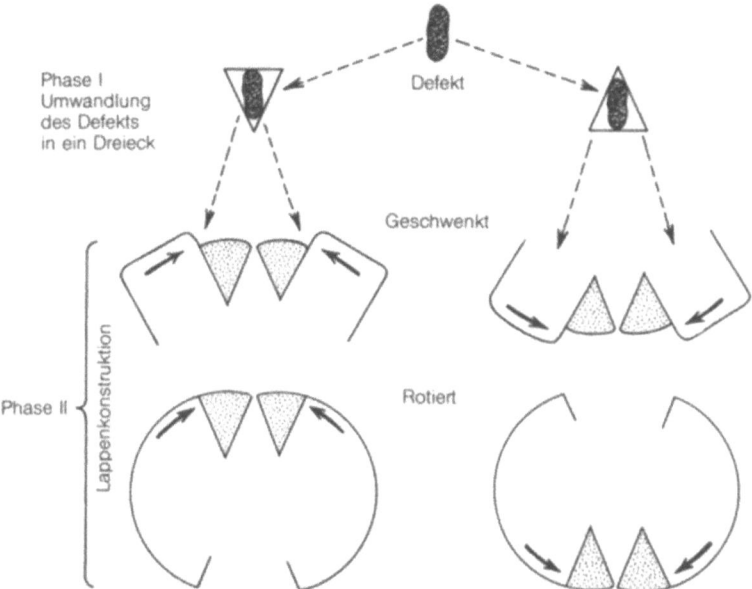

Abb. 4.28. Phasen beim Entwurf eines Nahlappens. *Phase I:* Auswahl der Lage der Lappen-basis- bei Schwenk- oder Rotationslappen. *Phase II:* Auswahl der Seite des Defekts, von der der Lappen verschoben werden soll

Nach Festlegung des Dreiecks, kann es sofort offensichtlich sein, von welcher Seite der Lappen kommen wird. Bestehen Zweifel, dann entscheiden 2 Faktoren:

1. Die Seite mit dem meisten zur Verfügung stehenden Gewebe liefert wahrschein-lich den besten Lappen.
2. Die anatomische Verteilung der Blutgefäße kann evtl. eindeutig eine Seite begün-stigen.
   Als nächstes muß der Lappen entworfen werden, und die Konstruktionsprinzi-pien hängen davon ab, ob er geschwenkt oder rotiert werden soll.

Der Schwenklappen (Abb. 4.29)

Das ideale Längen-Breiten-Verhältnis ändert sich mit der Lokalisation, jedoch soll-te der Lappen annähernd quadratisch sein, und in einer schwierigen Situation soll-ten seine Abmessungen eher noch günstiger sein. Nur an Kopf und Hals ist ein Lap-pen, der länger ist als breit, sicher, und sogar dort gilt, daß der Lappen um so sicherer ist, je mehr er einem Quadrat angenähert ist.
Die klassische Form ist daher die quadratische, und beim Entwurf muß man als er-stes klar erkennen, daß der Punkt, um den der Lappen sich bei der Verlagerung dre-hen wird, nicht die Spitze des Dreiecks ist, sondern eher das andere Ende der Lap-penbasis. Daraus folgt: Soll der Lappen den Defekt schließen, muß die Entfernung vom Drehpunkt bis zum entferntesten Punkt des Dreiecks gleich der Diagonalen des Lappens vom Drehpunkt aus gemessen sein.

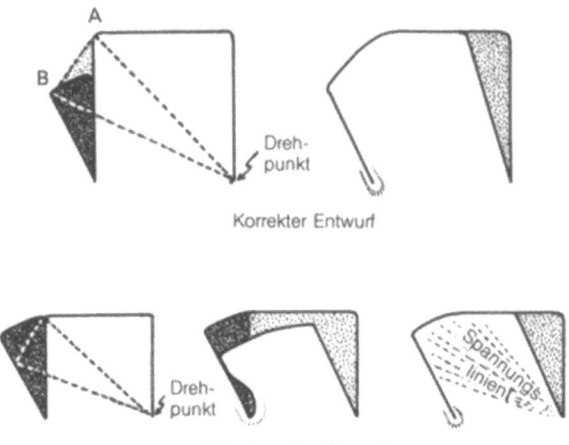

Abb. 4.29. Konstruktion eines Schwenklappens. Vergleiche den korrekt entworfenen Lappen, bei dem die Entfernungen zwischen dem Drehpunkt und *A* bzw. *B* gleich sind, und folglich die Verlagerung spannungsfrei möglich ist, und den nicht korrekt konstruierten Lappen, bei dem die Abstände ungleich sind, da der Lappen zu kurz ist; hier kann die Verlagerung nur unter Spannung durchgeführt werden

Bevor irgendein Schnitt gelegt wird, muß der Drehpunkt eindeutig festgelegt sein; die Entfernungen vom Drehpunkt zu jedem beliebigen Lappenpunkt müssen mit den geschätzten Abständen zu denselben Punkten nach Abschluß der Verschiebung verglichen werden. An Stellen, wo die Distanz vor der Verlagerung kürzer ist, wird sich nach der Lappenverlagerung eine Spannung entlang der Verbindungslinie ausbilden. Beim quadratischen Lappen gerät insbesondere die vom Drehpunkt aus gemessene Lappendiagonale leicht zu kurz. Die Entfernungen können auf 2 Arten angeglichen werden:

1. Ausgangsentwurf. Der Lappen kann länger als die Seite des dreieckigen Defekts gemacht werden, so daß seine tatsächliche Diagonale vor und die geschätzte nach der Verlagerung gleich sind; ähnlich können Form und Abmessungen des Lappens unter Berücksichtigung der tatsächlichen Längen vor und der geschätzten nach der Verlagerung festgelegt werden.
Diese Methode ist die beste und sollte beim Lappenentwurf angewandt werden. Sollte sich jedoch herausstellen, daß nach Schneiden des Lappens die Länge inadäquat ist und eine Spannungslinie entstehen wird, dann muß ein alternativer, insgesamt aber weniger zufriedenstellender Kunstgriff angewandt werden, nämlich der Rückschnitt. Wird ein Rückschnitt erforderlich, dann kommt das natürlich dem Eingeständnis eines schlechten Ausgangsentwurfs gleich.

2. Der Rückschnitt. Da der Lappen durch die bereits geschnittene Länge festgelegt ist, muß der Drehpunkt verändert werden, um die Längendifferenz zu verkleinern. Durch einen Rückschnitt läßt sich dies erreichen. Obwohl die Lappenspannung vermindert wird, muß man daran denken, daß er ebenso die Gefäßverbindungen reduziert und daher so klein wie möglich gehalten werden sollte. Manchmal erweist es sich als möglich, die Spannung zu vermindern, ohne die Gefäßverbindungen wesentlich einzuschränken, indem nur das für die Spannung tatsächlich verantwortliche Gewebe durchtrennt wird, und wobei gleichzeitig die Blutgefäße intakt bleiben. Bei Haut mit einer hinreichend dicken Subkutis kann die Durchtrennung der Kutis alleine eine ausreichende Entspannung bewirken, während an der behaarten Kopfhaut die Durchtrennung der Galea aponeurotica den gleichen Effekt haben kann. Im Gesicht und am Hals ist eine solche differenzierte Durchtrennung selten durchführbar, aber glücklicherweise sind die Blutversorgung und die Gewebeverfügbarkeit gewöhnlich so gut, daß das Problem in akuter Form seltener auftritt.

Der Schwenklappen ist besonders brauchbar an Stellen, wo ein sekundäres Transplantat aus kosmetischen Gründen nicht kontraindiziert ist, und daher wird er hauptsächlich außerhalb des Gesichts benutzt. Bei diesem Lappen ist der Sekundärdefekt annähernd so groß wie der Primärdefekt und wird mit einem Spalthauttransplantat gedeckt. Jeder Versuch, den Sekundärdefekt durch direkte Naht zu verschließen, zerstört das gesamte Ziel der Lappenverlagerung aus dem bereits aufgezeigten Grund. Das Transplantat kann entweder primär unter Anwendung eines Druckverbands appliziert werden oder verzögert in Form einer offenen Transplantation. Die verzögerte Transplantation hat den Vorteil, daß jedes sich unter dem Lappen ansammelnde Hämatom unbehindert in den Sekundärdefekt abfließen kann und damit zu keiner weiteren Spannung im Lappen selbst führt. Entschließt man sich zur primären Transplantation des Sekundärdefekts, dann ist entscheidend, sicher zu gehen, daß die Spannung auf dem eingeknüpften Verbandspolster nicht auf den Lappen übertragen wird. Dies kann ziemlich einfach vermieden werden, indem sowohl der Lappenrand als auch das Transplantat in dem darunter gelegenen Gewebe verankert werden. Dazu muß man sicherstellen, daß die durch den Lappenrand geführten Einknüpfnähte das tiefer gelegene Gewebe mitfassen. Wird auf diese Weise genäht, läßt sich der Lappen im Hinblick auf Saugdrainagen, Druckverbände usw. ziemlich unabhängig vom Transplantat versorgen (Abb. 4.30).

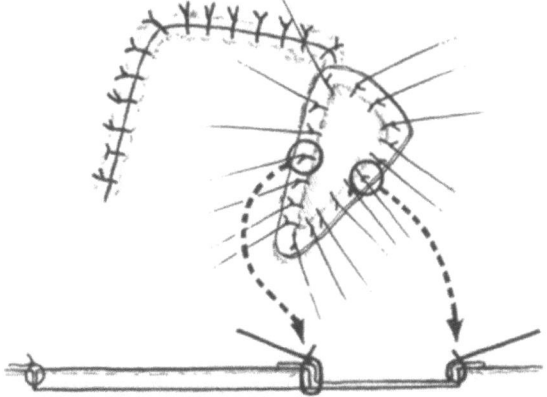

Abb. 4.30. Trennung von Lappen und Transplantat durch Anwendung von Nähten, die Transplantat und Lappen an tieferen Gewebeschichten verankern. Diese Maßnahme verhindert, daß Spannung vom Transplantat auf den Lappen übertragen wird, und gestattet, daß beide unabhängig voneinander versorgt werden

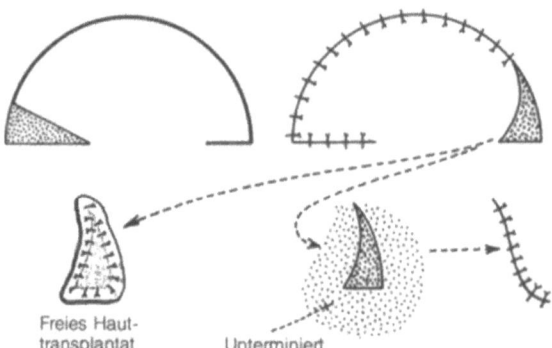

Freies Haut-
transplantat   Unterminiert

Abb. 4.31. Methoden zur Deckung des Sekundärdefekts nach Verlagerung eines Rotationslappens durch freies Hauttransplantat und direkte Naht

Der Rotationslappen (Abb. 4.31)

Der klassische Rotationslappen bildet einen annähernd kreisförmigen Bogen, der
es gestattet, daß die Lappenkrümmung, ob mit oder ohne Rückschnitt, im Verlauf
des Halbkreisdurchmessers, entlang der korrespondierenden Krümmung an der
anderen Seite der den Lappen begrenzenden Inzision rotieren kann. Er wird mit einer leichten Spannungsdifferenz in seiner neuen Lage vernäht; wird jedoch zusätzlich ein Rückschnitt benötigt, was häufig vorkommt, dann entsteht ein dreieckiger
Sekundärdefekt, und die Lappenbewegung ist dann eine Kombination aus Rotation und Schwenkung. Da sich innere und äußere Krümmung gegeneinander verschieben, entsteht kein Defekt im eigentlichen Lappengebiet, außer im Bereich des
Rückschnitts. Je größer der Lappen gebildet wird, um so geringer ist die Spannungsdifferenz an jedem Lappenpunkt; die meisten Schwierigkeiten entstehen dadurch, daß der Entwurf eher zu klein als zu groß ist.
Der Punkt, um den der Lappen sich dreht, liegt etwa auf der Hälfte zwischen der
Spitze des dreieckigen Defekts und dem Ende des Rückschnitts; die Distanz von
diesem Punkt aus zu jedem beliebigen Punkt auf dem Lappen muß vor und nach
der Rotation gleich sein. Der Drehpunkt des Rotationslappens kann nicht mit der
gleichen Genauigkeit wie beim Schwenklappen angegeben werden, da der Rotationslappen in einem beträchtlichen Ausmaß von der Elastizität der Gewebe an-
hängt. Daher ergeben sich gewöhnlich die besten Ergebnisse, wenn die Haut locker
und elastisch ist.
Außerhalb von Kopf und Hals wird der Sekundärdefekt routinemäßig mit Spalthaut gedeckt; in der Praxis wird die Lappennaht beendet und das Transplantat appliziert, sobald Spannung deutlich erkennbar wird. Am Kopf und Hals wird der Sekundärdefekt gewöhnlich durch direkte Naht geschlossen, unter der Bedingung,
daß ein solcher Verschluß zu keiner Spannung entlang der Lappenbasis führt, die
ausreichen würde, die Blutversorgung des Lappens zu gefährden. Ist der direkte
Verschluß nicht möglich, dann muß ein Transplantat benutzt werden. Das Problem
mit dem nach der Lappenrotation zurückbleibenden Sekundärdefekt läßt sich
manchmal auf eine völlig andere Weise lösen (Abb. 4.32); man versteht die Metho-

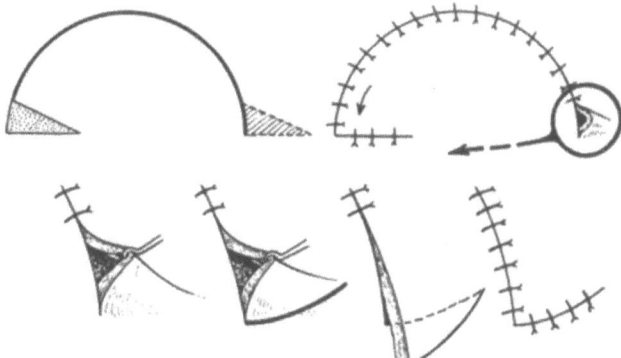

Abb. 4.32. Methode zur Vermeidung eines Sekundärdefekts, die sich manchmal anwenden läßt, wenn die Haut schlaff ist und dementsprechend Gewebe zur Verfügung steht. Abb. 6.19 zeigt die Methode in der Praxis

de am besten, wenn man die relativen Längen der Wundränder betrachtet. Die Länge des Lappenwundrands ist geringer als die des gegenüber liegenden Randes, mit dem der Lappen vernäht werden muß; beide Strecken können entweder durch Verlängerung des Lappenrandes einander angeglichen werden, was Sinn des Rückschnitts ist, oder durch Verkürzung der äußeren Wundlinie, indem diese der Lappenlänge angepaßt wird. Genau das wird durch die Exzision eines Gewebedreiecks gegenüber der Stelle, wo normalerweise der Rückschnitt liegen würde, erreicht und läßt sich dann durchführen, wenn genügend Gewebe für eine Exzision zur Verfügung steht. Der Lappen wird also ohne Rückschnitt rotiert, und mit fortschreitender Naht wird es offensichtlich, daß etwas überschüssiges Gewebe auf der Außenseite der Nahtreihe vorhanden ist und sich schließlich ein „Schweineohr" entwickelt, dessen Exzision dazu führt, daß beide Strecken gleich lang sind. Nur am Kopf und Hals sind Gewebereserven vorhanden und ermöglichen eine Anwendung dieser Methode.

Das „dog-ear" am dreieckigen Defekt

Erfolgte die Drehung um die Spitze des dreieckigen Primärdefekts, dann wird die resultierende Nahtreihe ziemlich flach liegen; befindet sich der Drehpunkt jedoch anderswo, dann bleibt leicht sowohl beim Rotations- als auch beim Schwenklappen bei der Verschiebung ein „Schweineohr" an der Spitze des Dreiecks zurück. Obwohl es möglich sein mag, dieses zum Zeitpunkt der Lappenverlagerung auf die übliche Weise zu beseitigen, sollte es jedoch stets für eine spätere Exzision aufgehoben werden, falls durch seine Entfernung die Blutversorgung des Lappens in irgendeiner Weise gefährdet wird.

Lappen am Kopf und Hals

Obwohl häufig Nahlappen in der klassischen Form an Kopf und Hals benutzt werden, erlauben die extrem reiche Gefäßversorgung zusammen mit einer Gewebeelastizität, die größer als irgendwo sonst am Körper ist, eine Planung und Ausfertigung von Lappen unter geringerer Berücksichtigung der üblichen Anforderungen als es in anderen Regionen notwendig ist. Die meisten dieser Lappen haben eine ungerichtete Blutversorgung; es gibt aber zusätzlich den normalerweise an Kopf und Hals benutzten Lappen mit einem eigenen axialen Gefäßsystem - lang und schmal basiert er auf einem bekannten arteriovenösen System.

Beispiele dafür sind der Temporallappen, der auf der A. und V. temporalis superficialis basiert (Abb. 4.33), und der Indische Stirnlappen, in den die Supraorbitalgefäße eingeschlossen sind (Abb. 4.34).

Bei den meisten dieser Plastiken wird der größere Teil des Lappens als Träger des endständigen Segments benutzt, das allein in den Defekt eingesetzt wird. Drei Wochen sind für das applizierte Lappensegment ausreichend, um die lokale Gefäßversorgung aufbauen zu können; dann wird der Lappen durchtrennt, und das nicht benutzte Trägersegment wird an seinen Ausgangsort zurückverlagert. Zum Glück läßt

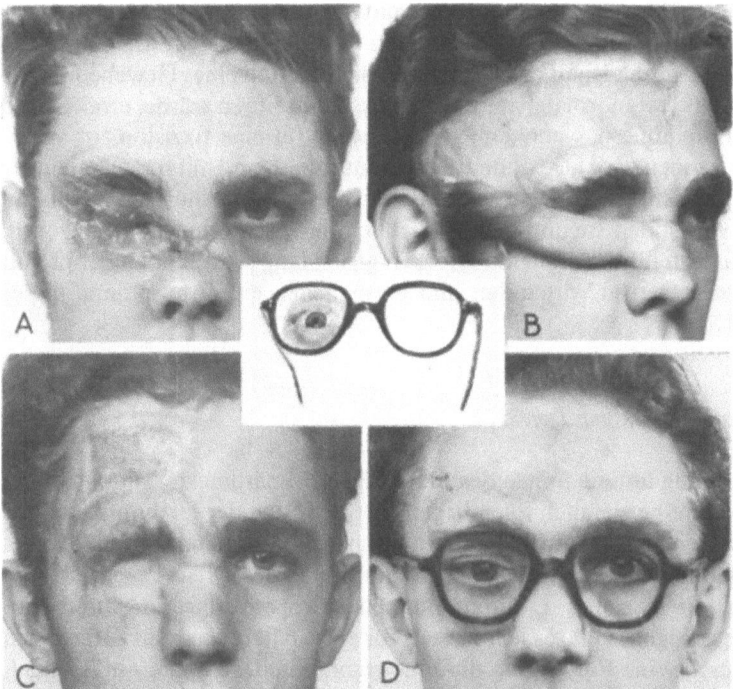

Abb. 4.33 A-D. Gestielter Lappen auf der Grundlage des oberflächlichen Temporalgefäßsystems. Die posttraumatische Narbenbildung mit Verlust des Augapfels und schwerer Schädigung der Augenlider *(A)* wird durch den Lappen *(B)* ersetzt, wobei der Defekt an der Stirn mit Spalthaut gedeckt wird. Nach Rückverlagerung des Trägersegments an seinen Ursprungsort wird das Endergebnis ohne *(C)* und mit Prothese *(D)* gezeigt

es die gute Gefäßversorgung zu, daß das Trägersegment auf der Unterfläche unbedeckt bleiben kann, ohne daß eine katastrophale Infektion befürchtet werden muß; die Schmalheit dieser Lappen im Verhältnis zu ihrer Dicke würde eine Rundstielbildung nämlich unmöglich machen.

Wenn der bei Hebung des Lappens entstandene Defekt nicht durch direkte Naht verschlossen werden kann, wird ein Spalthauttransplantat zur temporären Deckung benutzt, das zu gegebener Zeit wieder entfernt wird, wenn man das Trägersegment an seinen Ursprungsort zurückverlagert. Das Transplantat, das die Spenderregion des verlagerten Segments deckt, wird gewöhnlich auf Dauer belassen.

Lappenentwurf

Es wird ein Stück Jakonett in der Form des geplanten Lappens und Stiels in die korrekte Stellung gebracht, und dann wird der „Lappen" verlagert, um sicher zu gehen,

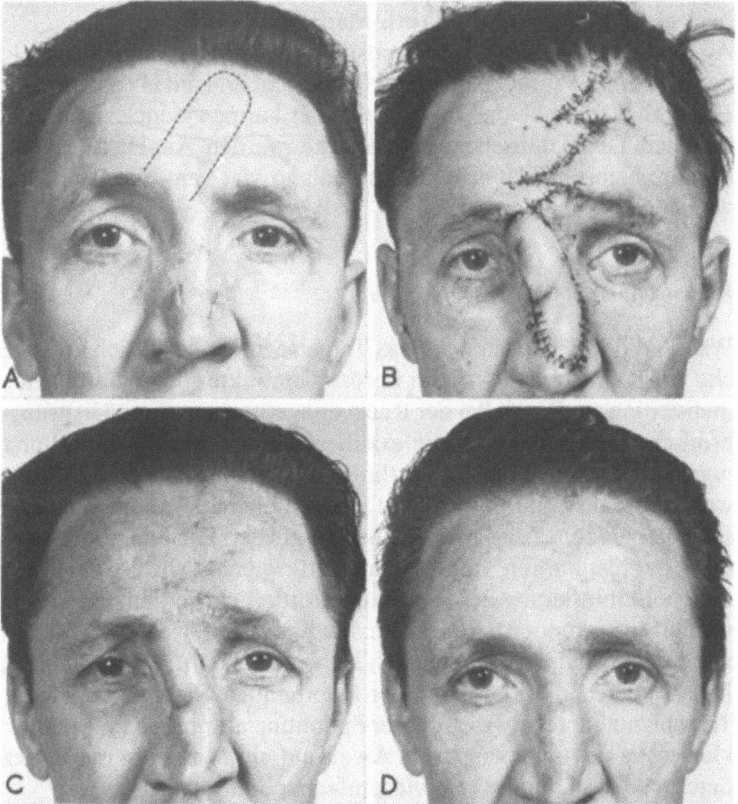

Abb. 4.34 A–D. Ein Stirnlappen auf der Grundlage des Supraorbitalgefäßsystems. Die Narbenbildung *(A)*, die das Endergebnis eines sehr ausgedehnten Keratoakanthoms ist, wurde durch den Lappen ersetzt *(B, C)*, der Stirndefekt wurde durch direkte Naht unter Einbeziehung von Z-Plastiken geschlossen. *D* Endergebnis

daß er seinen Bestimmungsort erreicht; die Jakonettform wird dann zur Aufzeichnung des endgültigen Lappens benutzt. Die für diese Maßnahme aufgewandte Zeit und Sorgfalt werden verhindern, daß der Lappen seinen Bestimmungsort nur unter Schwierigkeiten oder überhaupt nicht erreicht.

Lappenverlagerung

Die für den Defekt erforderliche genaue Gewebedünnheit kann oftmals vom Lappen ohne Gefahr erfüllt werden, da die Blutversorgung sehr gut ist; am Übergang von dem Lappenabschnitt, der eingesetzt werden soll, zum Trägersegment, sollte der Lappen jedoch verbreitert und dicker gehalten werden, um eine maximale Blutversorgung zu gewährleisten. Unter dem Gesichtspunkt der Lappendicke läßt sich am Kopf folgende Einteilung vornehmen: das Schädeldach bis zu den Grenzen der Galea aponeurotica, wo die Blutversorgung völlig randständig verläuft und die routinemäßig benutzte Dissektionsebene im lockeren und netzförmigen Gewebe unterhalb der Galea verläuft, und die übrige Haut, die natürlich eine zusätzliche tiefe Blutversorgung besitzt. Daraus folgt, daß beim Vorschneiden eines Kopfhautlappens niemals eine Anhebung erforderlich ist.
An der Stirn kann das Lappenendstück gefahrlos so dünn ausgebildet werden, daß der M. frontalis zurückbleibt, und im Gesicht und am Hals kann es ein Minimum an Fett enthalten; in beiden Fällen sollte der Lappen jedoch ziemlich schnell bis in die üblichere Dissektionsebene hinein dicker werden. Am Hals liegt die günstigste Ebene unterhalb des Platysma und enthält so viel vom oberflächlichen Venensystem wie möglich.

Rückverlagerung des Trägersegments

Während der 3 Wochen neigt das Trägersegment dazu, sich auf zwei unterschiedliche Arten einzurollen – durch fibröse Kontraktur der Wundfläche und durch Epithelisierung am Rand. Bei der Rückverlagerung an seinen Ursprungsort muß das fibrotische Gewebe vollständig exzidiert werden, um die Einrollung rückgängig zu machen; um eine optimale Nahtlinie zu erhalten, sollte das randständige Epithelgewebe ebenfalls entfernt werden. Dennoch bleibt der Lappen meist eine Kleinigkeit schmaler als zum Zeitpunkt der ursprünglichen Hebung, und wenn er nach Entfernung des temporären Transplantats zurückgenäht wird, kann eine ziemlich ausgedehnte Mobilisierung der Kopfhaut erforderlich werden, um die Hautränder leicht vereinigen zu können. Dies tritt am häufigsten auf, wenn das Transplantat appliziert wurde, als sich die Kopfhaut nach Heben des Lappens naturgemäß retrahiert hatte. Es ist möglich, die Retraktion der Kopfhaut zu überwinden, indem das temporäre Transplantat unter etwas größerer Spannung als normal eingenäht wird. Diese Verkleinerung des transplantierten Areals auf ein Minimum macht den späteren Wiedereinsatz des Lappens sehr viel einfacher und spannungsfrei.
Nach Durchtrennung und Rückverlagerung des Trägerteils wird die Einfügung des verlagerten Lappensegments vervollständigt; wie beim Flachlappen kann ein geringfügiges Ausdünnen der Ränder erforderlich werden, um den Lappenteil sauber in den Defekt einzupassen.

Lappen, die entweder auf den oberflächlichen Temporal- oder Supraorbitalgefäßen basieren, erweisen sich i. allg. als höchst nützlich in der Versorgung größerer Defekte im Gesicht oberhalb der Mundebene – besonders im Bereich von Nase, Wange und Unterlid.

Der erste beim Entwurf zu berücksichtigende Punkt ist der, ob die Hautdeckung behaart sein soll oder nicht, denn dies entscheidet darüber, ob der behaarte Kopf oder die Stirn die Haut liefern muß. Danach kann der geeignete Lappenstiel unter Anwendung von Jakonett zur exakten Skizzierung ausgewählt werden. Bei symmetrischen Nasendefekten leistet ein Lappen mit einer supraorbitalen Basis gute Dienste; einseitige Defekte können mit einem von beiden Lappentypen, dem supraorbitalen oder temporalen, gedeckt werden. Betrifft der Defekt die Wange entweder ausschließlich oder unter Einbeziehung eines Teils der Nase, dann liefert der Temporallappen gewöhnlich befriedigende Ergebnisse, da die Länge des Stiels dem Lappen eine größere Reichweite verleiht.

Obwohl es häufig notwendig ist, sowohl eine Unterfütterung als auch eine Hautdeckung herzustellen, liegen die Methoden zur Bildung einer solchen Unterfütterung außerhalb des Rahmens dieses Buchs und werden daher nicht weiter diskutiert. Häufig werden Lappen zur Deckung von Defekten, z. B. nach Exzision von gutartigen, prämalignen oder malignen Neoplasmen, benötigt, die für einen Verschluß mittels direkter Naht oder freiem Hauttransplantat ungeeignet sind. Sie lassen sich ebenso verwenden, um ein kosmetisch unbefriedigendes freies Hauttransplantat zu ersetzen, das zur primären Deckung benutzt wurde. Dieses Thema wird genauer in Kap. 6 behandelt. Bei einer frischen Verletzung finden Lappen, wie in Kap. 1 beschrieben, nur eine sehr begrenzte Anwendung und sollten erfahrenen plastischen Chirurgen vorbehalten bleiben.

Lappen mit zentralem Gefäßsystem am Stamm

Die „Axial pattern"-Lappen, die sich etablieren konnten, sind der Deltopektoralis-, der Leisten- und der hypogastrische Lappen.

Der Deltopektoralislappen (Abb. 4.35)

Beim Deltopektoralislappen bilden die perforierenden Äste der A. und V. mammaria interna die Basis des Achsengefäßsystems. Er verläuft schräg über die ventrale Brustwand mit seiner Basis medial entlang dem Sternumrand. Gewöhnlich bildet die Klavikula die kraniale Grenze, die kaudale wird von der vorderen Axiallarfalte gebildet. Die Ausbreitung des Versorgungsgebiets der perforierenden Gefäße nach lateral ist nicht konstant; die klinische Erfahrung hat aber gezeigt, daß der Deltopektoralislappen, der unter der Faszie gehoben wird und den darunterliegenden Muskel freilegt, sich komplikationslos bis auf die ventrale Fläche des M. deltoideus ausdehnen läßt. Ein Lappen, der innerhalb dieser Grenzen gehoben wird und sich deren allgemeinen Verlauf anpaßt, kann bedenkenlos ohne Vorschneiden gehoben werden. Wird ein längerer Lappen als dieser erforderlich, dann ist ein Vorschneiden des distal der Grenzlinie zwischen M. deltoideus und M. pectoralis major liegenden

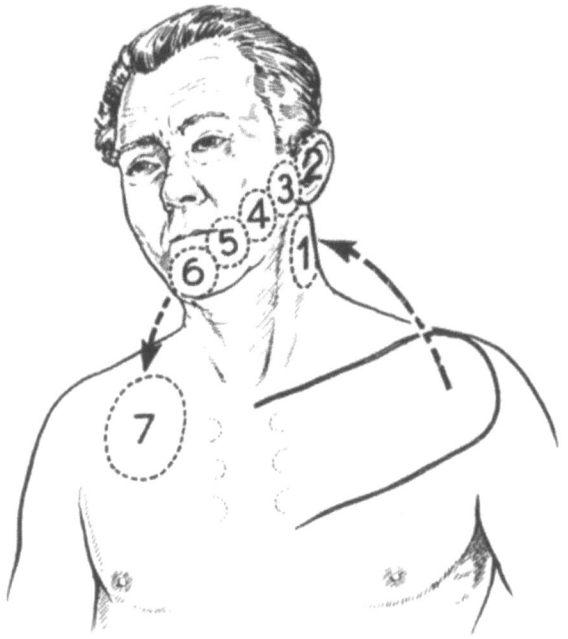

Abb. 4.35. Regionen an Kopf, Hals und Brustkorb, die zur Deckung mit dem Deltopektoralislappen geeignet sind

Segments sinnvoll. Die einzige größere Arterie, die bei Hebung des Lappens durchtrennt wird, ist häufig der R. deltoideus aus der A. thoracoacromialis; erfolgt eine verzögerte Lappenverlagerung, dann sollte dieses Gefäß aufgesucht und vorschriftsmäßig durchtrennt werden. Der Lappen kann sicher bis fast zum Sternalrand gehoben werden, wo die Achsengefäße in ihn eintreten, jeweils ein Gefäß aus jedem Interkostalraum. Das zweite perforierende Gefäß ist, gemessen an der relativen Größe, das wichtigste der 3 oder 4 Gefäße, die gewöhnlich im Lappen enthalten sind.

Das Brückensegment wird gewöhnlich eingerollt; wird eine Saugdrainage benutzt, dann kann der Katheter über die gesamte Länge des Rundstiels eingeführt werden.

Der Sekundärdefekt wird mit Spalthaut gedeckt, wobei die Lokalisation ideal für eine verzögerte freie Transplantation ist. Der Defekt ist sehr ausgedehnt, und wird er vollständig transplantiert, dann muß ein beträchtlicher Teil vom Hauttransplantat bei Rückverlagerung des Brückensegments an seinen präoperativen Platz nach Durchtrennung des Stiels 3 Wochen nach der ursprünglichen Verlagerung exzidiert werden. Unter diesem Gesichtspunkt spricht vieles dafür, nur das Gebiet zu transplantieren, das schließlich als dauernder Sekundärdefekt auf dem M. deltoideus zurückbleibt. Der übrige Defekt kann wie eine temporäre Wundfläche behandelt und lediglich verbunden werden (Abb. 4.36).

Wird der Deltopektoralislappen benutzt, um Defekte in seiner unmittelbaren Umgebung zu decken, dann wird er meist nach kranial verlagert, da im Bereich der unteren Gesichtshälfte und am Hals häufiger Defekte auftreten als am unteren Brustkorb. Hierzu kann der Lappen leicht in einem Viertelkreis geschwenkt werden

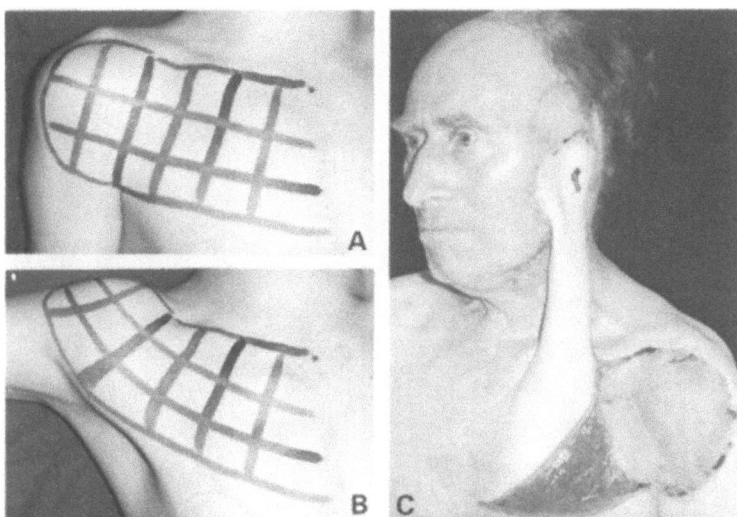

Abb. 4.36 A-C. Darstellung der im Bereich der vorderen Axillarfalte zur Verfügung stehenden lockeren Haut *(A, B)* mit dem Beispiel eines Deltopektoralislappens zur Deckung eines Defekts nach Amputation eines Ohrs wegen eines Plattenepithelkarzinoms *(C)*

(Abb. 4.35), um Defekte innerhalb dieses Kreisbogens - die Regionen im Bereich von Mastoid, Ohr, Kieferwinkel, Wange, Mund und Kinn - zu decken, wobei er um seinen Stiel am Sternum geschwenkt wird. Er kann bis ungefähr zum Arcus zygomaticus hinauf verlagert werden, wobei die Reichweite natürlich durch vorheriges Vorschneiden der Spitze des Standardlappens noch vergrößert werden kann. Der Jochbogen liegt eigentlich höher, als es den Messungen beim Entwurf entspricht, wenn das mediale Ende der unteren Lappengrenze als Drehpunkt angenommen wird. Diese Anomalie läßt sich durch die Tatsache erklären, daß der untere Lappenrand längs der vorderen Axillarfalte liegt, wo sehr viel lockere Haut vorhanden ist, die bei Abduktion des Arms aufgebraucht wird. Die durch diese Lockerheit bewirkte Längendifferenz zwischen beiden Lappenrändern bedeutet, daß jede sich während der Verlagerung entwickelnde Spannungslinie gewöhnlich entlang dem kürzeren oberen Rand und nicht am unteren Lappenrand verläuft. Daher sollte bei der Planung die effektive Lappenlänge am oberen Rand mit dem Drehpunkt an seinem medialen Ende gemessen werden (Abb. 4.36).

Obwohl die häufigste Verlagerung des Deltopektoralislappens nach kranial erfolgt, läßt er sich in jede Region am Brustkorb und oberen Abdomen innerhalb seiner Reichweite rotieren; zusätzlich kann er noch zur Deckung an der Hand, d.h. der Handinnenfläche oder dem Handrücken, benutzt werden (S. 234).

Der Leistenlappen (Abb. 8.12)

Beim Leistenlappen werden als arteriovenöses Versorgungssystem A. und V. circumflexa ilium superficialis benutzt (Abb. 4.37). Seine Basis befindet sich medial,

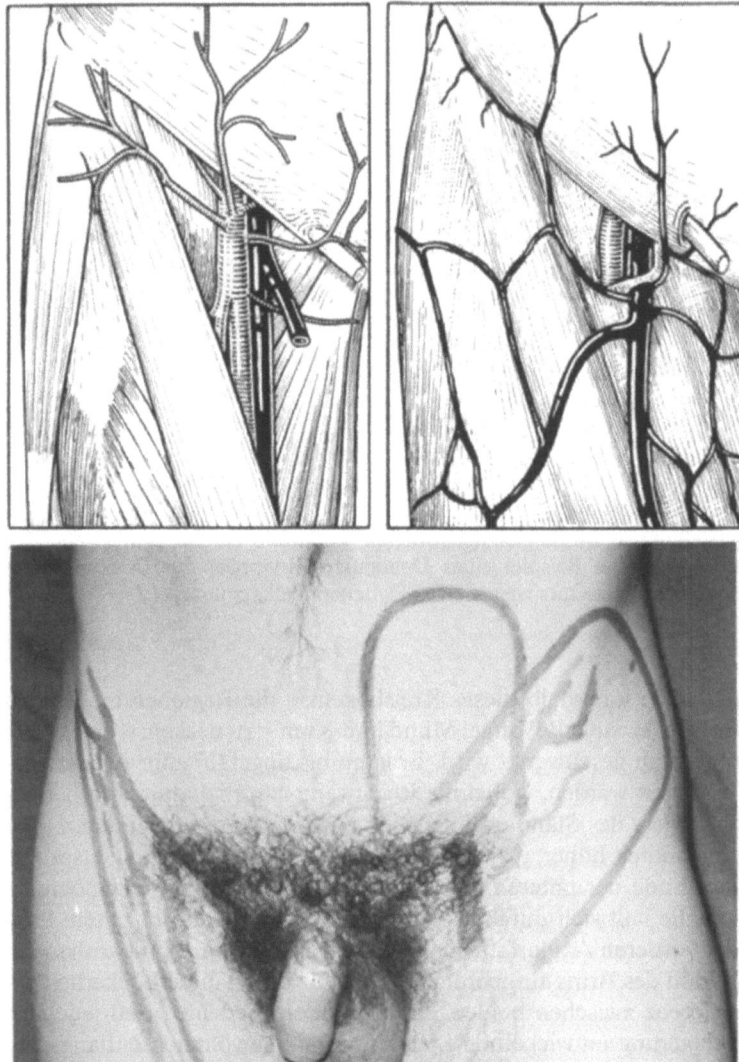

Abb. 4.37. Gefäßanatomie der Leistenregion (arteriell, modifiziert von Gray, venös nach Testut), die die axiale arteriovenöse Basisversorgung für die Leisten- und Hypogastriumlappen bereitstellt; Hautmarkierungen, die in der Praxis zur Hebung der Lappen verwendet werden

und er liegt im Verlauf der Leiste. Da der Lappen von einer einzelnen Arterie abhängt, ist der anatomische Verlauf dieses Gefäßes wichtig, um sicher zu stellen, daß es ausnahmslos mit dem Lappen verbunden ist. Die Arterie entspringt 2–3 cm unterhalb des Leistenbands, meist aus der A. femoralis, gelegentlich auch aus dem Abgang der A. epigastrica superficialis. Sie verläuft parallel zum Leistenband nach lateral und gibt am medialen Rand des M. sartorius einen tiefen Seitenast ab. Von hier aus verläuft sie oberflächlicher und dringt in die Gewebeschichten ein, die zur Bildung eines Leistenlappens verwendet werden können. Lateral der Spina iliaca anterior superior teilt sie sich auf und ist von da an nicht mehr identifizierbar. Die entsprechende Vene hat eine allgemeine Verlaufsform parallel zur Arterie und mündet im Hiatus saphenus, unmittelbar in der Nähe des Abgangs der Arterie.

Beim Entwurf des Lappens werden die Spina iliaca anterior superior, das Tuberculum pubicum und das Leistenband auf die Haut aufgezeichnet. Dann wird 2,5 cm unterhalb des Lig. inguinale über der palpablen A. femoralis der Abgang der A. circumflexa ilium superficialis markiert. Der Verlauf des Gefäßes wird dann parallel zum Leistenband aufgezeichnet. Die Stelle seines Eintritts in den Lappen kann dort aufgezeichnet werden, wo das Gefäß den medialen Rand des M. sartorius überquert. Mit diesen Hautmarkierungen kann der Lappen so entworfen werden, daß er die Arterie enthält, wobei diese nicht notwendigerweise entlang der Zentralachse des Lappens liegen muß. Die übliche Breite beträgt 10 cm, aber auch Extremmaße von 6 bzw. 19 cm beim Erwachsenen und 14 cm beim Kind konnten recht erfolgreich verwendet werden. Die noch sichere Maximallänge ist schwierig festzulegen, da die Ausdehnung des Gefäßgebiets nach lateral nicht mit Sicherheit bekannt ist. Soll aber der Lappen lateral über die Spina iliaca anterior superior hinaus gebildet werden, dann sollte der darüber hinausreichende Teil des Lappens quadratisch sein, d. h. mit einem Verhältnis von Länge zu Breite von 1:1.

Der Lappen sollte aus der Ebene der Muskelfaszie gehoben werden. Gewöhnlich werden durch die kraniale Inzision, die den Lappen begrenzt, die oberflächlichen epigastrischen Gefäße durchtrennt. Wird der Lappen aus einer Ebene unterhalb dieser Gefäße gehoben, dann ist es sicher, daß die ihn versorgenden Gefäßstrukturen miteingeschlossen sind, da beide Gefäßsysteme in der gleichen Ebene verlaufen. Wichtigster Punkt bei der Lappenbildung ist die praktisch konstante Aufzweigung der Arterie am medialen Rand des M. sartorius. Wenn der M. sartorius bei der Präparation erreicht ist, sollte die Muskelfaszie inzidiert und der Muskel bis kurz vor seinem medialen Rand freigelegt werden. Gewöhnlich kann man dort mit der Präparation aufhören, da man weiß, daß die Arterie sicher geschont wurde.

Die Breite des Sekundärdefekts kann vermindert werden, indem das Hüftgelenk gebeugt wird; hierdurch kann der größte Teil durch direkte Naht geschlossen werden. Ist eine Transplantation nicht zu vermeiden, dann hängt die zu benutzende Methode davon ab, ob der Sekundärdefekt teilweise durch den Lappen bedeckt wird oder nicht. Wird er bedeckt, so ist eine primäre Transplantation mit einem Druckverband unvermeidlich. Wird er jedoch nicht überlagert, dann ist die aufgeschobene offene Transplantation eine mögliche Alternative, deren Einsatz die Größe des Eingriffs vermindert.

Der Leistenlappen kann auf eine von 3 Arten benutzt werden – um die Hand zu decken, als Nahlappen und als Rundstiellappen. In dieser letzten Funktion kann er gehoben und unmittelbar am Handgelenk als Zwischenträger an der radialen oder ulnaren Seite, wie in Abb. 4.15 gezeigt, angeschlossen werden; dies erspart die 6 Wochen lange Periode der Konditionierung eines klassischen Rundstiellappens.

Der Hypogastriumlappen (Abb. 4.38)

Bei diesem Lappen werden als arteriovenöses Versorgungssystem die oberflächlichen epigastrischen Gefäße benutzt (Abb. 4.37). Es handelt sich um einen kaudal gestielten Lappen, der im unteren Abdomen gebildet wird. Seine Achse verläuft nach kranial und leicht lateral, etwa von der Höhe der Mitte des Leistenbandes ausgehend. Der Lappen wird unterschiedlich mit Längen zwischen 5–18 cm und Breiten von 3–7 cm entworfen. Er wird kaudal vom Leistenband ausgehend durch 2 parallele Inzisionen, die kranial auf einen Punkt hin spitz zulaufen, aus der Ebene der Subkutanfaszie (Scarpa-Faszie) gehoben. Benutzt wird er hauptsächlich zur Oberflächendeckung an der Hand, obwohl er ebenso als Nahlappen dienen könnte.
Die Versorgung des Sekundärdefekts entspricht der des Leistenlappens.

Phasen des Transfers. Bei allen 3 Lappen wird die nächste Phase der Verlagerung 3 Wochen nach Hebung des Lappens durchgeführt.
Wenn der Defekt durch den für ihn bestimmten Lappen vollständig gedeckt worden ist, entspricht die weitere Versorgung der eines Flachlappens. Das Brückensegment wird vollständig durchtrennt, das Einpassen jedoch um eine weitere Woche verschoben, um Randnekrosen zu vermeiden.
Bleibt ein größerer Teil des Lappens eingesetzt oder wird der Lappen als Rundstiellappen verwendet, wird bei allen Lappen mit zentraler Gefäßversorgung aus den auf S. 114 aufgezeigten Gründen als üblicher Verfahrensschritt am Ende der 3. Woche durch Ligatur und Durchtrennung der ernährenden Arterie eine Umstellung der Blutversorgung durchgeführt. Nachdem das Zentralgefäß auf diese Weise durchtrennt ist, hat der Lappen natürlich keine besonderen Charakteristika mehr,

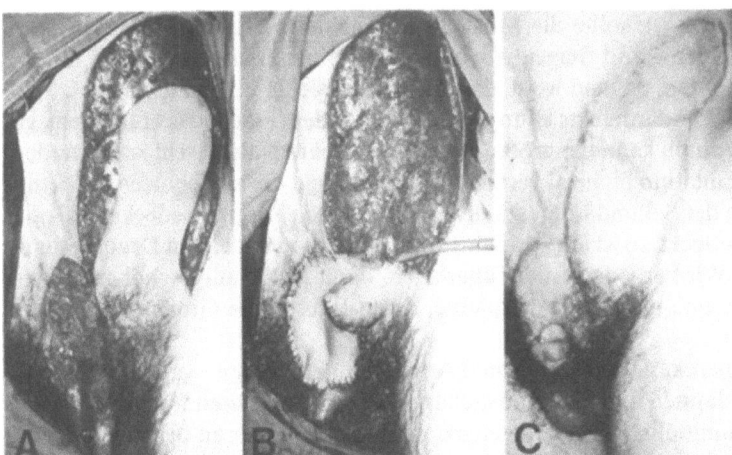

Abb. 4.38A–C. Der in Form eines Nahlappens verwendete Hypogastriumlappen als Ersatz eines suprapubischen Narbengebiets, das Teil einer Epispadie ist. Die Anwendung einer Kathetersaugdrainage unter dem Lappen ist in *B* gezeigt. *A* Der geschnittene Hypogastriumlappen, zur Verlagerung in den suprapubischen Defekt vorbereitet; *B* der verlagerte und eingenähte Lappen; *C* das Endergebnis: mit Spalthaut gedeckter Sekundärdefekt und an seinen Ursprungsort zurückverlagertes Brückensegment des Lappens

die ihn von einem herkömmlichen Stiellappen unterscheiden; bei jedem weiteren
Vorgehen wird er auch wie ein solcher behandelt.

Der Flachlappen

Der Flachlappen hat gewöhnlich ein nichtgerichtetes Blutgefäßsystem. Er wird entsprechend seinen Dimensionen mit oder ohne Vorschneiden gehoben und direkt
auf den Defekt genäht. Die nach Heben des Lappens verbleibende Wundfläche
wird, sofern sie klein ist, durch direkte Naht geschlossen, ansonsten wird ein Spalthauttransplantat appliziert. Wegen seines ungerichteten Gefäßmusters ist das Längen-Breiten-Verhältnis beim Entwurf ein extrem limitierender Faktor. Ein Verhältnis von 1:1 von Länge zu Breite ist das gewöhnlich bedenkenlos ohne Vorbereitung
zu tolerierende Minimum; sogar günstigere Verhältnisse wie 1:1,5 sind vertret-
bar.
Man sollte beim Flachlappen darauf hinarbeiten, bei der ersten Verlagerung so viel
wie möglich vom Lappen in Kontakt mit dem Defekt zu bringen, und nur einen
kleinen Teil für die spätere Fixierung übriglassen. Ein guter Grundsatz ist, den Lappen so zu bilden, daß jede kleinste Bewegung den Lappen eher an den Defekt her-
anzieht, statt ihn abzuheben. An den Extremitäten sollte der Effekt bestehen, daß
der Lappen um die Gliedmaße herum gewickelt wird.
Eine peinlich genaue Planung ist daher notwendig, um Spannung, Faltenbildung
und Abscherung mit ihren verheerenden Auswirkungen zu vermeiden. Ebenso sollte dafür gesorgt werden, dem Patienten eine möglichst bequem einzuhaltende Stellung für die Gliedmaße zu schaffen.
Auch beim Flachlappen ist immer ein Stiel vorhanden, obwohl er häufig sehr kurz
ist, verglichen mit dem übrigen Teil des Lappens. Je länger der Stiel um so größer ist
der zulässige Bewegungsspielraum des Empfängers auf der Spenderseite, und um
so größer ist der Sicherheitsfaktor gegenüber Zugspannung usw. Andererseits vermindert ein langer Stiel das Verhältnis von Länge zu Breite und verschmälert vom
Gesichtspunkt der Gefäßversorgung aus den Lappen. Diese scheinbaren Gegensät-
ze können gelegentlich ausgeglichen werden, indem die Basis des Stiels breiter als
das einzusetzende Segment gemacht wird, so daß ein breiter Stiel mit einem angemessen langen Segment kombiniert ist.

Vermeidung von Wundflächen (Abb. 4.13). Das Spalthauttransplantat, das die Spenderregion des Lappens bedeckt, wird so ausgelängt, daß es zusätzlich die Wundfläche des Lappenstiels überzieht, da diese Region sonst offen liegen würde.
Trotz Anwendung dieser Kunstgriffe bleiben häufig größere oder kleinere Wundflächen zurück, und in schwierigen Situationen sind sie tatsächlich unvermeidbar.

Durchtrennung des Lappens. An der Übergangsstelle zwischen Empfängerregion und
Lappen (Abb. 4.39) bildet sich fast immer ein Bindegewebekeil mit der Konsequenz, daß sich der Lappen nach Durchtrennung nicht einfach in den Restdefekt
einpassen läßt. Aus diesem Grund muß der Lappen vom Defekt abpräpariert, etwas
ausgedünnt und gleichzeitig der Bindegewebekeil exzidiert werden, wodurch der
Lappen exakt in den Restdefekt eingepaßt werden kann. Eine solche Präparation

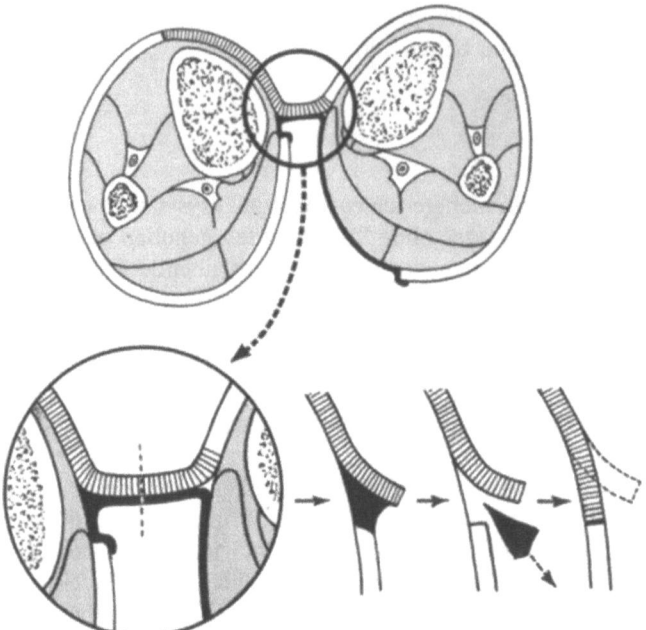

Abb. 4.39. Der Bindegewebekeil, der sich gewöhnlich am Übergang zwischen Lappen und Empfängerregion bildet, muß exzidiert werden, damit sich der Lappen in den Restdefekt einpassen läßt. Die damit verbundene Dissektion hat einen nachteiligen Effekt auf die Blutversorgung des Lappenrands

hat, obwohl minimal, einen nachteiligen Effekt auf die Gefäßversorgung, und Randnekrosen des Lappens sind üblicherweise das Ergebnis. Dies kann vermieden werden, indem der Lappen vollständig abgelöst wird und kein Versuch erfolgt, ihn einzupassen. Dies hat den gleichen Effekt wie ein mehrzeitiges Vorgehen; während der Wartezeit bis zum Einpassen des Restlappens in 7 bis 10 Tagen können je nach Bedarf Gliedmaße, Finger usw. mobilisiert werden.

Anwendung der Methode an verschiedenen Körperstellen

Obere Gliedmaße. Bei größerer Defektdeckung an Arm und Hand ist die übliche Spenderregion der Stamm. Der Lappen muß so entworfen werden, daß er sich bei bequemer Stellung der Gliedmaße um die Extremität herumwickelt. Der Unterarm befindet sich am bequemsten in Neutralstellung; extreme Pronation oder Supination sind schwierig beizubehalten. Deshalb wird die Basis bei radialseits befindlichem Defekt am besten kranial angelegt und kaudal, wenn der Defekt ulnarseits liegt. Hierdurch wird in jedem Fall durch die natürliche Tendenz der Gliedmaße, sich vom Rumpf weg nach unten und außen zu bewegen, der Lappen eher an die Empfängerregion herangewickelt, als von ihr weggezogen.
Ähnliche Erwägungen treten bei Lappen auf, die an Handgelenk und Handrücken appliziert werden, obwohl gelegentlich ein direkter Lappen von einem Unterarm

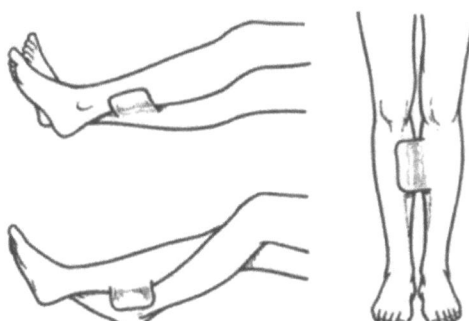

Abb. 4.40. Die klassischen Stellungen
beim Cross-leg-Lappen

zur anderen Hand benutzt wird; dann gelten die umfassenden für Cross-leg-Plasti-
ken beschriebenen Prinzipien. Cross-arm-Plastiken werden zusammen mit den anderen in der Handchirurgie benutzten Typen detailliert in Kap. 8 beschrieben.

Untere Gliedmaße. Der an Bein und Fuß benutzte Flachlappen ist der Cross-leg-
Lappen. Dabei wird die Haut von einem Bein als Flachlappen übertragen, um ei-
nen Defekt am anderen Bein zu decken; die entsprechenden Abschnitte der
Gliedmaße werden durch eine geeignete Positionierung einander angenähert
(Abb. 4.40).
Die Spenderregionen sind begrenzt auf:

1. Die mittleren ⅔ der Tibiagesamtlänge. In diesem Abschnitt darf die Haut nicht direkt über der Tibia in die Spenderregion eingeschlossen werden, damit es nicht
durch einen möglichen Transplantatverlust der auf den Sekundärdefekt aufgebrachten Spalthaut zu einer Freilegung der Tibia kommt und dadurch die Gewebeverlagerung komplizierter wird. Gewöhnlich werden die Lappen bei der Planung
des Eingriffs unmittelbar außerhalb der subkutan liegenden Tibia aufgezeichnet;
die Basis kommt in der am geeignetsten erscheinenden Richtung zu liegen.

2. Distaler ventraler Oberschenkel. Voraussetzung für eine erfolgreiche Nutzung dieser Region ist, daß der Defekt, für den der Lappen benötigt wird, sich nahe der Ferse oder des Sprunggelenks befindet (Abb. 4.42 C), da bei allen Patienten – abgesehen von Akrobaten dies die einzigen Gebiete sind, die sich leicht an das
Spendergebiet am Oberschenkel annähern lassen. Natürlich verlangt auch die für
Deckungen an Knöchel und Ferse erforderliche Stellung vom Patienten einen Grad
an Behendigkeit, wie er beim durchschnittlichen Erwachsenen selten gefunden
wird. Daher läßt sich diese Oberschenkelregion nur sehr eingeschränkt gebrauchen.
Theoretisch sollte ein proximal gestielter Lappen einen mehr normal gerichteten
Blutfluß haben; bei dem distal gestielten Lappen bleibt jedoch die Hauptrichtung
des Blutflusses sogar bei Richtungsumkehr entlang der Gliedmaßenachse bestehen,
und in der Tat ist die Lage der Basis von nur geringer Bedeutung. Eine Unterbre-
chung der normalen Zirkulation ist dagegen voraussichtlich größer bei einem seitlich gestielten Lappen. Außer bei einem ungewöhnlich günstigen Längen-Breiten-
Verhältnis ist es angezeigt, Cross-leg-Lappen vorzuschneiden; das Vorschneiden
kann mit einer Hebung des Lappens verbunden werden, so daß sich perforierende

Venen durchtrennen lassen. Das Bein, das als Spender des Lappens dient, sollte als Quelle für das Spalthauttransplantat zur Deckung des Sekundärdefekts nicht benutzt werden, da der Verband über der Spenderregion natürlich den Venendruck des Beines erhöht. Eine solche Steigerung, wie gering sie auch immer sein mag, kann die Stauung im Lappen erhöhen und dazu beitragen, den Kreislauf von Stauung, Ödem, Abknickung usw. in Gang zu setzen, wenn nicht mit größter Sorgfalt vorgegangen wird.

Immobilisation während der Lappenverlagerung. Erfolgt eine Verlagerung an den oberen Gliedmaßen oder Kopf und Hals, dann müssen mit Hilfe von Elastoplast in Verbindung mit Sandsäcken, Kissen usw. die entsprechenden Körperteile passend zueinander gelagert werden (Abb. 4.41). Die auf dem Operationstisch eingehaltene Stellung muß gewöhnlich korrigiert werden, wenn der Patient ins Bett zurück gebracht wird. Erfolgt die Übertragung an die unteren Gliedmaße, sei es in Form eines Rundstiellappens am Handgelenk oder eines Cross-leg-Lappens, dann ist die Immobilisierung mit Gips sehr viel effektiver, da hierdurch der Patient von der Verpflichtung befreit wird, seine Stellung selbst aufrechtzuerhalten. Nichtsdestoweniger erfordert die Verwendung von Gips vom Chirurgen die Beachtung der entsprechenden Richtlinien und eine sorgfältige Handhabung. Der Gips kann zwar zum Zeitpunkt der Operation angelegt werden, eine Voranfertigung hat jedoch unbestreitbare Vorteile. Diese Operationen, besonders Cross-leg-Lappenplastiken, gehören zu den anspruchsvolleren Verfahren in der plastischen Chirurgie, und zwar in allen Phasen – bei der Planung, in der Durchführung und in der postoperativen Versorgung. Die Stellung der Gliedmaße zueinander muß vom Augenblick der ersten Naht zwischen Lappen und Empfängerregion bis zur endgültigen Durchtren-

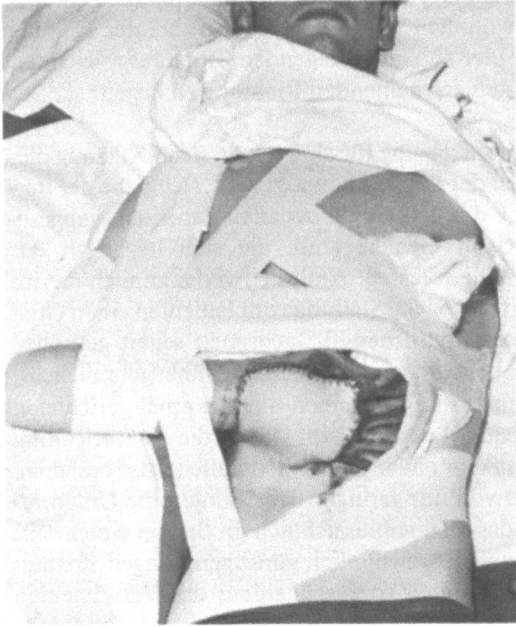

Abb. 4.41. Fixierungsmethode für den Arm während einer Flachlappenverlagerung an die obere Gliedmaße

nung des Stiels 3 bis 4 Wochen später beibehalten werden. Das Halten der Gliedmaße während der Naht und der nachfolgenden Ruhigstellung ist eine undankbare
und höchst ermüdende Aufgabe. Bei adäquater Assistenz kann die Applikation des
gesamten Gipsverbandes zum Zeitpunkt der Operation möglich und zufriedenstellend sein. Ist die Assistenz jedoch unzureichend, dann werden alle Beteiligten jede
die postoperative Immobilisierung beschleunigende Maßnahme begrüßen. Diese
Beschleunigung wird am besten durch eine Voranfertigung des Gipsverbandes erzielt.

Der vorgefertigte Gips. Vor der Operation werden die Gliedmaße in die postoperativ
einzuhaltende Stellung gebracht, um eine genaue Anmodellierung des Gipses an
die Muskelkonturen zu ermöglichen. Dann werden mehrere Lagen zirkulär verlaufenden Gipses so an strategisch wichtigen Punkten appliziert, daß das gesamte System nach postoperativer Verstrebung (Abb. 4.42), z. B. mit Besenstielen, in der korrekten Stellung fest und unbeweglich ist. Eventuell müssen zusätzliche Gipstouren
und Streben verwendet werden, aber selten braucht man mehr als 3 oder 4 davon.
Der Lappen wird am besten offen belassen, während die Verstrebungen angelegt
werden, so daß seine Lage sorgfältig beobachtet werden kann; die geringe Kontamination mit Gips ist unbedeutend. In dieser Situation kann ein transparenter Pla-
stikverband zum Schutz der Nahtreihe zusätzlich angewandt werden.
Bei einem am Handgelenk eingepflanzten Stiellappen ist der Armgips der eigentlich wichtige, jedoch schwierigste Teil des Systems. Ein sehr sorgfältig angelegter
Gips schließt die Hand bis zur distalen Hohlhandfalte ein und läßt den Stielansatz
frei.
Der Arm kann leicht vom Bein weggleiten und im Gips nach oben rutschen. Um
dies zu verhindern, muß ein Mittelmaß zwischen einem zu engen - zu Schwellung

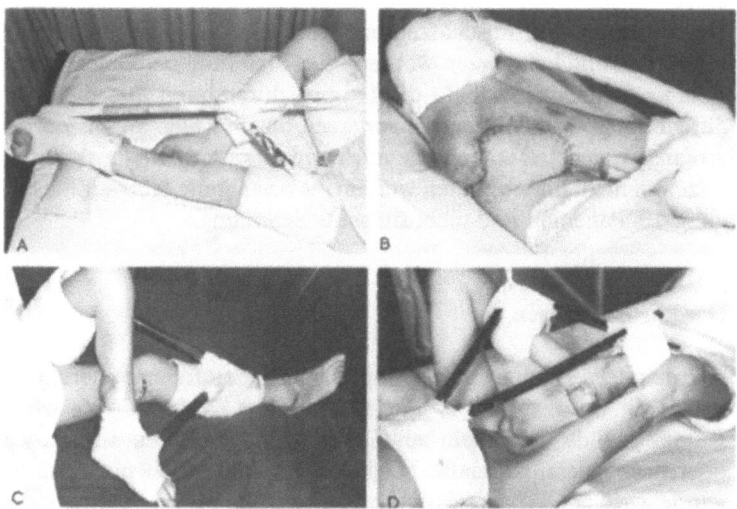

Abb. 4.42. Beispiele für vorgefertigte Fixierungsvorrichtungen aus Gips während einer Cross-
leg-Lappenverlagerung

und Zirkulationsstörungen führenden – und einem zu lockeren – Bewegungen zulassenden – Gips gesucht werden.

Eine Möglichkeit mit diesem Problem fertig zu werden, besteht darin, die Zugachse des Arms im rechten Winkel zur Zugrichtung des Stiels zu legen. Ein kräftiger querverlaufender Stab, der im Gips der Hohlhand eingeschlossen ist, gibt dem Patienten zudem etwas zum Festhalten, um damit ein Verrutschen zu verhindern.

Gelenkversteifung. Die 3- bis 4wöchige Immobilisierung, die eine Lappenverlagerung erfordert, führt häufig zu Gelenkversteifung. Beim jungen Patienten ist dies unbedeutend, da sie nach Entfernung der Fixation sehr schnell wieder vergeht. Beim älteren Patienten muß jedoch bei der Abwägung der Vor- und Nachteile einer Lappenanwendung die Möglichkeit einer bleibenden Bewegungseinschränkung berücksichtigt werden. Aber auch hier können Maßnahmen getroffen werden, um diese Gefahr beträchtlich einzuschränken.

Das Geheimnis, eine Versteifung zu verhindern, liegt in regelmäßigen aktiven Übungen; die betroffenen Gelenke sollten so weit, wie es der Lappen zuläßt, durchbewegt werden.

Wird eine Gipsfixierung angewandt, so wird sie während der 3 Wochen unverändert beibehalten. Hier liegt einer der Gründe, warum die Methode gewöhnlich nur bei jüngeren Patienten benutzt wird, bei denen eine Gelenkversteifung nur temporär auftritt. An der oberen Gliedmaße und bei Rundstiellappen i. allg. wird die Fixierung allmählich gelockert; eine vollständige Immobilisierung für ca. 1 Woche nach der Lappenverlagerung muß jedoch hingenommen werden. Sobald der Lappen fest zu haften scheint, ist es außerordentlich wichtig, dem Patienten klarzumachen, daß während der Übungsbewegungen der Gelenke ohne Gefährdung am Lappen gezogen werden kann. Patienten sind gewöhnlich sehr zurückhaltend, irgendeine Bewegung auszuführen, die das Gefühl eines Zugs am Lappen hervorruft. Aktive Fingerübungen sind von vitaler Wichtigkeit bei allen Lappen an den oberen Gliedmaßen, und ein guter Physiotherapeut ist für die Überwachung der korrekten Durchführung von unschätzbarem Wert. Genauso wie die Patienten oftmals Beschwerden und Schmerzen während der Fixierung der Gelenke angeben, so klagen sie über Schmerzen, sobald der Lappen durchtrennt und die Gelenke wieder voll durchbewegt werden. Diese Schmerzen halten i. allg. an, bis der volle Bewegungsumfang erreicht ist; solange sie noch andauern, sollten die aktiven Übungen fortgesetzt und nicht unterbrochen werden; es besteht die Notwendigkeit für eine Beruhigung des Patienten und nicht für seine Schonung.

Der Rundstiellappen

Hier handelt es sich um einen doppelt gestielten Lappen, der nach Hebung zusammengerollt wird, so daß er eine Röhre bildet (Abb. 4.43). Er wird gewöhnlich am Rumpf gebildet und dient zur Gewebeverlagerung entweder an Kopf oder Hals oder an eine der Gliedmaße. Nachdem der Stiel gehoben und zur Röhre umgeformt wurde, wird er 6 Wochen lang der Reifung überlassen; während dieser Zeit entwickelt sich die bereits beschriebene längsgerichtete vaskuläre Zirkulation. Um eine gute Voraussetzung für diese längsgerichtete Umorientierung zu bieten, wird der

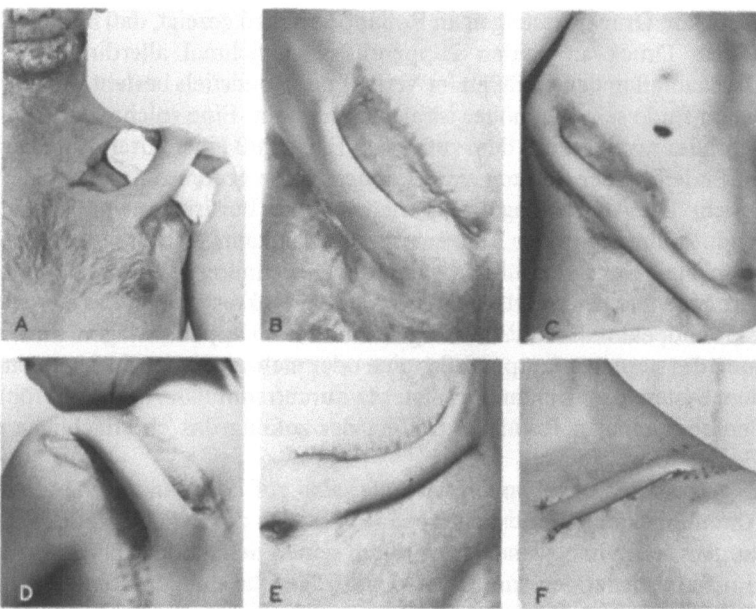

Abb.4.43 A–F. Beispiele von Rundstiellappen. *A* Akromiopektoraler Rundstiel; *B* abdominaler Rundstiel. *C* Doppelter abdominaler Rundstiel mit Brückenverbindung, zur Einrollung vorbereitet, um den langen Rundstiel zu vervollständigen. *D* Rundstiel im Bereich der Skapula. Diese ungewöhnliche Lokalisation wurde zur Korrektur einer Verbrennungsnarbenkontraktur am Hals gewählt, da die üblichen Regionen einen Vollhautverlust bei der Verbrennung erlitten hatten. *E* Abdominaler Rundstiel mit ungewöhnlichem Verlauf zur Deckung an der Hand. Diese Richtung wurde zur Anpassung an die Stellung der Hand während der Überpflanzung gewählt. *F* Rundstiel über der Klavikula

Rundstiel, wenn möglich, im Verlauf des venösen Abflusses angelegt. Die vaskuläre Verbindung über die Mittellinie des Rumpfes hinaus ist schlecht, und daher ist es selten sinnvoll, einen Lappen zu bilden, der diese Linie kreuzt. Beim abdominalen Rundstiellappen wird gewöhnlich das thorakoepigastrische Venensystem benutzt; das maximale Längen-Breiten-Verhältnis wird gewöhnlich auf 2,5:1 festgelegt. Wird ein längerer Lappen benötigt, so können 2 Rollappen von Standardlänge mit einer Verbindungsbrücke dazwischen konstruiert werden. In gebührendem Zeitabstand wird dieser 3. Lappenfuß entlang seiner Ränder schrittweise durchtrennt, gehoben und letztendlich zur Vervollständigung in den doppelten Rollappen mit einbezogen. Am Brustkorb wird der Akromiopektoralisrundstiellappen insbesondere beim Mann benutzt; da er im Bereich eines sehr leistungsfähigen venösen Abflußsystems liegt, gilt ein Längen-Breiten-Verhältnis von 3:1 als ziemlich sicher. In den meisten Fällen findet sich in einem Rollappen ein nicht gerichtetes Gefäßsystem. Obwohl es wahrscheinlich ist, daß manchmal ein zentrales Gefäßsystem unabsichtlich mit eingeschlossen wird, so ist dies doch rein zufällig, und die Handhabung von Rollappen geht gewöhnlich von der Annahme aus, daß das Versorgungsmuster ursprünglich ungerichtet ist. Einzig der Entwurf des Rundstiels entlang eines venösen Abflußsystems stellt ein gewisses Zugeständnis an die bewußte Planung eines zentralen Gefäßversorgungsmusters dar.

Vaskuläre Druckmessungen an Rollappen haben gezeigt, daß bei gewöhnlich gleich hohem Druck an beiden Lappenfüßen manchmal allerdings ein auffallender Druckabfall in den Gefäßen im Verlauf des Rundstiels besteht, wobei der Druck an einem Ende sehr viel höher ist als am anderen. Eine solche Dominanz eines Lappenfußes resultiert aus dem zufälligen Einschluß einer Arterie an einem Ende, was im Endeffekt der Bildung eines Lappens mit eigenem zentralem Gefäßsystem entspricht. Die Abtrennung des arteriellen Endes bewirkt eine plötzliche und tiefgreifende Änderung in der Blutversorgung. Das kann verheerende Folgen haben und zu lokalen Nekrosen führen, wenn die Abtrennung mit Bewegung des Rundstiels verbunden ist. Dies erklärt die unerwartete Nekrose, wenn das sternale Ende eines Akromiopektoralisrundstiels abgelöst und der Lappen verlagert wird, da die Loslösung des sternalen Lappenfußes eine oder mehrere der perforierenden Arterien aus dem System der A. mammaria interna durchtrennt hat. Ähnliche Probleme können den abdominalen Rundstiel treffen, der zufällig das oberflächliche epigastrische Gefäßsystem enthält.

Der abdominale Rollappen wird meistens auf das Handgelenk umgepflanzt; der Akromiopektoralisrundstiellappen wird wegen der Beliebtheit des Deltopektoralislappens selten angewandt. Er wird um seinen Schulteranschluß geschwenkt.

Ein Rundstiellappen kann ebenso als Träger für eine Kombination aus Rundstiel- und Flachlappen, den „Pancake"-Lappen oder „spade" (Abb. 4.8) benutzt werden, wobei das eine Ende nicht als Rollappen ausgebildet wird; ein solcher Lappen muß außerordentlich sorgfältig mehrzeitig vorbereitet werden.

Alternative Regionen für Rundstiele (z. B. Abb. 4.43) werden gewöhnlich sehr viel seltener benutzt, hauptsächlich dann, wenn die üblichen Gebiete aufgrund von Narbenbildung usw. nicht zur Verfügung stehen.

Sechs Wochen muß zwischen dem Heben eines Rundstiels und dem nächsten Stadium der Verpflanzung gewartet werden; besteht der Verdacht, daß der zu durchtrennende Lappenfuß ein in der Gefäßversorgung dominierender ist, dann ist eine mehrzeitige Lappenfußumschneidung angezeigt. Dies ist sicherlich ratsam bei dem medialen Ansatz eines Akromiopektoralisrundstiels, da hier sehr häufig eine Arterie eingeschlossen ist.

Die Verpflanzungstechnik auf einen Zwischenträger wurde bereits beschrieben (S. 112). Die übrigen Stadien betreffen die Lappenverlagerung durch den Zwischenträger und die Vervollständigung des Transfers.

Verlagerung durch den Zwischenträger (Abb. 4.44)

Dies gilt im wesentlichen für das Handgelenk als Zwischenstation. Nach Durchtrennen des abdominalen Lappenfußes wird der Lappen mittels Zwischenträger an seinen Bestimmungsort gebracht und dort teilweise oder vollständig eingefügt. Im allgemeinen wird in diesem Stadium noch keine endgültige Übertragung des Lappens auf die Empfängerregion angestrebt. Eher versucht man, das freie Ende des Rundstiels an einem passenden Abschnitt der Empfängerregion zu befestigen; dabei wird die Notwendigkeit berücksichtigt, einen adäquaten Gefäßanschluß zur Ernährung des Lappens herzustellen, wenn dieser später vom Handgelenk abgelöst, vollständig entrollt und eingesetzt wird. Es ist daher angezeigt, dem Lappen eine

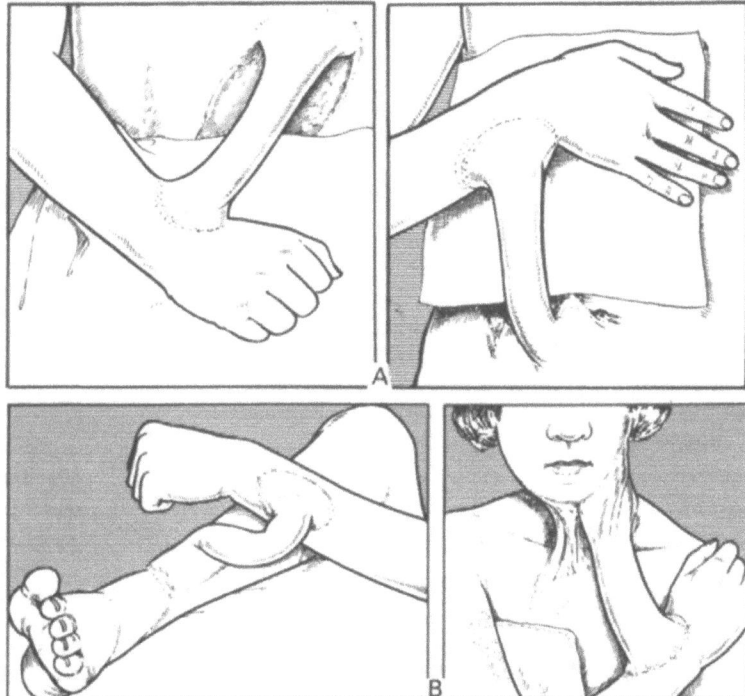

Abb. 4.44A, B. Verlagerungsphasen bei abdominalen Rundstiellappen. *A* Überpflanzung ans Handgelenk mit radialem und ulnarem Anschluß; *B* Verlagerung über Handgelenkzwischenträger. Beachte in jedem Beispiel die Größe des eingepaßten Segments, die einen adäquaten Gefäßanschluß für den nächsten Transfer gewährleisten soll

möglichst große Kontaktfläche bei angemessener Positionierung des Handgelenks zu verschaffen. Um die Wundfläche des Lappens zu vergrößern, wird der Rundstiel so weit wie erforderlich aufgelöst, wobei die durch die Vernähung entstandene Narbe exzidiert wird und eine angemessene Ausdünnung erfolgt. Die Größe der Wundfläche wird auf den ausgewählten Abschnitt der Empfängerregion übertragen und ein entsprechendes Hautgebiet exzidiert. Wo möglich, kann ein kleiner Türflügellappen aus dem Empfängergebiet gehoben werden, um das Wundgebiet im Übergangsbereich zum Rundstiel zu schließen.

Vervollständigung des Transfers

Nach weiteren 3 Wochen wird der Lappenfuß vom Handgelenk entfernt, die durch die Vernähung entstandene Längsnarbe exzidiert und der Lappen geöffnet. Beim Öffnen des Rundstiels findet sich eine in Längsrichtung verlaufende zentrale Vernarbungsplatte, die eine ungehinderte Entfaltung nicht zuläßt. Bei partiell geöffnetem Rundstiel hat sie das Aussehen einer gut abgegrenzten Schicht, ähnlich einer Muskelfaszie; nur durch Exzision oder zumindest multiple tiefe längsverlaufende

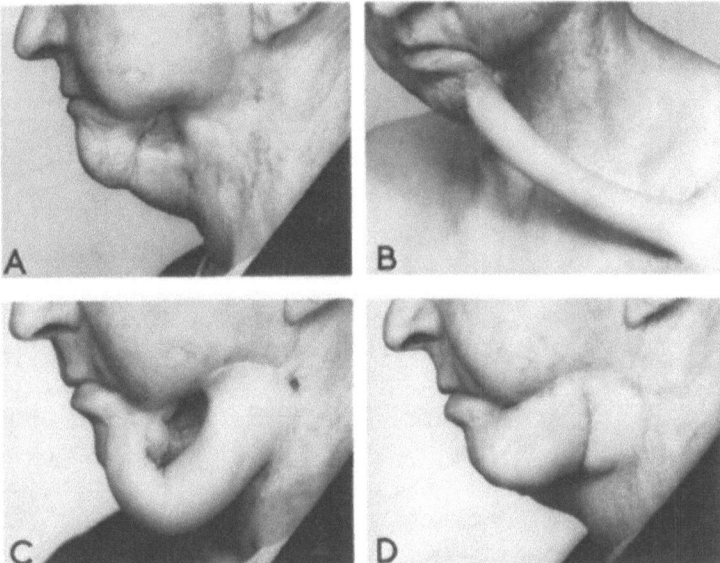

Abb. 4.45A–D. Doppelte Einpflanzung eines Rundstiellappens vor dem endgültigen Einpassen. Verschluß der Fistel *(A)* durch Einsetzen des Akromiopektoralisrundstiels in die Empfängerregion *(B)* unmittelbar ventral der Fistel. Die doppelte Einpflanzung erfolgt durch Einsetzen des anderen Endes *(C)* unmittelbar dorsal der Fistel, vor Entfaltung des Lappens und Verschluß des Defekts *(D)*

Einkerbungen dieser Schicht wird es möglich, den Lappen vollständig zu entfalten und auf seine ursprünglichen Ausmaße auszubreiten. Nach Auseinanderfalten des Lappens und evtl. notwendiger Ausdünnung wird die Flächengröße der zu exzidierenden Haut festgelegt und diese entfernt, so daß der Lappen in den Defekt eingenäht werden kann. Es ist nicht immer sicher, in einer einzigen Sitzung den Transfer zu vervollständigen und den gesamten Rundstiel zu entfalten. Der vom Handgelenk abgelöste Lappenfuß kann dann an seinem endgültigen Bestimmungsort eingesetzt werden, wobei der röhrenförmige Zentralabschnitt des Rundstiels (Abb. 4.45) geschlossen bleibt; dieser Teil wird etwa 3 Wochen später eingefügt, wenn an beiden Enden ein leistungsfähiger Gefäßanschluß besteht. Der Türflügellappen am Handgelenk wird in seine ursprüngliche Lage zurückvernäht, was nicht so einfach ist, wie man es sich vielleicht vorstellt, da der Lappen etwas „geschrumpft" ist; die Wundränder müssen deshalb mobilisiert werden, um den Verschluß zu erreichen. Es ist oftmals schwierig, eine gute Nahtlinie zu erhalten. Hier bewirkt jedoch glücklicherweise die Zeit in den meisten Fällen Wunder.

5 MUSKEL- UND MYOKUTANE LAPPEN

Muskellappen

Die Methode, einen Muskel zur Deckung einer für eine direkte Hauttransplantation ungeeigneten Fläche zu benutzen und dadurch eine transplantationsfähige Unterlage zu schaffen, ist mittlerweile gut entwickelt. Am häufigsten und erfolgreichsten wird diese Technik zur Deckung von freiliegenden Knochen und offenen Gelenken angewandt. Die Gewebeverlagerung erfolgt in Form eines Muskellappens. Die Oberfläche wird durch den gut vaskularisierten Muskelbauch gedeckt, auf den dann das Hauttransplantat aufgelagert wird. Der Wert dieser Methode liegt darin, daß sich solche Defekte mit Haut decken lassen, ohne daß man auf Hautlappen zurückgreifen müßte.

Muskellappen werden selten an den oberen Gliedmaßen benötigt, da hier bequeme und effektive alternative Rekonstruktionsmethoden bereits existieren. An den unteren Gliedmaßen liegt dagegen eine völlig andere Situation vor. Die zur Verfügung stehenden Alternativen, wie Cross-leg-Lappen oder andere Fernlappen, sind teilweise ziemlich unbefriedigend, so daß Ausweichmethoden, wie die Muskellappen, entwickelt wurden. Zudem besteht häufiger an den unteren Extremitäten die Notwendigkeit, sie anzuwenden. Die Tibia ist aufgrund ihrer ausgedehnten, unmittelbar subkutan gelegenen Oberfläche der Knochen, der am häufigsten eine Deckung erfordert; das am häufigsten gefährdete, offene und dringend eine Hautdeckung erfordernde Gelenk ist das Knie.

Die mit größtem Erfolg verwendeten Muskeln sind M. gastrocnemius und M. soleus. Jeder Muskelkopf des M. gastrocnemius hat seinen eigenen neurovaskulären Stiel, dicht an seinem Ursprung; die Muskelbäuche verlaufen getrennt, bis sie in der Tiefe in eine beiden gemeinsame Aponeurose einstrahlen (Abb. 5.1). Der Ursprung des M. soleus verläuft zwischen proximaler Tibia und Fibula, und sein neurovaskulärer Versorgungsstiel liegt ebenfalls dicht am Ursprung (Abb. 5.1). Im distalen Teil ist die äußere Oberfläche von einer Aponeurose überzogen. Die Aponeurosen, die die einander gegenüberliegenden Oberflächen des M. gastrocnemius und M. soleus bedecken, bleiben – obwohl sie Kontakt miteinander haben – gut getrennt, bis sie distal unter Bildung der Achillessehne verschmelzen.

Diese anatomischen Merkmale ermöglichen es, jeden der 3 Muskelbäuche separat von den anderen zu präparieren, seinen distalen Ansatz durchzutrennen, ihn in Richtung seines Ursprungs zu mobilisieren und ihn nach medial oder lateral zu schwenken, mit dem neurovaskulären Stiel als Drehpunkt. Der mediale Kopf des M. gastrocnemius kann das proximale Drittel der Tibia im medialen Bereich und den entsprechenden Bezirk des Kniegelenks erreichen. Mit dem seltener benötigten lateralen Kopf läßt sich die proximale Fibula und der laterale Bereich des Kniegelenks decken. Der nach medial mobilisierte M. soleus kann den mittleren Teil des Tibiaschafts decken.

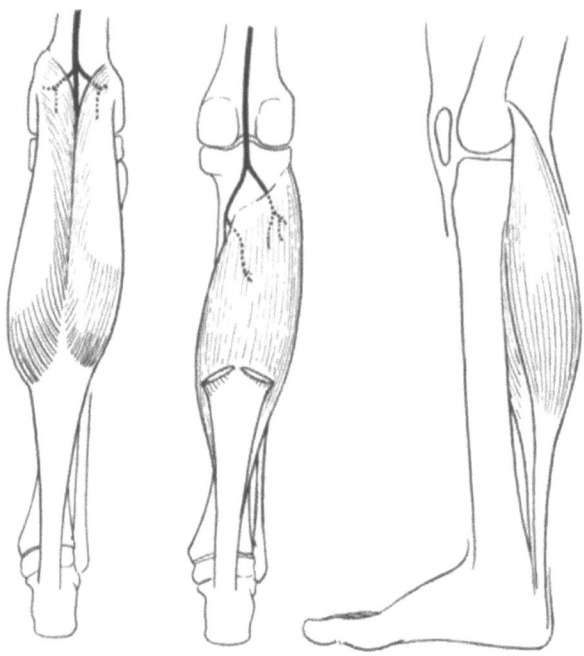

Abb. 5.1. Anatomische Charakteristiken des M. gastrocnemius und M. soleus mit ihren entscheidenden Gefäßhili

Bestimmte technische Gesichtspunkte gelten für alle Muskellappen und sind für diese kennzeichnend. Um durchweg zufriedenstellende Ergebnisse zu erzielen, müssen sie peinlich genau beachtet werden.

Jede Verlagerung eines Muskels muß spannungsfrei erfolgen, um seine Blutversorgung nicht zu beeinträchtigen. Eine Zirkulationsstörung zeigt sich am Aussehen der Muskelfasern, wobei eine inadäquate Blutversorgung die Farbe dunkler werden läßt. Bei der Operationsplanung muß eine gewisse Schwellung des Muskelbauches in der frühen Phase nach Verlagerung berücksichtigt werden. In der Regel empfiehlt es sich nicht, den Muskel nach Untertunnelung unter tief liegenden Faszien oder unter der Haut an seinen Bestimmungsort hinzuleiten, da Druck unbedingt vermieden werden muß. An der unteren Gliedmaße ist die Muskelfaszie kräftig ausgebildet und unnachgiebig; in der Praxis wird Druck eher durch sie, als durch die Haut ausgeübt. Man sollte nicht zögern, die Faszie weit zu spalten oder sogar nötigenfalls einen Teil zu exzidieren, um eine Einengung zu beseitigen. Hautbrükken über dem Lappen sollten ebenfalls gespalten werden.

Ein Muskel toleriert keine Nähte, die eine bestimmte Zugspannung überschreiten. Alle Muskelnähte sollen nur adaptieren, um den Muskel spannungsfrei über dem Defekt zu fixieren. Wann immer möglich, sollten für Haltenähte die Begleitaponeurose oder Sehne gefaßt werden. Aus diesem Grund sollte bei der Ablösung des Muskels distal ein schmaler Sehnenansatz am eigentlichen Muskelbauch stehen bleiben.

Der den Knochen oder das Gelenk bedeckende Muskel wird seinerseits mit Spalthaut gedeckt. Es kann sofort transplantiert werden oder alternativ dazu, eine aufgeschobene Deckung erfolgen. In jedem Fall ist eine offene Transplantation vorzuziehen, da hierbei keinerlei Druck auf das Muskelbett ausgeübt wird. Im Falle einer
frischen Verletzung sind die zur Freilegung, Mobilisation und Verlagerung des

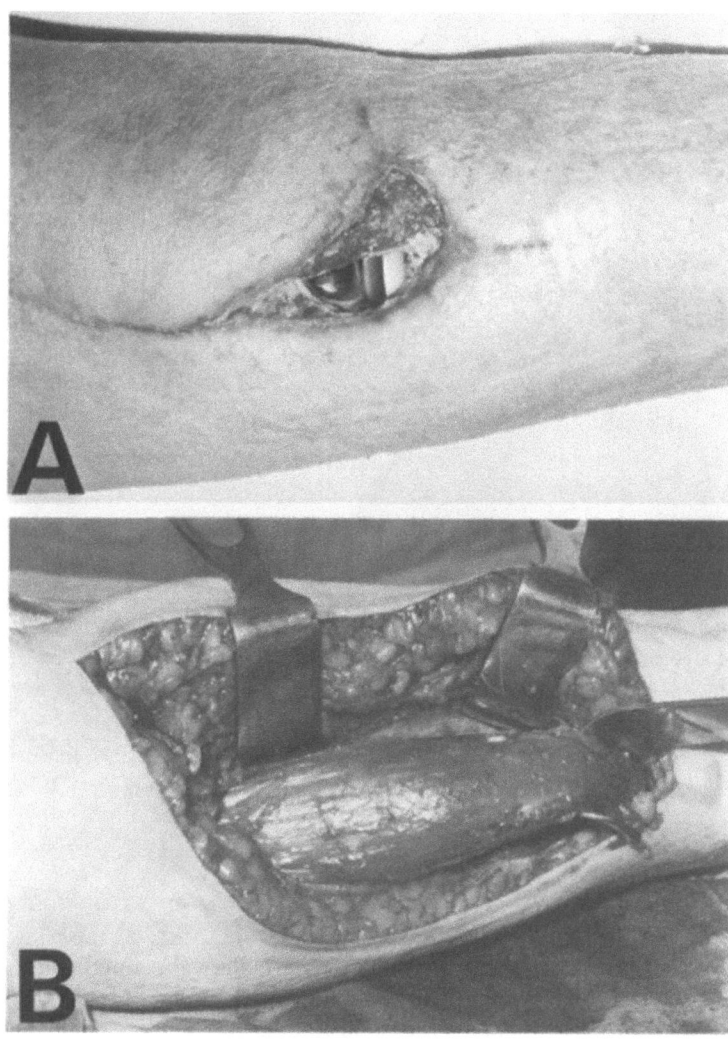

Abb. 5.2A–F. Anwendung eines Gastrocnemiusmuskellappens zur Deckung eines offenen
Kniegelenks bei einem Patienten mit schwerer rheumatoider Arthritis nach postoperativer
Wunddehiszenz und Freilegung einer Kniegelenkendoprothese. *A* Offenes Kniegelenk mit
sichtbarer Prothese; *B* freigelegter medialer Muskelbauch des M. gastrocnemius; *C* Muskel
am Übergang in die Achillessehne abgesetzt und zur Deckung des Kniedefekts nach kranial
geschwenkt; *D* in den Kniedefekt eingenähter Muskel mit direktem Verschluß des Sekundärdefekts; *E* die aufgeschobene offene Transplantatdeckung des Muskellappens zeigt das Anwachsen über dem Muskel; *F* das Endergebnis zeigt den geschlossenen Kniedefekt. *Abb.
5.2C–F s.* S. 154/155

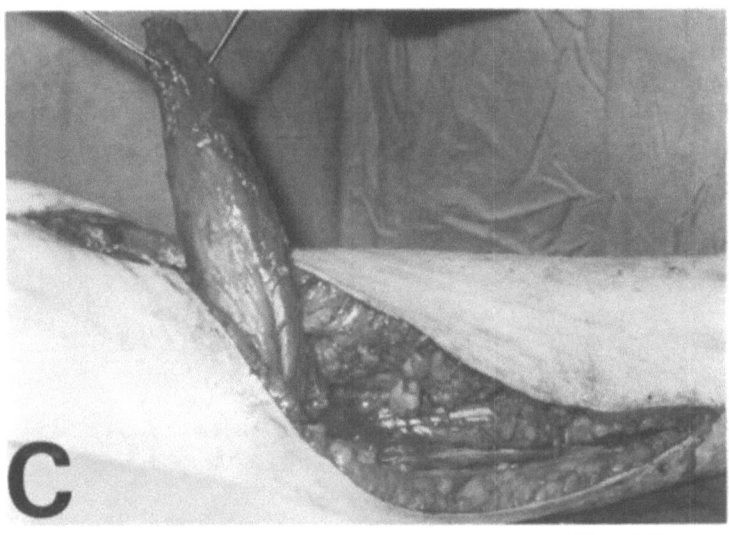

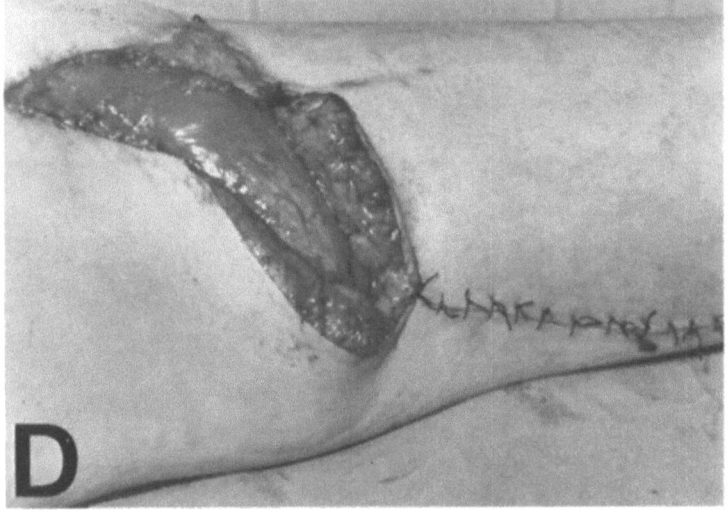

Abb. 5.2 C, D

Muskels erforderlichen Hautschnitte normalerweise durch die Lokalisation und Größe des freiliegenden Knochens und/oder offenen Gelenks sowie eines möglichen zusätzlichen Hautverlusts bestimmt. Bei Fehlen eindeutiger Indikationen kann der M. gastrocnemius durch einen Schnitt, der von der distalen Fossa poplitea aus nach kaudal und entsprechend dem zu verwendenden Muskelbauch medial oder lateral verläuft, freigelegt werden. Der M. soleus kann entlang seines medialen Randes durch eine senkrechte, etwa 2 cm dorsal der subkutan gelegenen Tibiahinterkante und parallel zu dieser verlaufenden Inzision freigelegt werden.

Der M. gastrocnemius läßt sich leicht stumpf mit dem Finger vom M. soleus trennen. Die Grenzlinie zwischen den beiden Muskelbäuchen läßt sich durch die Aponeurose leicht tasten, die ihre Unterflächen überzieht und die Muskelbäuche zu-

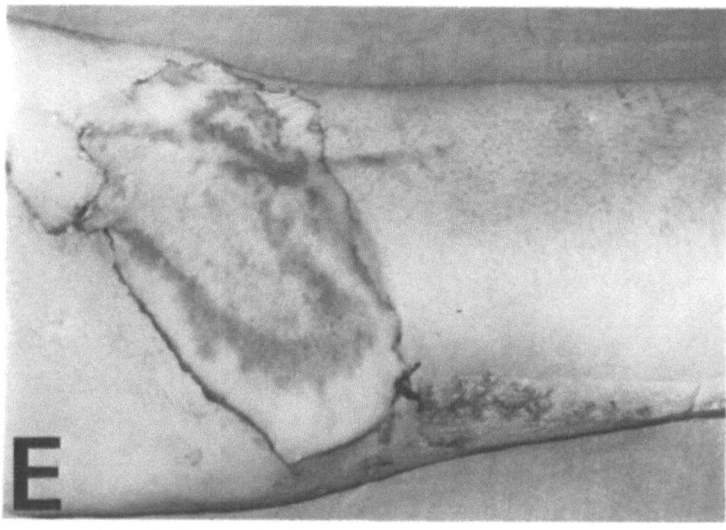

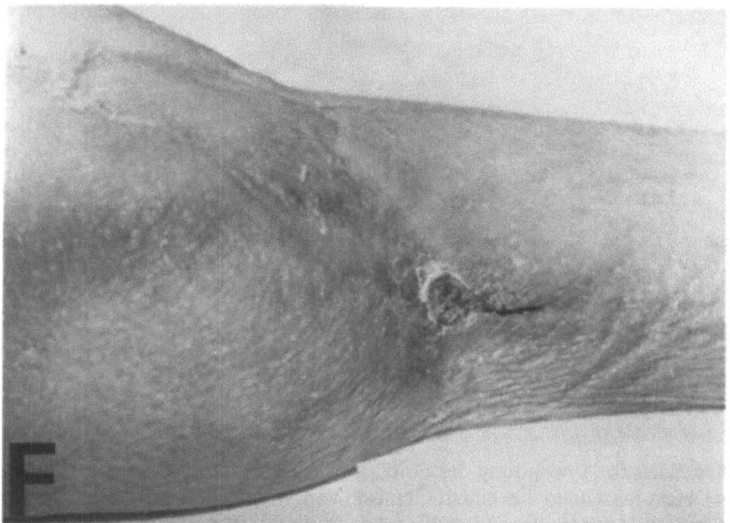

Abb. 5.2 E, F

sammenhält. Der entsprechende Muskelbauch wird bis zur Achillessehne mobilisiert und hier unter Belassen eines schmalen Sehnenansatzes am Muskel abgesetzt.
Durch Spalten der Aponeurose auf der Unterfläche nach proximal kann der Muskelbauch in Richtung der Fossa poplitea so weit wie erforderlich mobilisiert werden
(Abb. 5.2).
Der M. soleus läßt sich nicht nur leicht vom M. gastrocnemius trennen, er hat auch
eine gute Trennfläche in der Tiefe zu den posterioren Unterschenkelgefäßen und
Nerven hin, obwohl mehrere von hier in den Muskel einziehende Venen ligiert und
durchtrennt werden müssen, bevor der Muskel mobilisiert werden kann. Nach Ab-
setzen distal unter Belassen eines Randsaumes der Achillessehne kann der Muskel
entlang seinen Rändern mobilisiert und die Muskelfaszie wie erforderlich gespalten

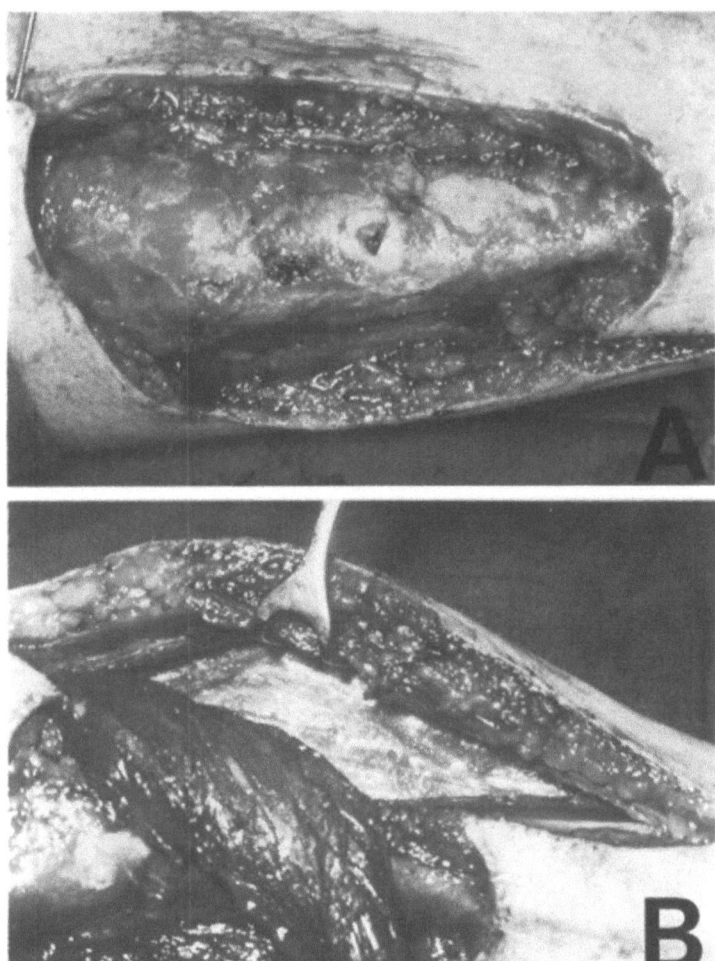

Abb. 5.3A–D. Anwendung des Soleusmuskellappens zur Deckung einer freiliegenden Tibia.
A Defekt bestehend aus einem Gemisch von Weichteilen, mit Periost gedeckter Tibia und einem Gebiet mit freiliegendem Knochen und zentralem Defekt. *B* Der M. gastrocnemius wird zurückgehalten und der M. soleus am Übergang in die Achillessehne durchtrennt und zur Deckung des freiliegenden Knochens nach medial umgeschlagen. *C* Der nach Naht der Hautinzisionen zurückbleibende Defekt zeigt die Muskelbasis und andere zur Deckung geeignete Flächen. *D* Endergebnis. *Abb. 5.3 C, D* s. S. 157

werden, bis er sich nach medial zur Deckung der Tibia schwenken läßt (Abb. 5.3).
Eine zusätzliche Deckung der Tibia unterhalb der vom M. soleus erreichbaren Region läßt sich erzielen, wenn die Sehne des M. flexor digitorum longus durchtrennt und der Muskel parallel zum M. soleus verlagert wird. Die Mobilisation dieses Muskels muß äußerst sorgfältig erfolgen, um eine Verletzung des im mittleren Drittel des Muskels eintretenden Gefäß-Nerven-Bündels zu vermeiden.

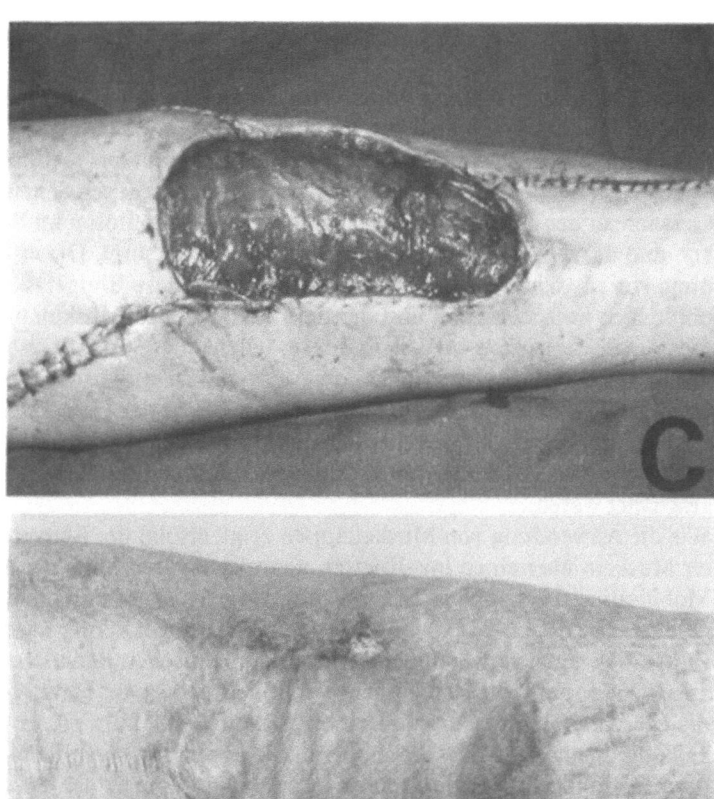

Abb. 5.3 C, D

Der durch Bildung dieser Muskellappen entstehende funktionelle Ausfall wird ziemlich schnell durch die anderen Beuger kompensiert. Andere zur Lappenbildung verwendete Muskeln sind der M. flexor hallucis longus bei kleinen Defekten im Bereich des medialen Knöchels und die Mm. extensores digitorum longus und hallucis longus bei ventralen Defekten über der Tibia. Jedoch ist keiner dieser Muskeln auch nur entfernt so wertvoll wie die Mm. gastrocnemius und soleus.

Myokutane Lappen

Eine Erweiterung der Anwendung von Muskellappen, die zu einer beträchtlichen Vergrößerung der therapeutischen Möglichkeiten führte, bestand in der Idee, einen Muskel zusammen mit der ihn bedeckenden Haut in Form eines kombinierten myokutanen Lappens zu verlagern. Bei einer solchen Gewebeverlagerung wird das

Hautelement durch die Gefäßverbindungen mit der darunterliegenden Muskulatur versorgt.

Wenn man unser bisheriges Wissen von der Gefäßdynamik bei Hautlappen mit den neueren Erkenntnissen über die Verhältnisse bei myokutanen Lappen zusammenfaßt, dann wird klar, daß die Blutversorgung der Haut aus mehr als einer Quelle erfolgt. Wie in Kap. 4 beschrieben, werden Hautlappen durch Seitenäste aus größeren Gefäßen an den Extremitätenansätzen, durch Anastomosen im Bereich von Gelenken und durch segmental perforierende Gefäße versorgt. Die erfolgreiche Anwendung von myokutanen Lappen hat gezeigt, daß diese Blutgefäße durch Gefäßverbindungen zwischen Haut und der darunterliegenden Muskulatur ergänzt werden. Der Anteil der einzelnen Versorgungsmöglichkeiten an der Gesamtzirkulation bei der intakten Haut ist nicht bekannt. Als wichtiger praktischer Aspekt wurde aber empirisch gefunden, daß bestimmte Hautareale in der Lage sind, allein durch die Blutversorgung aus der unmittelbar unter ihr liegenden Muskulatur zu überleben, auch wenn andere Quellen deutlich eingeschränkt oder sogar gelegentlich ganz ausgeschaltet waren.

Wie die Anwendung von Muskellappen zeigt, erfolgt die Blutversorgung bestimmter Muskeln über einen lokalisierten neurovaskulären Stiel, der als Drehpunkt bei Mobilisation des Lappens dienen kann. Diese Muskeln sind potentielle Quellen für myokutane Lappen. Von der Vielzahl möglicher myokutaner Lappen werden in der Praxis diejenigen verwendet, die einen therapeutischen Bedarf erfüllen und einfach anzuwenden sind, die sich als sehr verläßlich und sicher herausgestellt haben, und die ein Minimum an Funktionseinbußen durch Ausfall der entsprechenden Muskelkomponente zurücklassen. Lappen, die am besten diese Kriterien erfüllen, sind der Latissimuslappen, der Tensor-fascia-latae-Lappen, der Pektoralislappen, der Gastroknemiuslappen und der Grazilislappen.

Bei einigen Lappen ging das Vertrauen in die Fähigkeit der Haut des myokutanen Lappens, ausschließlich von der Blutversorgung des darunter liegenden Muskels abhängig zu sein, so weit, daß man das Hautelement isolierte und die Abhängigkeit damit vollkommen machte. Die lokale Situation des Transfers kann dies erforderlich machen, es sollte jedoch nicht routinemäßig durchgeführt werden. Diese, wie überhaupt alle Lappen, haben eine Versagerquote, die jedoch bis zum jetzigen Zeitpunkt noch nicht endgültig zahlenmäßig dokumentiert wurde, da die Plastiken noch nicht hinreichend oft angewandt wurden. Auf jeden Fall ist es unklug, eine zusätzliche Blutversorgung der Haut über andere Zuflüsse fahrlässig zu unterbinden.

Die Verbindung zwischen Haut und Muskulatur ist nicht immer fest, und es ist eine Sicherheitsmaßnahme, beim Heben des Lappens die Muskulatur mit der Haut durch einige Nähte zu vereinigen; hierdurch wird eine mögliche ungünstige Zerrung der zwischen beiden Strukturen verlaufenden Blutgefäße verhindert.

Latissimuslappen

Der M. latissimus dorsi ist ein großer, flacher Muskel, dessen Blutversorgung über subskapuläre Gefäße in der Axilla, nahe seiner Insertion, ihren Ursprung hat und sich auf der Muskelunterfläche aufzweigt (Abb. 5.4). Der Hautanteil des Lappens

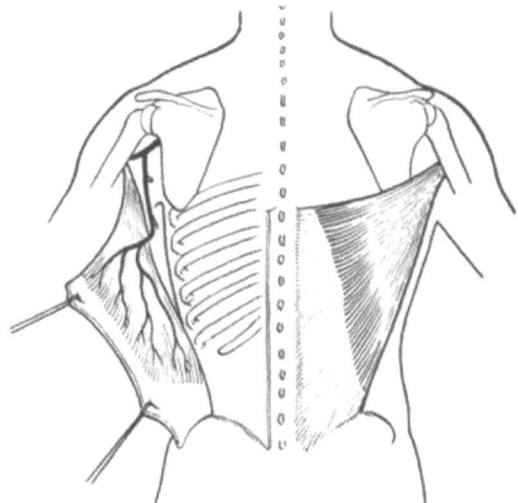

Abb. 5.4. Der M. latissimus dorsi
mit seinem Gefäßhilus

bedeckt den Muskel. Die Lappenverlagerung wurde ursprünglich benutzt, um die anterolaterale Toraxwand zu decken; die Methode hat zweifellos eine brauchbare Funktion nach Mastektomie und bei Problemen infolge Bestrahlung. Sie ist auch für die Deckung der Axilla (Abb. 5.5) und des Oberarms anwendbar.

Der vordere Muskelrand verläuft vom Drehpunkt des Lappens nahe seiner Insertion etwa senkrecht an der lateralen Thoraxwand in Richtung des Beckenkamms nach unten. Bei Entwurf des Lappens wird dieses Gebiet ausgemessen, eine präzise Lokalisation des Drehpunktes auf der Hautoberfläche ist aber nicht möglich; da zudem der Lappen häufig konvex verläuft, empfiehlt sich eine gewisse Großzügigkeit beim Abschätzen der erwünschten Länge.

Die anteriore Grenze der Lappenhaut kann den Muskelrand um bis zu 5 cm im Sinne einer „willkürlichen" Zugabe überragen. Die Länge und Breite des Lappens werden durch die lokale Situation des Transfers bestimmt. Es sind Gewebeverlagerungen mittels Lappen bis zum Beckenkamm, ohne daß es zu Nekrosen kam, beschrieben worden.

Beim Heben des Lappens wird zunächst der ventrale Muskelrand dargestellt, danach wird seine Unterfläche über die gesamte zu verlagernde Geweberegion unter Sicht und sorgfältiger Schonung der Gefäße entwickelt. Der vollständige kombinierte Lappen wird sodann gehoben, so weit wie erforderlich nach proximal mobilisiert und in den zu deckenden Defekt verlagert. Man kann sagen, daß der Defekt normalerweise durch direkte Naht geschlossen werden kann; dies hängt jedoch eindeutig von der Breite des Lappens ab. Man sollte nicht zögern, den Sekundärdefekt statt dessen durch ein Transplantat zu decken, notfalls auch zu einem späteren Zeitpunkt.

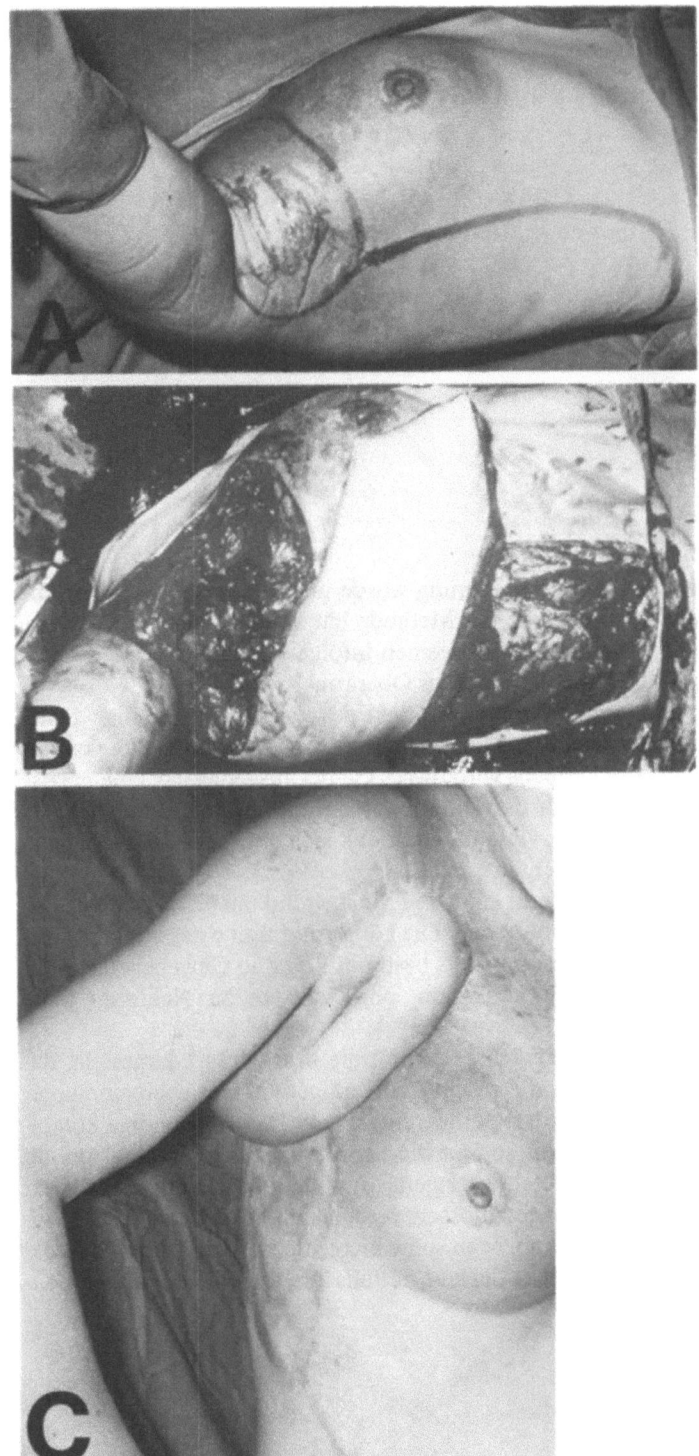

Der Tensor-fasciae-latae-Lappen

Die Fascia lata ist im lateralen Bereich des Oberschenkels deutlich verdickt und bildet hier den Tractus iliotibialis; im kranialen Anteil inserieren von dorsal her der M.gluteus maximus und von weiter ventral der M.tensor fasciae latae (Abb.5.6). Weiter nach distal verläuft der Tractus über dem M.vastus lateralis, ohne daß diese beiden Strukturen miteinander verbunden wären. Obwohl die Fascia lata den gesamten Oberschenkel umschließt, beschränkt sich die den Tractus iliotibialis bildende Verdickung tatsächlich nur auf eine Linie, die senkrecht von der Spina iliaca anterior superior senkrecht nach unten verläuft.

Der M.tensor fasciae latae erhält seine Blutversorgung im unteren Abschnitt aus Gefäßen der A.circumflexa femoris lateralis, die etwa in Höhe des Tuberculum pubicum in den Muskel eintreten. Von hier scheint sich die Blutversorgung in die oberen ⅔ des Tractus auszudehnen.

Der myokutane Tensor-fasciae-latae-Lappen hat seine Basis kranial im lateralen Bereich des Oberschenkels und der Tractus iliotibialis ist sein „Muskelelement". Sein ventraler Rand verläuft senkrecht entlang einer Linie unmittelbar lateral der Spina iliaca anterior superior, damit der N.cutaneus femoris lateralis geschont

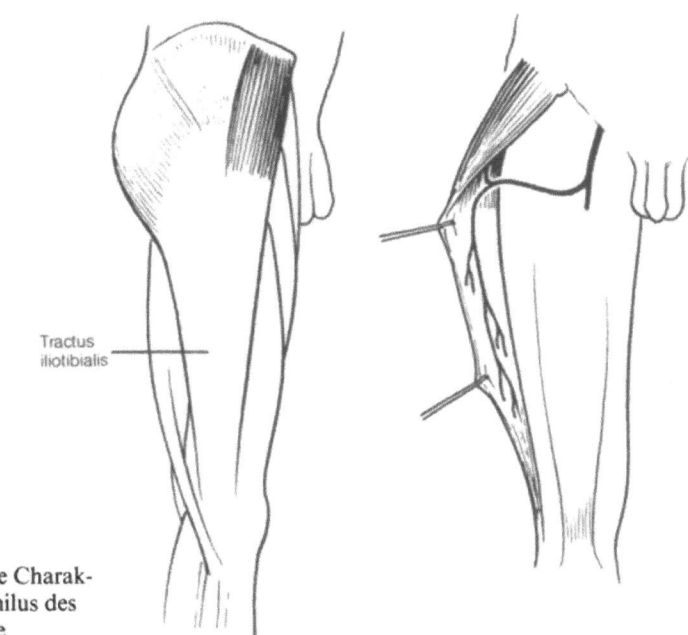

Tractus
iliotibialis

Abb.5.6. Anatomische Charakteristiken und Gefäßhilus des M.tensor fasciae latae

◄ **Abb.5.5A-C.** Verwendung des myokutanen Latissimuslappens zur Defektdeckung in der Achsel. *A* Die Ausgangssituation, eine Kombination aus Strahlenschädigung und Resttumor in der Axilla, zeigt die zu exzidierende Region und das aufgezeichnete Hautelement des Latissimuslappens. *B* Die Exzision ist abgeschlossen, der Lappen gehoben und im Begriff, in den Defekt verlagert zu werden. *C* Verlagerung vollendet, Spalthautdeckung des Sekundärdefekts

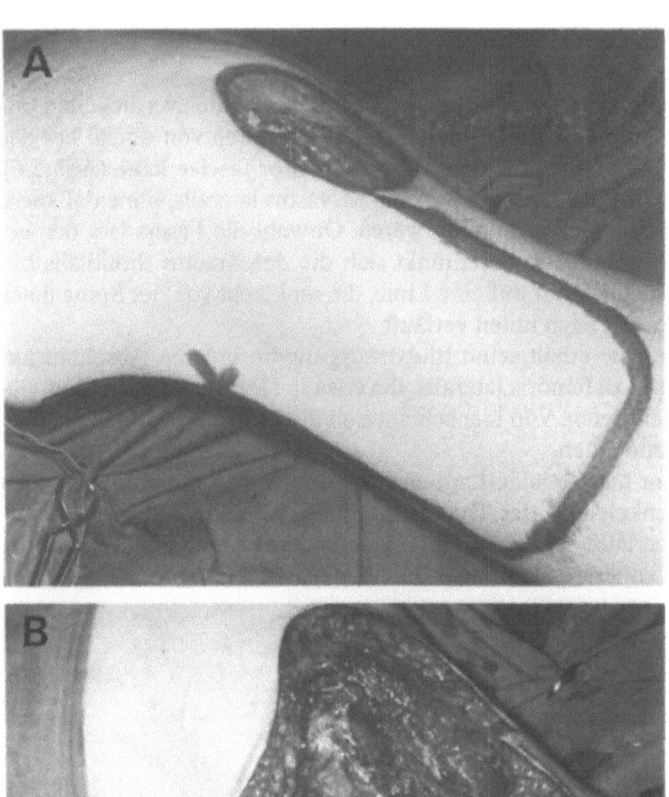

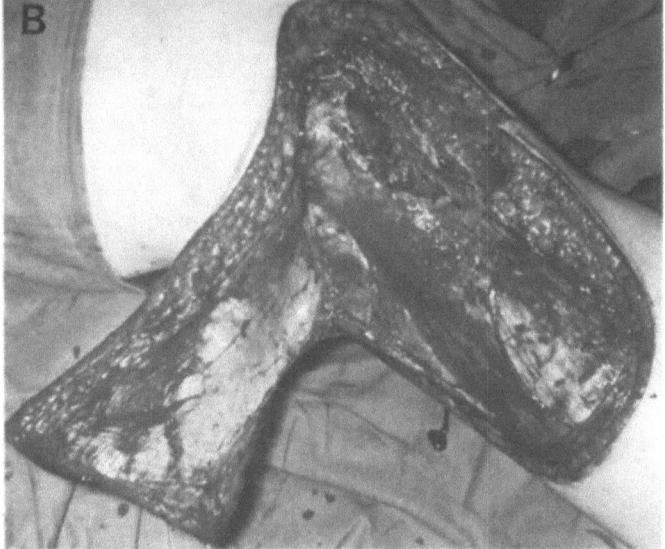

Abb. 5.7A–D. Anwendung des myokutanen Tensor-fasciae-latae-Lappens zur Deckung eines über dem Trochanter major gelegenen Defekts bei einem nichtparaplegischen Patienten. *A* Defekt und Tensor-fasciae-latae-Lappen sind aufgezeichnet. *B* Der gehobene Lappen zeigt die Miteinbeziehung des Tractus iliotibialis in die Lappensubstanz. *C* Verlagerter und in den Defekt vernähter Lappen; *D* eingeheilter Lappen, mit Spalthaut gedeckter Sekundärdefekt. *Abb. 5.7 C, D* s. S. 163

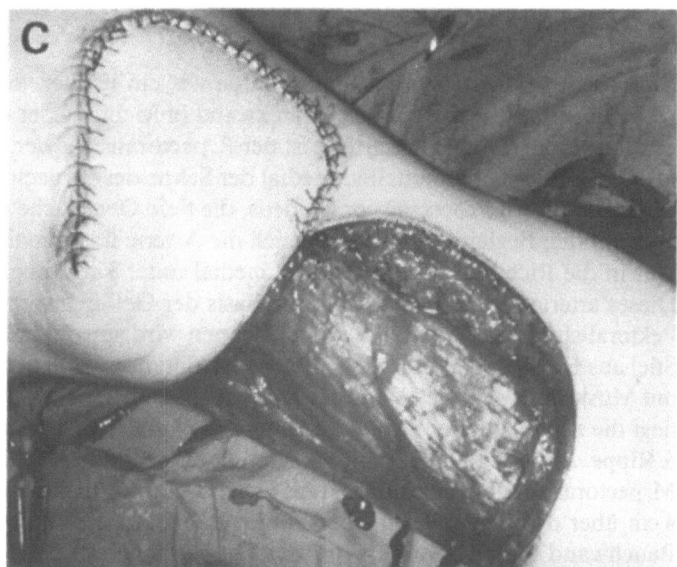

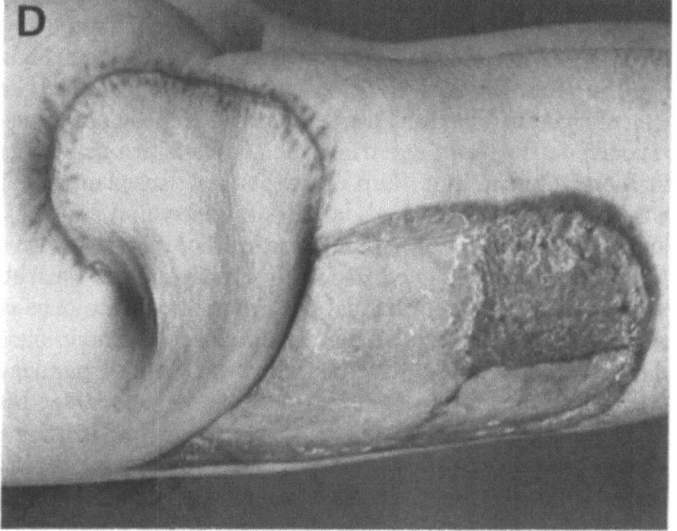

Abb. 5.7 C, D

wird. Seine dorsale Grenze verläuft etwa in einer Linie, die vom Trochanter major aus nach distal verläuft. Die Länge des Lappens wird von den lokalen Verhältnissen der Gewebeverlagerung bestimmt; sie kann ohne Gefahr bis zum Übergang vom mittleren zum distalen Oberschenkeldrittel reichen. Der Lappen läßt sich technisch sehr leicht heben, da der Tractus und der M.vastus lateralis gut voneinander getrennt sind und keine Gefäßverbindungen bestehen. Nach proximal kann er bis in Höhe des Tuberculum pubicum gehoben werden. Die Verlagerung kann dann abhängig von der Lokalisation des Defekts nach ventral oder dorsal erfolgen, d.h. in die Leiste, auf den Trochanter oder über das Os ischii. Der Sekundärdefekt wird mittels Spalthaut gedeckt (Abb. 5.7).

Pektoralislappen

Die Fasern des M. pectoralis major laufen wie ein Fächer von dem ausgedehnten Ursprung entlang der ventralen Thoraxwand in Richtung der vorderen Axillarfalte. Die ihn versorgende Hauptarterie ist der R. pectoralis aus der A. thoracoacromialis. Das Gefäß erreicht unmittelbar medial der Sehne des M. pectoralis minor, nahe seiner Insertion am Processus coracoideus, die tiefe Oberfläche des Muskels. Zusammen mit den Begleitvenen verästelt sich die Arterie über die tiefe Oberfläche ungefähr in die Richtung nach distal und medial unter Kreuzung vieler Muskelfasern. Dieses arteriovenöse System stellt die Basis der Gefäßversorgung des myokutanen Pektoralislappens dar (Abb. 5.8). Der Lappen wird sowohl mit einem kombinierten Stiel aus Haut und darunterliegender Muskulatur als auch in Form einer Hautinsel mit Muskelstiel gebildet. Wird der Lappen mit isoliertem Hautanteil gebildet, dann liegt die zu verlagernde Haut kaudal und medial der Brustwarze etwa in Höhe der 6. Rippe. An dieser Stelle ist die zur Verfügung stehende Fläche der direkt über dem M. pectoralis major liegenden Haut klein; sie kann sich aber bedenkenlos bis zu 4 cm über den eigentlichen Muskel hinaus bis auf die Aponeurose der ventralen Bauchwand hin erstrecken. Wird der Lappen in Form einer kombinierten Haut-Muskel-Plastik gebildet, so gilt dasselbe.

Wird ein kombinierter Haut-Muskel-Stiel benutzt, dann liegt der Processus coracoideus, der direkt unterhalb der Klavikula getastet werden kann, im Zentrum. Beginnend in Höhe der Klavikula verlaufen die Grenzen nach kaudal und medial bis zum oben beschriebenen Hautbezirk. Beim Heben des Lappens werden die Hautinzisionen tiefer geführt und damit die Muskelfasern in gleicher Linie mit den Hautinzisionen durchtrennt. Wird ein myokutaner Insellappen benutzt (Abb. 5.9), dann wird der zu übertragende Hautbezirk markiert und entlang seiner Begrenzung bis auf den Muskel oder die Aponeurose inzidiert. Danach wird der den Stiel bildende Muskelteil freigelegt. Die Inzision zur Freilegung des Muskels muß selbstverständlich kranial unmittelbar medial des Processus coracoideus erfolgen. Ebenso muß sie distal möglichst dicht an der die Hautinsel bildenden Inzision enden. Zwischen diesen Punkten kann der Verlauf abhängig vom Vorhandensein eines gleichzeitig oder vorher gebildeten Deltopektoralislappens oder der Mamma variieren. Der Muskelstiel ist ähnlich dem bei Kombination von Muskel und Haut, d. h. er ist ebenso breit wie die Hautinsel und reicht proximal bis zur Klavikula.

Beim Heben als Insel- oder als kombinierter Haut-Muskel-Lappen wird der Muskelstiel sorgfältig von den Rippen und der Interkostalmuskulatur gelöst, wobei der M. pectoralis minor stehen gelassen wird. Nach proximal wird der Stiel bis fast zum Processus coracoideus unter größtmöglicher Schonung der Gefäße entwickelt. Beim Ablösen des Muskels von den darunter liegenden Strukturen wird ersichtlich, daß aus noch anderen Quellen Gefäße in ihn eintreten; das arteriovenöse System, auf dem der Lappen beruht, scheint jedoch in der Lage zu sein, ihn adäquat zu perfundieren. Die Tatsache, daß bei den Inzisionen in den Muskel seine Fasern durchtrennt werden, macht die Bildung des Muskelstiels irgendwie unelegant.

Wenn möglich, sollte der Sekundärdefekt durch direkte Naht oder, falls notwendig, durch ein Spalthauttransplantat geschlossen werden.

Die Reichweite des Lappens und andere Aspekte der lokalen Situation werden durch Messungen vom Gefäßstiel aus bestimmt, der den Drehpunkt darstellt.

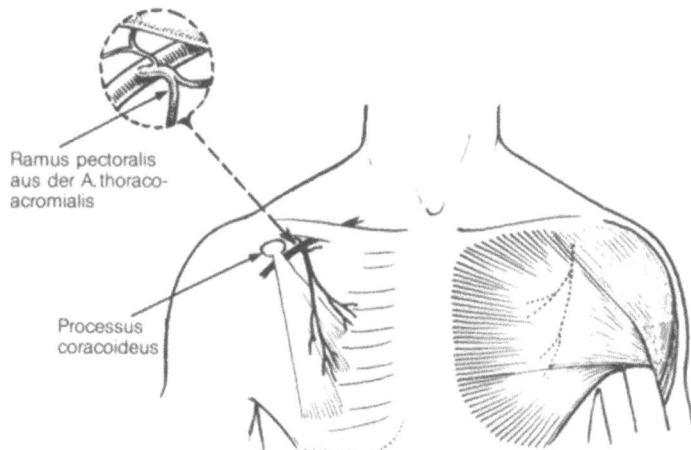

Abb. 5.8. Die Gefäßbasis des myokutanen Pektoralislappens zeigt den R. pectoralis, der unmittelbar medial des Processus coracoideus aus der A. thoracoacromialis entspringt und nach distal und medial zwischen den Mm. pectoralis major und minor verläuft

Hauptsächlich wird er benutzt für Defektdeckungen im unteren Gesichtsbereich und Hals sowie für die intraorale Rekonstruktion. Bei letztgenannter Verwendung besteht nach radikaler Neck-dissection der zusätzliche Vorteil des Lappens darin, daß er die großen Gefäße deckt und schützt; das ist ein großer Vorteil insbesondere nach vorausgegangener Bestrahlung. Ein die Möglichkeiten seiner Anwendung offensichtlich limitierender Faktor kann die behaarte männliche Brust sein; die weibliche Brust kann ebenfalls Änderungen im Entwurf erforderlich machen.

Der Gastrocnemiuslappen

Die Vorteile des Muskelelements dieses Lappens bei alleiniger Verwendung sind schon hervorgehoben worden. Seine therapeutischen Möglichkeiten wurden jedoch durch Miteinbeziehen der darüber liegenden Haut noch etwas erweitert. Der myokutane Lappen kann ebenso wie der Muskellappen, von dem er sich herleitet, medial oder lateral verwendet werden. Das Hautelement kann über den Muskel hinausreichen; der Überhang sollte auf beiden Seiten gering sein, distal kann er bis zur Hälfte der Strecke zwischen der kaudalen Insertion des Muskelbauchs und dem entsprechenden Malleolus reichen. Durch diese Verlängerungsmöglichkeit nach distal kann der myokutane Lappen günstiger als der alleinige Muskellappen sein; durch Vergrößerung der Reichweite ist es möglich, daß er sogar die Rolle einer myokutanen Cross-leg-Plastik zur Deckung des anderen Beins übernimmt.

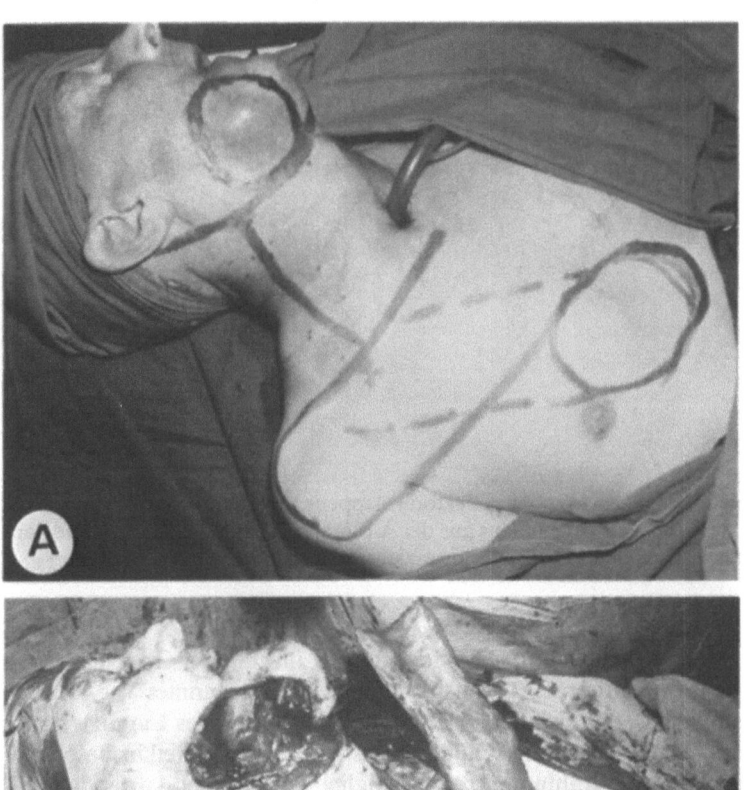

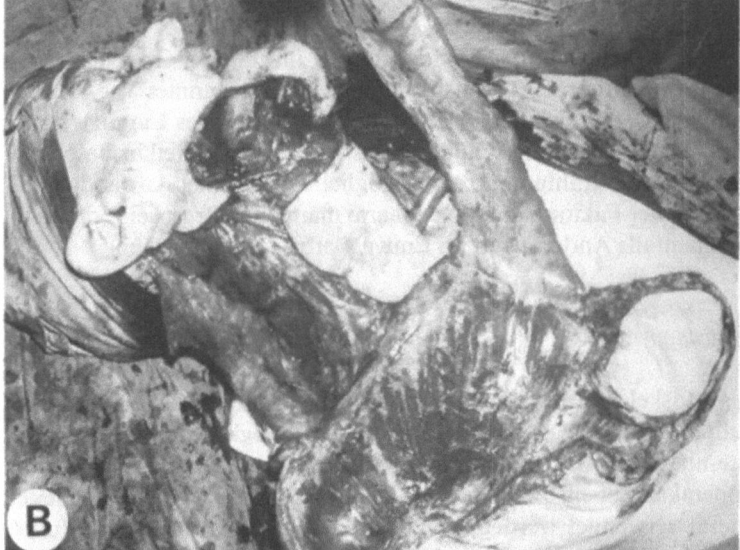

Abb. 5.9 A–F. Anwendung eines myokutanen Pektoralislappens zur Rekonstruktion der intraoralen Komponente eines ausgedehnten und tiefen Defekts infolge einer Resektion aus Wange und Unterkiefer; die Resektion erfolgte im Zusammenhang mit einer radikalen Neckdissection wegen eines Plattenepithelkarzinoms der unteren Zahnreihe. Gleichzeitig wurde ein Deltopektoralislappen zur Hautdeckung benutzt. Die gleichzeitige Verwendung beider Lappen beweist die Unabhängigkeit ihrer Gefäßbasen voneinander. *A* Der umzeichnete Defekt und die beiden auf der Haut markierten Lappen, der myokutane Pektoralisinsellappen und der Deltopektoralislappen. *B* Die Resektion und radikale Neck-dissection sind abgeschlossen, der gehobene Deltopektoralislappen legt den M. pectoralis major frei. Die Hautinsel des Pektoralislappens ist umschnitten. *Abb. 5.9 C–F* s. S. 167/168

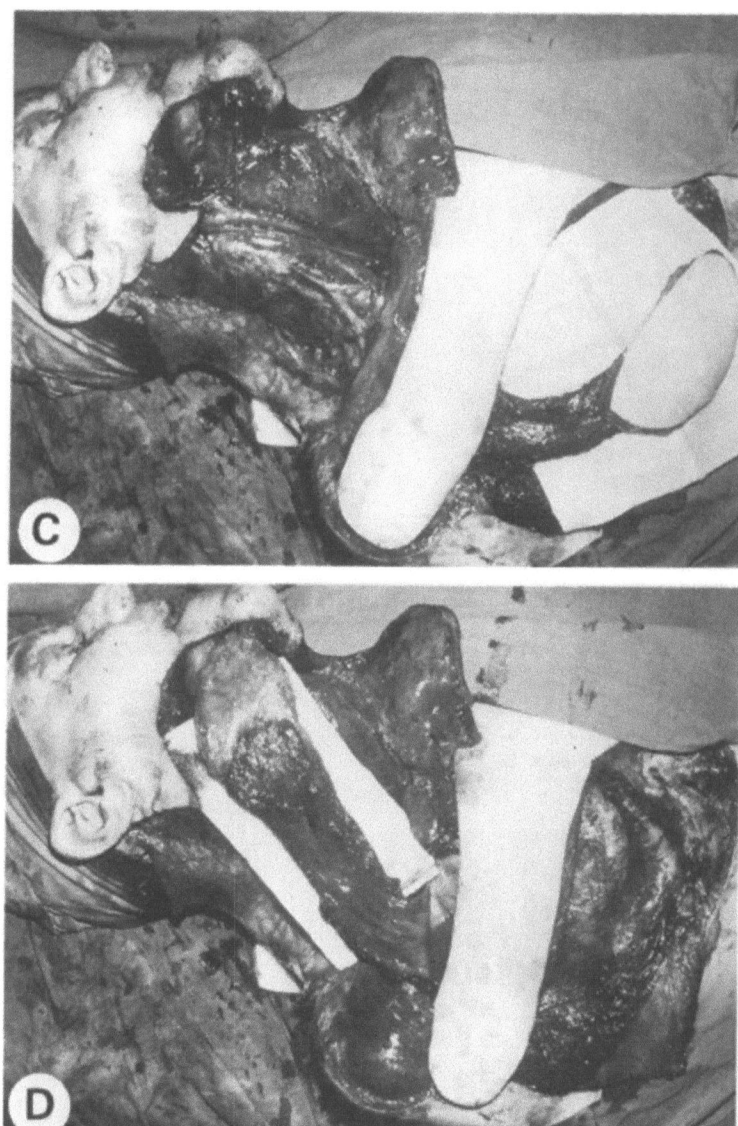

Abb. 5.9 (Fortsetzung). *C* Stiele beider Lappen nach Hebung. *D* Der in den intraoralen Defekt verlagerte Pektoralislappen. Der R. pectoralis aus der A. thoracoacromialis ist in seinem axialen Verlauf im Muskelstiel erkennbar. Das außerhalb des Muskels liegende Lappensegment ist erkennbar

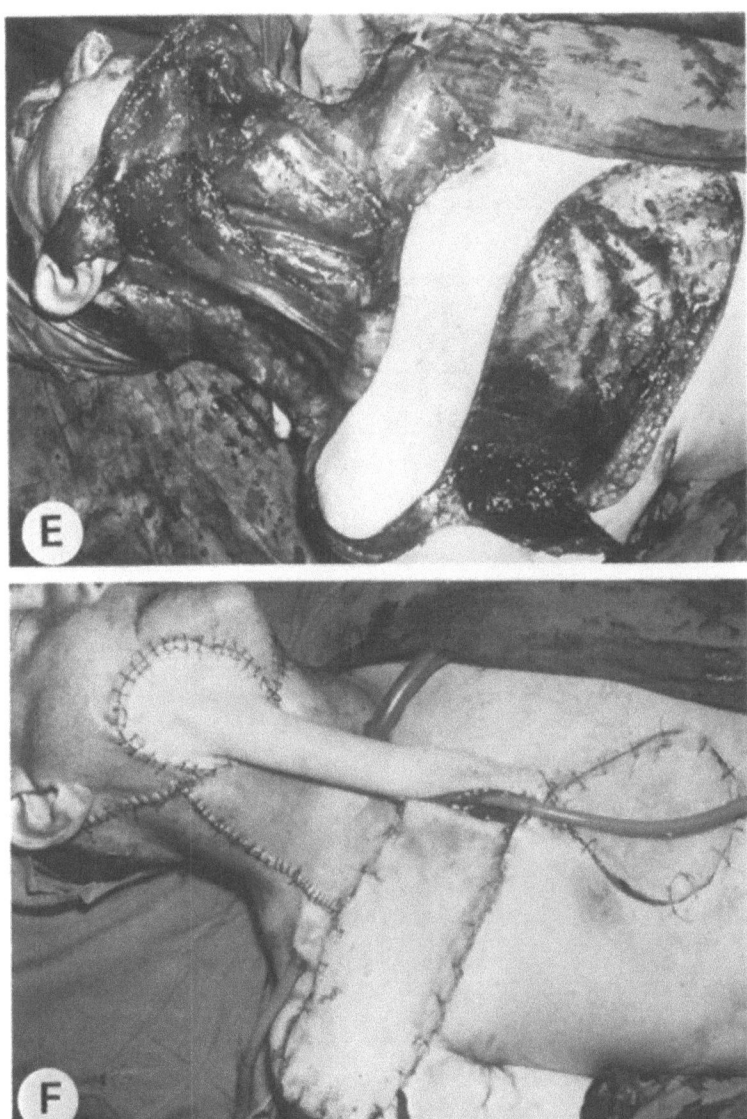

Abb. 5.9 (Fortsetzung). *E* Der eingenähte Pektoralislappen zeigt, wie der Muskelstiel die Karotiden im Bereich der Bifurkation und oberhalb davon deckt. *F* Verlagerung des Deltopektoralislappens, der durch Hautdeckung die Rekonstruktion vervollständigt

Der Grazilislappen

Als „Muskelquelle" besteht beim M. gracilis der Vorteil, daß sein Ausfall keine Behinderung hervorruft. Er besitzt segmental mehrere Gefäßversorgungen; diejenige aber, die als Stiel dient und um die der Lappen geschwenkt wird, befindet sich etwa 7 cm unterhalb des Tuberculum pubicum, kurz vor dem Übergang vom proximalen zum mittleren Drittel des Muskels (Abb. 5.10). Die ventrale Lappengrenze des Hautelements liegt hinter der Linie zwischen Tuberculum pubicum und dem Kniesehnenansatz an der Tibia. Der Muskel selbst liegt dorsal des M. adductor longus; letzterer wird zur Identifizierung des M. gracilis sowie der ventralen Trennebene zwischen diesem und den Adduktoren, den Mm. adductor longus und brevis benutzt. Zwischen den beiden letzteren Muskeln tritt der Gefäßstiel aus.

Ist der M. gracilis identifiziert, dann wird zentral darüber der Hautlappen normalerweise in Form einer elliptischen Insel gebildet (Abb. 5.11). Die Benutzung einer Hautinsel auf diese Weise vergrößert die Reichweite des Lappens beträchtlich. Und dies ist nahezu unumgänglich wenn man nennenswerte Anwendungsmöglichkeiten erreichen möchte. Die proximale Spitze der Hautinsel reicht fast bis an den Ursprung des Muskels am R. inferior ossis pubis heran; nach distal kann sie sich bis zur Oberschenkelmitte erstrecken. Der distale Teil des Lappens ist der gefährdetste Abschnitt, da der Muskel in diesem Bereich aus einem weiter distal liegenden Segment mit Blut versorgt wird. Der Lappen kann zur Deckung von Defekten im Bereich des Perineums, des Schambeins, der Fossa ischiorectalis und der Leiste benutzt werden.

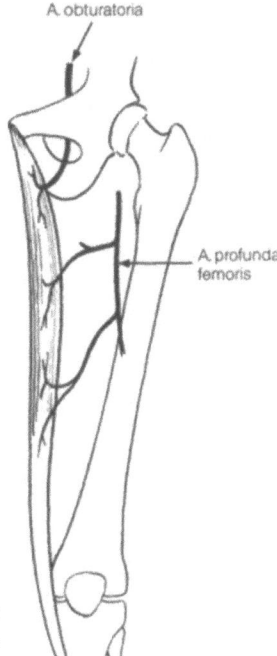

Abb. 5.10. Die Gefäßhili des M. gracilis zeigen ihren segmentalen Charakter. Der aus der A. obturatoria entspringende Hilus ist derjenige, der bei Hebung eines myokutanen Grazilislappens benutzt wird

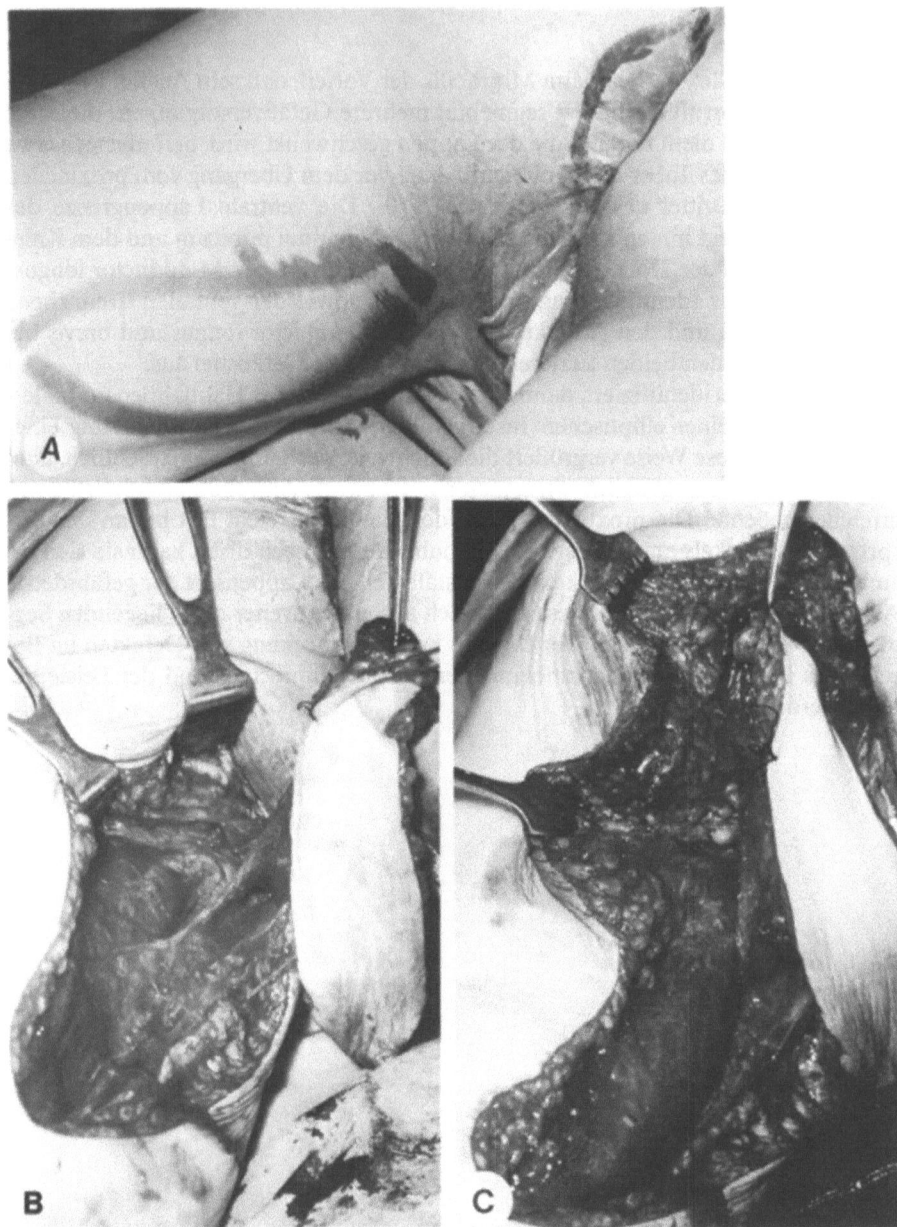

Abb. 5.11A–E. Anwendung des myokutanen Grazilislappens zur Deckung einer Urinfistel unmittelbar unterhalb des Steißbeins, die nach einer Rektumresektion aufgetreten ist. *A* Der Defekt, der zur Deckung mit dem Grazilislappen gebildet wird, sowie der myokutane Grazilislappen sind aufgezeichnet. Die eingezeichnete Linie zwischen dem Tuberculum pubicum und dem Kniesehnenansatz an der Tibia, die zur Lokalisation des M. gracilis benutzt wird, ist erkennbar. *B* Der gehobene Lappen mit dem sich deutlich abzeichnenden Gefäßstiel. *C* Der verlagerte Lappen, fertig zum Einnähen in den Defekt. *D* Der Lappen ist eingenäht und der Sekundärdefekt durch direkte Naht verschlossen. *E* Endergebnis. *Abb. 5.11D, E* s. S. 171

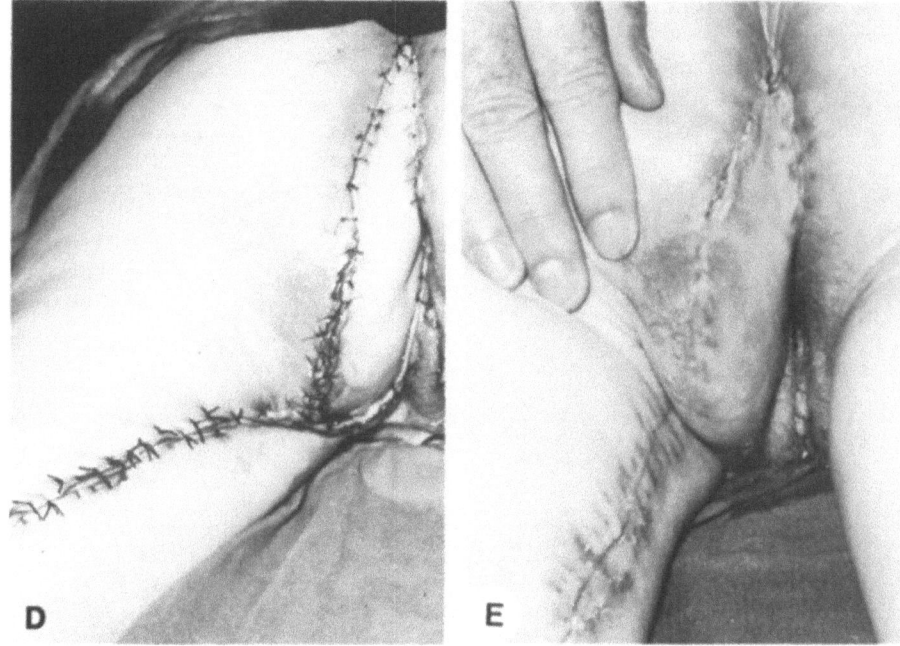

Abb. 5.11 D, E

TEIL 2

KLINISCHE ANWENDUNG

6 ALLGEMEINCHIRURGIE

Die Notwendigkeit, Methoden der plastischen Chirurgie in der Allgemeinchirurgie anzuwenden, ergibt sich in vielen unterschiedlichen Situationen; der allen gemeinsame Faktor ist, daß Haut ersetzt werden muß. Der Hautverlust kann durch das Trauma selbst, durch die operative Behandlung oder durch die Kombination von beiden hervorgerufen worden sein. Eine Betrachtung der unterschiedlichen Möglichkeiten, die eine Deckung notwendig machen, muß sich besonders mit dem Einfluß der pathologischen Situation auf das Vorgehen des Chirurgen und auf die dadurch bestimmte Art der Deckung befassen.
Einige wenige Bedingungen verschiedenster Art lassen sich nicht klassifizieren, aber die meisten Fälle mit Verletzung oder Verlust der Haut, die eine Deckung erfordern, gehören zu den großen Kategorien des traumatischen, infektiösen oder postoperativen Hautverlustes.

Traumatischer Hautverlust

Es kann sich um ein Hitze-, mechanisches oder Bestrahlungstrauma handeln. Es ist nicht beabsichtigt, das Hitzetrauma als gesonderte Einheit abzuhandeln, da eine adäquate Diskussion Aspekte berücksichtigen müßte, die den Umfang dieses Buches sprengen würden; ein Großteil der Betrachtungen zur Hautdeckung auf granulierendes Gewebe ist direkt auf die Versorgung von Verbrennungen, die die ganze Haut betreffen, anwendbar.

Mechanisches Trauma

Prinzipiell kann ein mechanisches Trauma jedes Hautgebiet entblößen. Die besonders von diesen Verletzungen betroffenen Teile sind jedoch der behaarte Kopf, die Gliedmaße und das Skrotum.

Behaarter Kopf

Der häufigste Unfallmechanismus besteht darin, daß das Haar von Maschinenteilen erfaßt und dadurch die behaarte Kopfhaut teilweise oder vollständig abgerissen wird; durch Einsatz von geeigneten, das Haar einschließenden Kappen in der Industrie ist dies seltener geworden. Der ausgerissene Teil kann partiell oder vollständig losgelöst sein.
Bei nur partieller Loslösung sollte der Lappen erhalten und nach entsprechender Wundtoilette, Rasur usw. unabhängig von der Größe des Gewebestiels wieder in

den Defekt eingenäht werden. Durch dieses Vorgehen kann der Lappen beobachtet werden, bis sich eine Demarkationslinie zwischen gesundem Lappenanteil und Nekrose ausbildet. Es kann ein sehr viel größerer Teil des Lappens überleben, als es die Größe des Stiels zunächst vermuten läßt. Nach der Demarkation können die trockenen und relativ sterilen Nekrosen exzidiert werden. Die entstandenen Defekte können sofort mit Spalthaut gedeckt werden; wird dies unterlassen, dann können 4 oder 5 Tage später Hautstückchen dicht gelagert appliziert werden. Die wichtigste Kontraindikation für die Soforttransplantation ist die Miteinbeziehung des Perikraniums in den losgelösten Lappen; die Behandlung dieser Komplikation wird weiter unten beschrieben.

Wurde das Kopfhautsegment komplett losgelöst, dann darf es unter keinen Umständen wieder in den Defekt zurückgenäht werden. Es besteht keine Aussicht, daß ein solches freies Transplantat angeht, und der Optimismus des Chirurgen, der abwartet und hofft, verzögert nur die Entfernung der unvermeidlichen Nekrose. Die Behandlung hängt von der Ausrißebene ab. Normalerweise verläuft die Trennebene durch das lockere netzförmige Gewebe unter der Galea aponeurotica; das dabei intakt gelassene Perikranium stellt ein ausgezeichnetes Transplantationsbett dar. Der Defekt sollte als erste Maßnahme vollständig mit Spalthaut gedeckt werden (Abb.6.1). Die behaarte Kopfhaut ist eine ideale Region für eine offene Transplantation. Ist aus irgendwelchen Gründen eine sofortige Transplantation nicht möglich, so ist es angezeigt, das Perikranium sorgfältig zu verbinden; damit soll vermieden werden, daß es austrocknet und nekrotisch wird. In diesem frühen Stadium kann nämlich das offen gelassene Perikranium, bevor sich Granulationen zeigen, sehr leicht mumifizieren. Ist die Stirn mitbetroffen, so ergibt das glatte, gleichmäßig dicke Dermatomtransplantat kosmetisch das beste Ergebnis. Es kann entweder primär oder sekundär nach Exzision des ersten Transplantats angewandt werden (Abb.6.2).

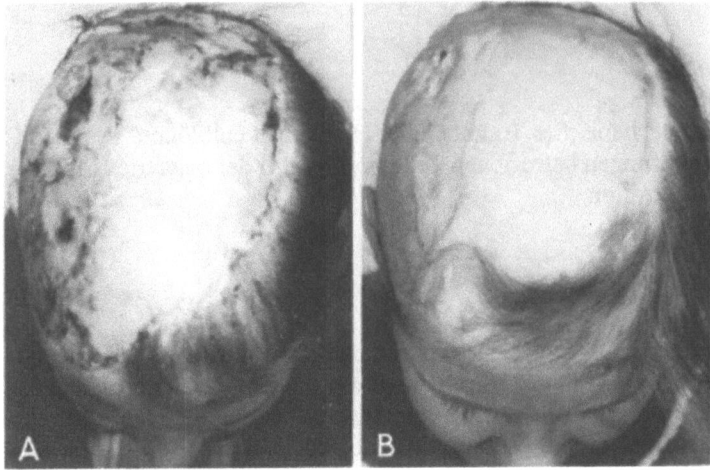

Abb.6.1A, B. Eine primäre Deckung mit Spalthauttransplantaten nach Skalpierungsverletzung bei unverletztem Perikranium zeigt die schnelle Abheilung. *A* Erscheinungsbild 2 Wochen nach der Verletzung; *B* vollständige Abheilung, 7 Wochen nach der Verletzung

Seltener ist im Bereich der Skalpierung der Schädelknochen entweder teilweise oder vollständig vom Perikranium entblößt; die Behandlung des Defekts bei freiliegendem Knochen ist völlig anders, sie dauert länger und ist schwierig. Die freiliegende Lamina externa des Schädelknochens nimmt kein Transplantat an; es müssen daher Methoden eingeführt werden, um einen „blutenden Knochen" zu schaffen, der dann granuliert (Abb. 6.3). Der schnellste und sicherste Weg, den Knochen zum Granulieren zu bringen, besteht darin, die Tabula externa abzumeißeln. Bei genügender Erfahrung kann ein sofort aufgetragenes Spalthauttransplantat auf einer solchen Oberfläche angehen; man verliert jedoch wenig, wenn abgewartet wird, bis sich vernünftige Granulationen gebildet haben. Häufig muß das Abmeißeln wiederholt werden, wenn kleinere Areale nicht granulieren. Der gesamte Behandlungsablauf ist sowohl für den Patienten als auch für den Chirurgen

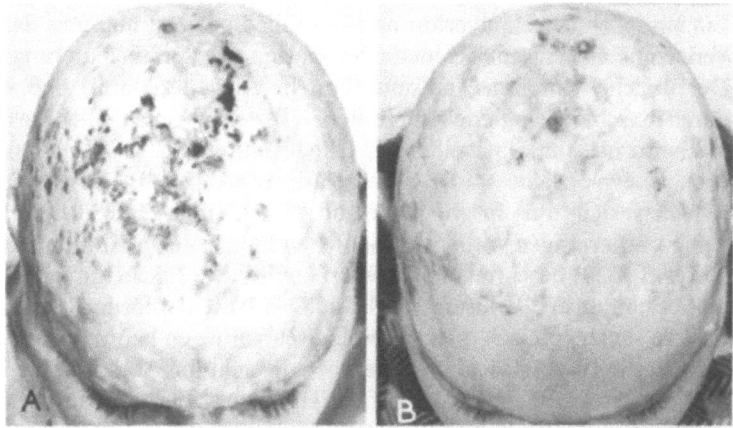

Abb. 6.2 A, B. Verwendung eines mit dem Dermatom gewonnenen Spalthauttransplantats bei einem sekundären Stirnhautersatz nach unbefriedigendem kosmetischem Ergebnis des Primärtransplantats. *A* Das schlechte kosmetische Ergebnis nach primär applizierten Reverdin-Epidermisläppchen; *B* Ersatz mit dem Dermatomtransplantat

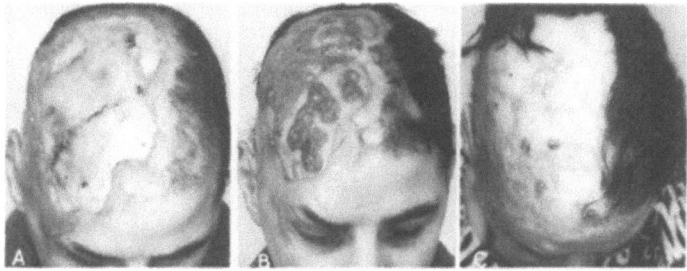

Abb. 6.3 A–C. Abheilung nach Zerstörung des Perikraniums. In diesem Beispiel erfolgte die Schädigung durch Verbrennung; die Erscheinungsfolge ist ähnlich, wenn der knöcherne Schädel durch Abriß der behaarten Kopfhaut freigelegt wird. *A* Freiliegende Tabula externa des Schädeldachs; *B* Granulationsinseln 4 Monate später; *C* der abgeheilte Zustand 13 Monate nach *A* zeigt instabile Epidermisregionen

außerordentlich ermüdend. Zudem ist das Endergebnis wenig befriedigend, da der Mangel an Beweglichkeit und Polsterung das Transplantat für kleinere Traumen anfällig macht.

Auf dem skalpierten Gebiet wächst kein Haar, wodurch eine Nachfolgeoperation notwendig werden kann. Die Situation kann manchmal verbessert werden, indem ein Lappen aus der übrigen normal behaarten Kopfhaut nach frontal geschwenkt wird, um eine ventrale Haargrenze zu schaffen. Wird das aus einem solchen Lappen neu wachsende Haar entsprechend gekämmt, so kann damit die kahle Stelle bedeckt werden. Obwohl es niemals ganz natürlich aussieht, ergibt dies ein besseres Ergebnis als viele Perücken.

Die Gliedmaße

Ein ausgedehnter Hautverlust an einer Gliedmaße ist meistens das Ergebnis einer Verletzung an Wringmaschinen oder Walzen, die zur Skelettierung führt.

Der übliche Unfallmechanismus besteht entweder darin, daß eine Gliedmaße durch maschinell angetriebene Rollen, z. B. dem Wringer einer Waschmaschine, gefaßt wird oder im Überrollen des Gliedes durch einen Autoreifen; beide verursachen eine plötzliche starke Scherbelastung (Abb. 6.4). Die Endergebnisse unterscheiden sich nur im Schweregrad. Es können gleichzeitig knöcherne und Gelenkverletzungen vorliegen; die Behandlung solcher Kombinationsverletzungen wird auf S. 203 beschrieben. Die charakteristische Erscheinung eines solchen Traumas besteht in der Ablösung der Haut. Das Wort „Ablösung" muß modifiziert werden, da sie anatomisch oder physiologisch vorliegen kann. Bei anatomischer Ablösung ist die Haut tatsächlich abgerissen. Besteht die Ablösung physiologisch, dann ist die Hautoberfläche intakt, auf der Höhe der Muskelfaszie ist es jedoch zu einer vollständigen Gewebezerreißung mit Unterminierung gekommen. Gleichzeitig ist das Gefäßsystem der Haut mehr oder weniger schwer durch den plötzlichen extre-

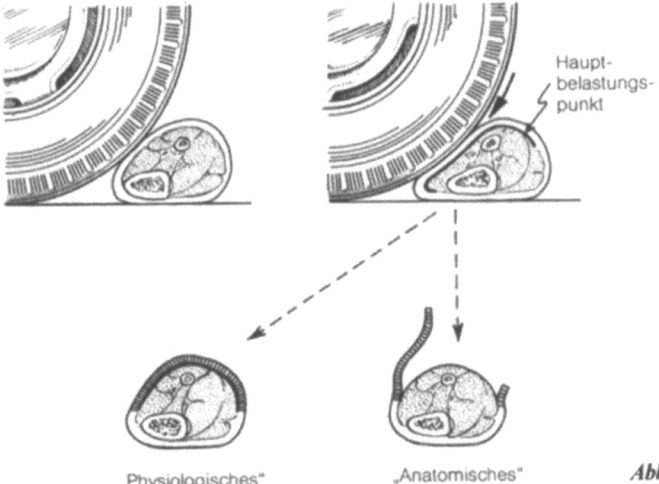

Haupt-
belastungs-
punkt

„Physiologisches"
Décollement

„Anatomisches"
Décollement

Abb. 6.4. Zum Décollement führende Mechanismen

men Druck infolge der Scherbelastung geschädigt; die Schädigung ist gewöhnlich groß genug, um eine ischämische Nekrose der Haut und der Subkutis hervorzurufen. Man muß sich klar machen, daß anfangs nur wenige klinische Zeichen auf die Schwere oder das Ausmaß der Gefäß- und Hautschäden hinweisen - außer man sucht gezielt danach. Klinische Symptome, nach denen bei einer solchen Verletzung gefahndet werden muß, sind das fehlende Abblassen der Haut auf Druck und die Rückkehr der ursprünglichen Farbe beim Loslassen oder das Fehlen einer Blutung aus einem Wundrand. Beide Zeichen deuten auf das Fehlen einer wirksamen Hautzirkulation hin. Die Haut über dem gesamten unterminierten Bezirk muß als gefährdet angesehen werden, und der Chirurg muß entscheiden, was lebensfähig ist und erhalten werden kann, oder was abgestorben ist und exzidiert werden sollte.

Liegen positive Anzeichen für eine Blutzirkulation vor, dann ist mit Lebensfähigkeit zu rechnen; fehlen diese positiven Zeichen, so sollte die Haut exzidiert werden. Manchmal läßt sich ein deutlicherer Befund von dem Hautgebiet, in dem eine wirksame Blutzirkulation vorliegt, erheben, indem man die Ausbreitung der reaktiven Hyperämie beobachtet, die nach Anlegen einer Blutdruckmanschette proximal des verletzten Segments auftritt. Bei dieser als Tourniquettest bezeichneten Untersuchung bleibt die Manschette 5 min lang aufgepumpt, danach wird die Luft wieder abgelassen.

Ebenso wie an der behaarten Kopfhaut, sollte hier eine Transplantation frühzeitig erfolgen (Abb. 6.5). Obwohl durch den Gesamtzustand des Verletzten die lokalen Verhältnisse in den Hintergrund gedrängt und deren Versorgung zeitweilig aufgeschoben werden kann, sollte doch so bald wie möglich eine lokale Bestandsaufnahme erfolgen. Hierbei wird die abgestorbene Haut exzidiert und der entstandene De-

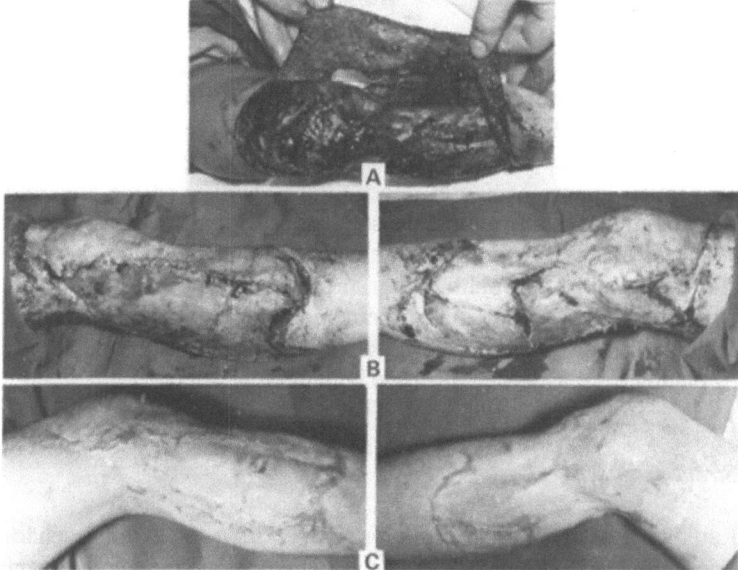

Abb. 6.5 A–C. Décollement des Beins, primär mit Spalthautstreifentransplantaten gedeckt. *A* Ausdehnung der Verletzung; *B* erster Verbandwechsel 7 Tage später; *C* Abheilung bei voller Funktion

fekt – falls notwendig – nach entsprechendem Débridement mit Spalthaut gedeckt. Es sollte so viel Haut wie möglich appliziert werden, vorrangig im Bereich von Beugen und Gebieten mit darunterliegenden Sehnen.

Oft liegt eine Muskelschädigung vor, und hier muß die Exzision von nekrotischem Gewebe so radikal sein, wie es mit der Erhaltung solch lebenswichtiger Strukturen wie Arterien und Nerven gerade noch vereinbar ist. Ein Transplantat wird nur auf einem gesunden Untergrund angehen; zurückbleibendes nekrotisches Gewebe bedeutet den Transplantatverlust.

Es ist nicht ungewöhnlich, daß zumindest ein Teil der losgelösten Haut noch relativ ungeschädigt ist. Eine solche Haut kann nach sorgfältiger Ablösung des gesamten Subkutanfetts als Vollhauttransplantat auf den gesäuberten Untergrund replantiert werden. Das Dermatom nach Gibson Ross kann benutzt werden, um ein sehr dickes Spalthauttransplantat aus der abgelösten Haut zu schneiden; das Gerät ist für diese Aufgabe außerordentlich gut geeignet. Geht ein solches Transplantat erfolgreich an, dann ist das Endergebnis signifikant besser, als wenn die Spalthaut von einer anderen Region genommen wird.

Das wichtigste ist, daß man den Dingen nicht ihren Lauf läßt, bis sich die Nekrosen langsam und spontan abstoßen. Ist die Verletzung primär übersehen worden und wird sie erst erkannt, wenn sich Nekrosen bilden, dann sollten diese sofort nach Demarkation exzidiert und der Defekt mittels Transplantat gedeckt werden. Ein weiteres Abwarten bedeutet ein Warten auf Infektion, Gewebezersetzung und Verzögerung der Nekrosenabstoßung mit nachfolgenden Schwierigkeiten bei der Transplantation.

Das Skrotum

Die übliche Unfallursache eines Skrotalhautabrisses besteht darin, daß das Skrotum zusammen mit den Hosen von einer horizontal drehenden Welle erfaßt werden. Früher wurden die freiliegenden Hoden in die Oberschenkel implantiert oder mit einem Hautlappen gedeckt; es hat sich jedoch gezeigt, daß man sie auch mit einem freien Hauttransplantat decken kann. Häufig ist die abgerissene Haut noch vorhanden und relativ intakt; sie ist – nach sorgfältiger Exzision der Tunica dartos – bereits erfolgreich als Vollhauttransplantat benutzt worden. Als Alternative dazu ist die Anwendung von Spalthaut beschrieben worden.

Diese Techniken sollten nur von einem Experten angewandt werden, denn Erfolg erfordert Erfahrung und Geschick. Verletzungen dieser Art sollten primär in einer Abteilung für plastische Chirurgie behandelt werden.

Strahlenschäden

Radionekrose und Radiodermatitis sind Formen von Strahlenschäden, die eine Anwendung von Methoden der plastischen Chirurgie notwendig machen können. Es sind Spätfolgen einer Bestrahlung (Abb. 6.6), und viele der schlimmsten Fälle finden sich bei Patienten, die unsachgemäß behandelt wurden wegen Erkrankungen, bei denen Bestrahlungen als therapeutische Maßnahme schon seit langem aufgege-

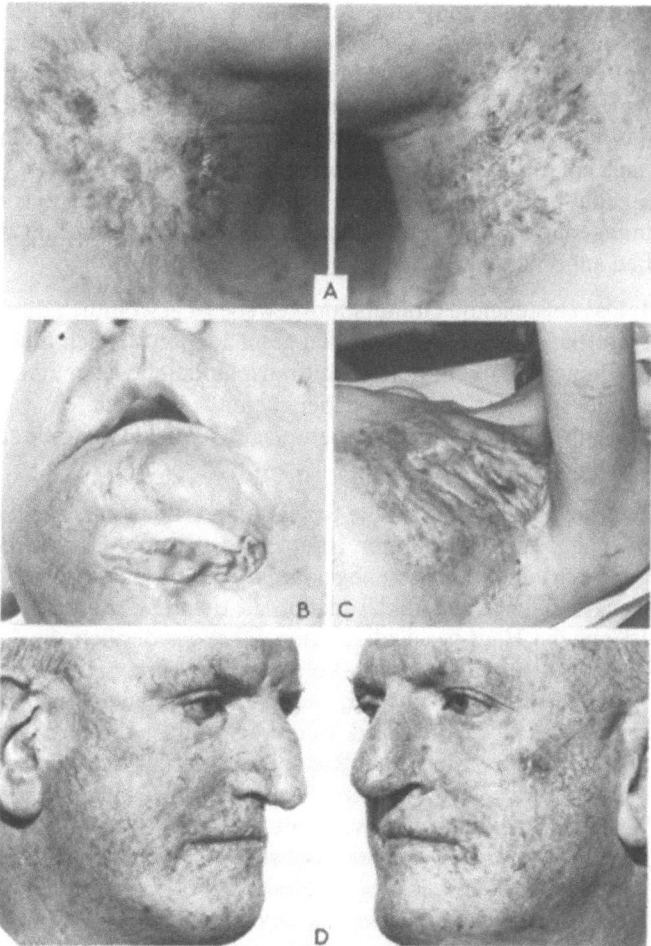

Abb. 6.6A–D. Beispiele für Radionekrosen und Radiodermatitiden. *A* Radiodermatitis am Hals nach Bestrahlung wegen Thyreotoxikose. *B* Radionekrose des Kinns, Mundbodens und Unterkiefers in Verbindung mit einer Fistel nach Bestrahlung eines Plattenepithelkarzinoms des Mundbodens. Der zur Deckung des Ulkus gehobene Rundstiellappen wird in Abb. 4.8A gezeigt. *C* Radionekrose der Brustwand infolge Strahlentherapie nach radikaler Mastektomie wegen Karzinoms; man sieht die zentral gelegene tiefe Ulzeration mit den freiliegenden Rippen und eine Radiodermatitis in der Umgebung. *D* Radiodermatitis nach Bestrahlung wegen Acne vulgaris. Es sind freie Hauttransplantationen am rechten Unterlid und der rechten präaurikulären Region durchgeführt worden, und nachdem diese Bilder gemacht wurden, mußten weitere Ulcera rodens unmittelbar nach Auftreten entfernt werden. Ein weiteres Beispiel einer Radiodermatitis ist in Abb. 4.43A gezeigt; sie ist die Folge einer Strahlentherapie bei Sycosis simplex

ben wurden, oder bei denen die aktuelle Behandlungsmethode radikal geändert worden ist – beispielsweise bei Thyreotoxikose, zervikaler Lymphknotentuberkulose, Bartflechte, Akne vulgaris, Lupus vulgaris, Hämangiom u. v. a. Diese Spätkomplikationen sind infolge zunehmend größeren Bewußtseins der Strahlengefahren und einer fachkundigeren Anwendung der unterschiedlichen Techniken seltener geworden, sie kommen aber immer noch selbst bei sorgfältigster Handhabung vor. Besonders die Mundhöhle und ihre Umgebung neigen nach Strahlentherapie eines Karzinoms zu Radionekrosen oder Radiodermatitis, die so schwerwiegend sind, daß eine Behandlung angezeigt ist. Zuweilen sind auch das Ohr oder die Narbe nach einer Mastektomie betroffen.

Sowohl bei Nekrose als auch bei Dermatitis läßt sich stets ein allgemeiner Gefäßmangel im betroffenen Gebiet feststellen; dies beeinflußt das chirurgische Vorgehen auf 2 Weisen:

1. Das entstehende Granulationsgewebe ist gewöhnlich dürftig, außer wenn das betroffene Gebiet weit über den geschädigten Bereich hinaus exzidiert wurde; die Chancen, daß ein freies Hauttransplantat entweder zum Zeitpunkt der Exzision oder später angeht, sind daher ebenfalls schlecht.
2. Die Nähte halten in dem therapiegeschädigten Gewebe schlecht, und die Wundheilung verläuft langsam.

Welches Gewebe die größte Schädigung erlitten hat, hängt davon ab, ob die Haut oder aber tiefere Strukturen Hauptziel der Bestrahlung waren; dies muß vor Festlegung der Behandlungsart abgeklärt sein. Die Hautverschieblichkeit ist ein gutes klinisches Zeichen zur Abklärung, ob die tieferen Strukturen mit betroffen sind.

Ist nur die Haut geschädigt, dann führt gewöhnlich die Exzision und der Ersatz durch ein Spalthaut- oder Vollhauttransplantat zu befriedigenden Ergebnissen. Liegt dagegen ein Ulkus vor, dann kann man davon ausgehen, daß tiefere Strukturen vermehrt betroffen sind. In diesem Fall ist ein durchbluteter Lappen erforderlich, und die Exzision des Ulkus sollte so radikal tief sein, wie es technisch nur möglich ist, und zudem die therapiegeschädigte Haut an den Rändern beseitigen. Ist Knochen miteinbezogen, so kann gleichzeitig eine Sequestrotomie durchgeführt werden. Leider sind bei einer notwendig werdenden Sequestrotomie die Nekrosegrenzen schwierig festzulegen; dies trifft besonders für den Unterkiefer zu, der häufig der betroffene Knochen ist. Bevor irgendein Ulkus behandelt wird, muß zum Ausschluß der Malignität eine Biopsie durchgeführt werden, da andernfalls natürlich Ausdehnung und Tiefe der Exzision beeinflußt werden. In diesem Zusammenhang muß man sich daran erinnern, daß ein sich in einer therapiegeschädigten Haut entwickelndes malignes Ulkus klinisch selten typisch erscheint; Tumorrezidive der Haut täuschen nach Bestrahlung gerne eine Radionekrose vor, bis die Biopsie den wahren Sachverhalt aufdeckt. Wird ein Tumorrezidiv nach Bestrahlung exzidiert, dann muß die gesamte durch die Therapie veränderte Region als verdächtig angesehen werden, auch wenn das sichtbare Rezidiv nur ein kleiner Ausschnitt hieraus ist; das durch die Therapie veränderte Gebiet stellt nämlich die Oberflächenausdehnung des ursprünglichen Tumors dar.

Hautverlust durch Infektion

Seit dem Aufkommen der Antibiotika sind Hautnekrosen infolge einer fulminanten Zellgewebeentzündung selten; es kann aber immer noch ein ausgedehnter Hautverlust durch Infektion nach einer nekrotisierenden Pannikulitis auftreten. Das hauptsächliche pathologische Geschehen liegt in der Subkutis wo eine sich schnell ausbreitende Nekrose auftritt. Sekundär tritt infolge einer avaskulären Nekrose durch Thrombosierung der ernährenden Gefäße der Verlust der darüber liegenden Haut ein. Die Behandlung besteht in einer großzügigen Exzision der betroffenen Subkutis. Die bei ihrer Exzision gleichzeitig geopferte darüber gelegene Haut kann bei rechtzeitiger und radikaler Exzision noch gesund sein. In diesem Fall ist es möglich, mit einem Dermatom nach Gibson Ross ein Spalthauttransplantat aus dem resezierten Gewebe zu gewinnen, und es gefroren aufzubewahren; wenn der Krankheitsprozeß unter Kontrolle und der Wundgrund sauber sind, kann es auf den Defekt transplantiert werden.

Kann die Haut auf diese Weise nicht gerettet werden, dann wird in üblicher Weise eine Spalthauttransplantation durchgeführt, sobald sich im Wundgrund gesunde Granulationen zeigen und er frei von wesentlichen pathogenen Keimen ist. Ob die Transplantate offen gelassen oder verbunden werden, hängt hauptsächlich von der Lokalisation des Defekts ab.

Bei beiden Infektionsarten tritt das Problem der Hautdeckung auf, sobald der infektiöse Prozeß beherrscht ist, und in beiden Fällen müssen 2 Bedingungen erfüllt sein: Die Granulationen müssen gesund aussehen mit beginnender Randheilung, und die Bakterienflora muß unschädlich sein. Sicherlich sind Läppchentransplantate von Briefmarkengröße, dicht aneinander gelagert, die angemessene Art der Versorgung; sie ist zweifellos die sicherste.

Hautverlust nach chirurgischem Eingriff

Ein Hautdefekt kann nach Exzision eines Hauttumors selbst oder nach Tumorexstirpation, die die Haut sekundär mitbetrifft, wie beim Mammakarzinom, auftreten. Eine Hauttransplantation wurde ebenfalls bei der Behandlung bestimmter Erkrankungen im Analbereich benutzt.

Karzinome der Haut

Bei der Therapie maligner Hauttumore ist es wichtig, daß der Chirurg zumindest im Geiste 2 Dinge trennt: die Exzision des Tumors und die Deckung des Defekts, damit der Tumor entsprechend seiner Dignität und Ausdehnung ohne Rücksicht auf mögliche Probleme der Defektdeckung behandelt werden kann.

Außer an Kopf und Hals erfolgt der Hautersatz nach Exzision eines malignen Hauttumors direkt anschließend. Der kosmetische Aspekt spielt bei der Festlegung der Deckungsmethode eine untergeordnete Rolle; die normalerweise angewandte Methode besteht darin, unmittelbar nach Exzision ein Spalthauttransplantat zu applizieren. In diesem Bereich hat das freie Hauttransplantat die Vorteile, daß es technisch leichter zu handhaben ist und außerdem das Auftreten eines Rezidivs in diesem Gebiet nicht verschleiert.

Eine der wenigen Situationen, die die primäre Anwendung eines Lappens erfordern, ist dann gegeben, wenn nach Exzision eine Wundfläche zurückbleibt, auf der ein freies Hauttransplantat nicht angeht, wie z. B. bei kortikalen Knochen oder Sehnen. Es müssen dann die Vorteile einer Lappendeckung gegen den Sicherheitsgrad einer adäquaten Exzision abgewogen werden. Die Diskussion um Für und Wider einer sofortigen Lappendeckung entsteht mit größerer Dringlichkeit bei Neoplasmen im Kopf- und Halsbereich und wird im Detail weiter unten besprochen; ein Großteil der Argumente trifft jedoch auch auf das Problem an einer anderen Körperstelle zu. In der Praxis spielt der Lappen zur sofortigen Hautdeckung nach Exzision maligner Hauttumoren nur eine sehr kleine Rolle.

Neoplasmen an Kopf und Hals

Hierbei handelt es sich um ein ausgedehntes Thema, und es soll nur so weit besprochen werden, wie es das chirurgische Vorgehen betrifft. Wie auf anderen Gebieten der Chirurgie, soll der pathologische Befund das Vorgehen bestimmen. Sehr viele maligne Tumoren des Kopfes und Halses sind „lokale Geschehen", so daß eine adäquate Exzision von größter Wichtigkeit ist. Bedenken wegen der späteren Defektdeckung sollten das Exzisionsausmaß nicht beeinflussen, falls dieses in irgendeiner Weise nicht den pathologischen Gesichtspunkten entspricht. Viele Veränderungen sind natürlich so klein, daß nach ihrer Exzision der Defekt durch direkte Naht geschlossen werden kann. Das Problem tritt erst dann auf, wenn der Defekt so groß ist, daß er eine regelrechte Deckung erfordert. Solche Defekte erfordern entweder ein freies Hauttransplantat oder einen Lappen; falls ein Lappen verwendet wird, so ist meist ein Nahlappen angezeigt.

Hauttumoren treten im Gesicht in 2 Formen auf: als einzelne krankhafte Veränderung, umgeben von klinisch normaler Haut, und als multiple Prozesse in einer sonnengeschädigten Haut. Die einzelne Läsion ist i. allg. gut abgegrenzt und klinisch typisch; die multifokale pathologische Veränderung hat schlecht abgegrenzte Randgebiete und erscheint oft atypisch. In bezug auf eine Defektdeckung ist die Behandlung der beiden Typen sehr verschieden.

Bei der Behandlung der multifokalen Läsion, die von strahlengeschädigter Haut umgeben ist, findet der Nahlappen wenig Anwendung. Die Haut eines jeden Nahlappens würde mit großer Wahrscheinlichkeit selbst pathologische Veränderungen zeigen, ähnlich denen des exzidierten Areals; obwohl sie nicht so weit fortgeschritten sein mögen, muß man damit rechnen, daß sie sich in einem bestimmten Prozentsatz der Fälle zu ausgereiften Neoplasmen entwickeln werden. Auf jeden Fall ist eine solche Haut häufig atrophisch und für den Gebrauch als Lappen höchst ungeeignet. In der Regel wird das freie Hauttransplantat bevorzugt.

Bei einem isolierten Tumor ist die Entscheidung nicht so einfach zu treffen. Häufig würde ein Lappen ein sehr viel besseres kosmetisches Ergebnis einbringen und wäre schon allein deshalb vorzuziehen. Andererseits ergibt das freie Hauttransplantat, mit Ausnahme des retroaurikulären Vollhauttransplantats für den Bereich von Augen und Nase, ein relativ schlechtes kosmetisches Ergebnis. Trotzdem ist sein Vorzug aus pathologischer Sicht unangreifbar, da seine Anwendung die Beobachtung des Operationsfeldes auf ein Rezidiv und die frühzeitige Entnahme einer Biopsie aus jedem auch nur im geringsten verdächtigen Bezirk erlaubt. Ein Rezidiv tief unter einem Lappen hat gewöhnlich bereits verheerende Ausmaße angenommen, bevor es klinisch ausreichend evident wird, um den Chirurgen dazu zu bringen, seinen

Lappen anzugehen. Sicherlich ist ein ausreichend großer Sicherheitsabstand in die
Tiefe wesentlich, wenn die Anwendung eines Lappens erwogen wird.

Gibt es auch nur den geringsten Zweifel, ob ein angemessener Sicherheitsabstand,
besonders in die Tiefe, vorhanden ist, so besteht das korrekte Verfahren gewöhnlich
darin, die Exzisionsdefekte, wo immer möglich, mit freien Hauttransplantaten zu
decken, nötigenfalls unter Benutzung von Prothesen. Ist das entsprechende Areal
9 bis 18 Monate lang entsprechend der lokalen und pathologischen Bedingungen
überwacht worden, d.h., bis ein Rezidiv wahrscheinlich aufgetreten wäre, dann
kann eine erneute Bestandsaufnahme gemacht und, falls es wünschenswert erscheint, die definitive Deckung durchgeführt werden. Eine bleibende Prothese ergibt manchmal das beste Ergebnis, und in diesem Fall kann sie als endgültige Dek-
kung angesehen werden (Abb. 6.7).

Es kann natürlich Ausnahmesituationen geben, die ein Abstandnehmen von diesem Prinzip erfordern; Beispiele hierfür sind:

1. Wenn durch die Exzision eine größere Speichelfistel resultieren würde. Dies gilt
   besonders bei älteren Patienten, die eine Fistel schlecht tolerieren; hier ist es sinnvoll, eine primäre definitive Deckung anzustreben. In jedem Fall betrifft eine solche Exzision die gesamte Dicke von Wange oder Lippe, und es brauchen daher
   nur die Ränder auf Rezidive hin kontrolliert zu werden.
2. Wird durch eine Exzision der Schädelknochen freigelegt, dann ist ein Rotationslappen notwendig. Glücklicherweise kann hierbei der Sicherheitsabstand in die
   Tiefe besser eingehalten werden als in den meisten anderen Situationen.
3. In Fällen, wo eine sichere Exzision in die Tiefe klinisch gewährleistet ist, dabei
   aber das Kiefergelenk oder der Unterkiefer freigelegt werden. In beiden Fällen
   ist das Anwachsen eines freien Hauttransplantats nicht möglich; der Trismus je-

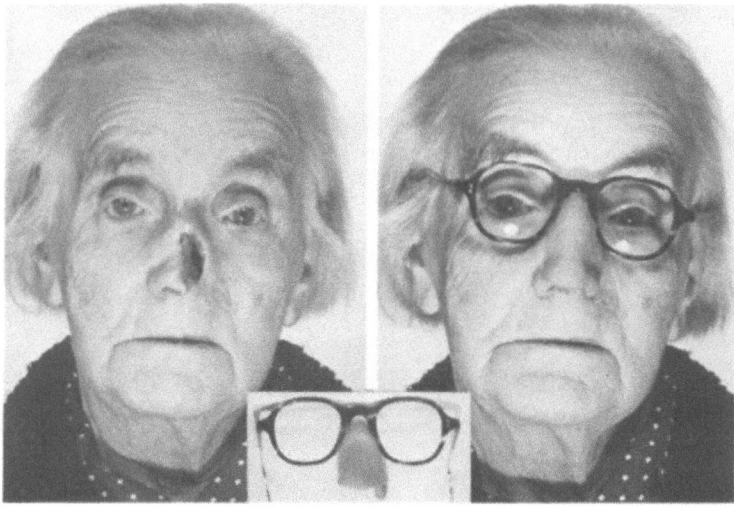

Abb. 6.7. Acrylprothese als Dauerersatz bei Nasendefekt nach Exzision eines Basalzellkarzi-
noms. Alter und Allgemeinzustand der Patienten schlossen eine endgültige Deckung mit kör-
pereigenem Gewebe aus. Weitere Beispiele für Deckungen mittels Prothese werden in den
Abb. 4.33 und 6.20 gezeigt

doch, der entsteht, wenn die Wundflächen vor einer Deckung der Granulation überlassen bleiben, macht die Anwendung eines Lappens notwendig.
4. Erweist es sich als unmöglich, die vollständige Exzision eines Tumors zu erreichen, dann kann es wertvoll sein, einen Lappen zur Hautdeckung heranzuziehen, damit eine weitere Bestrahlung erfolgen kann.

Mit Ausnahme des freien Hauttransplantats können die Methoden zur Deckung am besten im Zusammenhang mit den verschiedenen betroffenen Abschnitten an Kopf und Hals erläutert werden; es gibt dabei keine besonderen Unterscheidungspunkte in der Anwendung von Plastiken im Bereich von Kopf und Hals und in anderen Regionen außer den technischen Problemen, wie Atmung und Nahrungsaufnahme des Patienten.

Die Lippen

Die Art der Deckung hängt davon ab, ob nach der Exzision ein die ganze Dicke der Lippe betreffender Defekt zurückbleibt, der eine Unterfütterung erfordert, wobei das Material mit dem verwendeten Lappen verlagert wird.

Defekte aller Wandschichten. *V-Exzision und direkter Verschluß* (Abb. 6.8). Bis zu ⅓ jeder Lippe kann exzidiert und direkt verschlossen werden, ohne daß die Mundöffnung dadurch übermäßig verkleinert wird. Die Naht erfolgt, wie bei der Versorgung aller Lippenverletzungen, 2reihig. Durch Unterminieren der Haut auf etwa 3 mm

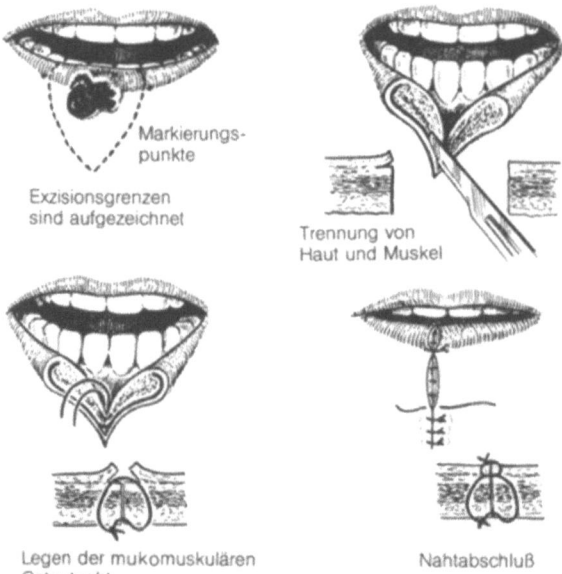

Abb. 6.8. Plattenepithelkarzinom der Unterlippe; Therapie durch V-Exzision und direkte Naht, wobei die zweireihige Nahtmethode gezeigt wird, die routinemäßig bei Naht der ganzen Lippe angewandt wird

werden die Schichten aus Mukosa und Muskel dargestellt und mit vertikalen mukomuskulären Catgutmatratzennähten vereinigt. Diese Nähte nehmen die Spannung zwischen den Wundrändern auf und ermöglichen es, die Haut ohne Spannung oder Neigung zum Einkrempeln zu schließen. Gewöhnlich wird bei Lippenspalten eine Z-Plastik im Lippenrot durchgeführt, um der Lippe eine glattere Begrenzung zu geben. In der Krebschirurgie ist jedoch eine gerade Naht vorzuziehen, da hierbei nur eine einzige Narbenlinie zurückbleibt, die auf ein Rezidiv hin beobachtet werden muß.

Viele dieser Patienten zeigen eine diffuse prämaligne Veränderung im Bereich des gesamten freiliegenden Lippenrots; dies kann durch Exzision des gesamten befallenen Hautstreifens behandelt werden, wobei danach die Mukosa von interoral her nach außen bis an die Haut vorgezogen wird – als „lip-shave" bezeichnet (Abb. 6.9). Es besteht keine Notwendigkeit, die Mukosa vor dem weiteren Operationsschritt zu mobilisieren; es besteht im Gegenteil die Gefahr der Randnekrosen bei der evertier-

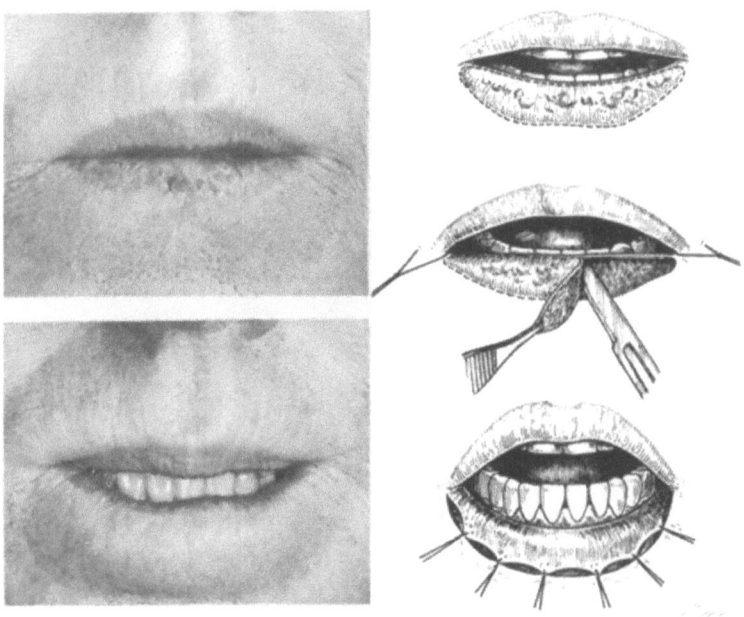

Exzision des Lippenrots und Evertieren der Mukosa – „lip shave"

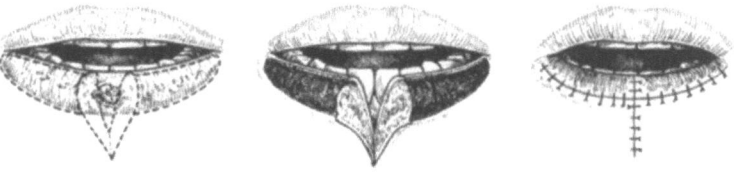

kombinierte V-förmige Exzision und „lip shave"

Abb. 6.9. Exzision des präkanzerösen Lippenrots der Unterlippe und Versorgung mittels „lip-shave". Wie angedeutet, läßt sich diese Deckungsmethode mit einer V-Exzision kombinieren, sofern notwendig

ten Mukosa. Wird der Bereich der Hauptschädigung entweder als prämaligne oder
noch nicht invasiv wachsend beurteilt, kann ein „lip-shave" die V-Exzision ersetzen; er kann ebenfalls angewandt werden, um prämalignes Lippenrot zu entfernen,
nachdem durch V-Exzision das Gebiet des eindeutigen Karzinoms entfernt wurde.

Der V-förmige gestielte Schwenklappen. Hierbei wird ein alle Wandschichten enthal-
tender Lappen, der an den Labialgefäßen gestielt ist, von einer Lippe in einen entsprechend geformten Defekt der anderen Lippe verlagert (Abb. 6.10). Der Lappen
ist gewöhnlich V-förmig; es werden verschiedene Abarten bei unterschiedlichen
Lokalisationen angewandt. Er stellt eine nützliche Deckungsmöglichkeit dar, wenn
das mittlere Drittel bis die Hälfte einer Lippe entfernt worden ist; in diesem Fall
werden die Lippen durch den kurzen Stiel miteinander verbunden, bis dieser 2 Wochen später sicher durchtrennt werden kann. Ist das V in der Nähe des Mundwin-

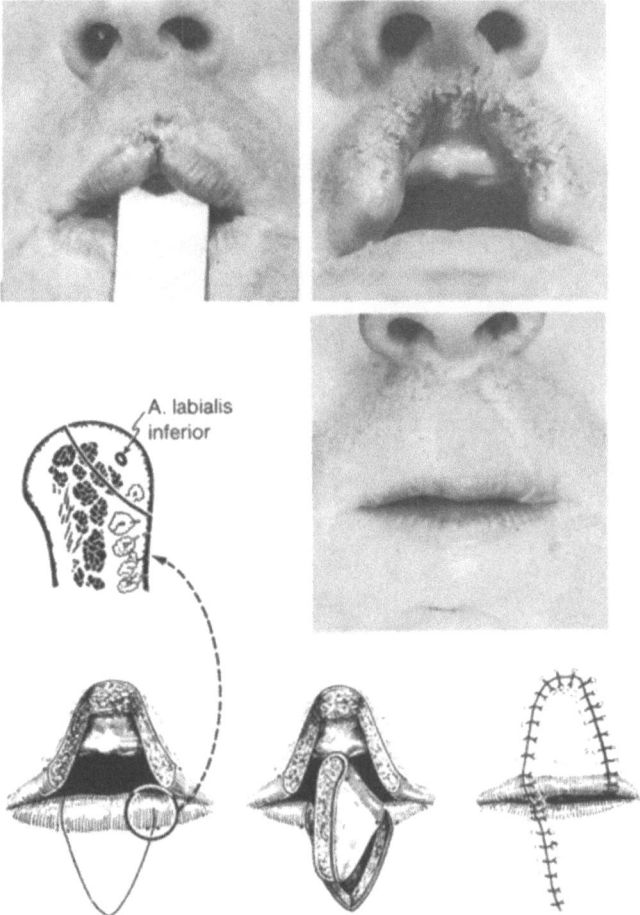

Abb. 6.10. Basalzellkarzinom in der Mitte der Oberlippe, primär durch eine Haut-Mukosa-
Naht verschlossen. Die definitive Versorgung erfolgte mit einem V-Lappen, der an den Gefäßen der Unterlippe gestielt war und von der Unter- in die Oberlippe umgelagert wurde

kels exzidiert worden (Abb. 6.11), dann kann der Schwenklappen ebenfalls benutzt werden, wobei der Stiel zum neuen Mundwinkel wird.

Der Fächerlappen. Wurde mehr als die Hälfte einer Lippe oder ein rechtwinkliges Segment exzidiert, dann ist der gestielte Schwenklappen weniger effektiv, und es muß ein Lappen entsprechend der Form des Defekts benutzt werden. Da Neoplasmen im Bereich der Unterlippe sehr viel häufiger vorkommen, muß gewöhnlich in diesem Bereich ein Defekt gedeckt werden.

Es wird ein fächerförmiger Lappen mit Versorgung über die Labialgefäße der gesunden Lippe und entsprechend der Tiefe des Defekts gebildet und in den Defekt geschwenkt. Der Sekundärdefekt wird unter Ausnutzung der in der Wange vorhandenen Lockerheit geschlossen. Glücklicherweise werden die meisten Deckungen bei älteren Patienten durchgeführt, bei denen gewöhnlich eine entsprechende Schlaffheit der Wange vorhanden ist.

Der Lappen kann so weit rotiert werden, bis das Lippenrot des Lappens an das Lippenrot der verbliebenen Lippe zu liegen kommt (Abb. 6.12); dies verkleinert die Mundöffnung jedoch erheblich. Eine alternative Methode, die besonders nützlich für die Deckung nach ausgedehnten Lippenresektionen ist, besteht darin, Haut und Mukosa des Lappens entlang der Resektionslinie miteinander zu vernähen und dies als Lippenrot zu benutzen (Abb. 6.13). Die verbleibende Mundöffnung ist hierbei häufig größer. Für die Praxis ist die Methode die beste, bei der der Lappen möglichst mühelos eingepaßt liegt.

Es ist möglich, daß der Mundwinkel sekundär erweitert werden muß, falls die Mundöffnung zu klein ist. Dies sollte jedoch, wenn überhaupt, zurückhaltend erfolgen, da der erweiterte Abschnitt dazu neigt, äußerst häßlich auseinanderzuklaffen.

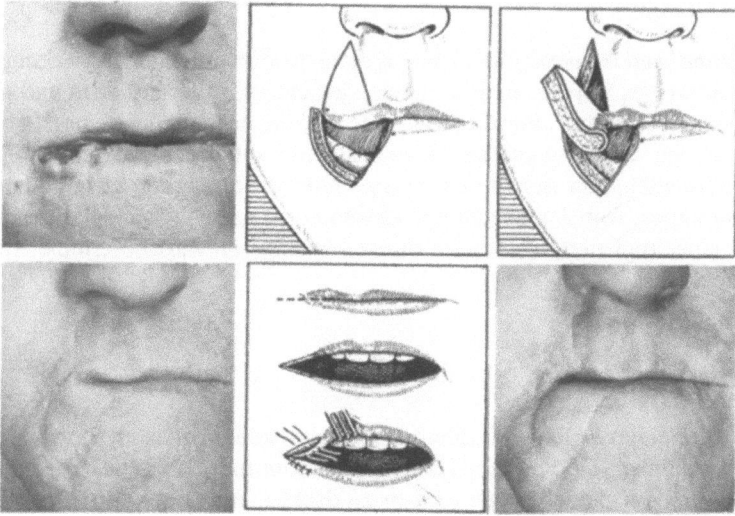

Abb. 6.11. Plattenepithelkarzinom der Unterlippe im Bereich des Mundwinkels; exzidiert und gedeckt mit einem V-Lappen aus der Oberlippe. Erweiterung des Mundwinkels zu einem späteren Zeitpunkt

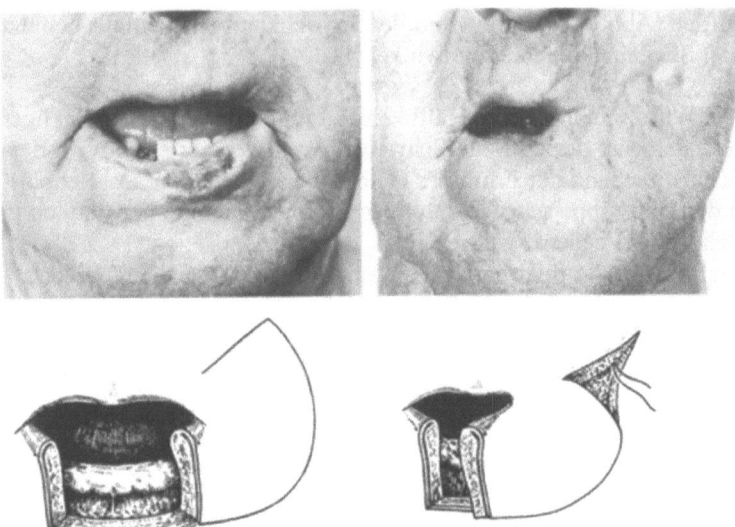

Abb. 6.12. Exzision von ⅔ der Unterlippe wegen eines Plattenepithelkarzinoms und Deckung mit einem einzelnen Fächerlappen, wobei durch Rotation das Lippenrot aneinander gelagert wird; die resultierende Verkleinerung der Mundöffnung ist zu sehen. Der Patient lehnte einen weiteren operativen Eingriff zur Erweiterung der Mundöffnung ab

Bilaterale Fächerlappen können zur Deckung eines Defekts der gesamten Unterlippe benutzt werden (Abb. 6.14). In diesem Fall muß die Haut mit der Mukosa zur Rekonstruktion des Lippenrots miteinander vernäht werden, da die alternative Methode, das Restlippenrot miteinander zu verbinden, die Mundöffnung unerträglich klein machen würde.

Haut- und Muskeldefekte. Die mögliche Materialquelle zur Deckung hängt von der Größe des Defekts ab. Für Defekte jeglicher Größe sind Stirn und Hals die Hauptspenderregionen. Für die Oberlippe und die nasolabiale Region (Abb. 6.15) werden an den Temporalgefäßen gestielte Stirnhautlappen verwendet. Rotations- oder Schwenklappen für die Unterlippe (Abb. 6.16) werden gewöhnlich vom Hals genommen, wobei entweder ein sekundäres freies Hauttransplantat auf das Spendergebiet appliziert, oder dieses direkt verschlossen wird, sofern die Haut ausreichend locker ist.

Die Nase

Bei kleinen Defekten, insbesondere wenn kein Verlust an Stützmaterial besteht, ist gewöhnlich die Stirn der Hautspender. Um das Gebiet des oberen Nasenteils und des angrenzenden Augenwinkels zu decken, kann ein Lappen mit Versorgung über das supraorbitale Gefäßsystem geschwenkt werden; hierbei bleibt ein Defekt an der Stirn zurück, der normalerweise durch direkte Naht verschlossen werden kann (Abb. 6.17 und 4.34).

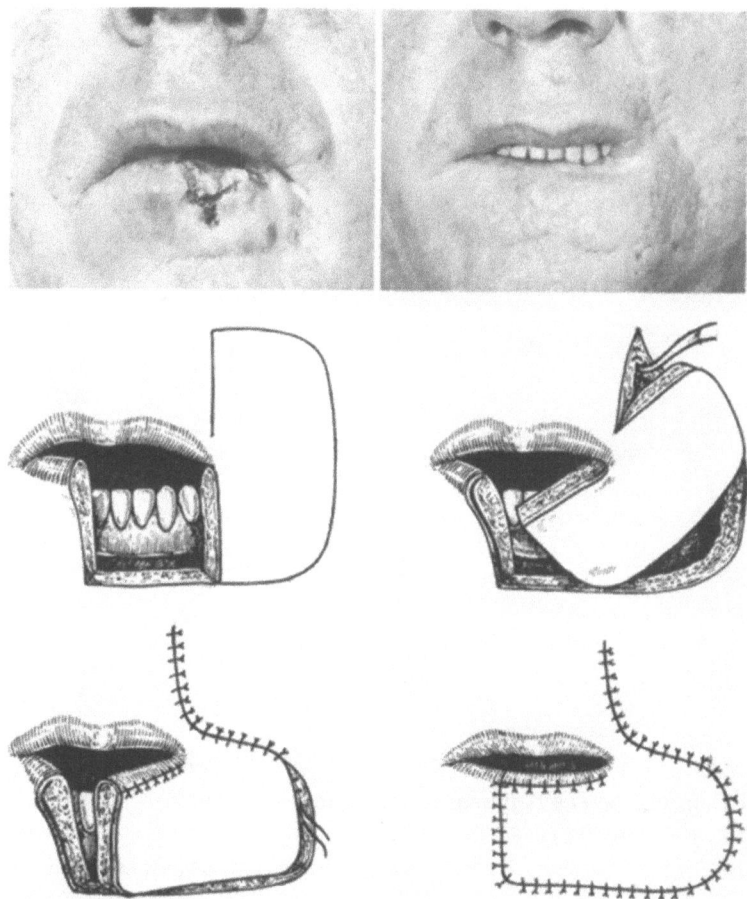

Abb. 6.13. Rezidiv eines Plattenepithelkarzinoms an der Unterlippe nach Bestrahlung; exzidiert und gedeckt durch einen einzelnen Fächerlappen mit Rekonstruktion des Lippenrots durch evertierte Mukosa

Die Reichweite dieses Lappens ist streng begrenzt; darüber hinaus erwachsen gewöhnlich bei Defekten, die alle Gewebeschichten betreffen, Komplikationen aus der notwendig werdenden Unterfütterung. Die Methoden zur Lösung dieses Problems liegen außerhalb des Umfangs dieses Buches. Wird kein Füllmaterial benötigt, dann ist der gestielte Stirnhautbrückenlappen mit Versorgung entweder aus den Temporal- (Abb. 4.33) oder den Supraorbitalgefäßen (Abb. 6.18) am nützlichsten, wenn auch bei einem kleineren Defekt die Anwendung eines nasolabialen Lappens möglich ist.

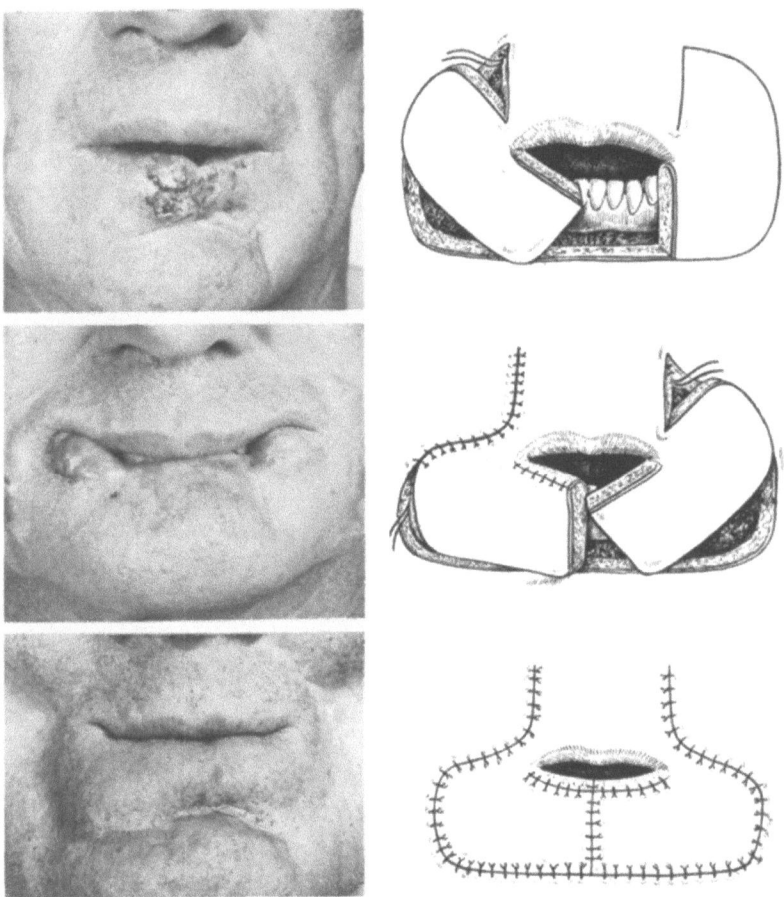

Abb. 6.14. Exzision von nahezu der gesamten Unterlippe wegen eines Plattenepithelkarzinoms. Primärer Verschluß durch Haut-Mukosa-Naht und sekundäre Rekonstruktion durch bilaterale Fächerlappen

Abb. 6.15 A–E (oben). Tief penetrierendes Basalzellkarzinom der Nasolabialfalte *(A)*, exzidiert ▶ und primär mit einem Spalthauttransplantat gedeckt *(B)*. Endgültige Versorgung mit einem Temporalbrückenlappen *(C)* nach Exzision des Spalthauttransplantats. Frühergebnis *(D)* und Endzustand *(E)* nach Narbenexzisionen unter Anwendung von Z-Plastiken

Abb. 6.16 A–C (unten). Basalzellkarzinom über dem Unterkieferkörper, in diesen penetrierend; exzidiert und mit einem Schwenklappen gedeckt. *A* Ausmaß der Exzision und Vorschneiden des Lappens; *B* Lappenverlagerung mit Bildung einer Hautfalte am Kinn; eingezeichnete Z-Plastik; *C* Endergebnis nach Z-Plastik

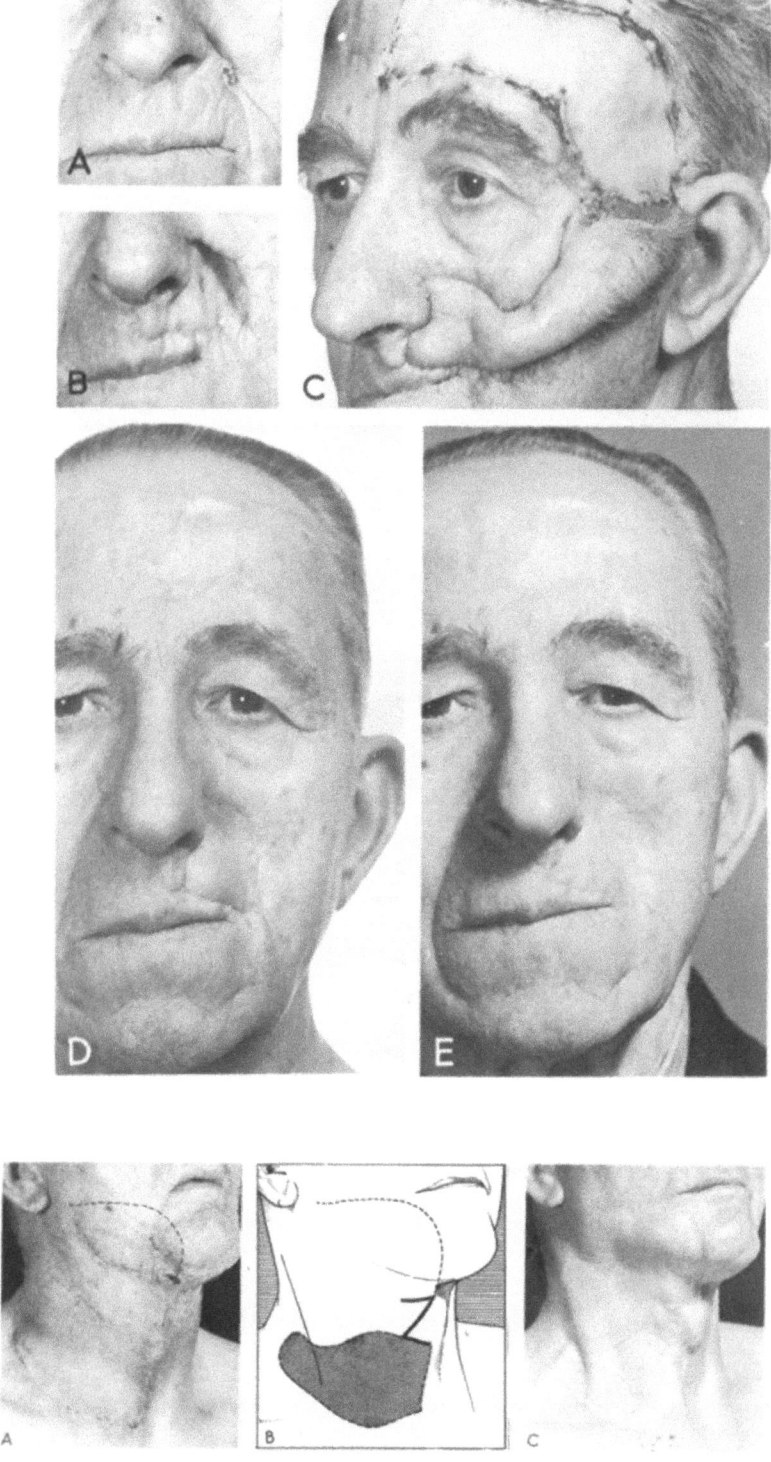

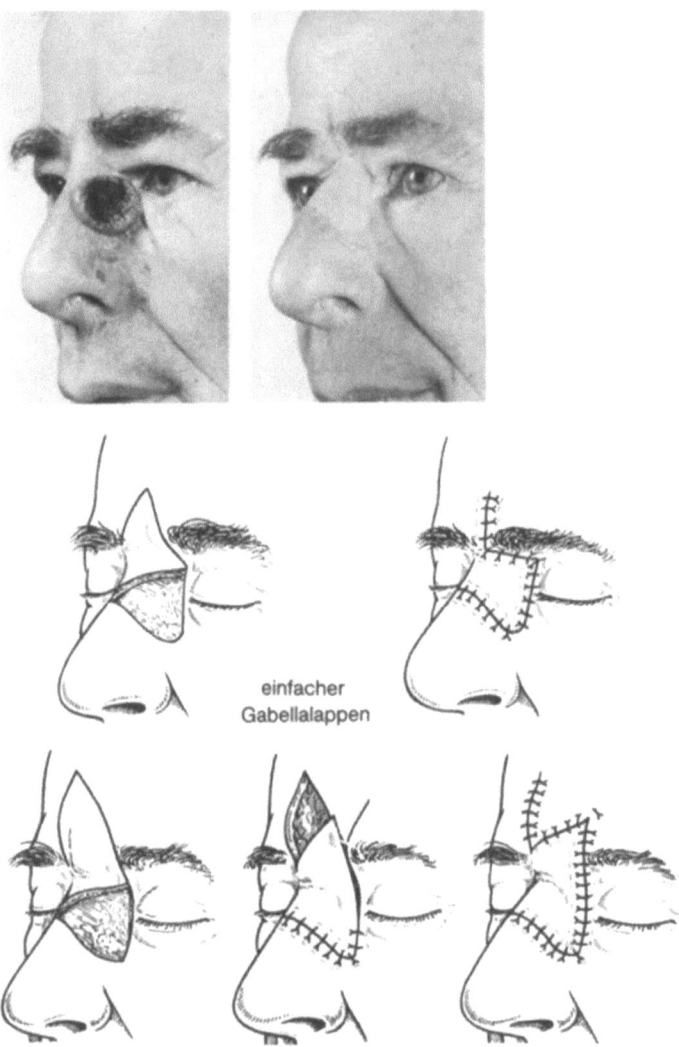

einfacher
Gabellalappen

modifizierter Gabellalappen mit Einschluß einer Z-Plastik

Abb. 6.17. Sehr ausgedehntes Keratoakanthom, durch klinischen Verlauf und Biopsie gesichert, exzidiert und mit einem einfachen Glabellalappen gedeckt. Zusätzlich wird eine Modifikation gezeigt, die nützlich ist, wenn es zu Schwierigkeiten beim Verschluß des Sekundärdefekts an der Stirn kommt

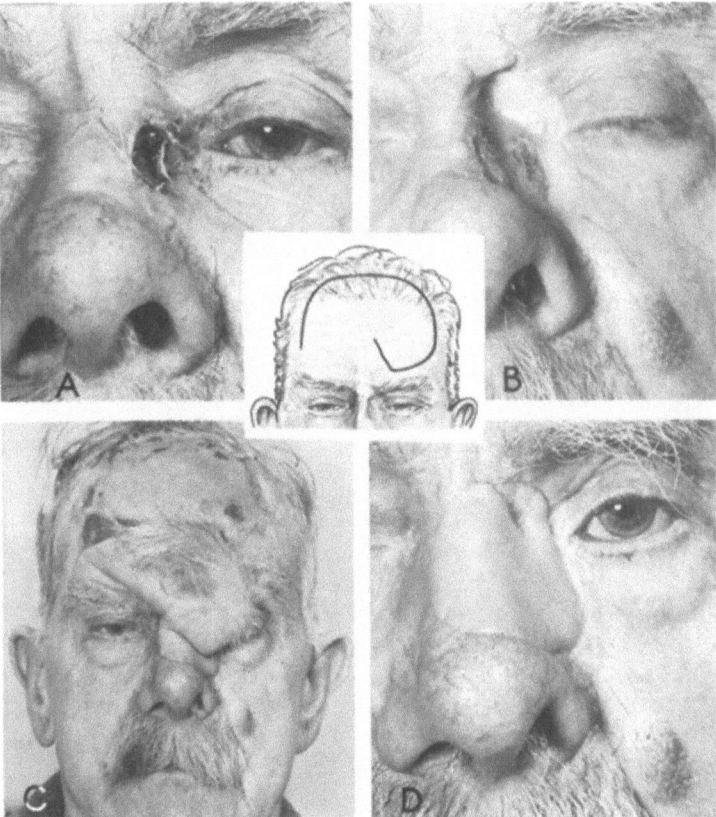

Abb. 6.18 A–D. Penetrierendes Basalzellkarzinom am medialen Kanthus und der angrenzenden Nasenregion *(A)*, exzidiert und primär mit einem Spalthauttransplantat gedeckt *(B)*. Nach mehreren rezidivfreien Nachuntersuchungen erfolgte die endgültige Deckung durch einen Brückenlappen von der Stirn *(C* Nebenbild). Ergebnis nach Rückverlagerung des Brückensegments *(D)*. Der Patient verweigerte eine weitere Korrektur des Lappens

Die Wange

Die nützlichste Deckungsmethode unter Benutzung lokal vorhandenen Gewebes besteht aus einem kaudal gestielten Rotationslappen, wobei vor dem Ohr gelegene Haut nach ventral verlagert wird (Abb. 6.19 und 4.26). Der dorsale Defekt kann gewöhnlich direkt geschlossen werden; wird jedoch ein freies Hauttransplantat benötigt, so ergibt seine relativ unauffällige Lokalisation ein gutes kosmetisches Ergebnis. Diese Methode läßt sich am wirkungsvollsten dort anwenden, wo der Defekt lang und schmal ist oder leicht in ein Dreieck umgeformt werden kann. Bei einem größeren Defekt muß Haut i. allg. von weiter her herangebracht werden; hierfür stellt der Deltopektorallslappen in vielen Fällen die einfachste Methode dar (Abb. 4.35).

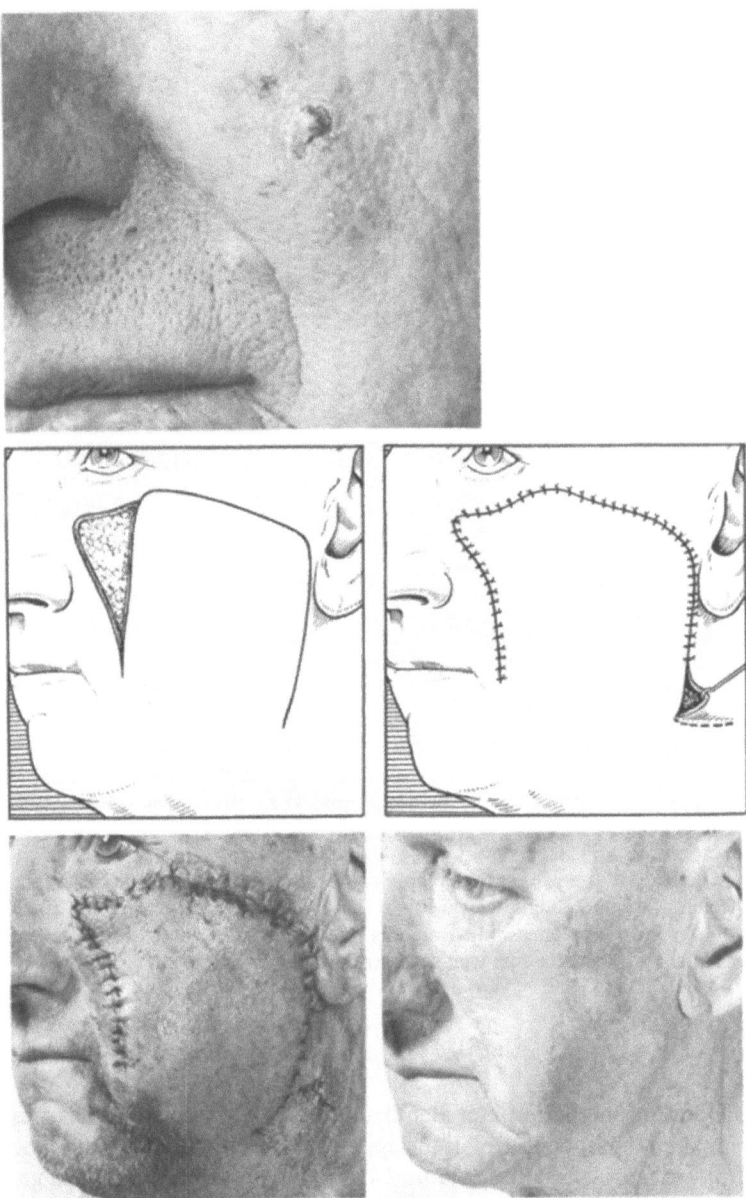

Abb. 6.19. Frühinvasives Plattenepithelkarzinom der Wange, entstanden infolge einer Strahlenschädigung, exzidiert und durch einen modifizierten Rotationslappen gedeckt unter Verwendung der in Abb. 4.32 beschriebenen Methode

Das Ohr

Es sind komplizierte Rekonstruktionen des Ohrs nach begrenzter Exzision beschrieben worden; recht gute Ergebnisse können jedoch auch mit sehr einfachen
Methoden erzielt werden (Abb. 6.20). Bei einem auf das Ohr beschränkten Tumor
können 2 Wege eingeschlagen werden:

1. Liegt die pathologische Veränderung weder im Bereich des Meatus noch peripher und ist sie klein genug, daß nach der Exzision genug vom Ohr stehen bleibt,
   um eine Rekonstruktion sinnvoll erscheinen zu lassen, dann sollte eine einfache
   V-förmige, allschichtige Exzision mit der Spitze zum Meatus und gleichlangen
   Schenkeln des V unter angemessenem Sicherheitsabstand zum Tumor durchgeführt werden. Der Verschluß des Defekts mittels Naht der V-Schenkel, wobei nur
   die beiden Hautschichten gefaßt werden, führt zu einer gewissen Deformation,
   ist aber in den meisten Fällen kosmetisch völlig ausreichend (Abb. 6.20 A). Sind
   Möglichkeiten für eine gute Prothese vorhanden, dann besteht eine alternative
   Methode darin, den Defekt völlig offen zu lassen und nur die Haut auf beiden
   Seiten des Ohrs über den Resektionsflächen durch Naht zu vereinigen. Der zurückbleibende Teil des Ohrs kann dann als Basis für eine Teilprothese dienen
   (Abb. 6.20 B).
2. Die peripher gelegene Läsion kann durch Exzision des Tumors mit ausreichendem Sicherheitsabstand und zusätzlicher Exzision von 6 mm Knorpel behandelt
   werden, was einen direkten Hautverschluß zuläßt.

Man sollte jedoch nicht zögern, das Ohr vollständig zu exzidieren, und falls notwendig auch die angrenzende Haut usw. zu entfernen. Ein freies Hauttransplantat
läßt sich hier gut verwenden, wobei eine entsprechende Inzision korrespondierend
zum Meatusstumpf erfolgt (Abb. 6.20 C). Das Ohr ist eines der Anhangsgebilde, die
am leichtesten entweder durch eine Teil- oder Totalprothese effektiv ersetzt werden
können.

Mammakarzinome

Eine radikale Mastektomie beinhaltet die Entfernung eines großen Hautgebiets;
ein weiterer Hautverlust kann durch Naht der Wunde unter Spannung hervorgerufen werden. Diese Tatsachen machen zunehmend den Wert eines freien Hauttransplantats nach Mastektomie bewußt. Gewöhnlich wird ein dickes Spalthauttransplantat benutzt; der entscheidende Punkt dieses Verfahrens besteht darin, einen
engen und unverschieblichen Kontakt zwischen Transplantat und Brustwand zu erzielen. Die Hautlefzen neigen dazu, sich zu verschieben; es ist unklug, sich allein
auf sie als Verankerungspunkt zu verlassen. Es werden verschiedene Methoden für
eine zusätzliche Fixierung beschrieben, die einfachste von allen besteht jedoch darin, das Transplantat den Defekt so überlappen zu lassen, daß es über die Hautränder hinausreicht. Die normale Fixierungsnaht unter Mitfassen der Interkostalmuskulatur oder des Rippenperiosts hält sowohl das Transplantat als auch die
Hautlefzen an der Brustwand fest.

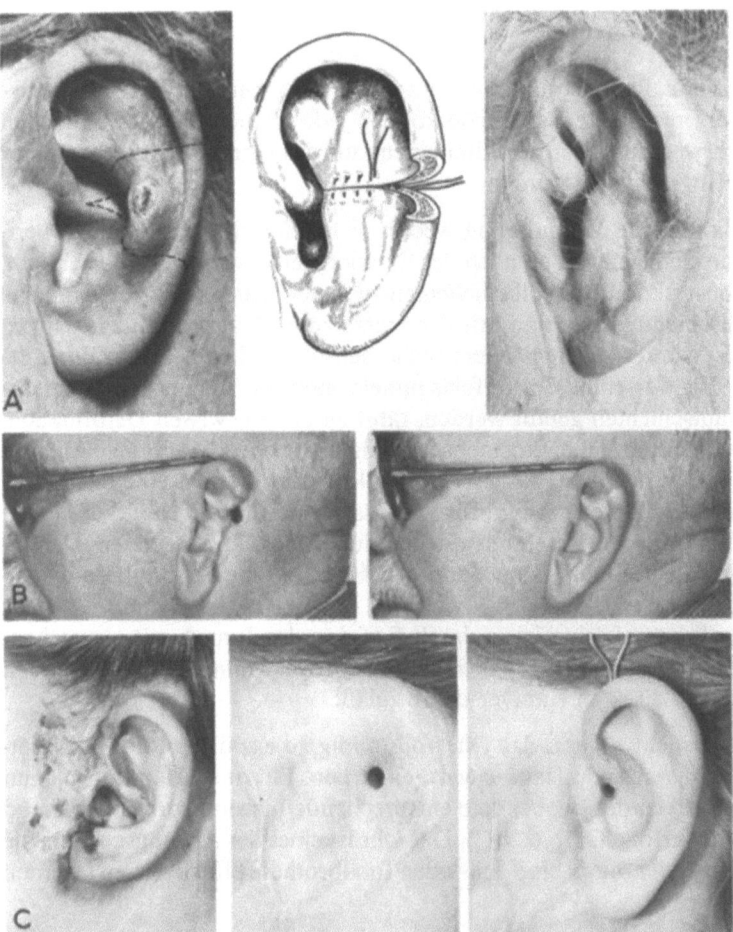

Abb. 6.20 A–C. Beispiele für die Rekonstruktion nach Exzision von Neoplasmen des Ohrs. *A* V-förmige Exzision eines Plattenepithelkarzinoms der Ohrmuschel mit direktem Verschluß des Defekts; *B* Ersatz durch Acrylprothese nach partieller Exzision der Helix wegen eines Plattenepithelkarzinoms; *C* ausgedehntes Basalzellkarzinom der präaurikulären Haut mit Einbeziehung der Ohrmuschel durch direkte Ausbreitung, radikal exzidiert und Rekonstruktion mittels Spalthauttransplantat und Acrylprothese

Werden die Nähte lang belassen, so können sie wie üblich über mehreren Lagen Verbandmaterial verknotet werden und damit die notwendige lokale Immobilität bewirken. Die Hautlefzen können unabhängig davon je nach Belieben einfach drainiert oder durch Dauerabsaugung abgeleitet werden; das Transplantat bleibt damit immer noch eine isolierte, an die Brustwand fixierte Einheit.

Eine alternative Methode zur Deckung nach Exzision von Brusthaut ist der myokutane Latissimuslappen (S.158). Dieser Lappen ist besonders dann wertvoll, wenn ein prothetischer Ersatz des resezierten Brustgewebes geplant ist. Der Ersatz durch eine Prothese nach Mastektomie wird zunehmend als eine Versorgungsmöglichkeit angesehen, mit daraus folgender Notwendigkeit, die resezierte Brusthaut durch einen Lappen, statt durch ein Transplantat zu ersetzen.

Chirurgie von Anus und Vulva

Bei der Behandlung von Analfisteln, Analfissuren und Analstenosen ist es üblich, nach Beendigung des chirurgischen Eingriffs eine weit offene, schüsselförmige oder flache Wundfläche der langsamen Epithelisierung vom Rand her zu überlassen. Durch Transplantation dieses Gebiets kann eine beträchtliche Verkürzung der Heildauer erzielt werden. Natürlich sind die zur Behandlung der pathologischen Veränderung und zur Verhinderung eines Rezidivs benutzten Methoden, wie die Ausrottung von Fistelgängen, die Verhinderung von Taschenbildungen durch großzügige Hautexzision und die Umwandlung der Wunde in eine einzige, weit offene Höhle, genau die Punkte, die man bei Festlegung von Behandlungsrichtlinien für eine erfolgreiche Transplantation unter solchen Bedingungen hervorheben würde.

Die natürliche Widerstandsfähigkeit des Perineums gegenüber seiner normalen Flora scheint sich auch auf Hauttransplantate zu erstrecken; Infektionen sind selten ein Problem, vorausgesetzt es besteht ein guter Kontakt zwischen Transplantat und Empfängerregion und kein toter Raum, der mit einem Hämatom oder Gewebeflüssigkeit ausgefüllt ist und einen Nährboden für Bakterien bildet. Da Hämatombildung die wahrscheinlichste Ursache für einen Transplantatverlust darstellt, wird die adäquate Blutstillung zum entscheidenden Faktor, ob das Transplantat sicher unmittelbar nach Beendigung des analchirurgischen Eingriffs appliziert werden kann, oder ob dies besser in einem zweiten Eingriff 2 Tage später erfolgt. Die oberflächliche, ebene Wundfläche kann ohne weiteres sofort gedeckt werden, während die tiefere Aushöhlung nach Behandlung einer anorektalen Fistel, bei der eine Blutstillung schwieriger zu erzielen ist, sicherlich besser für eine sekundäre Transplantation belassen wird. Für die sekundäre Transplantation kann die Wunde 2 Tage lang austamponiert werden, dann erfolgt vorsichtig die Ausräumung von Koageln und die Applikation des Transplantats. Bei beiden Methoden sollten grobe Catgutligaturen vermieden werden. Die eigentliche Applikationsmethode des Transplantats unterscheidet sich nicht von der in anderen Regionen; ein die Ränder der Wundfläche überlappendes Spalthauttransplantat wird mit dem üblichen eingeknüpften Verband benutzt. Ein dünnes Spalthauttransplantat ist vorzuziehen, da dieses besser angeht. Die sekundäre Schrumpfung eines solchen Transplantats ist belanglos, und ihr Auftreten kann sogar von Vorteil sein, da so die Tiefe der gedeckten Aushöhlung verkleinert wird.

Nach dem ersten Verbandwechsel am 4. oder 5. Tag werden alle Verbände weggelassen, und der Patient kann sicher abführen, wenn die Region danach vorsichtig und sorgfältig gesäubert wird. Die Anwendung eines Hauttransplantats erfordert keine Gabe von intestinal wirkenden Antibiotika zur Infektionsprophylaxe bei dem operativen Eingriff im Analbereich.

Glücklicherweise handelt es sich bei den operativen Schritten, die für ein gutes Angehen des Transplantats wesentlich sind, um die gleichen, die zur Beseitigung des besonderen pathologischen Befunds notwendig sind; es bedeutet nämlich, daß ein

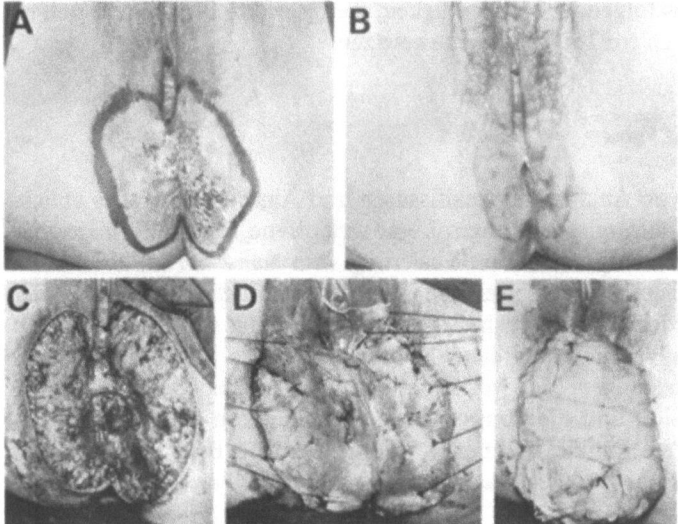

Abb. 6.21A–E. M. Paget der Perianalregion, durch Biopsie gesichert und durch Exzision und Transplantation behandelt. *A* Befallener Bezirk, Randbegrenzungen mit Hauttinte markiert; *B* Endergebnis; *C* Zustand nach Exzision; *D* appliziertes Transplantat mit weiteren durchgreifenden Nähten zur zusätzlichen Verankerung; *E* eingeknüpfter Verband

teilweiser oder sogar vollständiger Transplantatverlust kein irreparabler Schaden ist. Falls notwendig, kann die lokale Behandlung so weitergeführt werden, als ob niemals ein Transplantat benutzt worden wäre. Bei den gelegentlich auftretenden Neoplasmen der Anal- und Perianalhaut kann eine ähnliche Methode erfolgreich angewandt werden (Abb. 6.21), obwohl das schlecht durchblutete Fettgewebe der Fossa ischiorectalis durch die Tumorexzision freigelegt wird und nicht das beste Transplantatbett darstellt; allein aus diesem Grund ist das Angehen des Transplantats gefährdet. Eine Alternative zur Frühtransplantation ist, abzuwarten, bis sich Granulationen gebildet haben und dann zu transplantieren, entweder offen oder verbunden, wie es angemessen erscheint. Hierbei besteht die Schwierigkeit darin, die Empfängerregion sauber und für die Transplantation geeignet zu bekommen, ein Problem, das von Gewicht und Körperbau des Patienten beeinflußt wird. Sicherlich ist, wenn irgend möglich, die primäre Transplantation vorzuziehen, es sei denn, der Tumor ist massiv infiziert.

Im Bereich der Vulva sieht das Problem völlig anders aus und ergibt sich aus der Notwendigkeit, die Wundfläche zu decken, die nach radikaler Vulvektomie und bilateraler Ausräumung der inguinalen Lymphknoten mit Exzision der darüberliegenden Haut zurückbleibt; dies ist die operative Standardbehandlung eines Karzinoms der Vulva. In dieser Situation hat die primäre Transplantation gelegentlich spektakuläre Erfolge, die meisten Chirurgen berichten jedoch sehr viel häufiger von Fehlschlägen. Es ist technisch eine sehr schwierige Region für eine erfolgreiche Primärtransplantation.

Eine sichere und einfache Alternative besteht darin, die Granulation abzuwarten und sekundär offen zu transplantieren (Abb. 6.22). Sind die Granulationen erst gut

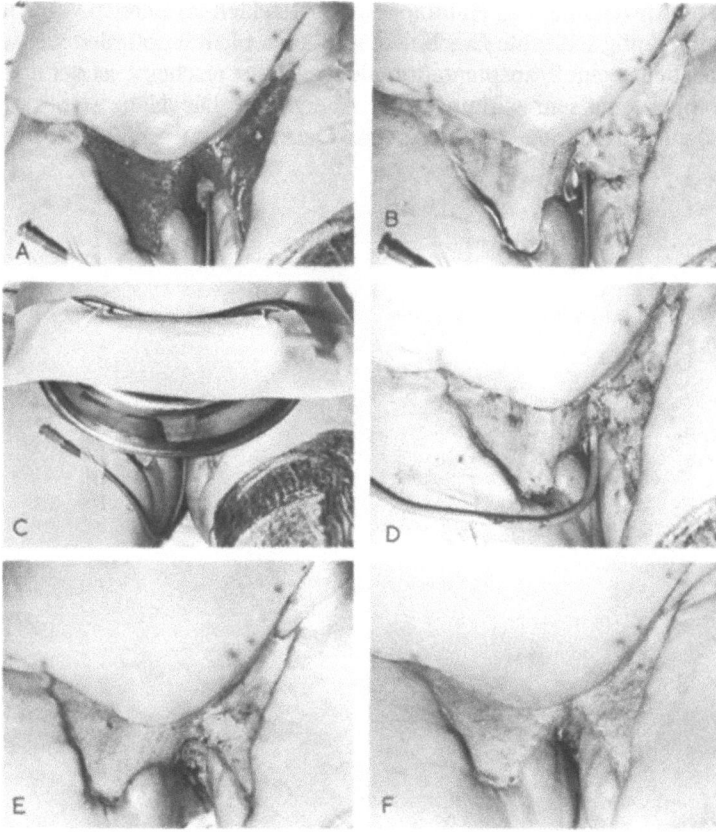

Abb. 6.22 A–F. Plattenepithelkarzinom der Vulva, behandelt durch radikale Vulvektomie und sekundäre offene Transplantation. Vierzehn Tage nach der Vulvektomie zeigt die Wundfläche zufriedenstellende Granulationen *(A)* und kann mit Spalthaut gedeckt werden, die am Vortag geschnitten und über Nacht konserviert wurde. Der Dauerkatheter ist eingelegt. Das Transplantat wird in Form von Streifen appliziert *(B)* und durch eine umgedrehte Nierenschale geschützt *(C)*. *D* Transplantat nach Entfernung der Nierenschale am 5. Tag; *E* Transplantat am 12. Tag; *F* Endergebnis

ausgebildet, dann besteht die eigentliche Operation nur darin, das Hauttransplantat zu entnehmen. Die Haut kann dann aufgehoben werden, bis die Patientin wieder erwacht und kooperativ ist, versorgt mit einem Foley-Katheter und mit Hilfe von Sandsäcken leicht gespreizt gehaltenen Beinen. Das Hauttransplantat kann dann auf die Granulationen gelegt und ungefähr 5 Tage lang durch eine umgedrehte Nierenschale geschützt werden.

Neben Sicherheit und Einfachheit hat diese Methode den Vorteil, die Behandlung in 2 voneinander getrennte Schritte zu teilen; sie erlaubt den häufig alten und ziemlich gebrechlichen Patientinnen, während der Vorbereitung zur Transplantation aufzustehen und umherzulaufen. Die aufgeschobene Transplantation ermöglicht zusätzlich eine leichtere Rekonvaleszenz von der Vulvektomie als die primäre Deckung.

Die Anwendung von Hautlappen bei Defekten im Bereich von Anus und Vulva ergibt häufig schlechte Ergebnisse und kann nicht empfohlen werden. Bei Defekten,
bei denen eine Transplantation nicht geeignet erscheint, ist der myokutane Grazilislappen eine sehr wirkungsvolle Alternative. Die Nähe seines Drehpunktes zum
Damm macht den Lappen für eine Deckung in diesem Gebiet ideal.

7 ORTHOPÄDIE

In der Orthopädie wird die Hautdeckung wegen der Notwendigkeit eines sterilen Gebiets während und nach chirurgischen Eingriffen an Knochen und Gelenken benötigt. Bei einer frischen Knochenverletzung in Verbindung mit einem Hautverlust kann durch die Hautdeckung eine offene Fraktur in eine geschlossene umgewandelt werden, wodurch die Wahrscheinlichkeit einer Infektion entsprechend geringer wird. Bei der Spätversorgung eines Traumas erlaubt eine entsprechende Hautdeckung ein operatives Vorgehen ohne Furcht vor Wundnekrosen und Infektion. Wird ein Sekundäreingriff an Nerven oder Sehnen erforderlich, ist aus ähnlichen Gründen ebenfalls eine gute Hautdeckung notwendig. Die Behandlung von Paraplegikern ist Aufgabe des Orthopäden geworden, und die chirurgische Versorgung von Dekubitalulzera wird daher in diesem Zusammenhang besprochen. Das Problem von Druckgeschwüren betrifft auch Nichtgelähmte, die Prinzipien der chirurgischen Behandlung treffen aber auf beide Typen von Ulzerationen zu und werden zusammen abgehandelt.

Hautdeckung bei Knochenverletzungen

Im täglichen Leben sind die am häufigsten mit einem Hautdefekt verbundenen Frakturen die der subkutan gelegenen langen Knochen, wie Tibia und seltener Ulna. Ziel bei der Behandlung einer solchen Verletzung ist das Verhindern einer Infektion durch die Fixierung der Fraktur und durch Herstellung einer Hautdeckung, die die Fraktur von der Außenwelt isoliert.

Maßnahmen zur Hautdeckung

Diese Kombinationsverletzungen von Haut und Knochen können in allen Schweregraden auftreten, von der offenen Fraktur mit minimalem Hautverlust bis zur ausgedehnten Skelettierung in Verbindung mit einer offenen Fraktur und/oder einer Gelenkverletzung. Der letztere Verletzungstyp wirft gewöhnlich die größeren technischen Probleme auf.
Im Falle einer offenen Fraktur mit minimalem Hautverlust wird oft die Entlastungsinzision zum Zweck der Hautdeckung empfohlen. Der Grundgedanke ist der, durch einen Entlastungsschnitt in einiger Entfernung von der Wunde die Hautspannung zu reduzieren und dadurch eine spannungsfreie Naht zu erhalten; der Sekundärdefekt wird mit Spalthaut gedeckt. Die Methode erscheint einfach und sicher, es muß aber betont werden, daß durch eine solche Entlastungsinzision im Grunde ein zweigestielter Streifenlappen gebildet wird. Es ist eine wohlbekannte Tatsache, daß sogar unter optimalen Bedingungen der zweigestielte Streifenlappen

grundsätzlich ein unsicheres Verfahren ist, das häufig mit einer ausgedehnten Gangrän endet. Wird er bei einer kombinierten Haut-Knochen-Verletzung benutzt, so ist dies sogar noch riskanter, da Weichteilschädigung und Décollement oftmals ihren Teil zur lokalen Devitalisierung der Haut beitragen. Das Vorliegen eines Décollements sollte eigentlich eine Kontraindikation darstellen; auch wenn kein Décollement vorhanden ist, muß eine Anwendung stets mit größter Sorgfalt abgewogen werden. Die Inzision selbst sollte in der Längsachse der Gliedmaße verlaufen; sie sollte in einem angemessenen Abstand von der Wunde gelegt, und eine Unterminierung der Haut sollte möglichst vermieden werden. Diese Methode ist wahrscheinlich am nützlichsten, wenn kein ausgedehnter Hautverlust vorliegt, und der Wundverschluß wegen einer lokalen Schwellung der Gliedmaße infolge von Ödem oder Hämatom schwierig ist.

Die offene Fraktur mit einem mehr oder weniger großen Hautverlust ist ein völlig anderes, jedoch sehr viel schwierigeres Problem. Bevor die Versorgung dieser schwereren Verletzungen besprochen wird, ist es jedoch wichtig, die zugrundeliegenden Gesetze zu begreifen, da die Behandlung eines Patienten im einzelnen immer die praktische Anwendung dieser Prinzipien darstellt.

Der erste Punkt betrifft die entscheidende Funktion des Periosts in bezug auf die Hautdeckung. Von einem mit Periost überzogenen kortikalen Knochen kann man erwarten, daß er ein Spalthauttransplantat annimmt; von Periost denudierter kortikaler Knochen wird ein Spalthauttransplantat nicht annehmen. Daraus folgt, daß der Chirurg jene therapeutischen Probleme akzeptieren muß, die durch den infolge eines Unfalls denudierten kortikalen Knochen vorgegeben sind; er sollte durch seine folgenden Maßnahmen nichts auf den freien Knochen auflagern und dadurch weitere Probleme schaffen.

Der zweite Punkt betrifft mögliche Methoden der Hautdeckung und insbesondere ihre Einschränkungen in diesem Zusammenhang. Vier Methoden stehen zur Verfügung: Hautlappen, freies Hauttransplantat, Muskel- oder myokutaner Lappen und „freier Lappen" unter Anwendung mikrovaskulärer Anastomosetechniken. Eine Kombination dieser Methoden ist ebenfalls möglich.

Hautlappen. Man kann ganz entschieden sagen, daß Nahlappen, d.h. Rotations- oder Schwenklappen, bei der Versorgung frischer Verletzungen dieser Art keinen Platz haben. Der mögliche Lappen würde daher sehr wahrscheinlich ein Flachlappen sein, im Bereich der oberen Gliedmaße vom Stamm, bei der unteren Extremität von dem nichtverletzten Glied in Form eines Cross-leg-Lappens. Es bestehen beträchtliche Einschränkungen für die Anwendung von Lappen unter diesen Umständen. Eine Lappenvorbereitung ist nicht möglich, und das Verhältnis Länge–Breite ist viel entscheidender; aus Sicherheitsgründen ist etwa ein Verhältnis 1:2 von Länge zu Breite notwendig. Selbst dann wäre ein solcher Lappen gefährdet in den Händen dessen, der keine Erfahrungen mit Lappenverlagerungen besitzt. Die Anwendung von Lappen ist sogar als elektiver Eingriff bei älteren Patienten aufgrund peripherer vaskulärer Störungen in den Extremitäten und Problemen infolge Gelenkversteifung nicht möglich. Diese Einschränkungen gelten verstärkt in Notfallsituationen, und zwar besonders für die unteren Gliedmaßen, wo sich das Problem tatsächlich stellt.

Das bedeutet, daß bei einer Verletzung der unteren Gliedmaße ein Cross-leg-Lappen nur in Betracht gezogen werden kann von einem erfahrenen Operateur bei einem jungen Patienten mit nicht beeinträchtigter peripherer Blutzirkulation und ungeschädigten Gelenken, die die notwendige Immobilisierung tolerieren können. Das Vorliegen eines Décollements mit Hautnekrosen, die weit über die Breite der subkutan gelegenen Tibiavorderkante hinausreichen und länger als der Unterschenkel sind, schließt die Anwendung eines Lappens vollständig aus. Je lokalisierter der Hautverlust ist, um so eher wird das Verfahren durchführbar sein. Der ursprüngliche Defekt kann dann evtl. durch Exzision von angrenzender gesunder Haut vergrößert werden, um einen Lappen aufzunehmen, der breit genug ist und ein Verhältnis von Länge zu Breite von 1:2 hat. Gleichzeitig muß die Fraktur stabilisiert werden, falls erforderlich durch Verplattung oder Marknagelung - je nach Eignung; ein solches Verfahren kann nur angewandt werden, wenn die Fraktur kurz nach dem Unfall versorgt und ein adäquates Débridement durchgeführt werden kann. Wie man sich vorstellen kann, ist die Zahl der potentiell in Frage kommenden Patienten extrem klein.

Freies Hauttransplantat. Auch wenn alternative Methoden verfügbar sind, so gilt doch, daß eine Spalthauttransplantation durchgeführt werden sollte, falls die Wundfläche dies zuläßt. Bei der Entscheidung, welche Flächen transplantiert werden sollen, muß man stets die Funktion des Periosts als entscheidende Struktur beachten. Die Exzision von avaskulärem Weichteilgewebe, die Erhaltung von Periost, der Verschluß eines offenen Gelenks durch Kapselnaht falls möglich, die Fixierung der Fraktur - all dieses wirkt zusammen und gibt einem Transplantat die bestmögliche Chance, anzuwachsen. Das Spalthauttransplantat hat den großen Vorzug, wenn nötig, die klinische Situation unter minimaler Belastung des Patienten zu stabilisieren. Es gestattet dem Chirurgen eine Verschnaufpause, und sollte es gar als definitive Deckung unerwünscht sein, so kann ein Transplantat immer in Ruhe ersetzt werden, wenn sich der Zustand des Patienten stabilisiert hat.
Das Spalthauttransplantat kann natürlich auch in Verbindung mit anderen Methoden benutzt werden. Zum Beispiel kann ein Muskellappen erforderlich werden, um den freiliegenden Knochenabschnitt einer Kombinationsverletzung aus Haut und Knochen zu decken, wobei ein Spalthauttransplantat immer noch im Umkreis angelagert oder als Hautdeckung für den Muskel verwendet werden kann.

Muskel- und myokutane Lappen. Diese Deckungsmethoden sind mit größtem Erfolg bei Defekten im Bereich des Knies und der Tibiavorderkante angewandt worden. Der mediale Kopf des M. gastrocnemius kann das obere Drittel der Tibia und den medialen Anteil des Kniegelenks decken; das mittlere Drittel der Tibia erfordert eine Verlagerung des M. soleus, falls notwendig unterstützt durch den M. flexor digitorum longus. Steht der entsprechende Muskel zur Verfügung, dann kann man seine Verlagerung als wahrscheinlich geeignetste Methode zur Deckung eines freiliegenden Knochens sowie möglicher Platten oder Schrauben ansehen. Es ist strittig, ob die Verlagerung der Haut zusammen mit dem Muskel in Form eines myokutanen Lappens einer Verlagerung des Muskels alleine mit anschließender Transplantation vorzuziehen ist.

Freie Lappen. Diese sehr anspruchsvolle Methode, bei der ein Lappen mit zentraler Gefäßversorgung als freier Lappen unter Anastomosierung seines arteriovenösen Systems an Gefäße der Empfängerregion verlagert wird, ist mit gutem Erfolg bei diesem Problemtyp angewandt worden, insbesondere bei freiliegender distaler Tibia.

Dieses Gebiet kann durch keine andere Methode ohne weiteres gedeckt werden.

Es liegt außerhalb des Rahmens dieses Buchs, die technischen Einzelheiten des freien Lappentransfers zu beschreiben. Ein Patient mit einer ausgedehnten Kombinationsverletzung unterhalb des Knies sollte jedoch sicherlich das Recht auf zumindest eine Stellungnahme von jemandem haben, der mit mikrochirurgischen Techniken vertraut und in ihrer Anwendung erfahren ist. Es besteht kein Zweifel, daß es Patienten gibt, deren Gliedmaße durch die rechtzeitige Anwendung dieser Methode gerettet worden sind, insbesondere wenn kombinierte Verlagerungen von Haut und Knochen, die die gleichen mikrovaskulären Anastomosetechniken erfordern, erfolgreich durchgeführt werden konnten.

Die Stabilisierung der Fraktur

Die korrekte Methode einer knöchernen Fixierung ist in der Tat Aufgabe des Orthopäden und wird zumindest teilweise davon abhängen, wie instabil die Fraktur ist. Bei der instabilen, beweglichen Fraktur in Verbindung mit einem Décollement wird immerhin zunehmend anerkannt, daß die interne Fixierung unter Verwendung der jetzt zur Verfügung stehenden biologisch inerten Metalle, häufig geradezu notwendig und weit entfernt davon ist, kontraindiziert zu sein. Die Fixierung kann durch Platte und Schrauben, oder bei einer Schrägfraktur durch Schrauben alleine erreicht werden. Sogar der Markraumnagel hat seine Befürworter, trotz der Tatsache, daß er die gesamte Markhöhle in direkte Verbindung mit der Fraktur bringt, was den Chirurgen wegen der Oberflächenverhältnisse leicht zögern läßt, den Eingriff durchzuführen. Bei einer weiteren Methode wird der Fixateur externe nach Hoffmann benutzt. Bei Anwendung dieser Methode an der Tibia werden 3 Transfixationsnägel durch jedes Frakturende geführt, und durch eine externe Stabilisierungsvorrichtung werden die Fragmente in einer die Fraktur stabilisierenden fixierten Position gehalten. Die Methode ist, obwohl effektiv in den Händen eines Experten, sehr kompliziert. Sie schließt die Übertragung eines Cross-leg-Lappens aus und kann sogar Probleme bei einer Muskelverlagerung schaffen.

Welche Art der Fixierung auch benutzt wird, eine interne oder externe, es ist die nichtadäquate Stabilisierung der Fraktur, die in einer solchen Situation zur Infektion führt; die Bewegung und nicht das Metall ist verwantwortlich dafür.

Es wurde bereits in Verbindung mit der Hautdeckung betont, wie wichtig die Unversehrtheit des Periosts ist. Auch in der Frakturbehandlung spielt dies eine entscheidende Rolle. Neben der Wirksamkeit als Barriere gegen eine Infektion stammt ein großer Teil der Blutversorgung der oberflächlichen Kortikalis aus dem Periost. Dies erklärt, warum avaskuläre Nekrosen der äußeren Kortikalis und oberflächliche Sequesterbildung wahrscheinlich unvermeidbar sind, wenn durch die Verletzung der Knochen von Periost denudiert wurde. Es ist ein weiterer Grund, weshalb während der Einrichtung und Fixierung der Fraktur nichts unternommen werden sollte, was zusätzlich das Periost schädigt oder noch mehr Knochen denudiert. Platten und Schrauben müssen daher über dem Periost angebracht werden, auch wenn dies zu zusätzlichen technischen Schwierigkeiten bei der Fixierung führt.

Am Arm wird ein primär applizierter Flachlappen i. allg. keine anderen größeren technischen Probleme ergeben als das, ein adäquates Längen-Breiten-Verhältnis durch die bereits beschriebenen Verfahren zu erhalten; in der Praxis dürfte sich aber die Notwendigkeit für einen primären Lappen bei offener Unterarmfraktur selten ergeben. Gewöhnlich ist der Muskelmantel um beide Unterarmknochen vollständig, mit Ausnahme an einer Ulnakante. Nach Reposition der Fraktur und Wiederherstellung der normalen Lagebeziehung der Weichteile untereinander, wird die Fraktur stets nur noch minimal offen bleiben; man kann eigentlich davon ausgehen, daß ein Spalthauttransplantat über dem gesamten Wundgebiet angeht.

Am Bein sind die Probleme erheblich größer. Bei der Tibia liegt ein ganzes Drittel ihrer Oberfläche subkutan, und eine Fraktur ist gewöhnlich sehr viel weiter offen; daneben ist i. allg. die begleitende Hautschädigung sehr viel ausgedehnter und schwerer. Die begrenzte Anwendungsmöglichkeit eines Cross-leg-Lappens wurde bereits hervorgehoben; ist die Wundfläche aber gesäubert, dann sollte sie ein Transplantat annehmen, es sei denn, es liegt ein bereits denudierter Knochen vor. Bei der Vorbereitung der Wundfläche wird die gesamte avitale Haut zusammen mit zerstörtem Muskel und allem bereits abgerissenen Periost exzidiert. Am Knochen haftendes Periost sollte, auch wenn es geschädigt ist, nicht entfernt werden, da es die Möglichkeit bietet, daß das Transplantat angeht, während das exzidierte Periost mit Sicherheit nur zu einem Transplantatverlust führen kann.

Nach Reposition der Knochen- und Gelenkverletzung, nach Fixierung der Fraktur und, falls erforderlich, nach Naht der Gelenkkapsel, wird eine Wundtoilette, wie bei der Vorbereitung zur Transplantation beschrieben, durchgeführt.

Das Spalthauttransplantat wird dann auf das gesamte Gebiet appliziert, als würde es sich um ein einfaches Décollement handeln (s. S. 178), wobei natürlich berücksichtigt werden muß, daß es mit Sicherheit über Stellen mit denudiertem kortikalem Knochen verloren geht. Man kann vernünftigerweise annehmen, daß das Transplantat über einem in der beschriebenen Weise geschlossenen oder auch leicht offenen Gelenk angeht; es kann ebenso gut die korrekt reponierte und fixierte Fraktur überbrücken, obwohl in der Praxis die Lokalisation des Hautverlustes nicht ausnahmslos mit der Frakturstelle zusammenfällt. Wenn beide jedoch auf gleicher Höhe liegen, dann entscheidet eher das Vorliegen von denudiertem Knochen als die Fraktur selbst das Angehen des Transplantats, vorausgesetzt die Fixierung ist suffizient.

Beim ersten Verbandwechsel 7 bis 10 Tage später kann man die Gesamtausdehnung des Hautverlustes genau feststellen, und zurückgebliebene nekrotische Haut, Fett und Muskel werden exzidiert. Das Hauptziel besteht dann darin, die ungedeckt gelassene Wundfläche zur Transplantation vorzubereiten; die allmählich entstehenden Granulationsflächen werden mit Spalthaut gedeckt. Jede interne Fixierung der Fraktur sollte belassen werden, selbst wenn sie völlig frei liegt, bis die Fraktur zumindest „greift". Dort wo Knochen frei liegt, wird sich ein lokales Oberflächensequester bilden, und man kann Granulationen erst erwarten, wenn sich dieses isoliert hat. Es ist nicht zu empfehlen, einen solchen abgestorbenen Knochen zu exzidieren, sobald man feststellt, daß er avital ist. Eine Exzision zu diesem Zeitpunkt schädigt gewöhnlich die Blutversorgung des übrigen Knochens, und es wird sich ein neues Sequester bilden. Im allgemeinen sollte die spontane Abstoßung abgewartet werden. Eine Sequestrotomie sollte zurückhaltend durchgeführt werden und nur dann, wenn sich eine klare Demarkationslinie ausgebildet hat. Auf lange Sicht gesehen, kann trotz des Wartens auf die spontane Separation Zeit gewonnen werden, da dann, wenn das Sequester entfernt wird, bereits Granulationen für die Transplantation vorhanden sein werden.

Wird ein Hautverlust erst spät erkannt, dann entsprechen die zu befolgenden Regeln für die Hautdeckung genau denen, die weiter oben vom Zeitpunkt des ersten Verbandwechsels an beschrieben wurden, es sei denn, für die Region und die anderen Umstände gelten die festgelegten Kriterien zur Anwendung eines Cross-leg-Lappens.

Bei dieser Vorgehensweise wird akzeptiert, daß die sofortige Hautdeckung gewöhnlich eher durch ein Spalthauttransplantat als durch einen Lappen zu erzielen ist. Das bedeutet, daß der Chirurg evtl. später ein minderwertiges Narbengebiet oder Hauttransplantat durch einen Lappen ersetzen muß. Ein späterer Gewebeersatz kann jedoch unter sehr viel befriedigenderen Bedingungen durchgeführt werden, als sie zum Zeitpunkt der ursprünglichen Verletzung bestanden. Lappen können sorgfältig geplant und vorbereitet werden. Auf keinen Fall sollte ein Transplantat überstürzt durch einen Lappen ersetzt werden; ein Transplantat, das längere Zeit durch einen elastischen Verband gestützt wurde und genügend Zeit zum Einwachsen hatte, wird häufig in einem nicht erwarteten Maße belastbar. Die Zahl der schließlich notwendigen Lappen wird nur ein Bruchteil der ursprünglich geschätzten sein. Unglücklicherweise ist das Transplantat, das am ehesten zu chronischer Instabilität neigt, genau das, für dessen Ersatz ein Lappen aufgrund einer Altersgliedmaße mit schlechter Blutversorgung ausgeschlossen ist; hier kann die Dauerbehandlung mit einem elastischen Verband erforderlich sein.

Ein weiteres Spätproblem einer kombinierten Haut- und Knochenverletzung kann daraus entstehen, daß ein sekundärer orthopädischer Eingriff, z. B. eine Knochentransplantation, nicht unter einem vernarbten oder sogar mit freiem Hauttransplantat gedeckten Gebiet durchgeführt werden kann; dies gilt insbesondere, wenn der Knochen normalerweise subkutan liegt. Allein aus diesem Grund kann der Ersatz eines solchen Narbengebiets durch einen Haut- oder Muskellappen notwendig werden. Bevor jedoch ein Lappen benutzt wird, sollte die Möglichkeit untersucht werden, ob der Orthopäde einen anderen operativen Zugang benutzen kann, der das transplantierte Gebiet insgesamt umgeht. Wird ein Lappen während der Vorbereitung für eine Knochentransplantation bei Pseudarthrose benutzt, dann besteht für die relativ avaskulären Knochenenden ein zusätzlicher Vorteil in der frischen Blutversorgung über den Lappen. Es ist bekannt, daß eine Fraktur mit verzögerter Knochenbruchheilung oder offensichtlich ausgebildeter Pseudarthrose nach Deckung durch einen Lappen verheilt, bevor man Zeit hat, die Knochentransplantation durchzuführen, für die der Lappen geplant war.

Ostitis und infizierte Frakturen

Normalerweise ist sowohl im Falle der Ostitis als auch der infizierten Fraktur die Tibia der betroffene Knochen. Das Problem besteht entweder im Ersatz von minderwertigem Narbengewebe infolge einer chronischen Osteomyelitis oder in der Schaffung belastbarer Hautverhältnisse, um dem Orthopäden vernünftiges Material für den Hautverschluß in die Hand zu geben, wenn er den darunter liegenden Knochen exploriert oder eine Sequestrotomie durchführt. Die eigentliche Ausdehnung des Hautersatzes und dessen genaue Methode, ob durch einen Hautlappen, einen Muskellappen plus Spalthauttransplantat oder einen myokutanen Lappen, wird von den lokalen Umständen abhängen; er sollte jedoch großzügig angelegt und mit ausreichender Reserve geplant werden, um mit einer kleineren Infektion, die vom Knochen ausgehen kann, fertig zu werden. Wann genau der Knochen in zeitlicher Beziehung zur Lappenverlagerung angegangen werden soll, muß mit dem Orthopäden abgesprochen werden; gewöhnlich aber sollte eine Operation am erkrankten Knochen nur dann unternommen werden, wenn dieser sofort und vollständig durch den Lappen gedeckt werden kann.

Sehnen- und Nervenverletzung

Wird ein Nerv oder eine Sehne in Verbindung mit einem ausgedehnten Hautverlust verletzt, dann ist es notwendig, eine Deckung durch Subkutangewebe und Haut und damit ein zufriedenstellendes Lager zu schaffen, bevor irgendeine Operation am Nerv oder der Sehne selbst durchgeführt wird; um dies zu erreichen, muß ein Lappen zur Deckung benutzt werden. Unter günstigen Umständen kann der Lappen primär verlagert werden; alternativ dazu kann er sekundär nach primärer Anheilung eines Spalthauttransplantats verwendet werden.
Die Methoden, die zur Anwendung bei problematischen kombinierten Haut- und Knochenschädigungen bereits beschrieben worden sind, können ebenfalls in dieser klinischen Situation angewendet werden.
Gelegentlich muß bei notwendigen Operationen an Knochen, Gelenken oder Sehnen die darüber liegende Haut ersetzt werden, da eine Erkrankung oder vorausgegangene Schädigung sie ungeeignet werden ließ. Gewöhnlich wird dann ein Lappen erforderlich (Abb. 7.1).

Druckgeschwüre

Druckgeschwüre treten bei bettlägerigen und paraplegischen Patienten auf. Die pathologischen Prozesse bei beiden sind im wesentlichen gleich; Ursache ist großer und lang anhaltender Druck, der die ischämischen Hautnekrosen hervorruft. Die Ulzerationen entstehen in Gebieten, wo Druck ausgeübt wird und das subkutane Polster spärlich ist.

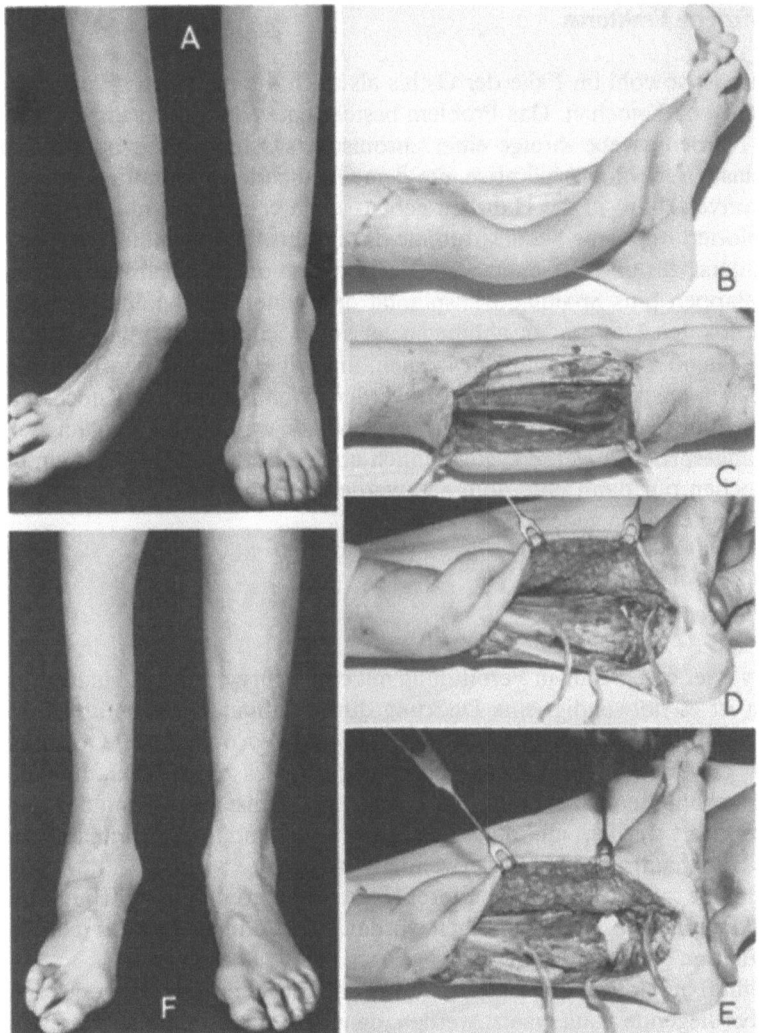

Abb. 7.1 A–F. Anwendung eines Rundstiellappens zum Hautersatz bei fokaler Sklerodermie, um einen operativen Eingriff an Sehnen und Gelenk zu ermöglichen. *A* Eversion des Fußes infolge der fokalen Sklerodermie, die Sehnenverlängerungen und die Durchtrennung der lateralen Seitenbänder des Sprunggelenks erforderlich macht, damit der Fuß eine normale Stellung einnehmen kann. *B* Doppelte Einpflanzung des abdominalen Rundstiels mit entsprechender Lockerheit in der Mitte, die bei Korrektur der Eversion leicht aufgebraucht wird. *C* Entfalteter Lappen und exzidierte dazwischenliegende sklerodermatös veränderte Haut. *D* Durchtrennte Sehnen und Bänder; *E* korrigierte Eversion vor der Sehnenverlängerung; *F* Endergebnis mit dem ausgebreiteten Lappen und der korrigierten Eversion des Fußes

Das Druckgeschwür beim Nichtparaplegiker

Prädilektionsorte sind die Sakralregion und die Ferse, gelegentlich auch der Bekkenkamm. Die Ursache des Ulkus, d.h. der die Immobilität auslösende Faktor, muß immer behandelt werden, bevor eine aktive chirurgische Versorgung des Ulkus in Betracht gezogen wird; der Patient muß in der Lage sein, die Druckstellen unbelastet zu lassen.

Die lokale Behandlung zielt darauf ab, das Ulkus für eine Spalthauttransplantation vorzubereiten. Ist der Zeitpunkt für die Transplantation gekommen, dann stellt sich gewöhnlich das technische Problem der Ruhigstellung; man kann die Genialität des Chirurgen danach bemessen, wie es ihm gelingt, eine Immobilität für ca. 4 Tage zu erzielen, die zum Angehen des Transplantats notwendig sind. In Situationen, wo alle anderen Methoden versagt haben, kann manchmal ein Erfolg durch Aufbringen von engmaschig gelegten, briefmarkengroßen dünnen Spalthautläppchen, ohne Verband und nur gegen Abscheuern geschützt, erzielt werden; der Patient wird dabei auf die der Wundfläche gegenüberliegende Seite gelagert.

Bleibt trotz lokaler Maßnahmen das Ulkus unverändert groß, so können drastischere Maßnahmen in Betracht gezogen werden, obwohl der Lokalzustand allzuoft dem Allgemeinzustand des Patienten untergeordnet werden muß. Das gilt ganz besonders für die Fersennekrosen, wo theoretisch die Alternative zum Spalthauttransplantat ein Cross-leg-Lappen wäre, der jedoch für einen alten Patienten indiskutabel ist. Für die Sakralregion und das Os ilium ist die Alternative zum Spalthauttransplantat gewöhnlich ein Rotations- oder Schwenklappen; deren Anwendung wird in Verbindung mit dem Paraplegiker beschrieben.

Das Druckgeschwür beim Paraplegiker

Die Gebiete, die besonders zu Ulzerationen neigen, liegen über den druckbelasteten knöchernen Vorsprüngen; beim Paraplegiker neigen die Ulzera mehr dazu, die Eigenschaft eines „Eisbergs" zu besitzen mit ausgedehnter Unterminierung und Ostitis des darunter gelegenen Knochens oder sogar Pyarthrose in schweren Fällen. Die Behandlung besteht in der Deckung des vollständig exzidierten Ulkus mit einem beweglichen Polster aus gesunder Haut und Subkutangewebe bei gleichzeitiger Beseitigung aller darunterliegenden knöchernen Vorsprünge, die als lokalisierte Druckpunkte wirken können. Diese letztgenannte Maßnahme ist wesentlich, da solche stehengelassenen Vorsprünge den gleichen mechanischen Druck, der zur ursprünglichen Ulkusbildung führte, weiter ausüben.

Während der Frühphase einer Rückenmarkverletzung sind die üblichen Stellen über dem Os sacrum und Trochanter major lokalisiert; nach Rekonvaleszenz macht das lange Sitzen im Rollstuhl den Bereich über den Sitzbeinen zum Prädilektionsort. Sakralulzera neigen dazu, ausgedehnt und flach zu sein mit minimaler Unterminierung; Ulzerationen im Bereich des Trochanters und Sitzbeins zeigen gewöhnlich eine kleine Öffnung, die in eine große mit Nekrosen ausgefüllte Höhle führt, aus deren Grund der knöcherne Vorsprung hervorragt.

Die Heilungstendenz des anästhetischen Gewebes beim Paraplegiker ist schlecht, und beim geringsten Anlaß wird es zu Wundheilungsstörungen nach der Operation kommen. Lappenspannungen müssen vermieden werden, die Blutstillung muß noch sorgfältiger als gewöhnlich sein, Höhlenbildung und Totraum müssen beseitigt werden – wird irgendetwas hiervon unterlassen, so bedeutet dies den Fehlschlag des gesamten Unternehmens. Erlaubt es der Zustand des Ulkus, ist die vorausgehende Anwendung eines Spalthauttransplantats sinnvoll, da es, wenn auch als definitive Maßnahme nutzlos, ein sauberes Operationsgebiet für den nachfolgenden chirurgischen Eingriff herstellt. Ist der Hautverlust nur minimal, dann kann die Exzision mit direktem Verschluß ausreichen, in den meisten Fällen wird jedoch ein Rotations- oder Schwenklappen benötigt. Es ist selten möglich, eine Transplantation des Sekundärdefekts zu vermeiden; das Transplantat braucht jedoch nicht unbedingt zum Zeitpunkt der Lappenverlagerung aufgelegt zu werden. Es ist tatsächlich ein nutzbringendes Vorgehen, den Sekundärdefekt zunächst ohne Transplantat zu lassen (Abb. 7.3), weil dadurch gewährleistet ist, daß über ein großes Gebiet jedes Hämatom abfließen kann, statt sich unter dem Lappen zu sammeln und zu Spannung, Infektion und Nekrose zu führen. Das Transplantat kann bequem 7 bis 10 Tage später appliziert werden.

Liegen mehrere nekrotische Bezirke vor, dann muß die Planung der verschiedenen erforderlichen Lappen sorgfältig koordiniert werden, damit die eng begrenzten Gebiete verfügbarer Haut optimal genutzt werden können.

Sakralulkus

Der geeignete Lappentyp hängt von der Form des Ulkus ab. Häufig ist der bilaterale Rotationslappen aus Gesäßhaut mit der Basis an der unteren Glutealfalte geeig-

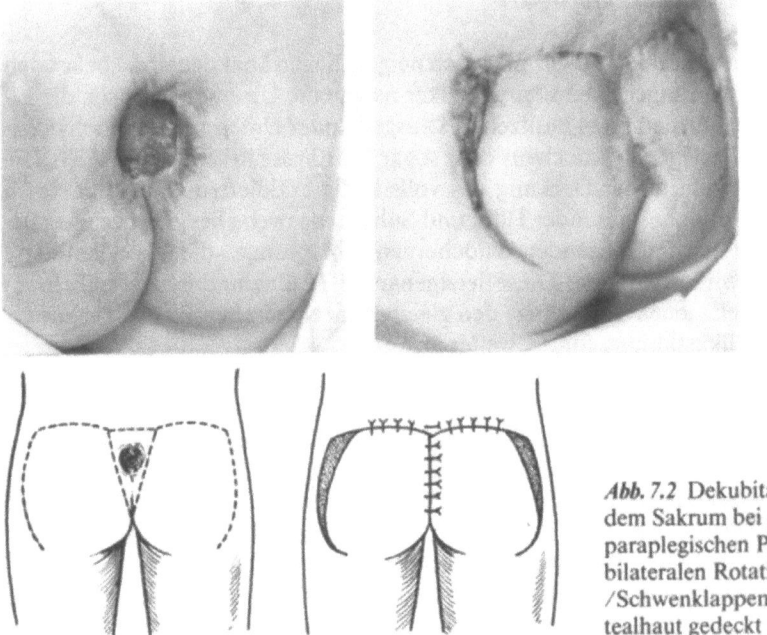

Abb. 7.2 Dekubitalulkus über dem Sakrum bei einem nicht-paraplegischen Patienten, mit bilateralen Rotations-/Schwenklappen aus der Glutealhaut gedeckt

net (Abb. 7.2); dieser Doppellappen ist besonders nützlich beim sakralen Druckge-schwür des nichtparaplegischen Patienten. Machen Form und Ausdehnung des Ulkus diesen Lappen ungeeignet, so gibt es als Alternativen den Schwenk- oder Ro-tationslappen mit der Basis in der Lumbalregion (Abb. 7.4) oder als letzten Ausweg einen Rundstiellappen. Letzteres Verfahren besitzt viele technische Schwierigkeiten und sollte nicht leichtfertig angewandt werden.

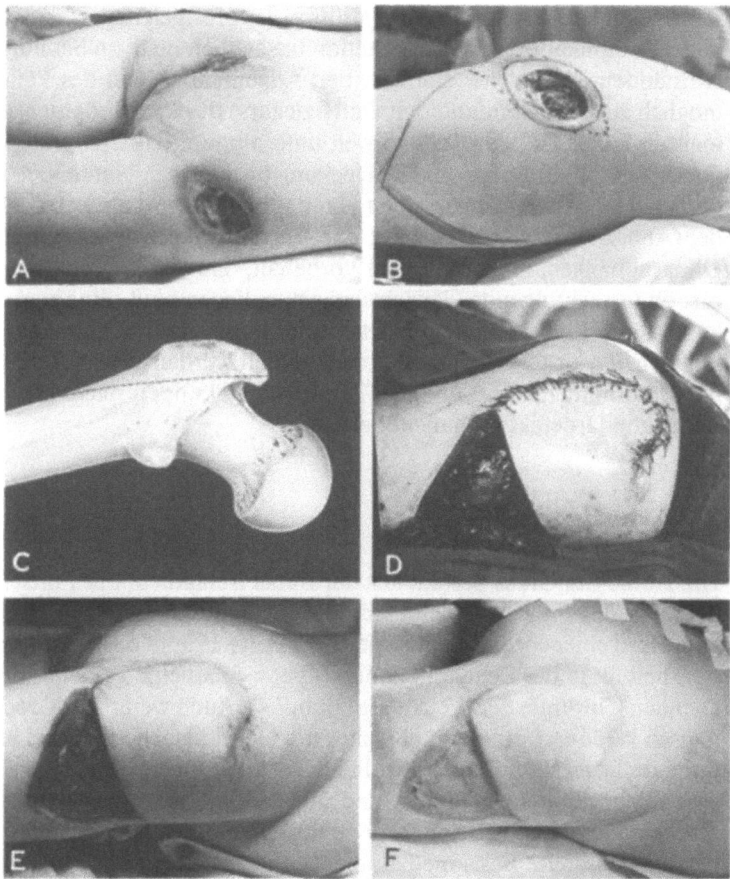

Abb. 7.3A-F. Sakralulkus und Ulkus über dem Trochanter bei einem Paraplegiker; gezeigt wird die Deckung des Ulkus an der Hüfte. *A* Ulzera; *B* Ulkus über dem Trochanter mit auf-gezeichnetem Schwenklappen. *C* Knochenkeil, der vom vorspringenden Teil des Trochanter major exzidiert wird, um den lokalen Druckpunkt zu beseitigen. *D, E* Verlagerter Lappen während der Operation und 10 Tage später, vor Applikation des Spalthauttransplantats auf den Hebedefekt. *F* Endergebnis. Es ist nicht immer notwendig, den Sekundärdefekt zum Zeitpunkt der Lappenverlagerung zu transplantieren. Bei diesem Patienten wurde der Sekun-därdefekt 10 Tage später transplantiert

Ulkus über dem Trochanter major

Anfänglich bildet die Bursa über dem Trochanter die Haupthöhle des Ulkus, und wenn diese alleine betroffen ist, kann ein dauerhafter Verschluß erzielt werden, ohne daß der Knochen angegangen werden muß. Häufig jedoch ragen der Trochanter und der Femurhals in die Höhle hinein, und dann ist die Entfernung des Trochanters und eines angemessenen Kortikalisanteils vom Schaft erforderlich, um die Weichteile zusammenfallen zu lassen und die Höhle zu schließen. In den schwersten Fällen entwickelt sich ein Pyarthros des Hüftgelenks; ist das der Fall, dann ist diese Komplikation ohne Amputation tatsächlich nicht zu beseitigen. Unter diesen Umständen ist es sicher sinnvoll, den Allgemeinzustand des Patienten so gut wie möglich zu verbessern und den Dauerzustand des Pyarthros zu akzeptieren. In den meisten Fällen ist das Ulkus so weit unterminiert, daß eine freie Hauttransplantation selten durchführbar ist. Die Deckung durch einen Nahlappen ist deshalb erforderlich. Handelt es sich um einen Hautlappen, so wird ein Schwenklappen verwendet (Abb. 7.3); seine exakte Lage und Form werden von der Größe und Form des Ulkus abhängen, immer mit dem Vorbehalt, daß der Sekundärdefekt in einem Gebiet ohne nachfolgende Gewichtsbelastung liegen muß. Eine zusätzliche Sicherheit kann durch Einbeziehung des Tractus iliotibialis in den Lappen in Form des myokutanen Tensor-fasciae-latae-Lappens erzielt werden (Abb. 7.7). Die Spenderregion liegt in unmittelbarer Nähe, ein 20 cm langer Lappen reicht gewöhnlich aus, und der Sekundärdefekt wird nicht belastet.

Ulkus über dem Sitzbein

Die Höhle des Ulkus besteht aus der Bursa ischiadica; mit Fortschreiten und Ausdehnung des Prozesses wölbt sich der Sitzbeinhöcker in die Höhle vor und wird zum Herd einer chronischen Ostitis. Ein Fortschritt in der Versorgung dieses Ulkustyps besteht in der Behandlung des Tuber ischiadicum gemeinsam mit der entsprechenden Chirurgie der Weichteile (Abb. 7.4). Auch wenn der Knochen nicht pathologisch verändert ist, bleibt er weiter die Hauptursache für das Ulkus. Bei der Planung des geeigneten Lappens sollte der Patient das Hüftgelenk gebeugt halten, um eine Sitzposition zu imitieren, und um dadurch sicherzustellen, daß später keine Narben über dem Sitzbeinhöcker zu liegen kommen. Der günstigste Lappen hat eine ziemlich breite Basis medial, die sich über den größten Teil des Oberschenkels erstreckt; der Lappen wird nach kranial verlagert (Abb. 7.5). Seine Überlegenheit über andere mögliche Lappenentwürfe beruht auf seinen großzügigen Dimensionen, die ihn einerseits extrem sicher machen und andererseits eine weitere Rotation zulassen (Abb. 7.6), falls das Ulkus erneut auftritt. Ein zusätzlicher Vorteil dieses Lappens ist, daß nach eventueller Sitzbeinresektion der atrophische Rest des M. biceps femoris an seinem distalen Ansatz abgelöst und nach Durchtrennung von etwa der Hälfte der perforierenden Gefäße mobilisiert werden kann. Der Muskel kann dann nach kranial verlagert und in den nach Sitzbeinresektion entstandenen Totraum eingebettet werden.
Eine alternative Möglichkeit ist der Tensor-fasciae-latae-Lappen. Für diesen Zweck ist die erforderliche Lappenlänge sehr viel größer als bei einem Ulkus über dem

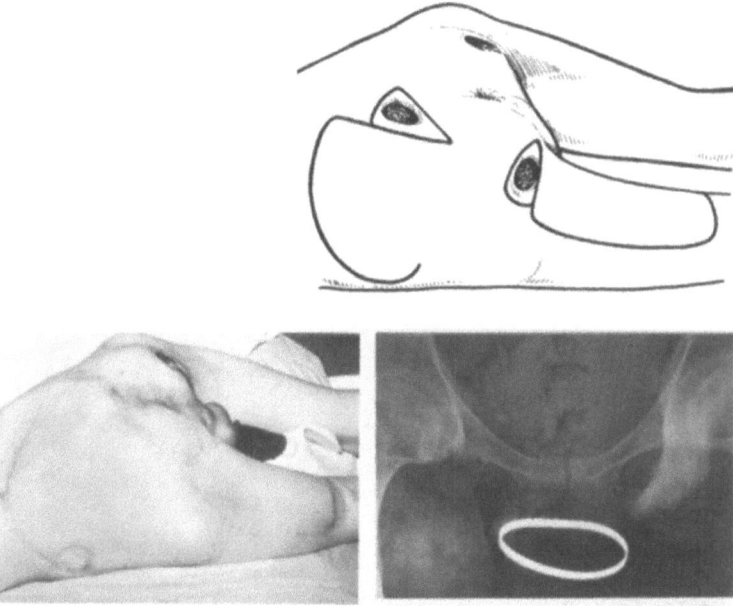

Abb. 7.4. Sakralulkus und bilaterale Ulzera über den Sitzbeinen bei einem paraplegischen Patienten; Deckung des Ulkus über dem Sakrum durch einen Rotationslappen aus Gluthealhaut und Deckung des linken Sitzbeinulkus durch einen Schwenklappen aus Oberschenkelhaut. Die Röntgenaufnahme zeigt das Ausmaß der Sitzbeinresektion auf der linken Seite und die Ostitis im Tuber ischiadicum rechts

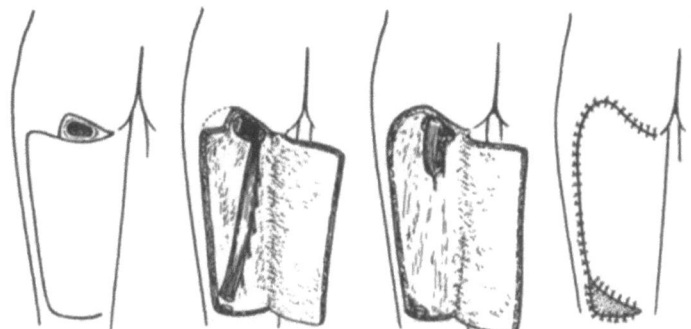

Abb. 7.5. Zur Defektdeckung nach Exzision des Ulkus über dem Sitzbein und nach Sitzbeinresektion verwendeter Schwenklappen. Die infolge der Sitzbeinresektion zurückbleibende Höhle wird durch zur Verfügung stehende, distal abgelöste und mobilisierte Streckermuskulatur ausgefüllt

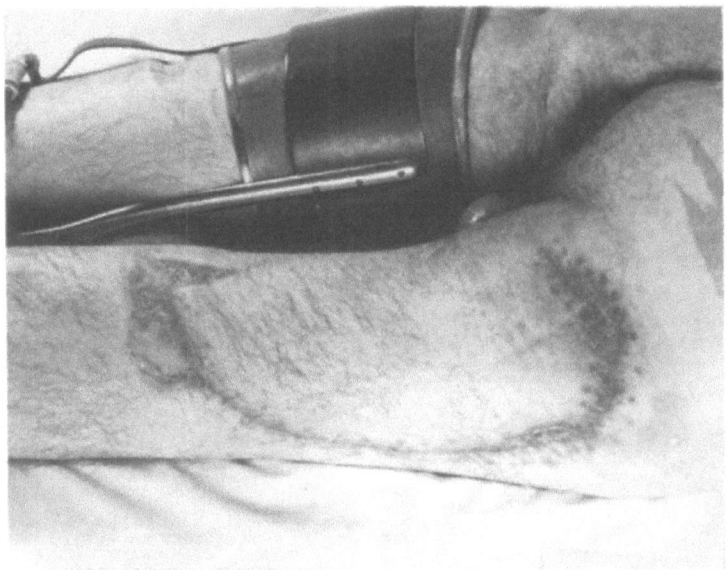

Abb. 7.6. Zweite Rotation eines bereits vorher benutzten Oberschenkellappens zur Deckung eines Rezidivulkus. Das Lappensegment neben der Narbenlinie des früheren Lappens wurde vor der Lappenrotation vorgeschnitten

Trochanter; es wird ein Lappen von 30 cm Länge oder mehr benötigt. Bestehen Ulzera über dem Trochanter und dem Sitzbein gleichzeitig, dann können evtl. beide gleichzeitig mit einem einzigen Lappen gedeckt werden (Abb. 7.7).

Auch der myokutane Grazilislappen ist bei Ulzera über dem Sitzbein angewandt worden, jedoch hat der Muskel beim Paraplegiker i. allg. zu wenig Substanz, und die Methode ist daher nicht empfehlenswert.

Die vollständige Beseitigung des Druckpunktes durch eine Sitzbeinresektion in Verbindung mit einem geeigneten Lappen zur Hautdeckung schien zunächst ein erfolgversprechender Fortschritt zu sein, nachdem das Verfahren erstmals eingeführt worden war; die Frühergebnisse waren sicherlich ausgezeichnet. Die Spätergebnisse zeigten jedoch seine Nachteile auf. Die größte Schwachstelle aller Therapiemaßnahmen beim Paraplegiker ist die Tendenz zu rezidivierenden oder neuen Ulzerationen. Die Schwierigkeit besteht ganz einfach darin, daß das Körpergewicht irgendwo aufgefangen werden muß. Die Feststellung des Problems löst dieses jedoch nicht. Sehr viele Verfahren, besonders die, bei denen ein knöcherner Vorsprung entfernt wird, beseitigen den Druck im Grunde nicht, sondern verlagern ihn nur in eine andere Region, wo sich dann ein neues Druckgeschwür entwickelt. Dies trifft sicherlich für die Sitzbeinresektion zu. Nach ihrer Durchführung besteht die Tendenz, daß sich Ulzera im dorsalen Anteil des Oberschenkels in Trochanterhöhe und ebenso im Bereich des Perineums und am Skrotum entwickeln. Druckgeschwüre in diesen Gebieten, besonders im Bereich des Perineums und Skrotums, sind äußerst schwer zu handhaben, und wenn bereits Lappen für Ulzera über dem Sitzbein benutzt wurden, dann sind sie sehr schwer chirurgisch zu behandeln.

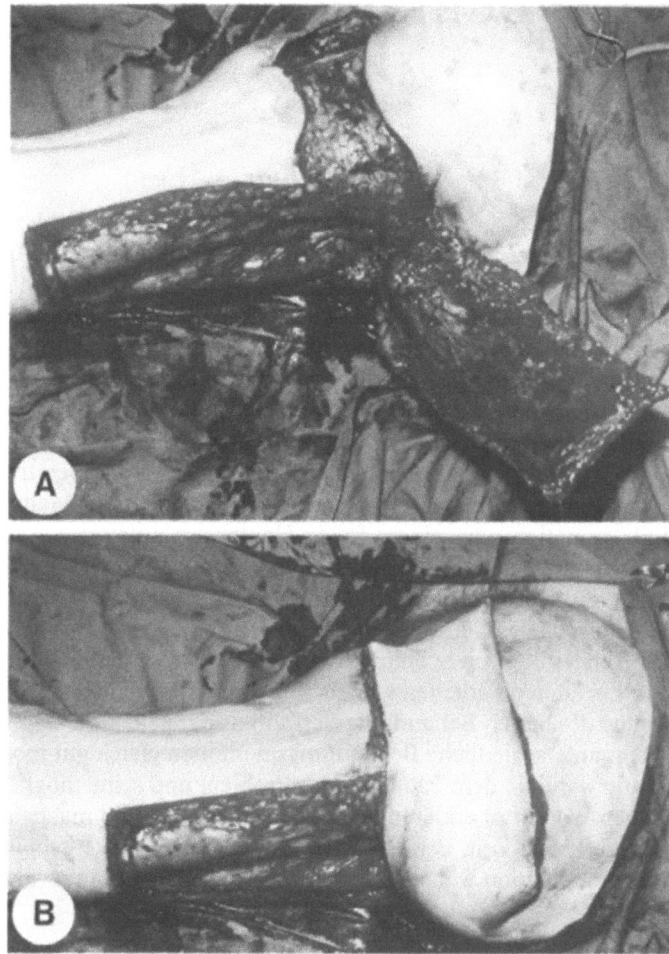

Abb. 7.7A, B. Myokutaner Tensor-fasciae-latae-Lappen, der zur gleichzeitigen Deckung von Dekubitalgeschwüren über Trochanter und Sitzbein bei einem paraplegischen Patienten benutzt wurde. *A* Defekt mit dem gehobenen Lappen; *B* verlagerter Lappen, fertig zum Einnähen

Beim Ulkus über dem Sitzbein ist es wahrscheinlich klüger, einen Kompromiß einzugehen und statt einer vorschriftsmäßigen Sitzbeinresektion die knöcherne Exzision auf den offensichtlich vorspringenden Teil zu beschränken.

Es kann sicherlich nicht ausdrücklich genug betont werden, daß die für die unterschiedlichen Typen von Dekubitalgeschwüren beschriebenen Verfahren nur ein kleiner Aspekt in der Gesamtversorgung des Paraplegikers sind; sie dürfen nur als ein neuer Anfang für die Ulkusregion unter besten Voraussetzungen angesehen werden.

8 HANDCHIRURGIE

In der Handchirurgie ist es wesentlich, daß man den Fehler vermeidet, die Hand isoliert zu sehen; der Patient und sein Leiden müssen als Ganzes gesehen werden. Bevor der Chirurg sich auf eine zeitraubende Behandlung einläßt, sollte er ernsthaft überlegen, ob das Endergebnis die dazu notwendige Zeit rechtfertigt und den Verlust an Arbeit und Einkommen, den der Patient tragen muß. Er muß daran denken, daß die Behandlung selbst zu Beeinträchtigungen führen kann, welche die möglichen, erreichbaren Vorteile übertreffen können; er muß entscheiden, ob der Patient intelligent genug ist, von einer komplizierten Rekonstruktion zu profitieren und ob er während der unterschiedlichen Phasen absolut kooperativ sein wird. Wenn die Alternative besteht, dann ist ein körperlich arbeitender Mann evtl. besser mit einer Teilamputation oder einem freien Hauttransplantat seines verletzten Fingers versorgt als mit einer komplizierten Wiederherstellung, die eine Ruhigstellung von einem oder mehreren Fingern oder sogar dem größten Teil von Hand, Handgelenk, Ellenbogengelenk und Schulter erfordert.
Die Versteifung von Schulter, Arm und Hand als mögliche Komplikation ist besonders bei älteren Patienten wichtig und kann die wichtigste Überlegung bei der Festlegung des besten Behandlungsverfahrens darstellen.
Wenn unterschiedliche Behandlungsmethoden gleich gut möglich sind, dann ist es häufig wertvoll, dem Patienten das Problem und seine möglichen Lösungen in einfachen Worten zu erklären, damit dieser sich ein Bild machen kann von der jeweils erforderlichen Zeit, den Beschwerden und dem Endergebnis. Auf diese Weise ist eine Kooperation während der eigentlichen Behandlung wahrscheinlicher.

Handverletzungen

Bei einer Handverletzung hat die Hautdeckung mittels direkter Naht, freiem Hauttransplantat oder Lappen den absoluten Vorrang. Nur der Hautverschluß stoppt den doppelten Prozeß von Infektion und Fibrosierung, die sich besonders schädigend an der Hand auswirken. Die geeignete Methode zur Hautdeckung hängt so sehr von der Verletzungsart und deren Ausdehnung ab, daß eine Betrachtung der pathologischen Erscheinungsformen bei gewöhnlichen Verletzungsarten für das Verständnis der Behandlungsgrundlagen erforderlich ist.
Handverletzungen können in 3 Haupttypen eingeteilt werden: Schnittverletzung und Schnittamputation, Quetschung und Ablederung. In der Regel gehört eine Verletzung hauptsächlich einem Typ an; zeitweilig zeigt eine Verletzung jedoch die Charakteristiken von Quetschung und Ablederung.
Während diese 3 Typen bestimmte Erscheinungsformen darstellen, können Handverletzungen auch vom Standpunkt der Sofortversorgung in „saubere" und „unsau-

bere" Verletzungen unterteilt werden; diese Einteilung hat den beträchtlichen praktischen Wert, daß sie Bezug auf die Anwendung eines Tourniquets hat.

Bei einer „sauberen" Verletzung ist die Hautschädigung scharf umrissen, und die
Behandlungsprobleme betreffen mehr die Verletzung von Sehnen und Nerven. Es
müssen deshalb unbedingt Voraussetzungen für eine exakte und schnelle operative
Versorgung geschaffen werden, und eine Stauungsmanschette sollte für die notwendige Blutleere im Operationsgebiet sorgen.

Bei der „unsauberen" Verletzung betrifft das Hauptproblem die Lebensfähigkeit
von Geweben. Da das Vorhandensein oder Fehlen der Blutzirkulation für diese Bewertung entscheidend ist, wird keine Manschette benutzt.

Schnitt- und Amputationsverletzungen

Die Ausdehnung einer Schnitt- oder Amputationsverletzung ist scharf umrissen,
und die vorausgehende klinische Feststellung der Schädigung ist relativ einfach.
Sehnen- und Nervenverletzungen kommen häufig vor und daher muß nach ihnen
gefahndet werden; eine gleichzeitige knöcherne Verletzung ist jedoch ungewöhnlich, sofern man die Schnittamputation, die sehr häufig Teil der Verletzung ist, aus-
schließt. Mit Ausnahme des partiell abgetrennten Lappens ist der Hautverlust sofort offenkundig; aber auch damit ist der devitalisierende Effekt einer Quetschung
nicht erkenntlich, was die Schwierigkeit vergrößert, klinisch die Lebensfähigkeit
eines Lappens zu beurteilen.

Es ist nicht beabsichtigt, die Vorzüge der primären Sehnennaht zu diskutieren, die
Besprechung wird sich eher mit den Verfahren einer Hautdeckung befassen, die primäre oder sekundäre Sehnennähte oder -transplantate zulassen. Ist die Exploration
oder Rekonstruktion tief liegender Strukturen erforderlich, dann bietet ein blutlee-
res Operationsfeld durch eine Druckmanschette die besten Voraussetzungen für
eine exakte und schnelle Operation.

Die Art der Versorgung kann gewöhnlich auf der Grundlage der vorausgegangenen
klinischen Untersuchung entschieden werden. Liegt kein Hautverlust vor, dann
sollte der direkte Verschluß mit minimaler Wundrandexzision durchgeführt werden; hierbei ist die exakte Naht ebenso entscheidend wie im Gesicht, um eine
schnelle Heilung mit minimaler Narbenbildung zu erzielen. Ein Hautverlust muß
durch ein freies Hauttransplantat oder einen Lappen ausgeglichen werden. Es werden gewöhnlich freie Hauttransplantate von normalerweise Spalthautdicke benutzt, außer wenn sich im Wundgrund Strukturen befinden, die ein freies Hauttransplantat nicht annehmen, wenn die Fingerkuppe verlorengegangen ist und der
Ersatz mehr Gewebepolster erfordert als es bei einem freien Hauttransplantat vorhanden ist, oder wenn die nachfolgende Versorgung einer tief gelegenen Struktur,
wie z. B. einer Sehne, beabsichtigt wird. Unter diesen Umständen muß die Deckung
durch einen Lappen geschehen; der Lappentyp hängt von der Lokalisation und
Größe des Defekts ab. Die unter verschiedenen Bedingungen möglichen Lappen
werden auf S. 235 abgehandelt.

Die Schnittamputation, bei der Knochen freiliegt, wird in vielen Fällen am besten
durch Abtragen der Phalanx verschlossen, bis sich das Gewebe direkt darüber ohne
Spannung verschließen läßt. Freie Hauttransplantate zeigen über solchen Stümpfen

keine guten Ergebnisse. Leicht tritt der Transplantatverlust über dem Knochen auf, und jegliche adhärente Narbenbildung mit dem darunterliegenden Knochen macht das Transplantat ständig verletzlich.

Während die Verkürzung eines Fingers zur Erzielung einer schnellen Heilung gerechtfertigt sein mag, insbesondere wenn nur ein Finger betroffen ist, so ist die Versorgung des verletzten Daumens von der Notwendigkeit geprägt, die Länge, wenn irgend möglich, zu erhalten. Es sollte keine ausgedehnte Kürzung bei einer traumatischen Amputation durchgeführt werden, um die Hautdeckung zu erzielen; es sollte statt dessen je nach den lokalen Umständen ein freies Hauttransplantat oder ein Lappen benutzt werden. Die dringende Notwendigkeit, Fingersubstanz zu erhalten, wird an der Hand nach ulnarwärts geringer. Verletzungen der Fingerkuppe bieten gewöhnlich wegen des Nagels und dessen Bett spezielle Probleme. Ihre Versorgung wird auf S.223 besprochen.

Die Opferung an Länge zur Erzielung einer „idealen" Amputationshöhe ist häufig in der Phase der Primärversorgung nicht gerechtfertigt. Selten wird es bei der Verletzung eines einzelnen Fingers eine vernünftige Maßnahme sein, besonders wenn der Längenverlust infolge des Unfalls nicht groß ist; statt dessen sollte dem Patienten häufiger die Möglichkeit gegeben werden, nach Benutzung der Hand bei der Arbeit selbst zu entscheiden, ob er eine sekundäre Verkürzung wünscht oder nicht.

Quetschverletzungen

Eine Quetschverletzung kann in Schweregrad und Ausdehnung vom kleinsten subungualen Hämatom über die Quetschung von Fingern mit oder ohne Knochenschädigung bis zur Verletzung durch eine Presse, wobei nur ein formloser Klumpen devitalisierten Gewebes übrigbleibt, variieren. Bei schwerer Quetschung entsteht oft eine „Platz"wunde. Die Hauptlast des Traumas wird eher von den Weichteilen und Knochen aufgefangen als von Sehnen und Nerven. Ein Verlust von Haut und Weichteilgewebe ist durch diese Verletzung nicht typisch; der tatsächliche Schaden ist dagegen häufig viel größer als es zunächst den Anschein hat, da das Zerreißen von Blutgefäßen und die Devitalisierung von Gewebe zu ziemlich ausgedehnten Hautnekrosen führen können. Diese „verdeckte" Schädigung kann postoperativ unerwartet ausgeprägte Ödeme hervorrufen, und wird versäumt, eine entsprechende Prophylaxe durchzuführen, dann kann das Ödem die gequetschten Gewebe weiter devitalisieren, insbesondere wenn sie unter Spannung verschlossen wurden.

Eine präoperative Bewertung der Situation kann ziemlich irreführend sein; nur während der eigentlichen Säuberung und chirurgischen Exploration der Wunde kann die Verletzung genau abgeschätzt werden. Die wichtigen Punkte bei einer solchen Abschätzung sind:

1. Die Feststellung, welches Gewebe definitiv avital ist. Der bereits beschriebene Test (S.179) zur Bestimmung der Lebensfähigkeit von Haut muß hier streng angewandt und avitale Weichteilstrukturen müssen rücksichtslos exzidiert werden. Dies kann die Exzision von Knochen, Sehnen usw. bedeuten, wenn ein Segment des Fingers im ganzen als nicht lebensfähig eingestuft wird.

2. Nach Exzision des avitalen Gewebes wird eine neue Bestandsaufnahme gemacht, um zu entscheiden, welche verletzten Strukturen es wert sind, erhalten und mit Haut gedeckt zu werden. Die genaue Beurteilung, die sich daraus ergibt, muß solche Faktoren wie relative Wichtigkeit von Fingern und Daumen, Alter, Intelligenz usw. des Patienten sowie Ausdehnung und Schweregrad der Schädigung mit in Betracht ziehen.

Vieles, was für den Wundverschluß nach Schnittamputationen gesagt wurde, trifft auch für den gequetschten Finger zu. Mit der alleinigen Ausnahme des Daumens, bei dem ein konservatives Vorgehen immer angezeigt ist, gibt es 2 entgegengesetzte Richtlinien. Auf der einen Seite: Je schwerer die Schädigung der einzelnen Fingerkomponenten ist – wie Nerven, Sehne, Haut und Knochen, um so mehr spricht für eine Amputation, auch wenn der Finger als ganzes lebensfähig sein mag, da in diesem Fall nur eine geringe Chance besteht, daß man einen nutzbringenden Finger erhält. Auf der anderen Seite gilt: Je größer die Schädigung der anderen Finger und der übrigen Hand ist, um so eher sollte der verletzte Finger erhalten werden, auch wenn eine Versteifung abzusehen ist. Besonders bei der Quetschverletzung gilt, daß ein funktionsloser Finger immer als eine potentielle Hautquelle angesehen werden muß. Er kann zur Deckung eines Hautdefektes des angrenzenden Handrückens oder der Hohlhand benutzt werden und damit ein Transplantat oder einen Lappen überflüssig machen.

Es wird oft empfohlen, jede Wunde, die als Teil einer Quetschverletzung vorhanden ist, wegen der postoperativen Ödemneigung nur locker mit ein paar Adaptationsnähten zu verschließen. Nach unseren Erfahrungen werden, sofern kein Hautverlust vorliegt, sehr viel bessere Ergebnisse erzielt, wenn solche Wunden so exakt wie möglich mit vielen feinen Nähten verschlossen werden, ohne Epitheldefekte zwischen den Nähten zu lassen. Erfolgt danach eine vollständige Ruhigstellung, vorzugsweise im Gips, sowie eine gewissenhafte postoperative Hochlagerung für wenigstens 48 h, dann führt ein Ödem zu keinerlei Schwierigkeiten. Wahrscheinlich jedoch ist das so gefürchtete Ödem die Folge einer unterlassenen, oben beschriebenen, konsequenten Nachbehandlung.

Eine Entlastungsinzision, deren Anwendung auf S. 203 beschrieben wurde, kann gelegentlich an einem gequetschten Finger nützlich angelegt werden, wenn es sich als schwierig herausstellen sollte, den volaren Bereich wegen zu großer Spannung zu verschließen. Eine gerade, längs verlaufende Hautinzision auf dem Fingerrücken klafft und gibt genügend zusätzliche Entlastung für einen leichteren Verschluß. Ebenso wie an anderen Teilen der Gliedmaße, muß auch hier eine Unterminierung vermieden werden. Der Defekt, der durch die Entlastungsinzision entstanden ist, kann mit Spalthaut gedeckt werden.

Verglichen mit einer Schnittverletzung von offensichtlich vergleichbarer Schwere ist die Quetschverletzung mit einer sehr viel längeren Invaliditätsperiode verbunden, und die Ergebnisse sind schlechter. Das Problem einer Begleitfraktur wird getrennt berücksichtigt.

Ablederungsverletzung

Bei Ablederungsverletzungen sowohl an der Hand als auch an anderen Stellen ist die Verletzung des Gefäßsystems ein wichtiger pathologischer Faktor. Die anatomischen Besonderheiten der Hohlhandhaut mit ihrer straffen Verbindung mit der Palmarfaszie führen seltener zu einer Ablederung; liegt aber ein Décollement vor, dann ist die Palmaraponeurose gewöhnlich Teil des abgerissenen Gewebes. An anderen Stellen liegt die Trennebene gewöhnlich zwischen der oberflächlichen und tiefen Faszie.

Bei der reinen Ablederungsverletzung ist eine Schädigung tiefer gelegener Strukturen erstaunlich selten, obwohl immer nach ihnen gefahndet werden muß. Die wichtige chirurgische Entscheidung ist, die Vitalität festzulegen; Haut, die nicht nachweisbar vital ist (S. 179), muß exzidiert werden.

Ein Spalthauttransplantat ist die übliche Methode zur Deckung und sollte immer benutzt werden, außer wenn Sehne, Knochen oder Gelenk freiliegen. Auch wenn es so aussieht, daß eine spätere Deckung mittels eines Lappens erforderlich sein wird, ist das Spalthauttransplantat immer noch die primäre Deckung der Wahl, besonders wenn mehr als nur eine Oberfläche der Hand betroffen ist. Ist primär ein Flachlappen erforderlich, dann sollte er so entworfen werden, daß so viel Wundfläche wie möglich mit seiner ersten Fixierung gedeckt wird. Es ist oftmals schwierig, unmittelbar nach der Verletzung den exakten Hautverlust einzuschätzen, aber eine Überschätzung ist weniger bedenklich als eine Unterschätzung. Wird beim ersten Verbandwechsel festgestellt, daß die Hautnekrosen ausgedehnter als erwartet sind und frische Nekrosen vorhanden sind, dann sollten sie exzidiert und unverzüglich durch ein Spalthauttransplantat ersetzt werden. Auf diese Weise können Heilung und Mobilisierung so schnell wie möglich erreicht werden.

Die Skelettierung eines einzelnen Fingers tritt gelegentlich auf, und hier ist, wieder mit der alleinige Ausnahme des Daumen, eine Amputation gewöhnlich angezeigt. Hin und wieder wird die Empfehlung gegeben, einen skelettierten Daumen unter die Abdominal- oder Brusthaut zu versenken (Abb. 8.1). Man muß jedoch bedenken, daß die einfache Versenkung des Fingers nichts bewirkt im Hinblick auf eine Hautdeckung. Es wird lediglich Zeit gewonnen, die Schaffung einer Hautdeckung ist aber in keiner Weise vorangekommen. Der skelettierte Daumen sollte statt dessen in einen aus dem Stamm gehobenen Rundstiellappen inseriert werden (Abb. 8.2). Die Anwendung eines Rundstiellappens kann der einzige Weg zur Rettung des Fingers sein, obwohl die Methode bis vor kurzem ihre Grenzen und unbefriedigenden Merkmale hatte. Diese bestanden erstens in einem Sensibilitätsmangel im Lappen, was zu einer für den Patienten schlechten Brauchbarkeit des Daumens führte. Zweitens führte eine schlechte Blutversorgung im Rundstiel zu einer schlechten Heilung an der Spitze, auch wenn der Lappenfuß schrittweise abgetrennt wurde; damit verbunden war eine Kälteintoleranz.

Der in dieser Situation angewandte neurovaskuläre Insellappen hat das Bild verändert. Die halbe Fingerbeere eines funktionell weniger wichtigen Fingers, gewöhnlich ist es die ulnare Fingerbeerenhälfte des Ring- oder Mittelfingers, wird gehoben, an den Digitalgefäßen und -nerven bis zu deren Ursprung in der Hohlhand gestielt und nach Untertunnelung der Hohlhand und des Rundstiels bis an eine funktionell geeignete Stelle in der Nähe der Daumenspitze verlagert. Dort wird sie eingenäht

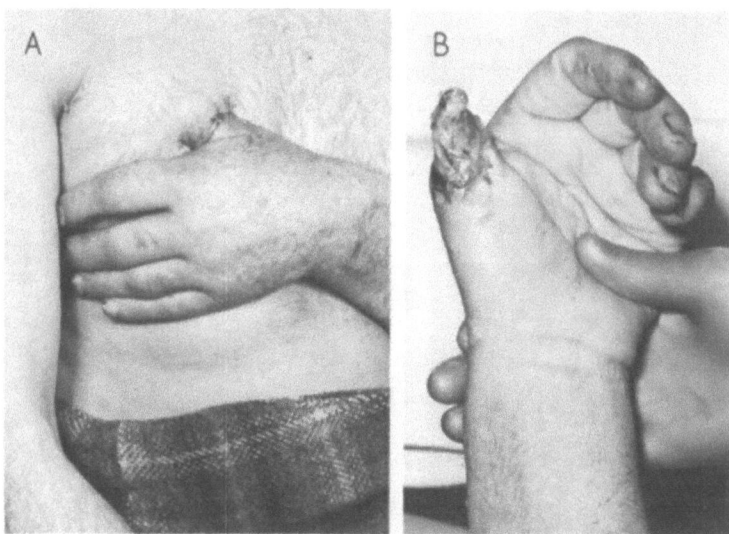

Abb. 8.1 A, B. Skelettierungsverletzung des Daumens mit Verlust der distalen Phalanx, primär durch Versenken des skelettierten Fingers unter die Brusthaut versorgt *(A)*. Es ist offensichtlich, daß die Versenkung des Fingers auf diese Weise keine Hautdeckung herbeigeführt hat *(B)*. Abb. 8.2 zeigt die einzelnen Phasen zur Herstellung einer definitiven Hautdeckung

(Abb. 8.3). Der zurückbleibende Fingerbeerendefekt wird mit einem freien Hauttransplantat gedeckt. Diese Methode bringt sowohl Nerven als auch die Blutversorgung an die Fingerspitze, was zu einer deutlichen Verbesserung der Gebrauchsfähigkeit und Durchblutung führt. Die Sensibilität wird natürlich anfangs in den Spenderfinger projiziert, und bei den meisten Patienten bleibt auch bei Benutzung während der Arbeit eine falsche Projektion über einen längeren Zeitraum bestehen. Trotzdem gewöhnen sich die Patienten erstaunlich schnell daran und scheinen keine Schwierigkeiten bei der Benutzung zu haben.

Diese Technik stellt hohe Anforderungen; glücklicherweise braucht sie nicht im Notfall durchgeführt werden. Patienten, bei denen dieser Eingriff erforderlich ist, sollten auf jeden Fall an einen Handchirurgen überwiesen werden.

Verletzungen der Fingerspitzen

Unter den 3 Verletzungstypen kommen isolierte Traumen der Fingerspitze außerordentlich häufig vor; die Versorgung von Nagel und Fingerbeere machen eine besondere Betrachtung der Verletzung notwendig.

Die Fingerbeere mit ihrer Haut, die Phalanx, der Nagel mit Bett, jede einzelne Struktur oder auch alle zusammen können in unterschiedlichem Ausmaß geschädigt werden. Die beste Versorgung – durch proximale Amputation, freies Hauttransplantat oder Lappen – hängt zumindest teilweise vom Ausmaß der Schädigung jeder einzelnen Struktur ab. Es gibt Extremfälle, in denen die Wahl eindeutig sein kann; Schwierigkeiten entstehen bei der kombinierten Verletzung. Eine schwe-

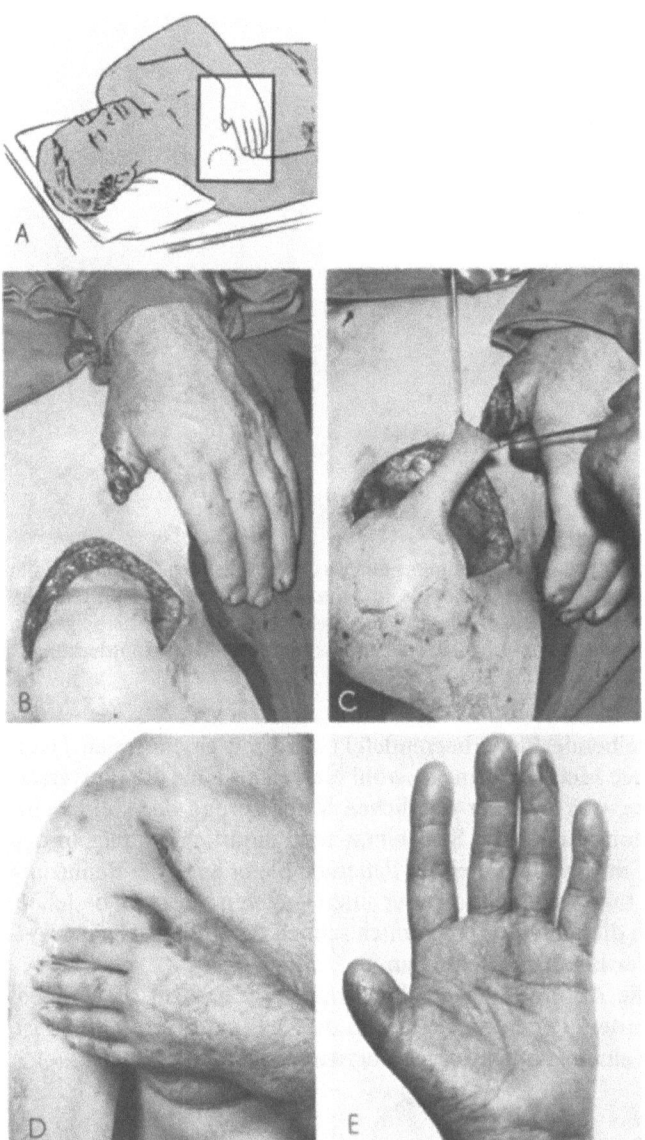

Abb. 8.2 A–E. Die Bilder zeigen den skelettierten Daumen aus Abb. 8.1 B und die Versorgung mit einem Pektoralisrundstiellappen zur definitiven Hautdeckung, gefolgt durch die Verlagerung eines neurovaskulären „Insellappens" (s. Abb. 8.3) zur Herstellung der Sensibilität. *A* Lage des Rundstiellappens auf dem Brustkorb; *B* gehobener Lappen; *C* gebildeter Rundstiel kurz vor Insertion des Daumens; *D* zwischenzeitliches Aussehen des Rundstiels; *E* Endergebnis mit der eingesetzten Hautinsel

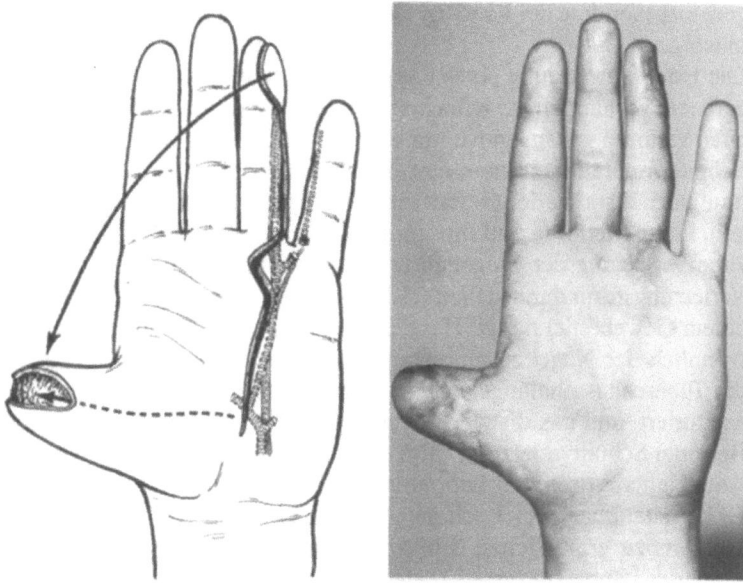

Abb. 8.3. Die Verwendung eines neurovaskulären „Insellappens" zur Wiederherstellung der Sensibilität in einem Daumen, der mit einem Pektoralisrundstiellappen gedeckt wurde

re Quetschung mit Devitalisierung des Nagels und der Phalanx bei noch vitaler Fingerbeere wird am besten durch Amputation des geschädigten Segments und Verschluß des Defekts mittels eines Lappens aus der Haut der Fingerbeere versorgt. Bei der Schnittamputation, die entweder Haut von der Fingerbeere oder einen distalen Nagelanteil ohne wesentliche Schädigung der Fingerbeere oder der Phalanx abtrennt, ist die naheliegende Maßnahme ein freies Hauttransplantat. Die Mehrzahl der Verletzungen, die zwischen diesen Extremen liegen, mit Verlust der Fingerbeere und manchmal auch von Knochen, können durch einen Lappen, ein freies Hauttransplantat oder die proximale Amputation versorgt werden. Je mehr Knochen frei liegt, um so weniger ist das Gebiet für ein freies Hauttransplantat aus den schon genannten Gründen (S. 219) geeignet. Die Fingerspitze ist eine der wenigen Regionen, wo ein Vollhauttransplantat bei der frischen Verletzung erfolgreich angewandt wird; es besitzt jedoch keinen eigentlichen Vorteil gegenüber einem dicken Spalthauttransplantat. Das allerwichtigste Gebot bei der Transplantation ist ein gutes Angehen des Transplantats; das am Knochen adhärente Narbengewebe, das bei einem teilweisen Anwachsen gewöhnlich auftritt, ergibt ein schlechtes Ergebnis. Die übliche Ursache für einen Transplantatverlust ist in dieser Situation ein Hämatom; tatsächlich ist die Blutstillung bei Verletzung der Fingerspitze nicht immer einfach. Vieles spricht dafür, die Applikation des Transplantats um 24 h zu verschieben, um sicher zu sein, daß eine vollständige Blutstillung besteht. Es ist noch nicht einmal wesentlich, das Transplantat unter solchen Umständen durch Naht zu fixieren und mit einem Kompressionsverband zu versorgen. Mikroporpflaster kann effektiver benutzt werden, um das Transplantat an Ort und Stelle zu halten. Natürlich spielt Mikroporpflaster eine äußerst nützliche Rolle bei kleineren Handverletzungen, insbesondere bei Kindern, bei denen es manchmal jegliche Anästhesie unnötig macht.

Die Hauptanwendung eines Lappens liegt dort, wo ein Verlust von Haut und Fingerbeere vorhanden ist, Knochen und Nagel aber unbeschädigt sind. Je mehr Knochen verloren gegangen ist, um so schlechter wird das Ergebnis sein. Bei manchen Schnittamputationen kann eine Verlagerung der stehengebliebenen Fingerbeerenhaut nach distal in der Gestalt eines V-förmigen Lappens zur Defektdeckung erfolgen. Diese Methode und ihre Indikationen werden auf S. 245 beschrieben.

Eine Verletzung der Fingerspitze - was häufig genug auftritt, um eine gesonderte Verletzungsform darzustellen - ist die partiell abgetrennte Fingerspitze, die noch an einem Gewebestiel hängt. Handelt es sich um eine Quetschverletzung, dann ist gewöhnlich der Nagel zusammen mit dem Lappen aus seinem Bett herausgerissen; die Tuberositas phalangis distalis kann unversehrt sein, aber freiliegen, oder sie ist frakturiert, und das distale Fragment bildet einen Teil des abgerissenen Segments. Bei einer Schnittverletzung kann der Nagel quer durchtrennt sein, wobei der distale Anteil am abgetrennten Lappen haften bleibt.

Es ist erstaunlich, welch schmaler Stiel genügt, um ein Überleben des abgetrennten Lappens zu ermöglichen. Ein Urteil über die Vitalität sollte nur gefällt werden, wenn der Lappen in seine exakte Position zurückverlagert wurde, um die ungünstigen Auswirkungen von Torsion und Abknickung des Stiels auf die Blutversorgung des Lappens zu beseitigen. Ist der Lappen nicht vital, so erfolgt die gleiche Versorgung wie bei Schnittamputation. Mit einem vitalen Lappen sollte die Fingerspitze nach minimaler Wundrandexzision und Exzision von geschädigtem Gewebe der Fingerbeere rekonstruiert werden. Der Nagel sollte erhalten und in sein Bett zurückverlagert werden, um als Schienung zu dienen und ein glattes Nagelbett nach Abschluß der Heilung zu garantieren. Auf diese Weise wird die Wahrscheinlichkeit vermindert, daß der neue Nagel verkrümmt einwächst. Wurde der Nagel quer durchtrennt, dann sollten die Schnittkanten aus dem gleichen Grunde exakt adaptiert werden. Viele Verletzungen der Fingerspitzen, die idealerweise auf eine der beschriebenen Arten versorgt werden sollten, können natürlich auch der Spontanheilung überlassen werden, und es ist bemerkenswert, wie gut die meisten Ergebnisse sind. Dies gilt besonders bei Kindern, bei denen der Defekt klein ist und die Befürchtung einer empfindlichen Narbenbildung kein Problem darstellt. Wegen dieser Tatsache sollte der Chirurg zurückhaltend sein, bei Kindern mit Fingerspitzenverletzungen überhaupt komplizierte Behandlungsmaßnahmen vorzunehmen. Es ist ebenfalls erstaunlich, wie mit fortschreitendem Wachstum beim kleinen Kind die Narbe nach einer unbehandelten Verletzung einer Fingerspitze kleiner wird, und wie bei einem Spalthauttransplantat eine ähnliche Schrumpfung stattfindet. Berücksichtigt man diese Tatsache, spricht vieles für die Anwendung eines dünnen Spalthauttransplantats in der Hoffnung auf eine maximale Schrumpfung.

Die Begleitfraktur

Ist eine Fraktur Teil einer Fingerverletzung, so ist dies ein zusätzlicher Grund für die Amputation, insbesondere wenn es sich um eine schwere Splitterfraktur handelt. Bevor man versucht, einen solchen Finger zu erhalten, muß die Hautdeckung nachweislich zu erzielen sein, ansonsten sollte der Finger amputiert werden, es sei denn, die Schädigung der Resthand macht seine Erhaltung unumgänglich. Wie bereits betont, macht der Daumen eine Ausnahme von dieser allgemeinen Regel.

Wird ein solcher Finger erhalten, dann verschlechtern die Fraktur und der Weichteilschaden, der diese unvermeidlich begleitet, die Prognose in Hinblick auf die Funktion und tragen zu den Behandlungsproblemen noch bei. Wurde das Periost entweder auf der Beuge- oder Streckseite durch dislozierte Knochenfragmente extensiv geschädigt, dann besteht eine entsprechende Schädigung der Fläche über die die Sehnen verlaufen, und es bilden sich schnell Adhäsionen zwischen den beiden Strukturen aus.

Für die innere Fixierung wurden eine kleine Platte oder ein Markraumstift empfohlen; gute Ergebnisse können aber auch mit relativ einfachen Methoden erzielt werden, ohne auf eine solche Fixierung zurückzugreifen. Das Erfolgskriterium ist eher die Funktion als eine anatomisch perfekte Knochenkontur. Nach Verschluß der Haut sollte die Fraktur reponiert und der Finger in Funktionsstellung immobilisiert werden. Ein Gips ist nicht immer erforderlich, ein dicker Verband sorgt häufig für eine völlig ausreichende Schienung.

Das Problem bei der Nachsorge ist, die Erfordernisse der Fraktur mit denen der Weichteile abzustimmen. Eine Immobilisierung für den Zeitraum, der gewöhnlich bei geschlossenen Frakturen empfohlen wird, bedeutet einen steifen Finger; nach Ablauf dieser Zeit machen voll ausgebildete Sehnenverklebungen zusätzlich zur Narbenbildung der anderen Weichteile die nachfolgende Mobilisierung in der Tat unmöglich. Ein Kompromiß ist notwendig, und nach unseren Erfahrungen hat nach Ablauf von einer Woche bis 10 Tagen die Fraktur ausreichend „gefaßt", um vorsichtige aktive Bewegungen innerhalb des schmerzfreien Bewegungsumfangs zuzulassen. Die Bewegungen werden kontinuierlich am Ende der 2. Woche gesteigert, und nach Ablauf der 3. Woche kann ein vollständiges Übungsprogramm eingeführt werden. Falls immer noch Hautverbände benötigt werden, sollten diese so leicht wie möglich sein, um eine maximal behinderungsfreie Bewegung zu gewährleisten. In dieser Situation ist ein Schlauchverband am nützlichsten, um eine gute Abdeckung bei minimaler Behinderung durch ein Verbandspolster zu garantieren.

Elektive Eingriffe

Die Prinzipien der plastischen Chirurgie gelten auch für elektive chirurgische Eingriffe an der Hand, sowohl bei Operationen mit Zugang zu tiefer gelegenen Strukturen als auch bei Rekonstruktionen nach Verletzungen, bei angeborenen Anomalien usw.

Die Schnittführung ist für den chirurgischen Zugang wichtig, in Beziehung zu Transplantaten und Lappen hat sie aber eine noch sehr viel weitergehendere Bedeutung und wird im Zusammenhang mit allen dreien abgehandelt. Bei Späteingriffen zur Rekonstruktion der verletzten Hand sind die Probleme der Hautdeckung ähnlich denen bei der frischen Verletzung. Sie betreffen gewöhnlich den Hautersatz nach Exzision von Kontrakturen und Narben oder die Hautdeckung bei der Rekonstruktion tief gelegener Strukturen, meistens Sehnen. Die Verwendung von freien Hauttransplantaten und Lappen wird sowohl bei der Primärversorgung als auch bei der Spätrekonstruktion berücksichtigt. Die Z-Plastik kann dort als Sekundär-maßnahme erforderlich werden, wo die Prinzipien der Schnittführung zum Zeit-punkt der Primärversorgung, z. B. wegen unsicherer Blutversorgung, nicht eingehal-ten wurden; sehr häufig wird sie jedoch benutzt, um Narbenkontrakturen infolge fahrlässiger Mißachtung dieser Prinzipien zu korrigieren.

Rekonstruktionstechniken

Nahttechniken

Die Haut in der Hohlhand hat auffallend andere Eigenschaften als die an den mei-sten anderen Körperstellen, und diese Charakteristiken beeinflussen die Reaktion auf Nahtmaterialien. Bei Verwendung vieler Standardmaterialien neigt Epithelge-webe deutlich dazu, in den Fadenkanal zu proliferieren. Auch wenn die Naht schon relativ kurz nach Insertion gezogen wird, bleibt ein kegelförmiger Keratinzapfen wie ein Komedo im Stichkanal zurück. Ein solcher Keratinzapfen kann Beschwer-den verursachen, bis hin zu Schmerzen auf lokalen Druck, wobei eine leichte Rö-tung in der Umgebung besteht; dieser Zustand bildet sich nur langsam zurück. Ver-schiedene Materialien variieren in dieser Komplikationsneigung, wobei Nylon zu den günstigsten gehört.

Die Hand ist zudem eine der Regionen, in der Catgut zur Hautnaht seinen Platz hat. Ein Einwuchern des Epithels und Zapfenbildung scheinen bei Catgut nicht aufzu-treten, und wird es bei Kindern benutzt, um Transplantate zu fixieren oder Kom-pressionsverbände anzulegen, so erspart die spontane Resorption dem Chirurgen und seinem kleinen Patienten während der Nachbehandlung der Transplantate und Wunden viel Kummer.

Schnittführung in der Hand

Die großen Hohlhand- und Fingerfalten zeigen die Beugelinien bei verschiedenen Hand- und Fingerstellungen an; Inzisionen, die die Falten rechtwinklig schneiden, sollten vermieden werden (Abb. 8.4), da die Narbenkontraktion leicht zu einer Beu-gekontraktur führen kann.

Dieses Prinzip gilt auch für Transplantate und Lappen, zumindest insoweit, als der Rand eines Transplantats oder eines Lappens nicht in einer durchgehenden Linie rechtwinklig eine Falte kreuzen sollte. Bei einem Transplantat neigt eine solche Randnarbe besonders zur Kontraktion, da in den meisten Fällen eine Nekrose des Transplantatrands von auch nur 1–2 mm eine Narbe hervorruft, die zu einer Kon-traktur führt. Ist aus irgendeinem Grund eine gerade verlaufende Grenzlinie not-wendig, so wird wahrscheinlich eine spätere Revision mittels Z-Plastik zur Auflö-sung der Narbenlinie notwendig werden.

Am Finger deutet das Fehlen von Hautfalten im lateralen Bereich darauf hin, daß diese Region im Hinblick auf Hautspannungen neutral ist (Abb. 8.5); Transplantate und Lappen werden am besten bis auf die Seiten des Fingers herumgelegt, um die Randnarbe in diese Neutrallinie zu bringen, wo eine kleine Kontraktur keine Kon-

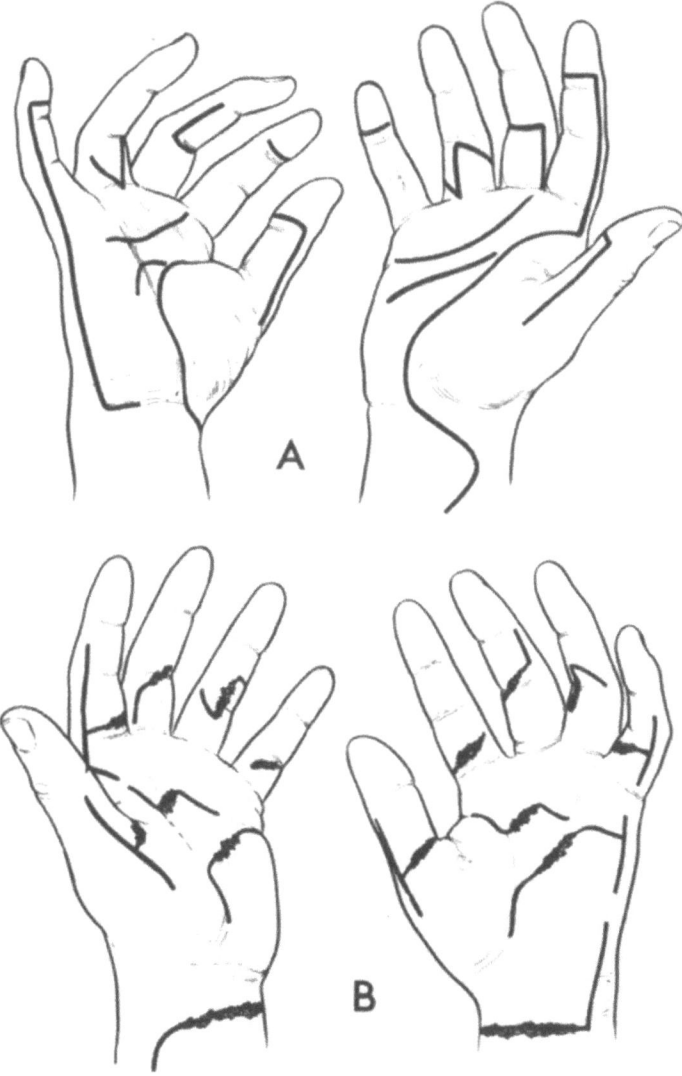

Abb. 8.4. *A* Gewöhnlich benutzte Inzisionen in der Hohlhand. Sie lassen sich, falls notwendig, miteinander kombinieren und modifizieren, unter der Voraussetzung, daß die Blutversorgung eines jeden gehobenen Lappens für sein Überleben ausreichend ist (nach Furlong). *B* Geeignete Inzisionen zur Erweiterung vorhandener Wunden, um eine Exploration und, falls nötig, die Rekonstruktion von Nerven und Sehnen durchführen zu können. (Nach Rank und Wakefield)

sequenzen hat. Muß eine kontrakte Narbe exzidiert werden, so kann das bedeuten, daß normale Haut entfernt werden muß, damit die Kontraktur der randständigen Narbe nicht wieder die gleiche Deformierung hervorruft, die beseitigt werden sollte.

Wird andererseits der seitliche Fingerbereich bei Syndaktylie transplantiert, so neigt nach einiger Zeit die ursprünglich palmolateral verlaufende Randnarbe bei Beu-

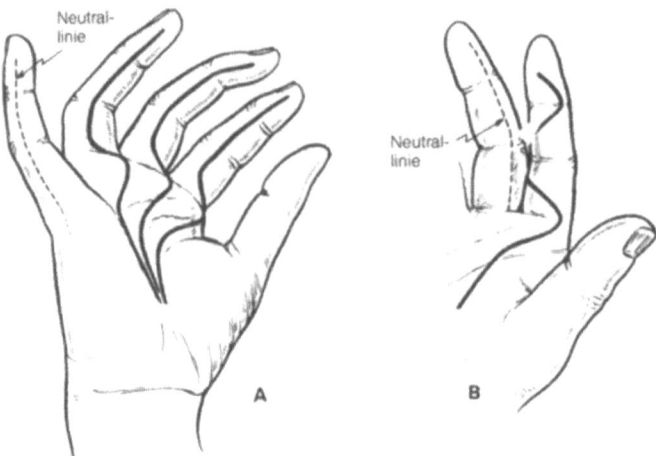

Abb. 8.5A, B. Inzisionen nach Littler *(A)* und Bruner *(B)*, die völlig akzeptabel sind, auch wenn sie nicht genau den in Abb. 8.4 genannten restriktiven Bestimmungen entsprechen. Die lateral verlaufende faltenfreie Hautlinie ist in bezug auf Hautspannungen neutral

gung des Fingers dazu, sich von der Neutrallinie weg, weiter nach palmar zu verlagern und ruft dann eine Kontraktur hervor, die eine Z-Plastik erforderlich macht. Es ist allgemein bekannt, daß palmare Inzisionen in der Mittellinie eines Fingers gewöhnlich kontraindiziert sind; liegt aber eine solche Narbe vor, dann kann eine Z-Plastik die Kontraktur zumindest mildern. Obwohl diese Regeln der Schnittführung in bezug auf die Hautfalten und die Neutrallinie bis vor kurzem vollständig akzeptiert wurden, beginnt man nun zu erkennen, daß sie unnötig restriktiv sind. Schnittführungen, die die oben aufgezeigten Regeln überschreiten, wurden in der Praxis als völlig akzeptabel befunden und werden tatsächlich in großem Umfang angewandt. Sie kreuzen die Falten entweder in einem spitzen Winkel oder in der Neutrallinie, aber zwischen den Falten kann man sie praktisch in jede Richtung verlaufen lassen. Häufig angewandte Beispiele zeigt die Abb. 8.5; auch die Narben nach korrekter Anwendung einer multiplen Z-Plastik sind Beispiele für diese weniger restriktiven Maßnahmen.

Anwendung der Z-Plastik

Kontrakturen. Die Z-Plastik besitzt den größten Wert bei der gut abgegrenzten, ziemlich schmalen, linear verlaufenden Kontrakturnarbe. Der unregelmäßig breite kontrakte Narbenzug erfordert das Heranbringen von Haut mittels eines Lappens oder eines Transplantats.
Wo die Kontrakturnarbe mehr als eine Hautfalte kreuzt, ist gewöhnlich eine multiple Z-Plastik erforderlich mit jeweils einem Z an jeder Hautfalte. Wie in Kap. 2 beschrieben, ist die mit jedem Z erreichte Verlängerung mit einer entsprechenden Verschmälerung senkrecht dazu verbunden; in der Hand steht nur extrem wenig Material für die Querverschiebung zur Verfügung. Als gute Arbeitsregel gilt, daß

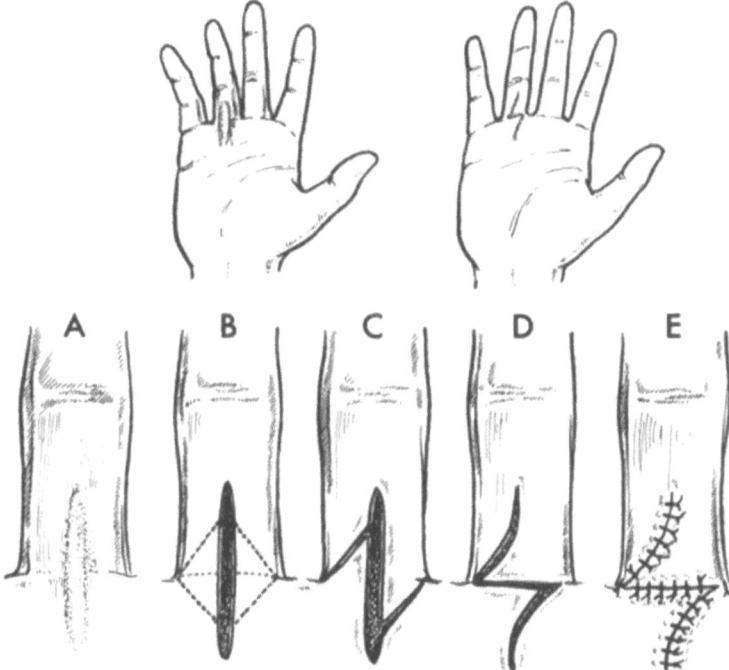

Abb. 8.6A-E. Plazierung der Z-Plastik. *A* Zeigt die Narbe und *B* die auf jeder Seite entworfenen Dreiecke mit dem geplanten querverlaufenden Schenkel in der Hautfalte des Metakarpophalangealgelenks. In *C* sind die Schnitte der Z-Plastik ausgewählt und durchgeführt worden. *D* zeigt die verlagerten Lappen, *E* die verlagerten und eingenähten Lappen, wobei der querverlaufende Schenkel wie geplant in die Hautfalte zu liegen kommt

eine Z-Plastik von der Größe benutzt werden kann, die in die angrenzenden Phalanxabschnitte paßt. Größer sollte sie auf keinen Fall sein, und oftmals ist eine kleinere vorzuziehen. Routinemäßig wird die 60°-Z-Plastik benutzt mit der modifizierten Lappenform zur Verbreiterung der Lappenspitze (Abb.2.10). Falls gewünscht, kann jede Z-Plastik separat entworfen werden; alternativ dazu und natürlich häufiger werden sie als eine kontinuierliche multiple Z-Plastik entworfen. Es ist möglich, die vielen „Z" asymmetrisch oder symmetrisch anzulegen, aber außer bei einer früheren Narbenbildung, die den asymmetrischen Entwurf unerläßlich macht, ist der symmetrische weit eher vorzuziehen.

Die bevorzugten Narbenverläufe in der Hand sind bereits besprochen worden, und es ist möglich, die Z-Plastiken so zu entwerfen, daß bei Fertigstellung die Nahtlinien vollständig entlang der bevorzugten Linien verlaufen. Die wichtigste Narbenlinie ist der querliegende Schenkel der fertigen Z-Plastik, und dieser muß in einer Hautfalte zu liegen kommen.

Um das zu erreichen, muß die Z-Plastik vorschriftsmäßig geplant (Abb. 8.6) und auf die Haut aufgezeichnet werden. Der Verlauf der Hautfalte wird als erstes mit Bonney's Blue auf der Haut markiert. Werden dann die eigentlichen Inzisionen der Z-Plastik so entworfen, daß jede auf dieser Linie endet, dann wird bei der Transposition der Lappen automatisch der horizontale Schenkel wie geplant in der Hautfalte zu liegen kommen. Nach Markierung der Falte auf der Haut kann ein gleichschenkliges Dreieck auf jeder Seite der Narbe, die durch die Z-Plastik aufgelöst werden soll, so eingezeichnet werden, daß die Spitze jedes Dreiecks auf der bereits angezeichneten Hautfalte zu liegen kommt. Von den zwei möglichen auf diese Weise aufgezeichneten Lappenpaaren der Z-Plastik kann das geeignete in der Gewißheit ausgewählt werden, daß bei Fertigstellung der Z-Plastik der querlaufende Schenkel in der Hautfalte zu liegen kommt, da jede Inzision an der Falte endet. Wird eine multiple Z-Plastik an der Hand benutzt, dann besteht fast immer ein Hautüberschuß beim Übergang von einem Z zum nächsten. Man sollte der Versuchung widerstehen, diesen zu entfernen, damit es ordentlicher aussieht. In der Hohlhand steht Haut niemals im Überfluß zur Verfügung, und in jedem Fall wird sich der Überschuß, sofern die „Z" wie empfohlen geplant wurden, zwischen den Hautfalten in der Mitte einer Phalanx entwickelt haben. In diesem Teil befindet sich bei einem normalen Finger üblicherweise ein Gewebepolster, und der Hautüberschuß geht mit der Zeit zurück zu einer normalen und natürlich aussehenden Schwellung.

Bei der gegenwärtigen konservativen Tendenz in der Behandlung der Dupuytren-Kontraktur, bei der nur die wirklich kontrahierte Faszie exzidiert wird, sind die Vorteile der Z-Plastik zunehmend hervorgetreten (Abb. 8.7). Sehr oft betrifft die Kontraktur nur einen einzelnen Strahl in der Hohlhand und am Finger und stellt sich klinisch als eine lange, gradlinig verlaufende Kontraktur dar. Die fortlaufende multiple Z-Plastik (Abb. 8.8) hat in diesem Fall den 2fachen Effekt, sowohl einen großzügigen Zugang zur Faszie selbst zu bieten, als auch jegliche Hautkontraktur oder Tendenz zu späterer Narbenkontraktur aufzuheben.

Vertiefung der Schwimmhautfalte. Bei kleineren Graden einer Syndaktylie oder Schwimmhautbildung nach Verbrennung kann die Z-Plastik zur Vertiefung der Schwimmhautfalte angewandt werden (Abb. 8.9). Wird die Falte als Narbenkontrakturlinie betrachtet, so kann eine Z-Plastik mit einem dorsalen und einem volaren Lappen angelegt werden. Die auf diese Weise verlängerte Schwimmhautfalte bewirkt eine Vertiefung des Interdigitalraums. Nebenbei legt ein solches Z die tiefen Strukturen der Interdigitalfalte ausreichend frei; es gestattet z.B. die Fasciculi transversi der Palmaraponeurose leicht zu exzidieren, wenn dieses deutlich in eine Dupuytren-Kontraktur miteinbezogen ist.

Anwendung von freien Hauttransplantaten

In einer schwierigen Situation, in der das Anwachsen eines Transplantats fraglich ist, wie bei einer granulierenden Wundfläche oder beim frischen Trauma, ist wegen der dringenden Notwendigkeit eines erfolgreichen Angehens das Spalthauttransplantat unabhängig von der Lokalisation das Mittel der Wahl. Sogar in der Hohlhand und am Finger, wo eine sekundäre Kontraktur unvermeidbar ist, muß es noch immer benutzt werden; falls notwendig wird es zu einem späteren Zeitpunkt unter besseren Transplantationsbedingungen durch ein Vollhauttransplantat ersetzt. Bei einer nicht quetschenden Verletzung gehen Transplantate am leichtesten an; bei

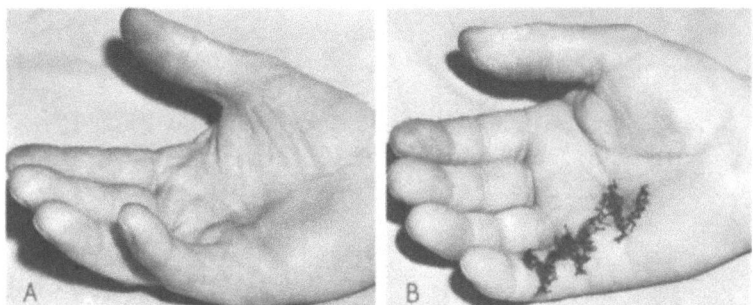

Abb. 8.7. Eine fortlaufende multiple Z-Plastik bei einer auf den Kleinfingerstrahl begrenzten Dupuytren-Kontraktur. In Abb. 8.8 werden die Phasen des Vorgehens gezeigt

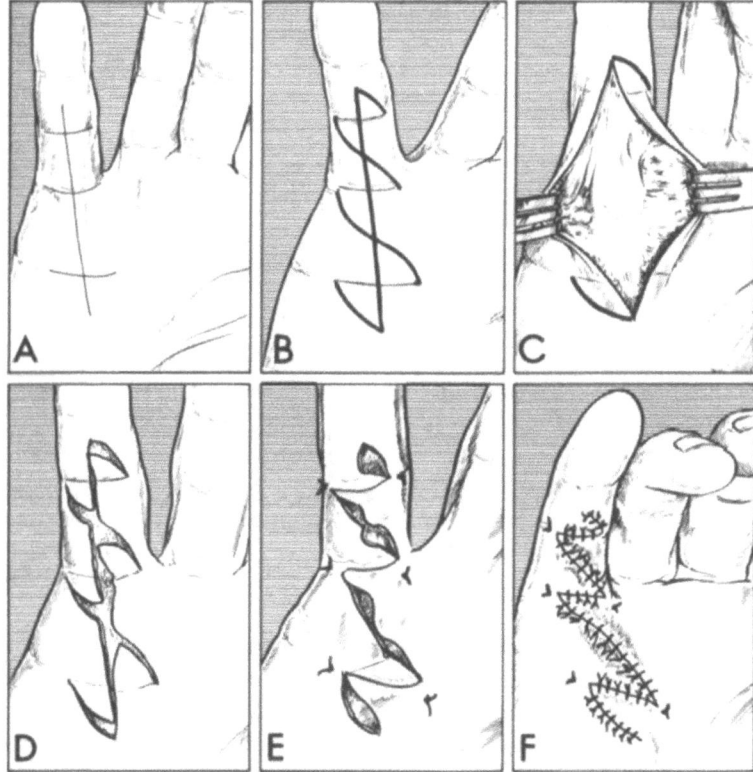

Abb. 8.8 A–F. Entwurf und Ausführung der fortlaufenden multiplen Z-Plastik, die dem bei der Dupuytren-Kontraktur in Abb. 8.7 benutzten Typ entspricht. Die lange Inzisionslinie zeigt die Ausdehnung der verkürzten Faszie an; die vorgesehenen Linien der querverlaufenden Schenkel der Z-Plastik sind in *A* gezeigt. *B* zeigt die eingezeichnete Z-Plastik, wie vorgesehen mit den querliegenden Schenkeln in den Falten (s. Abb. 8.6). Die gute Freilegung infolge der Längsinzision ist in *C* zu sehen. *D* zeigt die ausgeschnittenen Läppchen der Z-Plastik, in *E* sind sie zum Einnähen verlagert und in *F* miteinander vernäht

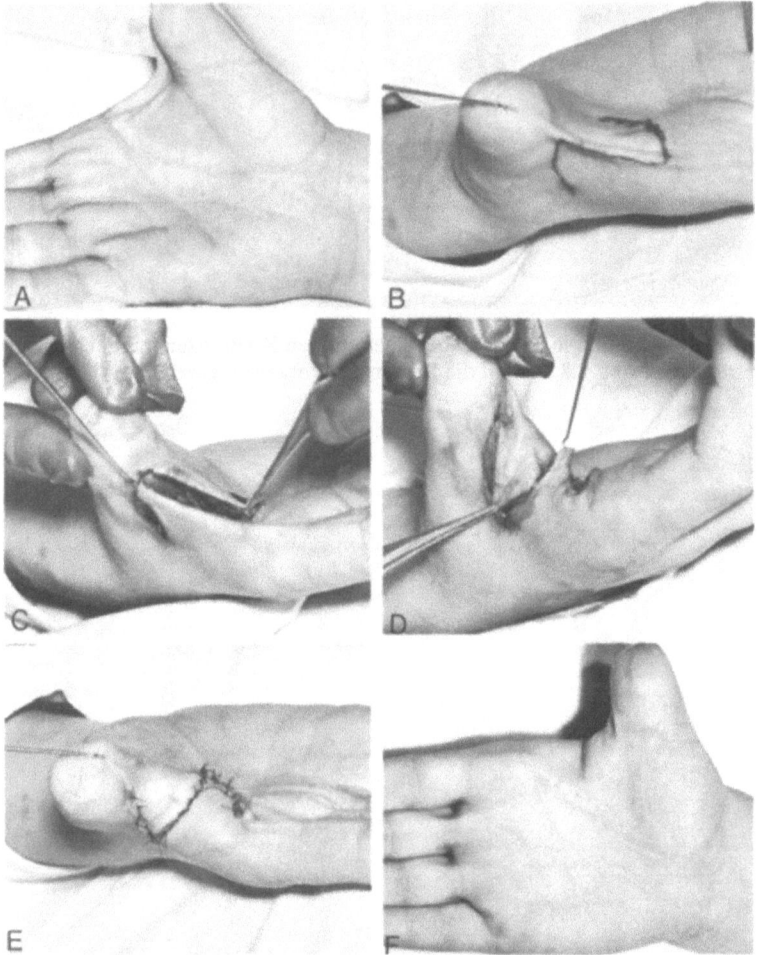

Abb. 8.9A–F. Die Anwendung einer Z-Plastik zur Erweiterung der Interdigitalfalte zwischen Daumen und Zeigefinger, um damit den Griffumfang des infolge eines Traumas verkürzten Daumens zu vergrößern

einer Quetschverletzung entsprechend schlechter. Die Quetschung führt wahrscheinlich zu einer Devitalisierung der Gewebe, die schwer genug ist, um die Vaskularisierung eines Transplantats ungünstig zu beeinflussen, gleichzeitig kann das Trauma aber so insuffizient sein, daß die Vitalität des Fingers insgesamt nicht gefährdet ist. Die Erkenntnis dieser Tatsache läßt es wünschenswert erscheinen, bei Quetschverletzungen möglichst ein radikaleres Débridement der Empfängerregion als Vorbereitung für das Transplantat durchzuführen.

Bei elektiven Operationen und Sekundäreingriffen nach Handverletzungen unterscheidet sich die Transplantatanwendung am Handrücken von der in der Hohlhand. Am Handrücken kann vorzugsweise ein dickes Spalthauttransplantat benutzt werden; in der Hohlhand, zwischen den Fingern und im Bereich der Interdigitalfal-

ten, wo eine sekundäre Kontraktur sehr oft das gesamte Behandlungsergebnis zerstören kann, ist gewöhnlich ein Vollhauttransplantat vorzuziehen.

Es besteht die Tendenz, daß sich eine Kontraktur an der Grenze eines Transplantats, sowohl bei Vollhaut als auch bei Spalthaut entwickelt, und zwar durch einen
Prozeß, ähnlich dem, der eine Narbenkontraktur verursacht. Das Ausmaß der Kontraktion und die endgültige Kontraktur kann nur minimal oder auch schwer ausgeprägt sein, abhängig von der Geschwindigkeit der Heilung am Transplantatrand.
Obwohl es nicht immer möglich ist, eine solche Kontraktion zu vermeiden, können
jedoch die schwereren Auswirkungen zumindest gemildert werden, indem die
Transplantatgrenzen in eine der bereits beschriebenen bevorzugten Hautschnitt-
linien gelegt werden (S. 228). Die Transplantatgrenze in eine solche Linie zu legen,
kann natürlich bedeuten, daß das Transplantat größer als der eigentliche Defekt gemacht werden muß, wenn nötig, sogar durch Exzision von gesunder Haut. Ist dies
nicht erwünscht, so kann die später sich entwickelnde Kontraktur durch eine Z-Plastik aufgelöst werden.

Die Methode der Anlagerung und Naht des Transplantats entspricht der, die bei der
allgemeinen Anwendung beschrieben wurde. Werden die eingeknüpfte Flavinewatte und der darauf folgende Kompressionsverband über dem Transplantat angelegt,
dann sollte ein übermäßiger Druck auf das Transplantat peinlichst vermieden werden. Transplantate auf den Finger- und Handrücken werden durch zu hohen Druck
besonders leicht geschädigt, und die knöchernen Vorsprünge der Metakarpalköpfchen und proximalen Phalangen sind die empfindlichsten Gebiete. Zugleich ist ein
Transplantatverlust über diesen Regionen am gefährlichsten, da es unvermeidbar
zur Freilegung von Sehnen und Gelenkkapsel kommt. Die Vorsprünge werden
durch eine ausgeprägte Flexion der Finger noch verstärkt; daher sollte die Hand
nur in Extensionsstellung immobilisiert werden. Das Anlegen des Verbands wird
bei der Besprechung der postoperativen Versorgung beschrieben.

Die Anwendung von Lappen

Die verschiedenen Hautspenderregionen variieren in dem Grad, wie sie die Haut-
charakteristiken des Defekts in Zusammensetzung und Aussehen usw. reproduzie-
ren; dieser Aspekt ist jedoch nur einer der Faktoren, der im Einzelfall beachtet werden muß, und er ist nicht immer der wichtigste. Der geeignete Lappentyp, sein
Ursprung usw., wird eher von der Größe und Lokalisation des Defekts bestimmt.

Es stehen Nah- und Fernlappen zur Verfügung. Nahlappen vom Typ des Schwenk-
oder Rotationslappens spielen eine außerordentlich begrenzte Rolle, da der Defekt,
der durch die Größe eines an der Hand zur Verfügung stehenden Lappens gedeckt
werden kann, notwendigerweise sehr klein ist. Cross-finger- und Thenarlappen zeigen, obwohl in gewisser Weise Nahlappen, die Charakteristiken von Fernlappen
und sollten auch diesen zugeordnet werden. Auf jeden Fall werden sie später abgehandelt.

Bis vor kurzem waren Fernlappen auf Flach- oder Rundstiellappen beschränkt,
und jeder hatte seine Vorzüge und seine Grenzen. Der Flachlappen konnte primär
benutzt werden, d.h. ohne eine Vorbereitung, und war dementsprechend geeignet
für die Anwendung beim frischen Trauma; der Rundstiellappen erforderte eine

vorausgehende Präparation bevor er auf die Hand appliziert werden konnte, und dieses schloß ihn von der Anwendung bei einer frischen Verletzung aus. Der Rund-stiellappen hatte wegen des Bewegungsspielraums, den der lange Stiel zuließ, den Vorteil, vergleichsweise wenig vorausgehende exakte Planung zu erfordern; der sehr kurze Stiel des Flachlappens engte den Irrtumsspielraum erheblich ein und mußte mit großer Sorgfalt geplant werden. Die Einführung von Lappen mit zentra-ler Gefäßversorgung machte beide weitgehend überflüssig (Abb. 4.35 und 4.37). Das sehr günstige Verhältnis von Länge zu Breite, das bei allen dreien, dem Delto-pektoralis-, Leisten- und Hypogastriumlappen möglich ist, vermindert die Notwen-digkeit einer sorgfältigen Lageplanung und deren Festlegung. Gleichzeitig bedeutet die fehlende Notwendigkeit einer vorausgehenden Präparation, daß die Lappen bei der frischen Verletzung benutzt werden können.

Welcher von den 3 Lappen in einer speziellen klinischen Situation angewandt wer-den sollte, hängt von verschiedenen Faktoren ab. Die Vorteile des Deltopektoralis-lappens liegen in der geringen Dicke des Lappens, darin, daß die Hand nicht herab-hängt, und in der bequemen Stellung, die zur Einpflanzung eingenommen wird; gegen den Lappen spricht, daß insbesondere beim kleineren Patienten mit breitem Brustkorb, die Armstellung eine unerwünscht starke Beugung im Ellenbogengelenk erfordern kann. Wird der Lappen bei der frischen Verletzung benutzt, dann kann die erforderliche Beugung im Ellenbogengelenk jede posttraumatische Ödemnei-gung verstärken. Zudem kann die Lokalisation des Sekundärdefekts besonders bei Frauen unerwünscht sein (Abb. 8.10).

Leisten- und Hypogastriumlappen haben gemeinsame Merkmale und sind in vielen Fällen gleich gut verwendbar. Man könnte meinen, daß die mit ihrer Anwendung untrennbar verbundene gesenkte Stellung der Hand zu Ödemen führt; dies hat sich jedoch in der Praxis nicht bestätigt. Es stellte sich heraus, daß Ödeme nicht auftre-ten, wenn ein vollständiges, regelmäßiges Übungsprogramm durchgeführt wird. Die Stellung der Hand ist bei beiden Lappen bequem; durch den Hypogastrium-lappen wird jedoch häufig behaarte Haut übertragen, während für den Leistenlap-pen Haut verwendet wird, die sogar bei stark behaarten Personen gewöhnlich frei von Haaren ist. Beide Hautgebiete können unerwünscht fettreich sein, das Hypo-

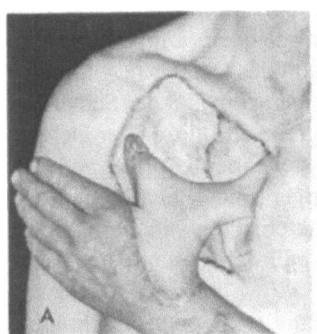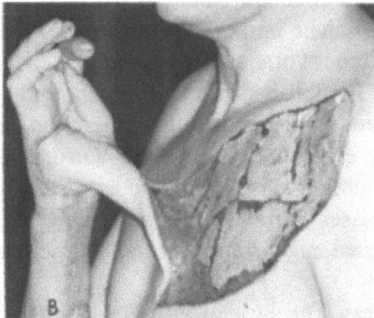

Abb. 8.10A, B. Beispiele für den Deltopektoralislappen, der zur Deckung des Handrük-kens *(A)* und der Hohlhand *(B)* benutzt wird. Sichtbar sind die Länge des Stiels und der damit verbundene mögliche Bewegungsspielraum

gastrium stärker als die Leistenregion, und dies kann die Wahl des Chirurgen beeinflussen. Der Sekundärdefekt des Leistenlappens ist der unauffälligste von allen dreien und läßt sich fast immer mittels direkter Naht verschließen.

Bei der Vorbereitung der Empfängerregion zur Aufnahme irgendeines Lappens sollten die Wundränder immer bis ins gesunde Gewebe exzidiert werden; dies gilt in verstärktem Maße bei einer granulierenden Wundfläche, da nur durch eine radikale Exzision der Lappen sicher an geeignetes Gewebematerial fixiert werden kann.

Wie schon in bezug auf Narben und freie Hauttransplantate an der Hand hervorgehoben wurde und aus den gleichen dort erwähnten Gründen, wird die Grenzlinie zwischen einem Lappen und der Hand am besten in eine der bevorzugten Fallinien für Narben gelegt. Um dies zu erreichen, kann es notwendig werden, den Lappen größer als den offensichtlichen Defekt zu machen.

Es ist gewöhnlich möglich, den Stiel eines Lappens mit zentraler Gefäßversorgung einzurollen. Selten jedoch ist es möglich, einen Empfängerlappen an der Hand zu heben, wenn ein Flachlappen verwendet wird; das die Spenderregion des Lappens deckende Spalthauttransplantat muß sich dann so weit ausdehnen, daß das Brückensegment gedeckt wird.

Wird ein Lappen als vorausgehende Maßnahme für einen rekonstruktiven Eingriff verlagert, z. B. für eine Sehnenplastik, dann ist es normalerweise angebracht, daß die Verlagerung abgeschlossen und die Region abgeheilt ist, bevor die tiefer liegende Struktur angegangen wird, um damit die Möglichkeit einer Sepsis auszuschließen.

Defekte proximal der Zwischenfingerfalten

Besteht am Handrücken ein kleiner Defekt, so ist ein Rotations- oder Schwenklappen zeitweilig eine mögliche Methode zur Deckung (Abb. 8.11). Es gibt nur täuschend wenig zusätzlich zur Verfügung stehende lockere Haut auf dem Handrücken, und daher ist eine Hauttransplantation des Sekundärdefekts fast überall notwendig. In der Praxis treten Fälle, für die ein Nahlappen geeignet ist, selten auf, und besonders sollte der Versuchung nicht nachgegeben werden, einen Nahlappen bei älteren Personen anzuwenden. Alternde, atrophische Haut läßt sich schlecht für einen Lappen verwenden, und Nekrosen treten leicht auf. In der Hohlhand können Rotationslappen aufgrund der Charakteristiken der Haut selbst und ihrer festen Verbindung zur Palmaraponeurose unter keinem Gesichtspunkt empfohlen werden.

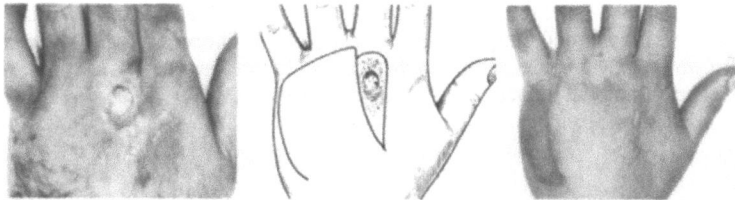

Abb. 8.11. Defekt am Handrücken infolge einer Elektroverbrennung mit Verlust einer Strecksehne. Der zur Deckung benutzte Schwenklappen erlaubte die spätere Sehnenplastik in Form der Verlagerung einer Zeigefingerstrecksehne

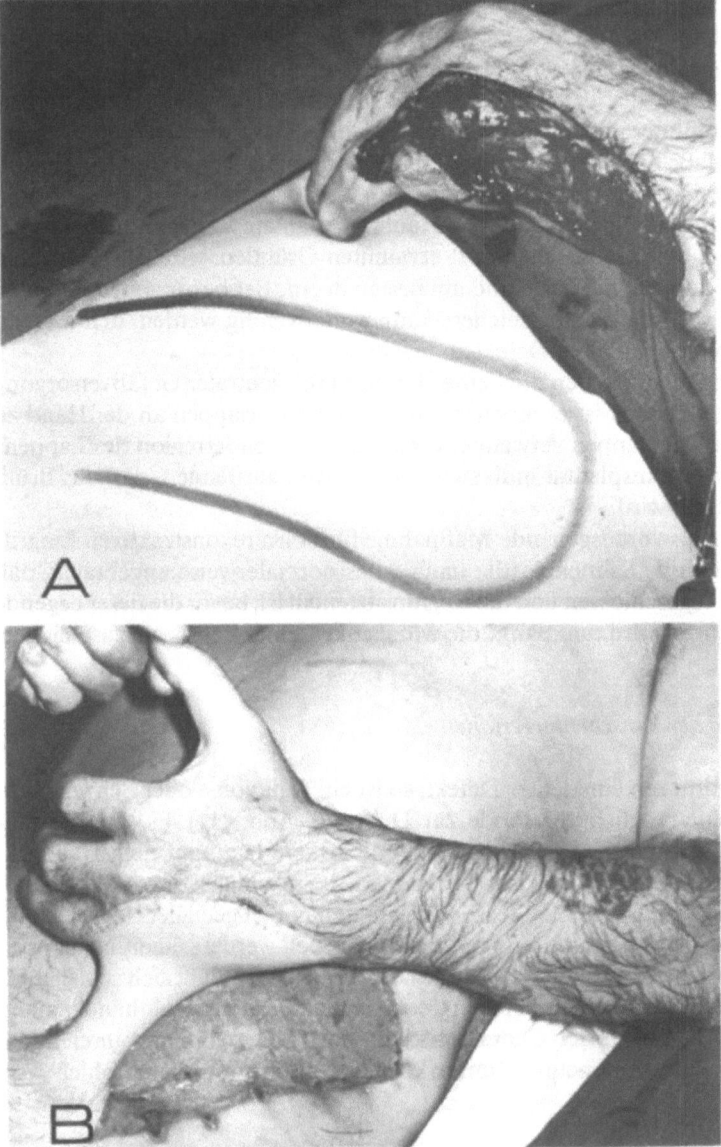

Abb. 8.12 A, B. Der Leistenlappen zur Deckung eines Defekts an der ulnaren Handseite benutzt. *A* Defekt und aufgezeichneter Lappen; *B* gehobener und verlagerter Lappen, das Brückensegment ist eingerollt. In diesem Fall wurde der Hebedefekt mit Spalthaut gedeckt; die Erfahrung hat jedoch gezeigt, daß die meisten Defekte durch direkte Naht verschlossen werden können

Die Wahl der geeigneten Quelle für einen Lappen hängt stark von der Größe des Defekts ab. Bei einem Defekt von mittlerer Größe radial- oder ulnarseits ist ein Flachlappen vom anderen Unterarm eine Möglichkeit; der Oberarm kann ebenfalls als Spender benutzt werden. Er wurde mit Erfolg bei der Adduktionskontraktur der ersten Interdigitalfalte benutzt, wo er einen Lappen für die Falte selbst lieferte. Die Hand läßt sich besonders gut und bequem um den Oberarm herumlegen.

Das Problem, dem sich ein Patient mit einem Cross-arm-Lappen stellen muß, ist seine Unfähigkeit, die Erfordernisse der Stuhlhygiene selbst zu erfüllen, und diese Tatsache schränkt den Wert der Methode sehr ein.

Bei größeren Defekten ist einer der Lappen mit zentraler Gefäßversorgung die Methode der Wahl (Abb. 8.12).

Defekte distal der Interdigitalfalten

Der Defekt kann sich an nur einem oder an mehreren Fingern befinden, und den Umständen entsprechend kann ein Fernlappen vom Stamm oder ein Nahlappen vom gleichen oder angrenzenden Finger oder dem Daumenballen zur Deckung benutzt werden.

Fernlappen. Ist ein einzelner Finger betroffen, so hängt die Entscheidung, ob ein Lappen vom Stamm benutzt werden kann oder nicht, hauptsächlich von der Lokalisation des Defekts ab; die übrigen Finger können es nämlich erschweren, den Defekt und den potentiellen Lappen leicht zusammenzubringen. Meist wird ein Lappen vom Stamm zum Ersatz einer Fingerbeere benutzt, obwohl auch hier Haut vorzuziehen ist, die der Eigenschaft von normaler Fingerbeerenhaut näher kommt, sofern ein geeigneter Lappen gebildet werden kann.

Defekte an mehreren Fingern können gleichzeitig versorgt werden, indem die benachbarten Defektgrenzen so miteinander vernäht werden, daß daraus ein großer Defekt entsteht, der dann mit einem einzelnen Lappen gedeckt werden kann (Abb. 8.13). Werden die Finger anschließend voneinander getrennt, so wird man feststellen, daß die für jeden Finger benötigte Hautfläche größer als erwartet ist. Die Dicke des Lappens macht dies unvermeidbar, auch wenn er so weit wie möglich ausgedünnt wird; deshalb sollte der Lappen entsprechend großzügig dimensioniert werden. Die spätere Trennung der Finger und Ausdünnung der Lappen kann ein lange dauernder und ermüdender Prozeß sein, der notwendigerweise in mehreren Schritten durchgeführt wird. Ein alternatives, wenn auch ziemlich drastisches Verfahren ist es, den Lappen vollständig zu exzidieren und ihn durch ein freies Hauttransplantat zu ersetzen. Da der ursprüngliche Defekt für ein freies Hauttransplantat nicht geeignet war, wurde zuerst der Lappen benutzt; jetzt kann aber nach vorsichtiger Entfernung des Lappens ein Defekt zurückbleiben, der sich erfolgreich transplantieren läßt.

Zu welchem Zeitpunkt der Lappen durch das Transplantat ersetzt werden sollte, muß im individuellen Fall beurteilt werden. Der früheste Zeitpunkt liegt wahrscheinlich 10 Tage nach Applikation des Lappens; der Ersatz kann jedoch bis zum 21. Tag hinausgeschoben werden, was der normale Zeitpunkt zur Durchtrennung eines Lappens ist. Der Lappen kann dann, statt am Stiel durchtrennt zu werden,

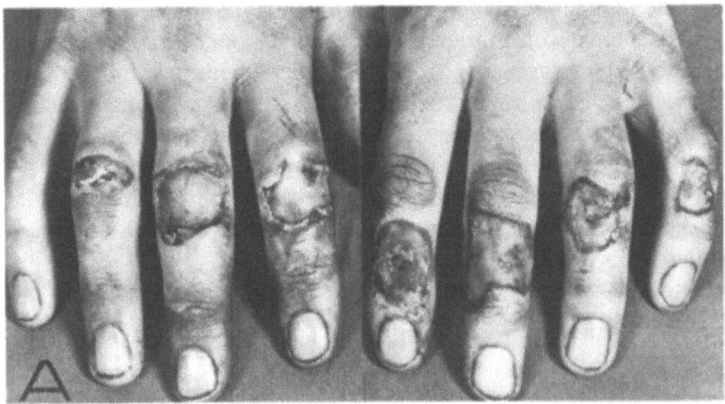

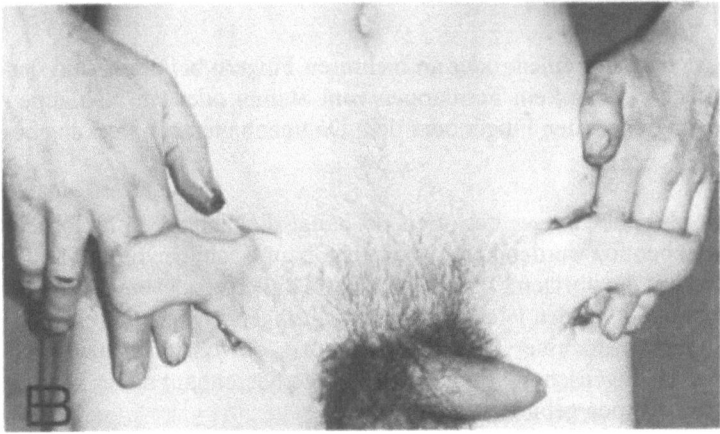

Abb. 8.13 A, B. Die Umwandlung von Verletzungen mehrerer Finger in einen einzelnen Defekt vor der Lappendeckung; hier wurde der Leistenlappen zur Deckung verwandt. *A* Die Verletzung an den Streckseiten mehrerer Finger jeder Hand, vollständiger Hautverlust infolge Verbrennung mit Schädigung der Strecksehnen; *B* in jeweils einen Defekt umgewandelt und mit bilateralen Leistenlappen gedeckt. Die nachfolgende Versorgung dieses Patienten wird in Abb. 8.14 gezeigt

gehoben und in sein Ursprungsgebiet zurückverlagert werden. Alternativ dazu kann der Lappen aber auch durchtrennt und vollständig eingesetzt werden; seine Exzision wird dann so lange verschoben, bis auch die geringste noch vorhandene Steifheit der Finger verschwunden ist (Abb. 8.14). Bei einem Defekt mittlerer Größe ist der Cross-arm-Lappen vom Unterarm der anderen Seite eine mögliche Methode, entweder die dorsale oder die volare Oberfläche eines Fingers zu decken. Die Armstellung kann leicht beibehalten werden, und es läßt sich ein Flachlappen benutzen, sofern das Längen-Breiten-Verhältnis dies erlaubt. Läßt ein ungünstiges Verhältnis einen solchen Lappen riskant erscheinen, so kann statt dessen ein Brückenlappen benutzt werden. Die Beugeseite des Unterarms ist die naheliegendste Spenderregion, aber solange der Lappen nicht bis zur subkutan liegenden Ulna reicht, kann jedes Gebiet, das eine bequeme Armstellung während des Transfers erlaubt, benutzt

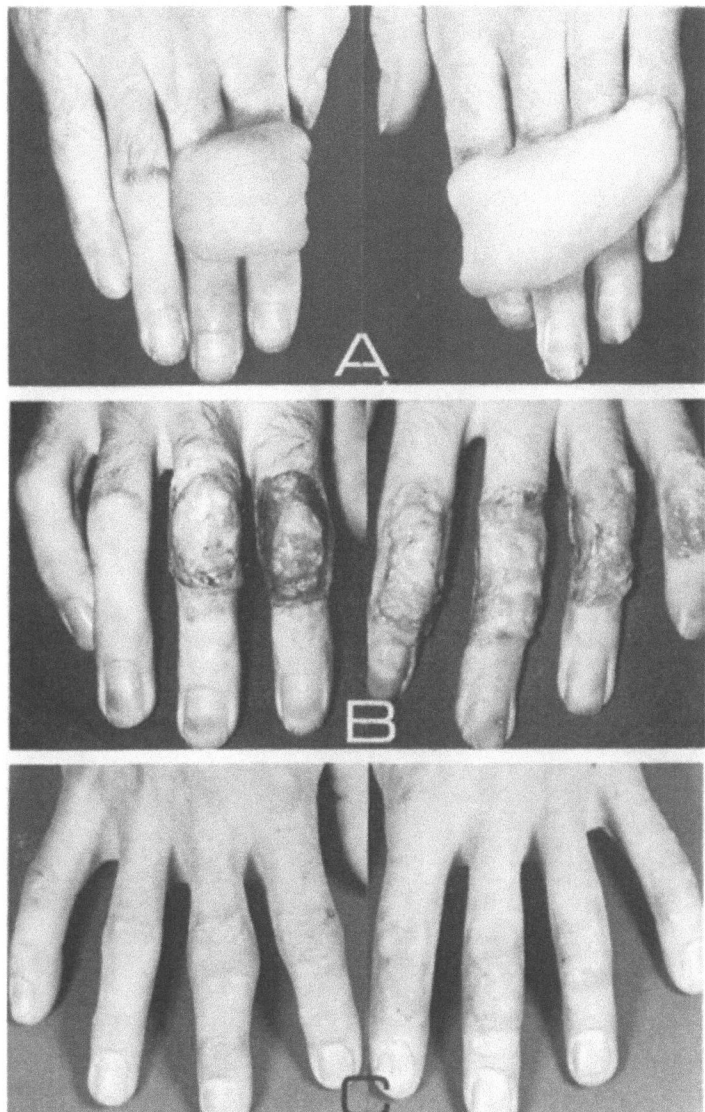

Abb. 8.14A–C. Versorgung der über mehrere Finger applizierten, in Abb. 8.13 gezeigten, Lappen. *A* Leistenlappen abgetrennt zur frühest möglichen vollständigen Mobilisierung der Hand, des Ellenbogengelenks und der Schulter, wobei die temporäre Syndaktylie belassen wurde; *B* zurückbleibende Oberflächenverhältnisse nach Exzision des Lappens von jeder Hand, vor der Transplantation; *C* Endresultat nach Spalthauttransplantation

werden (Abb. 8.15). Obwohl der Cross-arm-Lappen zweifellos eine mögliche Behandlungsmethode darstellt, machen die damit verbundenen pflegerischen Probleme, wie bereits betont, ihn zu einer Methode, die man eher in der Reserve halten sollte, statt sie routinemäßig anzuwenden.

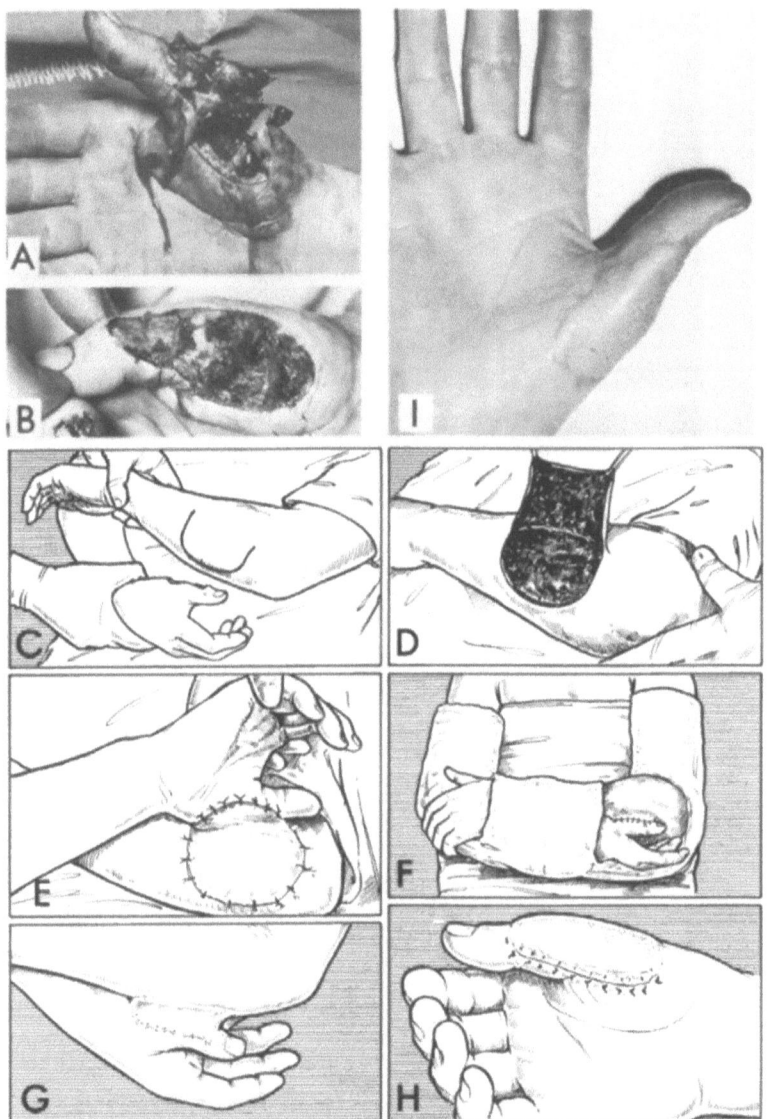

Abb. 8.15A–I. Verwendung eines Cross-arm-Lappens zur Deckung einer Verletzung des Thenars. Die Verletzung *(A)* mit Einbeziehung des Metakarpophalangealgelenks, zur Aufnahme des Lappens vorbereitet *(B)*. Der aufgezeichnete Lappen *(C)*, gehoben *(D)*. Das auf den Sekundärdefekt applizierte Spalthauttransplantat läßt seine Ausdehnung erkennen, die zur Deckung bis auf das Stielsegment des Lappens reicht *(E)*; Gipsverband der Arme *(F)*. Der Lappen unmittelbar vor der Durchtrennung *(G)*, abgesetzt und eingefügt *(H)*. *I* Endergebnis

Nahlappen. Diese können vom angrenzenden Finger oder dem Daumenballen als Cross-finger- oder Thenarlappen entnommen werden. Bestimmte Verletzungen der Fingerspitze können ebenfalls durch Verschiebung von Fingerbeerenhaut nach distal unter Anwendung des V-Y-Prinzips behandelt werden.

Cross-finger-Lappen (Abb. 8.16, 8.17). Dieser Lappentyp kann einen Defekt auf der Palmarseite eines Fingers decken, insbesondere im Bereich der mittleren und proximalen Phalangen, da er nur aus dem dorsalen oder lateralen Bereich des Spenderfingers entnommen werden kann. Er ist am nützlichsten für Defekte, die sich über 1–2 Phalangen erstrecken. Kleinere Defekte vergrößern das Längen-Breiten-Verhältnis, während die technischen Schwierigkeiten zunehmen, wenn das zu deckende Gebiet sehr viel langgestreckter ist. Eine der effektivsten Anwendungsmöglichkeiten dieses Lappens liegt in der Deckung des Daumens. Ob die Fingerbeere oder die Fingerspitze gedeckt werden muß, der Daumen kann leicht so eingestellt werden, daß der Lappen aus dem Zeigefinger nicht unter Spannung steht und seine Basis nicht übermäßig torquiert wird.

Der Lappen muß sorgfältig gehoben werden, um den Fingernerv und die Arterie oder Teile der Strecksehne nicht freizulegen; der Sekundärdefekt am Spenderfinger wird mit einem dicken Spalthauttransplantat gedeckt.

Die Reichweite einer Cross-finger-Plastik kann vergrößert werden, wenn man sich entscheidet, die in die Haut einstrahlenden Faszikel (Cleland-Ligamente) zu durchtrennen. Diese Faszikel bilden, so wie es sich bei diesem operativen Eingriff darstellt, ein fibröses Septum unmittelbar dorsal des Gefäßnervenbündels und fixieren die Haut im Bereich der Neutrallinie lateral jeder Phalanx. Durch ihre Durchtrennung wird die Haut an der Neutrallinie mobilisiert, und dies trägt wesentlich zur Beweglichkeit und Reichweite des Lappens selbst bei.

Eine Modifikation der beschriebenen Cross-finger-Plastik kann benutzt werden, um eine Fingerspitze zu decken, sofern Spender- und Empfängerfinger längenmäßig zueinander passen und eine entsprechende Mobilität des Empfängerfingers besteht (Abb. 8.17). Es ist wichtig, beim Entwurf des Lappens eine Nagelbettverletzung am Spenderfinger zu vermeiden. Meist ist es eine Verletzung des Zeigefingers, die diesen besonderen Lappen erfordert.

Thenarlappen. Es ist allgemein bekannt, daß durch Beugung eines jeden der 4 Finger deren Fingerbeeren an fast dieselbe Stelle des Daumenballens gebracht werden. Dieser Sachverhalt kann dazu benutzt werden, um Defekte im Bereich von Fingerbeere oder -spitze mit einem aus dem Daumenballen gehobenen Lappen zu decken (Abb. 8.18). Der Lappen findet seine Hauptanwendung in der Hand, die eine relativ dünne Palmarhaut besitzt; die verschwielte Hand eines manuell arbeitenden Patienten ist für das Verfahren ziemlich ungeeignet. Ist es dem Patienten nicht möglich, den zu deckenden Finger bequem und völlig beschwerdefrei auf dem Thenar aufliegen zu lassen, dann sollte der Lappen niemals in Betracht gezogen werden. Dies schließt ihn auch in der Regel von der Anwendung am Zeige- und Kleinfinger aus. Die Größe und Lokalisation des Defekts bestimmen, wo der Lappen seine Basis haben soll. Bei einem Defekt des größeren Teils der Fingerbeere bietet ein seitlich gestielter Lappen das beste Längen-Breiten-Verhältnis. Der Sekundärdefekt wird mit einem dicken Spalthauttransplantat gedeckt.

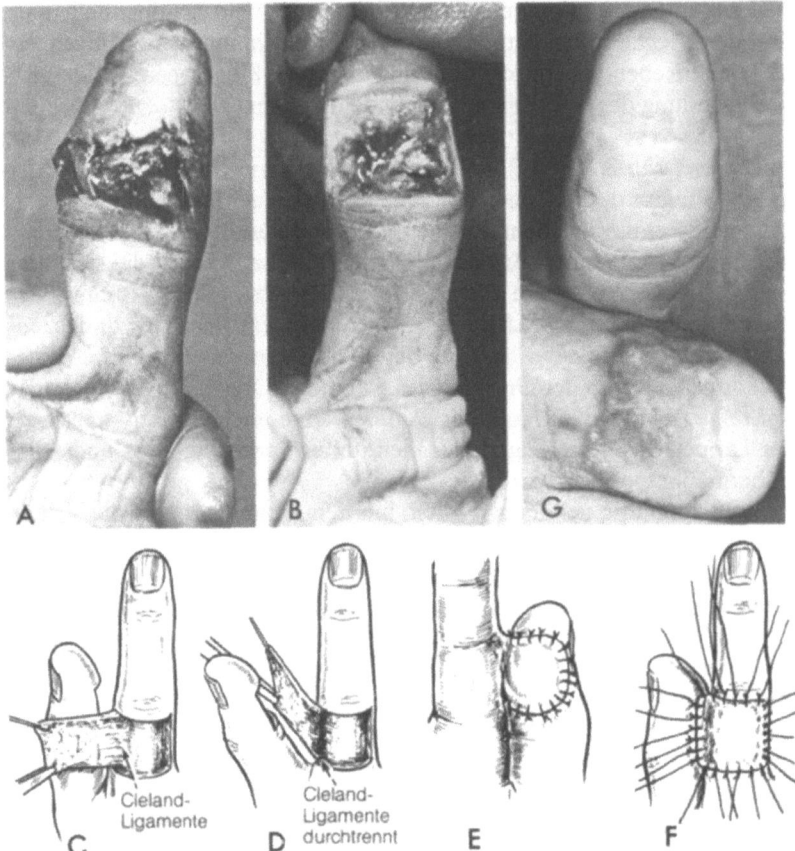

Abb. 8.16A–G. Cross-finger-Lappen, zur Deckung der Fingerbeere des Daumens benutzt. Die Verletzung *(A)*, vorbereitet zur Aufnahme des Lappens *(B)*. Der Lappen vor *(C)* und nach *(D)* Inzision der Cleland-Ligamente, eingenäht *(E)* und Deckung des Sekundärdefekts mittels Spalthaut *(F)*. *G* Endergebnis

Ein Entwurf mittels Schablone, so effektiv dies an anderer Stelle ist, funktioniert beim Thenarlappen nicht besonders gut. Der blutbefleckte Abdruck des gebeugten Fingers ist nützlicher, um die geeignete Lokalisation und Form des zu hebenden Lappens anzuzeigen.

Dieser Lappen hat begeisterte Fürsprecher, obwohl deren Zahl beträchtlich zurückgegangen ist, denn er besitzt sicherlich auch unbefriedigende Aspekte. Eine zeitweilig vorhandene zarte Narbe im Bereich des Daumenballens ist ein ernster Nachteil, und der für die erforderliche Dauer in Flexionsstellung immobilisierte Finger ist manchmal schwer zu mobilisieren. Darüber hinaus ist es schwierig, eine Mazeration der Haut im Operationsgebiet infolge des engen Kontaktes von Lappen und Hohlhand zu vermeiden, da das Gebiet praktisch schon ständig bei normalen Temperaturen schwitzt. Kurz nachdem diese Methode zum ersten Mal beschrieben worden war, wurde sie weitverbreitet angewandt, sicherlich auch in vielen Fällen, wo

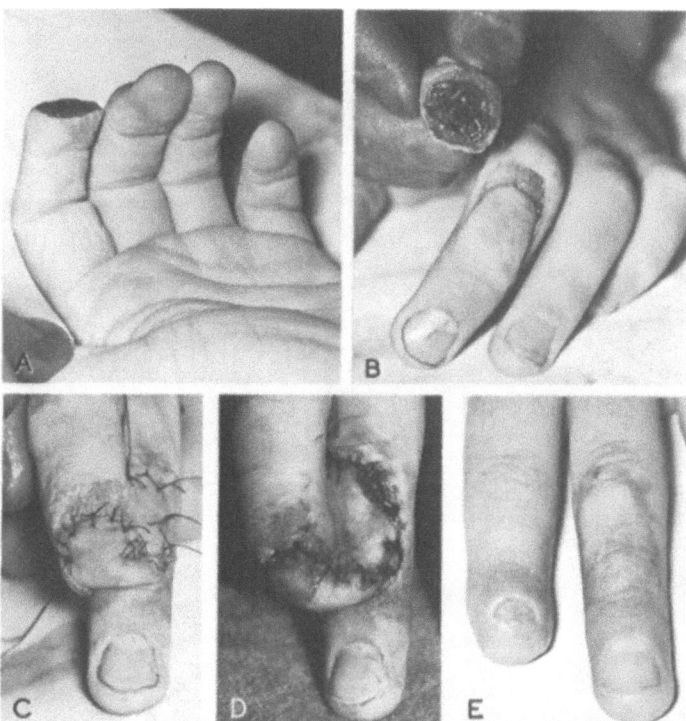

Abb. 8.17A–E. Der distal gestielte Cross-finger-Lappen wird zur Deckung einer amputierten Zeigefingerspitze verwendet. Die Verletzung *(A)* und der Lappen *(B)* eingenäht mit Applikation eines Spalthauttransplantats auf den Hebedefekt *(C)*. Beim Verbandwechsel 14 Tage später *(D)* und das Endergebnis *(E)*. Dies ist eine häufige Verletzung, und wenn die Erhaltung der Fingerlänge gewünscht wird, ist der Lappen äußerst nützlich. Die distale Basis des Lappens gefährdet seine Vitalität nicht

ihre Anwendung nicht indiziert war; ihre Beliebtheit ist zweifellos geschwunden. Vor kurzem wurde eine modifizierte Version beschrieben, wobei der Lappen aus dem Gebiet der proximalen Daumenbeugefalte gehoben wird; in dieser Region scheint es weniger Schwierigkeiten durch eine zarte Narbe zu geben als im Bereich des Daumenballens. Diese Modifikation beseitigt eigentlich die anderen unbefriedigenden Aspekte der Methode nicht, obwohl sie eine Verbesserung darstellt. Es bleibt ein Lappen, der selten benutzt werden sollte, und nur dann, wenn die Indikationen eindeutig sind.

V-Y-Plastik (Abb. 8.19). Nach einer Schnittamputation kann es möglich sein, den Defekt an der Fingerspitze durch Verschieben eines V-förmigen Lappens aus Fingerbeerenhaut nach distal zu decken; dabei wird die Haut auf jeder Seite zur Deckung des Residualdefekts an der Fingerbeere gerafft. Der Effekt besteht darin, das ursprüngliche V des Lappens in eine Y-förmige Nahtlinie umzuwandeln.
Das V wird auf der Haut der Fingerbeere so entworfen, daß seine Spitze fast bis zur distalen Interphalangealfalte reicht, und die Breite der Schenkel distal sollte gleich

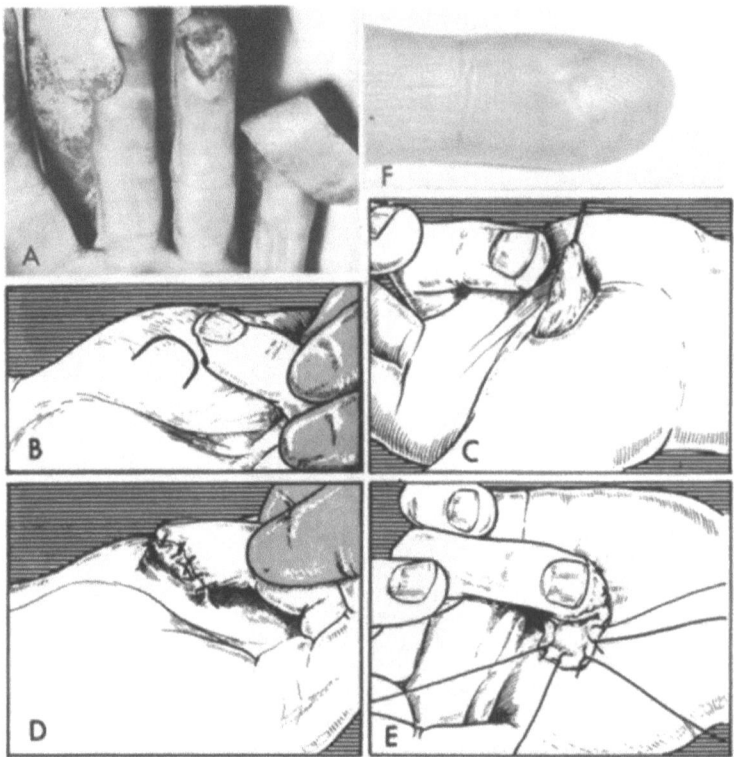

Abb. 8.18A-F. Verwendung eines Thenarlappens zur Deckung eines Fingerbeerendefekts *(A)*.
Der Lappen wird mit Bonney's Blue *(B)* auf der Thenarwölbung aufgezeichnet, gehoben *(C)*
und in den Defekt genäht *(D)*. Auf den Hebedefekt wird ein Spalthauttransplantat genäht *(E)*,
wobei die Fäden für den eingeknüpften Verband lang gelassen werden. Das Endergebnis
nach Durchtrennen des Stiels und Einpassen des Lappens ist in *(F)* gezeigt

der des Nagels sein. Die Inzision entlang der Schenkel des V durchtrennt nur die
Haut. Danach wird eine spitze Schere vorsichtig in das Fettgewebe der Fingerbeere
geschoben, und durch zartes Öffnen wird der Lappen ohne Zerstörung seiner Ner-
ven- und Gefäßverbindung zum proximalen Finger mobilisiert. Die Mobilisierung
des Lappens in der Tiefe wird so durchgeführt, daß die bindegewebigen Faserzüge
zur distalen Phalanx und der distalen fibrösen Beugesehnenscheide unmittelbar an
diesen Strukturen durchtrennt werden. Nach Mobilisierung wird der Lappen nach
distal verschoben und an den Rändern des Fingerbeerendefekts mit feinen Nähten
fixiert. Dann wird jede Lappenseite vernäht, bis sich die Nahtlinien an der Spitze
des V treffen und nach proximal weiterlaufen, wobei die Nahtlinie in ein Y umgewandelt wird.
Zwei Bedingungen müssen erfüllt sein, bevor diese Methode indiziert ist: Es darf
keine devitalisierende Quetschung vorliegen, und es muß genügend Gewebe von
der Fingerbeere übrig sein, um einen Lappen entsprechender Größe bilden zu können. Die „geeignete" Verletzung für die Anwendung dieser Methode ist die schräge

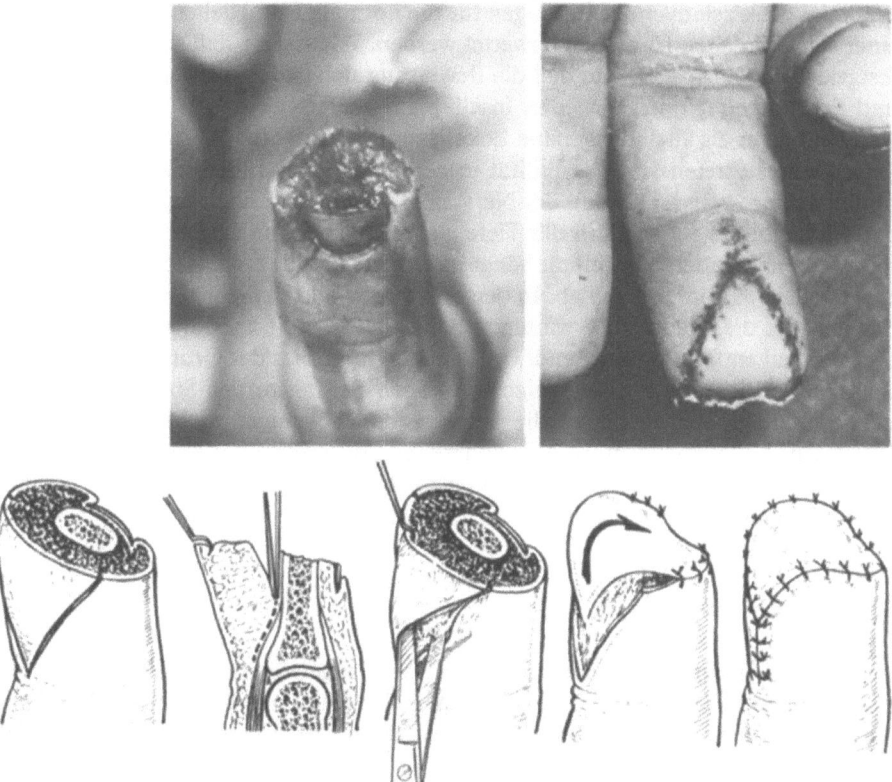

Abb. 8.19. Der V-Y-Lappen, angewandt bei einer Amputationsverletzung der Fingerspitze; gezeigt werden die verschiedenen Phasen dieser Methode

Schnittamputation, deren schräger Verlauf mehr von der Fingerbeere als vom Nagel stehen läßt.

Sensibilitätsfaktoren bei der Anwendung von Lappen

Ein Faktor für die Werteinschätzung dieser verschiedenen Lappen, der nicht die Beachtung gefunden hat, die er verdient, ist die Sensibilität, die die Lappen möglicherweise entwickeln. Die verschiedenen Hautareale der Hand unterscheiden sich in den Sensibilitätsanforderungen, die der Patient an sie stellt. Die wichtigen Gebiete sind natürlich die Fingerbeeren, wobei die einzelnen Finger sich in ihrer relativen Wichtigkeit voneinander unterscheiden. Daumen und Zeigefinger sind im Bereich ihrer normalerweise gegenüberliegenden Oberflächen, den „Klemmflächen", von erstgradiger Bedeutung; danach sinkt die Wichtigkeit an der Hand von radial- nach ulnarseits, mit dem Vorbehalt, daß die Ulnarseite des Kleinfingers vergleichsweise wichtig ist, und die Radialseiten der anderen Finger wichtiger als die Ulnarseiten sind, da erstere Regionen am häufigsten bei Greifbewegungen benutzt werden.

Während diese relativen Bedeutungen für die normale Hand gelten, müssen sie bei einer verstümmelten Hand neu bewertet werden. Wichtig ist, daß sie auch wirklich festgelegt werden sollten, und daß die Bewertung sich in der Auswahl der Spender- und Empfängerregionen für jeden Insellappen niederschlägt, sowohl was den gewählten Finger als auch die genaue Lokalisation an ihm betrifft.

Das Wiederauftreten von Sensibilität in den Lappen ist außerordentlich variabel und hängt u. a. von der Anzahl der Nervenfasern im Lappenbett und vom Ausmaß der Narbenbildung sowohl in der Tiefe als auch am Rand ab. Der Funktionswert der wiederkehrenden Sensibilität hängt natürlich von der Lokalisation und den an sie gestellten Anforderungen ab. In den anspruchsvollsten Gebieten, den „Klemmflächen", ist die wieder zu erwartende Sensibilitätsqualität sogar im besten Falle nicht einmal entfernt ausreichend. Unter anderem ist dies der Grund, daß der neurovaskuläre Insellappen einen solch wertvollen Beitrag zu den Standardplastiken liefert. In Regionen, in denen die Feinsensibilität weniger wichtig ist und eine Schutzsensibilität ausreicht, ist der wiederkehrende Sensibilitätsanteil ausreichend. Es ist trotzdem angebracht, den Patienten zu ermahnen, vorsichtig zu sein und eine Verbrennung des Lappens zu vermeiden, solange dieser anästhetisch ist.

Postoperative Versorgung

Nach einem chirurgischen Eingriff an der Hand ist gewöhnlich eine Ruhigstellung erwünscht; dies erfolgt durch den Verband, der gelegentlich durch Gips ergänzt wird. Gleichzeitig sollten Maßnahmen ergriffen werden, um die Entwicklung eines Ödems an der Hand zu verhindern.

Verbände an der Hand

Wenn ein Transplantat appliziert worden ist, so ist es gewöhnlich sinnvoll, unabhängig von der Lokalisation des Transplantats die gesamte Hand in Funktionsstellung zu immobilisieren. Nachdem der Druckverband angelegt worden ist, muß die gesamte Hand an den Interdigitalfalten und zwischen den Fingern sorgfältig gepolstert werden, bevor zirkuläre Kreppbinden angelegt werden. Ziel der Polsterung ist es, die Hand in einen Zylinder umzuwandeln, damit der Druck gleichmäßig verteilt wird. Wird unterlassen, die Hohlhand und den Handrücken ausreichend zu polstern, führt dies zu übermäßigem Druck ulnar- und radialseits, woraus sich Wunden ergeben können. Nur die Fingerspitzen werden zur Kontrolle der Durchblutungsverhältnisse an der Hand frei gelassen.

Wurde kein Transplantat angewandt, dann ist eine vollständige Immobilisierung weniger notwendig, und die Behandlung kann entsprechend flexibel gestaltet werden.

Der Begriff „Funktionsstellung" muß allerdings in bezug auf die Handchirurgie etwas genauer definiert werden. Es wird mittlerweile allgemein anerkannt, daß eine beliebig lang immobilisierte Hand den vollständigen Bewegungsumfang in den Gelenken schneller und leichter wiedererlangt, wenn sie mit den Metakarpophalangealgelenken in Beugestellung und mit gestreckten Interphalangealgelenken immobilisiert wird – diese Stellung könnte man „Immobilisierungsstellung" nennen. Muß eine Hand 3 Wochen lang fixiert werden, so sollte dies in der Immobilisierungsstellung erfolgen. Glücklicherweise dauert die Ruhigstellung nach Applikation eines Transplantats niemals 3 Wochen, und daher kann die Stellung ohne Risiko abgeändert werden, um sie den Erfordernissen des Transplantats anzupassen. Insbesondere kann das Metakarpophalangealgelenk etwas gestreckt werden, um ein übermäßiges Vorwölben des Metakarpalköpfchens mit der daraus folgenden Verletzlichkeit durch zu hohen lokalen Druck zu vermeiden.

Um einen Lappen korrekt einzusetzen, muß gelegentlich die Hand in eine Stellung gebracht werden, die für ein Gelenk ungünstig ist; dies muß als ein Risiko angesehen werden. Der Chirurg wird jedoch durch die Tatsache, daß die Idealstellung verlassen wurde, daran erinnert, die weniger ideale Stellung nur für die kürzest mögliche Zeit beizubehalten, und er wird seine Bemühungen um die spätere Mobilisierung der Gelenke verdoppeln.

Ödemprophylaxe

Ödemflüssigkeit bildet die Grundlage für steife Finger und wird durch Hochlagerung verhindert. Verschiedene Methoden werden hierbei angewandt (Abb. 8.20). Es kann ein gut gepolsterter, bis zum proximalen Humerus reichender, zirkulärer Gipsverband benutzt werden, damit das Gewicht vom Oberarm und nicht vom Handgelenk oder der Hand aufgefangen wird; das Gewicht des Gipses kann jedoch vom Patienten als nachteilig empfunden werden.

Alternativ dazu kann man den Gips nur bis unterhalb des Ellenbogengelenks anlegen, den Ellenbogen auf ein Kissen lagern und durch die Aufhängung den Gips lediglich senkrecht halten. Eine Aufhängung im Schlauchverband funktioniert gut; der Verband kann den Arm hoch bis zur Axilla reichen, so daß jeglicher Zug so weit wie möglich verteilt wird.

Bei keiner Methode darf man zulassen, daß der Gips frei hängt und das Handgelenk einengt. Bei kleineren Eingriffen ist die Hochlagerung auf einem Kissen oder in einer Schlinge ohne Gips ausreichend. Die Schlinge sollte so angebracht sein, daß die Hand so hoch liegt, wie es noch bequem möglich ist. Wird ein Fernlappen an die Hand angeschlossen, ist eine Hochlagerung natürlich nicht möglich. Die Hochlagerung als Prophylaxe gegen Ödeme muß dann durch eine energische aktive Übungsbehandlung ersetzt werden, wobei jedes nicht notwendigerweise immobilisierte Gelenk regelmäßig vollständig durchbewegt wird. Bei Durchführung eines solchen Behandlungsprogramms wird ein Herabhängen der Hand keine Probleme hervorrufen.

Nachfolgende Verbände

Bei Handverletzungen sollten die meisten Verbände 1 Woche lang unberührt bleiben, es sei denn, daß berechtigte Gründe dagegen sprechen. Viele Verbände können risikolos noch länger belassen werden. Je kleiner die Verletzung ist und je weniger die Verbände die Handfunktion stören, um so geringer ist die Notwendigkeit für ei-

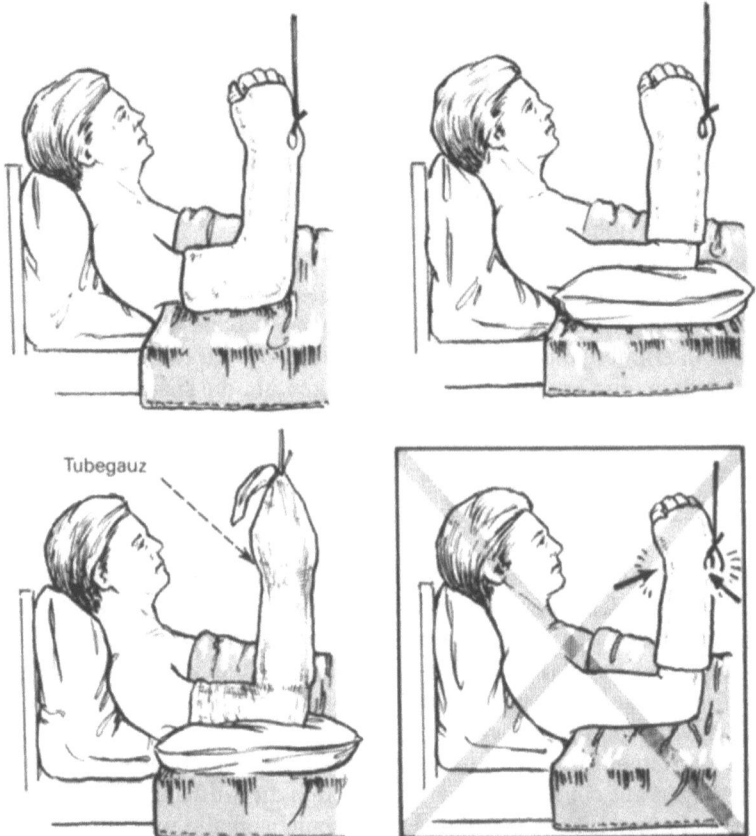

Abb. 8.20. Verschiedene Methoden der postoperativen Hochlagerung der Hand. Beachte, wie die inkorrekte Methode eine Einklemmung distal am Handgelenk hervorruft

nen frühen Verbandwechsel; bestehen keine klinischen Anzeichen für eine Infektion, dann kann der erste Verband oftmals bis zum 10. oder 12. Tag bleiben. Dies gilt sogar für eine Verletzung, die mit einem Transplantat versorgt ist. Wird die Funktion der Hand durch die Verbände erheblich eingeschränkt, so sollte besonders bei älteren Patienten der erste Verbandwechsel gewöhnlich am 7. Tag durchgeführt werden; das Verbandpolster sollte danach auf ein Minimum beschränkt werden, damit die Bewegung der Finger so schnell und intensiv wie möglich aufgenommen werden kann.

Ein ähnliches Vorgehen gilt für Verbände nach elektiven Eingriffen.

9 CHIRURGIE DER AUGENLIDER

Eine Hautdeckung der Augenlider wird gewöhnlich nach Verlust durch Trauma oder chirurgischer Exzision wegen eines malignen Tumors erforderlich.

Verletzungen der Augenlider

Die sehr gute Blutversorgung der Augenlider erlaubt ein Überleben selbst von Hautlefzen, die nur noch dürftigste Verbindungen besitzen. Daraus folgt, daß die Versorgung einer Verletzung in dieser Region „ultrakonservativ" sein muß; eine Wundexzision sollte nur minimal durchgeführt werden, und das Hauptziel des Chirurgen sollte darin bestehen, Gewebe in seine richtige anatomische Position zurückzubringen (Abb.9.1). Das schwer geschädigte Augenlid kann wahrhaftig wie ein Puzzlespiel aussehen, aber das korrekte Zusammensetzen der verschiedenen Teile ist keine vergeudete Mühe; sogar notwendig werdende Sekundäroperationen

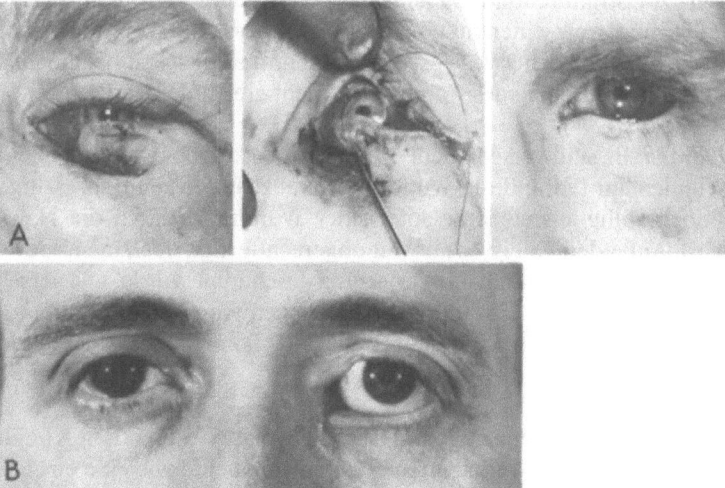

Abb. 9.1. A Versorgung einer Verletzung ohne Gewebeverlust, wobei das Unterlid von seinem medialen Ansatz abgerissen wurde; gezeigt wird der Versuch, die Kontinuität des Tränengangs durch Einfädeln eines monofilen Nylonfadens über das Punctum lacrimale in den Tränensack wiederherzustellen. Das Endergebnis zeigt das ausgezeichnete Erscheinungsbild, das sich durch eine akurate Wiederherstellung des medialen Kanthus erreichen läßt. *B* Endergebnis einer unterlassenen akuraten Rekonstruktion des Kanthus nach einer Verletzung, ähnlich der in *A.* Die Versorgung einer Verletzung ähnlich der in *A* als Teil einer ausgedehnten Gesichtsweichteilverletzung wird in Abb. 1.2 gezeigt

zur Korrektur von Haut- oder tiefer Kontrakturen werden leicht und erfolgreich in direktem Verhältnis zur aufgebrachten Sorgfalt und erreichten Genauigkeit bei der Primäroperation durchführbar sein.

Beim ersten Anblick einer Augenlidverletzung hat man oft den Eindruck, daß ein Gewebeverlust vorliegt; der tatsächliche Verlust kann jedoch nur mit fortschreitender Wundversorgung bestimmt werden, und er ist fast immer geringer, als es zuerst den Anschein hatte. Bei der Versorgung dieser Verletzungen gibt es bestimmte Schlüsselstrukturen, die als Orientierungspunkte dienen können, sofern sie als erste Maßnahme korrekt plaziert werden.

Tränengangsystem. Wenn der Tränengang des Unterlids verletzt wurde, dann sollte er, wenn möglich, rekonstruiert werden. Wird dies unterlassen, so kann es zu schwer beeinflußbarem Tränenträufeln führen, und eine spätere Rekonstruktion ist nicht mehr möglich. Es sollte sorgfältig nach dem durchtrennten Gangende gesucht werden, das zum Tränensack führt; läßt es sich jedoch nicht auffinden, dann kann das Einführen eines Nylonfadens oder einer Sonde in den Canaliculus des intakten Lids und in den Tränensack manchmal helfen, den Gang zu identifizieren (Abb.9.1). Läßt sich dieser Abschnitt im Lid nicht auffinden, dann kann auf die gleiche Weise durch Einführen eines Nylon- oder Seidenfadens in das Punctum lacrimale das durchtrennte Ende des Canaliculus an der Austrittstelle des Fadens dargestellt werden. Wird der Faden in die andere Öffnung eingeführt, dann kann die Heilung kontinuierlich erfolgen. Dieses Verfahren ist leichter zu beschreiben, als durchzuführen, aber es ist – wenn irgend möglich – den Versuch wert. Die Tendenz zur Strikturenbildung ist sogar bei Wiederherstellung des Canaliculus ausgeprägt, und trotz einer möglichen Sondenpassage ist die Tränendrainage oftmals schlecht. Glücklicherweise ist das Tränenträufeln selbst bei einem völligen Rekonstruktionsfehlschlag des Canaliculus nicht gleichbleibend schwer.

Lidrand. Es sind verschiedene Methoden beschrieben worden, bei Inzisionen oder Wunden am Lidrand die Wundflächen abzustufen; eine sorgfältige Adaptation ist jedoch völlig ausreichend, sofern der Wundrand durch die Naht etwas evertiert wird. Auf jeden Fall ist es absolut ungerechtfertigt, noch mehr Gewebe zu traumatisieren, als bereits durch die Verletzung geschädigt wurde. Die verschiedenen Orientierungspunkte am Lidrand – wie die Augenwimpern, der Limbus, die Grenze zwischen Konjunktiva und Haut – sie alle können zur Adaptation herangezogen werden.

Lidplatten. Bei jedem Augenlid ist die Lidplatte fest mit den Konjunktiven verbunden, und bei einer Verletzung verhalten sich beide wie eine einzige Struktur. Es ist angezeigt, Nähte in der Konjunktiva wenn möglich zu vermeiden, denn die Adaptation der Lidplatten kann zur Fixierung der Wundränder der mit ihnen verbundenen Konjunktiven benutzt werden; die Wunde der Bindehaut heilt auf jeden Fall sehr schnell.

Konjunktiva. Bei Beendigung jeder operativen Wiederherstellung ist es entscheidend, daß eine Deckung der Kornea mit Lidkonjunktiven während des Schlafs möglich ist; um dies sicherzustellen, ist manchmal eine Tarsorrhaphie notwendig.

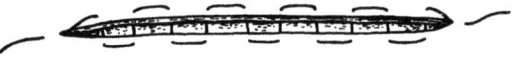

Abb. 9.2. Die fortlaufende Naht. (Nach Stallard)

Nähte in der Bindehaut verursachen eine Kontaktirritation der Kornea, sie sind schwierig zu entfernen und werden am besten vermieden. Lassen sie sich nicht vermeiden, dann ist eine fortlaufende Naht, die an jedem Wundwinkel an die Hautoberfläche geführt wird, brauchbar (Abb. 9.2). Sie zieht die Konjunktiva gut zusammen, es gibt keine Verwerfungen, und sie ist leicht zu entfernen. Die glatte Oberfläche eines Nylonfadens wirkt sich in dieser Situation für eine leichte Nahtentfernung vorteilhaft aus.

Palpebralligamente. Die Lidplatten, die den Augenlidern ihre Festigkeit geben, werden über die Ligamenta palpebrale mediale und laterale an der knöchernen Orbita als ihrem Hauptbefestigungsort fixiert; wenn eines dieser Ligamente durch ein Trauma durchtrennt worden ist, dann muß es soweit wie möglich durch Naht rekonstruiert werden. Das mediale Ligament ist die kräftigere Struktur, und seine Verletzung ist entsprechend ernst, da das gesamte Gebiet des medialen Augenwinkels nach vorne und lateral abweicht und damit das Aussehen eines unilateralen Hypertelorismus auftritt. Es wird behauptet, daß dies nur auftritt, wenn die dorsale Befestigung des Ligaments hinter dem Tränensack durchtrennt ist; zumindest soweit es ein Trauma betrifft, ist dies aber weitgehend eine akademische Frage.
Unglücklicherweise ist es außerordentlich schwierig, die ligamentäre Befestigung am Knochen zu rekonstruieren, und obwohl die unmittelbare postoperative Stellung der Lider nach z. B. Drahtnaht des Ligaments an seinen knöchernen Ansatzpunkt zufriedenstellend sein kann, neigt der gesamte Komplex dazu, wieder in seine präoperative Stellung zurückzuweichen.

Anwendung von Transplantaten

Im Idealfall muß ein Transplantat, das die Haut eines Augenlids ersetzt, bestimmte Anforderungen erfüllen, die sich aus der funktionellen Anatomie dieser Region ergeben. Erstens führt die mangelnde Starrheit der normalen Lidplatte die Augenlider leicht zu einem narbigen Ektropium oder Entropium, sofern sich auch nur die geringste Kontraktur auf der Lidoberfläche oder in der Augenhöhle befindet. Zweitens ist die Haut des Augenlids extrem dünn und besonders am Oberlid, aus Gründen einer schnellen Augenlidbewegung, nur locker in der Tiefe fixiert. Das Unterlid ist weniger beweglich als das obere, und der Teil des Oberlids, der der Lidplatte entspricht, ist wiederum weniger beweglich als der Teil oberhalb der kranialen Lidfalte.
Auf ein Augenlid transplantierte Haut sollte so dünn wie normale Augenlidhaut sein, besonders wenn die sehr mobile Haut ersetzt wird, und zusätzlich sollte sie nicht zu einer sekundären Kontraktur neigen. Leider ist die dafür am meisten geeignete Haut, die vom Oberlid stammt, im besten Falle nur außerordentlich begrenzt

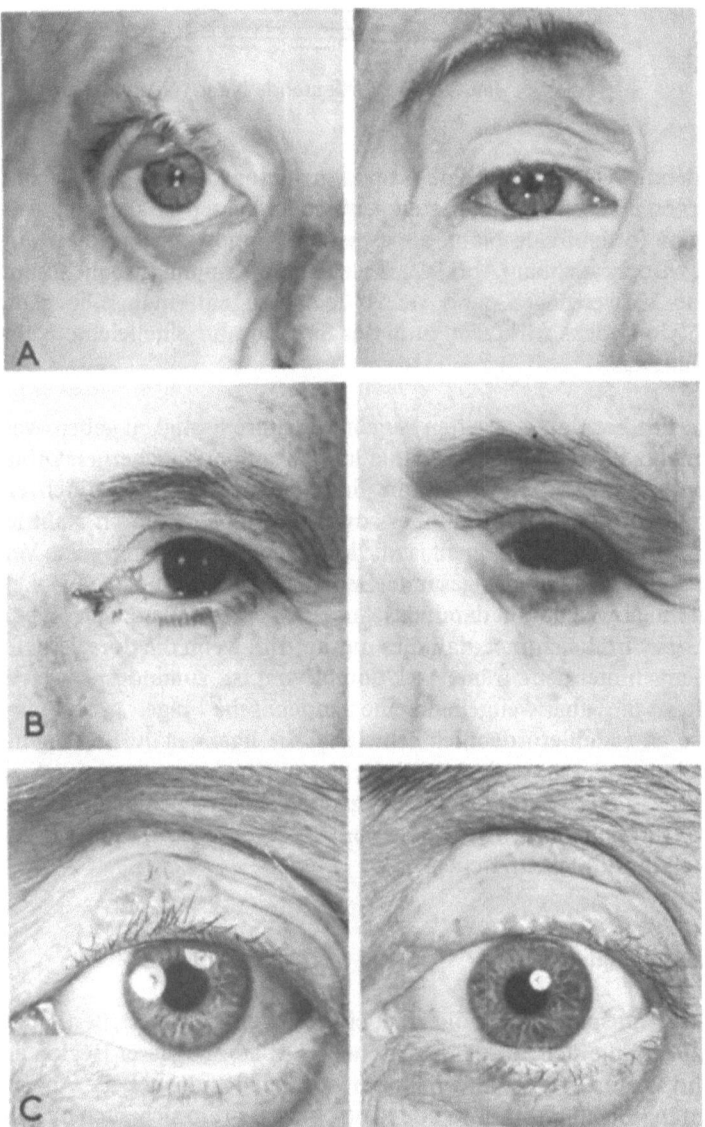

Abb. 9.3 A-C. Die Anwendung freier Hauttransplantate an verschiedenen Lokalisationen der Augenlider. *A* Ektropium beider Augenlider nach Verbrennung. Die Haut des Oberlids wurde durch Spalthaut vom Oberarm und die Haut des Unterlids durch postaurikuläre Vollhaut ersetzt. *B* Basalzellkarzinom im Bereich des medialen Kanthus mit Einbeziehung der Caruncula lacrimalis und der angrenzenden Augenlider; nach Exzision Deckung mit postaurikulärer Vollhaut. *C* Basalzellkarzinom in der Haut über der oberen Tarsalplatte; nach Exzision durch postaurikuläre Vollhaut gedeckt

vorhanden und kann u. U. überhaupt nicht zur Verfügung stehen; daher muß normalerweise ein Kompromiß geschlossen werden (Abb. 9.3). Für die weniger beweglichen Regionen wie Augenwinkel, Unterlid und Tarsalabschnitt des Oberlids bietet postaurikuläre Vollhaut den besten Ersatz; sie liefert eine ausgezeichnete Farbe und Gewebegleichheit und ihre hochgradige Vaskularisierung läßt sie leicht angehen.

Im oberen Teil des Oberlids besteht absolute Notwendigkeit für eine extreme Mobilität; hierfür wird gewöhnlich ein dünnes Spalthauttransplantat aus dem anterioren oder medialen Bereich des Oberarms benutzt. Eingedenk der Tatsache, daß ein solches Transplantat eine größere sekundäre Kontraktion durchmacht, muß der Defekt maximal gedehnt und tatsächlich überkorrigiert werden, damit die größtmögliche Hautfläche appliziert werden kann. Trotzdem fällt das Transplantatgebiet fast immer in der senkrechten Ausdehnung etwas kürzer als normal aus.

Vorbereitung zur Transplantation

Nach einer operativen Exzision und unmittelbar nach einem Trauma ist der tatsächliche Hautdefekt schon sichtbar; bei der Spätversorgung eines Traumas jedoch zeigt sich der Defekt gewöhnlich in Form eines Ektropiums und muß erneut wieder als Wundfläche dargestellt werden, damit er korrigiert werden kann.

Ist der Hautverlust lokalisiert, dann ist das Narbengebiet genau abgegrenzt und kann durch Exzision der Narbe angegangen werden, so daß das Augenlid wieder dem Augapfel anliegt. Befindet sich der resultierende Defekt im oberen Teil des Oberlids und scheint ein Spalthauttransplantat geeignet zu sein, dann sind zusätzliche Querinzisionen lateral und medial über das eigentliche Narbengebiet hinaus angezeigt, so daß der ursprüngliche Defekt überkorrigiert wird, um eine nachfolgende Kontraktion des Transplantats auszugleichen. Erscheint ein retroaurikuläres Vollhauttransplantat geeignet, dann ist eine solche Überkorrektur weniger notwendig.

Ein Ektropium infolge einer Verbrennung, mit Verlust aller Hautschichten, ist mehr diffus; zur Darstellung der Ausdehnung des Hautverlustes wird eine andere Methode benutzt (Abb. 9.4). Es werden Hauthäkchen am Lidrand angesetzt, die Haut wird gedehnt, und dann erfolgt eine Hautinzision etwa 2 mm parallel der Wimpern. Hat die Kontraktur zu einer Verziehung des Lidwinkels geführt, wobei der laterale häu-

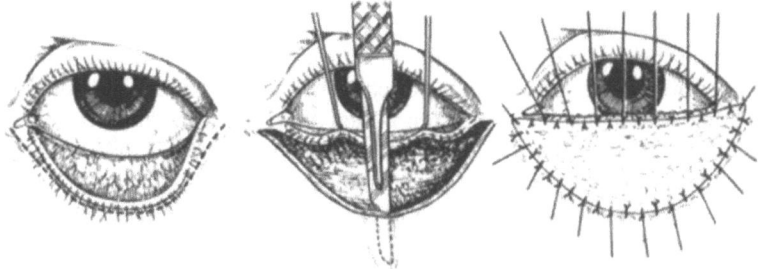

Abb. 9.4. Methode zur Korrektur eines diffusen Ektropiums des Unterlids und Einsetzen eines postaurikulären Vollhauttransplantats

fig vom Augapfel abgezogen wird, dann sollte die Inzision darüber hinaus verlängert werden, damit jeglicher Hautverlust sowohl in der horizontalen als auch der vertikalen Richtung korrigiert werden kann. Beschränkt sich unter solchen Umständen die Inzision nur auf den eigentlichen Lidrand, dann kann daraus ein leichtes bleibendes Ektropium im Bereich des Lidwinkels resultieren. Unter Zug der Häkchen wird mit der Messerklinge vom Lidrand weg parallel zur Hautoberfläche in der Tiefe die Haut vom unter ihr liegenden Muskel getrennt. Mit fortschreitender Dissektion wird das Ektropium zunehmend korrigiert und der Hautdefekt entfaltet. Das Augenlid sollte so weit gelöst werden, bis es spontan dem Augapfel auf seiner gesamten Länge aufliegt, und sich leicht über das gegenüberliegende Augenlid ziehen läßt. Aber auch nach ausgedehnter Mobilisierung kann das Lid noch dazu neigen, vom Augapfel abzustehen; dies erfolgt gewöhnlich durch zurückbleibende Narbengebiete im M. orbicularis. Diese Narbengebiete lassen sich eher fühlen als sehen, und sie müssen vollständig mit einer feinen Schere exzidiert werden. Auch was eine höchst radikale Exzision des größten Teils des Muskels zu sein scheint, hinterläßt keine Funktionsstörung; nur eine Durchtrennung des M. levator palpebrae superioris führt zur Ptose. Die Unterminierung des Lidrands auf etwa 1 mm ergibt eine gute Nahtlinie und vervollständigt die Transplantatvorbereitung.

Die Ausdehnung des operativ gesetzten Liddefekts wird gewöhnlich durch pathologische Erwägungen bestimmt, gelegentlich muß jedoch zusätzlich gesunde Haut exzidiert werden, um einen besseren Wundrandverlauf zwischen Transplantat und umgebender Haut zu erzielen. Ein Beispiel für eine solche Situation ist die geringe Erweiterung der Exzision über den Lidwinkel hinaus, wenn die Wundlinie zwischen Transplantat und dem übrigen Augenlid sich dem Kanthus nähert. Eine senkrecht verlaufende Grenzlinie zwischen Transplantat und Augenlid ist unerwünscht, ebenso wie vom Lidrand aus senkrecht verlaufende gerade Narben am besten vermieden werden, damit kein Ektropium durch eine Narbenkontraktion hervorgerufen wird. Ist dies jedoch nicht zu vermeiden, dann sollte der Defekt vollständig entfaltet werden, damit möglichst viel Haut appliziert werden kann, die jegliche spätere Kontraktion zuläßt.

Die Applikation des Transplantats

Die Methode der Applikation eines Vollhauttransplantats unterscheidet sich nur in kleineren Details von der Anlagerung an anderer Stelle. Es ist sicherer, vom Augapfel weg zu nähen, obwohl dies bedeutet, daß man von einer weniger beweglichen zu einer beweglicheren Struktur näht; die Nähte am Lidrand sollten nicht zu fest geknüpft werden, da sie leicht durchschneiden. Entsprechend sollten die über dem Flavinewattebausch verknüpften Fäden nicht zu viel Spannung auf die Nähte bringen. Ein übermäßiger Druck ist nicht notwendig; diese Transplantate wachsen sehr leicht an, sofern ein Hämatom vermieden wird.

Bei einem Spalthauttransplantat kann die gleiche Applikationstechnik angewandt werden; Ziel ist jedoch, den Defekt zu strecken, damit so viel Haut wie möglich angelagert werden kann. Die Kompressionstechnik mit dem Flavinewattebausch eignet sich hier nicht so gut. Die Dehnung und Überkorrektur wird besser durch Verwendung einer Form aus Stent-Abdruckmasse erreicht (Abb. 9.5). Stent ist eine im

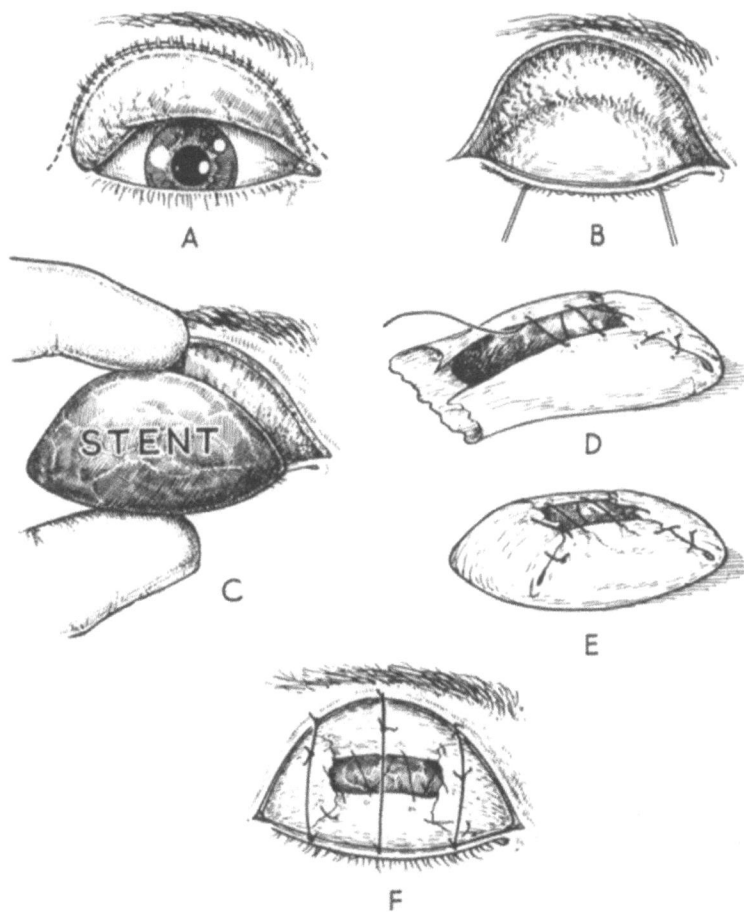

Abb. 9.5 A–F. Transplantation am Augenlid mit der Stent-Technik. Das Ektropium des Oberlids *(A)* wird korrigiert *(B)*, und vom Defekt ein Stent-Abdruck genommen. Das Spalthauttransplantat wird mit der Wundfläche nach außen um die Abdruckform herumgelegt *(D, E)* und in den Defekt eingesetzt *(F)*

Dentalbereich benutzte Abdruckmasse, die in heißem Wasser geschmeidig weich wird und in kaltem Wasser starr aushärtet; sie kann benutzt werden, um einen genauen Abdruck vom gedehnten Defekt abzunehmen. Das Transplantat wird dann über die Formmasse mit seiner Wundfläche nach außen gelegt, so daß es die Oberfläche der Form vollständig bedeckt, die in den Defekt eingesetzt werden soll. Die mit Haut bedeckte Form wird dann auf die Wundfläche appliziert. Jetzt werden Nähte durch die Wundränder des Defekts gelegt und über der Form so verknotet, daß diese halb versenkt ist. Dadurch wird ein größtmöglicher Kontakt zwischen Wundfläche und Transplantat erzielt, und auf diese Weise wird der größte Teil des Transplantats eingesetzt. Selbstverständlich wird das Transplantat an den Rändern mit dem Defekt vernäht. Jeder offensichtlich überschüssige Hautanteil wird abgeschnitten, sobald die Nähte über der Formmasse verknotet sind. Das Transplantat reicht bis zur Grenze des Defekts, und beim ersten Verbandwechsel, gewöhnlich 7 Tage später, wird die über den Defekt hinausreichende Haut, die jetzt trocken und papierähnlich ist, bequem abgeschnitten.

Bevor der Verband angelegt wird, ist es immer angezeigt, bei jedem Verfahren die Wimpern mit Vaseline vom Augapfel fernzuhalten. Um den Druck zu verteilen, wird der Verband um das Wattepolster oder die Formmasse herum aufgebaut und mit einem elastischen Verband fixiert. Außer wenn der Eindruck besteht, daß Bewegungen des Augapfels unter dem Verband die Kornea irritieren, was bei einem einfachen Hauttransplantat alleine selten zutrifft, besteht keine Notwendigkeit, das andere Auge abzudecken. Einige Chirurgen führen gleichzeitig eine temporäre Tarsorrhaphie durch, was jedoch unnötig ist.

Postoperative Versorgung

Neben dem Nichtanwachsen des Transplantats, was glücklicherweise extrem selten ist, ist die einzige zu befürchtende Komplikation ein Ulkus der Kornea; dies wird gewöhnlich durch eine nicht sofort behandelte Trichiasis hervorgerufen. Der Patient muß ausdrücklich befragt werden, ob er irgend etwas in seinem Auge spürt; sollte das der Fall sein, dann bedeutet das eine absolute Indikation, den Verband zu entfernen und das Auge nach der störenden Wimper abzusuchen. Dies gilt ohne Rücksicht auf die Konsequenzen für das Transplantat, obwohl glücklicherweise das Anwachsen und die Vaskularisierung so schnell erfolgen, daß das Transplantat selten durch eine vorsichtige Inspektion gefährdet wird. Hin und wieder geben Patienten geringe Schmerzen an, verneinen aber die direkte Frage nach einem Fremdkörpergefühl. In solchen Fällen ist es selten notwendig, den Verband zu entfernen; gewöhnlich reicht eine leichte Lockerung des Verbands aus.

Das Transplantat wird am 7. Tag verbunden, und häufig ist ein Verband für etwa eine weitere Woche sinnvoll, nicht so sehr um Druck auszuüben, sondern aus Gründen der Immobilisierung. Die Augenlider sind so beweglich, daß sogar nach einem vollständigen Anwachsen noch Defekte auftreten können, falls zu früh uneingeschränkte Lidbewegungen zugelassen werden.

Anwendung von Lappen

Muß ein Defekt versorgt werden, der die gesamte Dicke des Augenlids betrifft, dann kann ein Lappen zur Hautdeckung erforderlich werden; für einen Hautersatz alleine wird er jedoch seltener benutzt. Nach Exzision eines Malignoms läßt sich seine Anwendung nicht leicht rechtfertigen, wenn nur die Haut alleine betroffen ist, obwohl der Lappen auch bei nichtpathologischen Veränderungen ein völlig ausreichendes Resultat ergibt. Ein Lappen kann jedoch sehr nützlich bei einer ungünstig lokalisierten einfachen Läsion sein, deren Exzision einen Defekt hinterläßt. Zum Beispiel erfordert ein Papillom in der Nähe des Lidrandes oftmals mehr als nur eine Minimalexzision, um ein Rezidiv zu verhindern, und es bleibt eine Wundfläche zurück, die nicht einfach direkt durch Naht verschlossen werden kann.

Defekte des Unterlids lassen sich durch einen Lappen besonders gut versorgen, und die Ergebnisse sind funktionell ausgezeichnet, da der wesentliche Teil der Lidbewegung beim Oberlid liegt, und eine lokalisierte Lücke im M. orbicularis wenig Auswirkungen auf die Funktion hat. Wenn sich der Defekt nicht über das Augenlid hinaus auf die Wange erstreckt, kann ein Hautlappen vom Oberlid oberhalb der Lidfalte benutzt werden (Abb. 9.6). Die gute Blutversorgung dieser Region erlaubt die Bildung eines Lappens mit einem fast unglaublichen Längen-Breiten-Verhältnis. Abhängig von Länge, Lokalisation usw. des Defekts kann der Lappen mit einem einzelnen Stiel an den Augenwinkeln gebildet oder als doppeltgestielter Brückenlappen nach unten geschwenkt werden. Erstreckt sich der Defekt nicht bis zum Lidwinkel, kann der Lappen in Form eines Stiellappens verwendet werden; der nicht benutzte Teil, der sich sehr schnell einrollt, kann entweder an seinen Ursprung zurückverlagert oder exzidiert werden, je nachdem, was günstiger zu sein scheint. Diese Versorgungsart wird am häufigsten bei älteren Patienten benötigt, wobei zusätzliche Lockerheit des Oberlids, die mit zunehmendem Alter sehr häufig auftritt, den Verschluß des Sekundärdefekts leichter macht. Kann der Sekundärdefekt durch direkte Naht verschlossen werden, ohne ein Ektropium hervorzurufen, dann

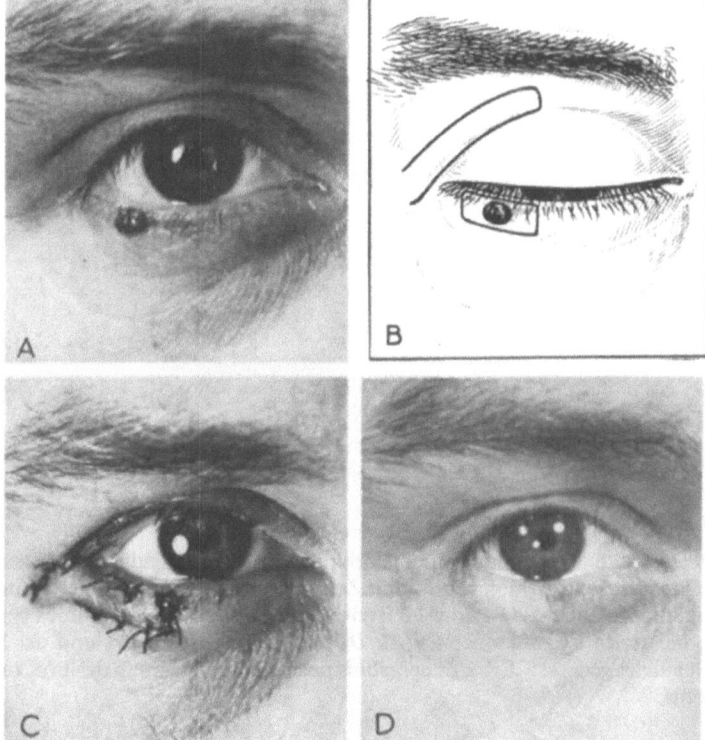

Abb. 9.6A-D. Anwendung eines einseitig gestielten Lappens vom Oberlid zur Deckung eines Defekts nach Exzision eines am Lidrand gelegenen pigmentierten Papilloms. *A* Papillom; *B* aufgezeichneter Lappen; *C* verlagerter Lappen; *D* Endergebnis nach Exzision des Brückensegments

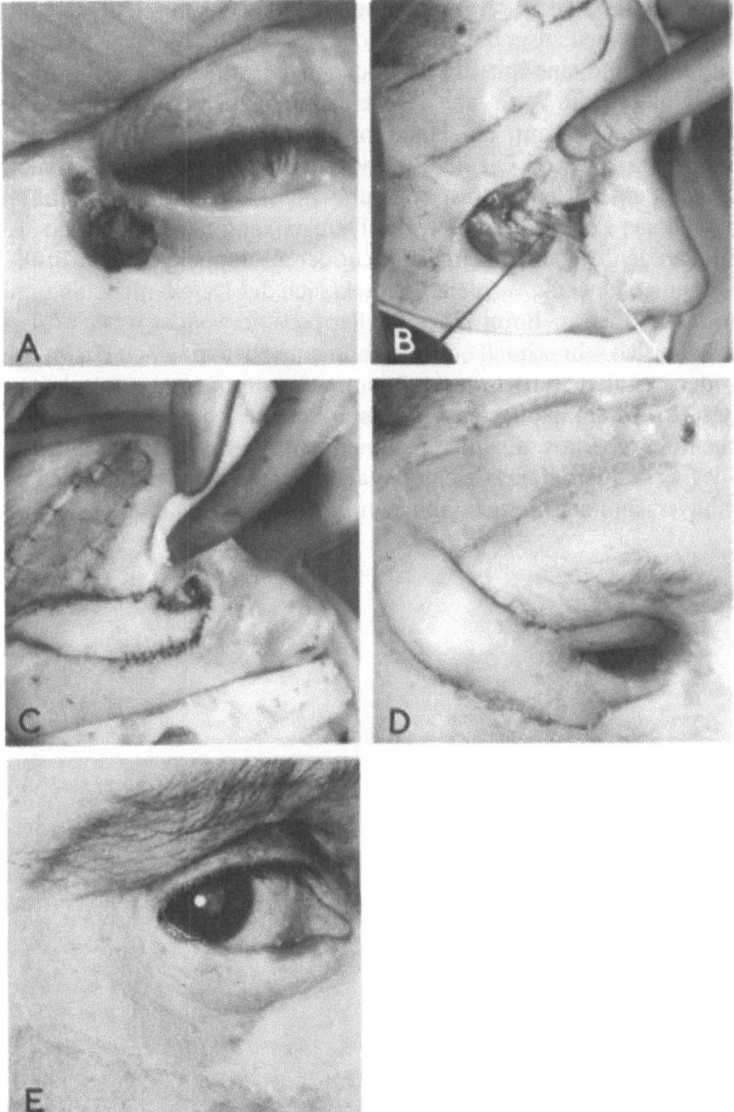

Abb. 9.7 A-E. Anwendung eines temporalen Brückenstiellappens zur Deckung nach Exzision eines Basalzellkarzinomrezidivs im Zentrum eines früher applizierten postaurikulären Vollhauttransplantats. *A* Rezidiv; *B* Exzision unter Belassung der Tunica conjunctiva; der Temporallappen ist aufgezeichnet; *C, D* der Lappen ist verlagert und der Sekundärdefekt mit Spalthaut gedeckt; *E* das Endergebnis nach Rückverlagerung des Brückensegments des Lappens

sollte dieser Weg gewählt werden. Gelingt das nicht, dann muß ein Spalthauttransplantat appliziert werden.

Ein kleineres Ärgernis bei diesem Lappen ist seine Tendenz, in der frühen postoperativen Phase in seiner Gesamtlänge konvex zu werden (Abb.9.6C) statt flach zu
bleiben. Obwohl ein Abflachen schließlich wieder eintritt, beeinträchtigt die Kon-
vexität anfangs das Aussehen. Diese Störung kann durch einen leichten Watte-
druckverband auf den Lappen verhindert werden, was zu einer leichten Konkavität
führt, die nach Entfernung des Verbands verschwindet.

Wenn sich der Defekt über die Grenzen des Unterlids hinaus erstreckt, wird ein
breiterer Lappen benötigt; die Quelle hierfür ist gewöhnlich die Stirn. Für das Gebiet des medialen Lidwinkels kann ein Glabellalappen benutzt werden (Abb.6.17);
für den lateralen Augenwinkel und den übrigen Teil des Unterlids ist ein Temporallappen geeignet (Abb.9.7).

Am Oberlid steht für einen Verschluß durch direkte Naht ohne Hervorrufung eines
Ektropiums eine gewisse Menge Haut zur Verfügung; Lappen werden daher seltener benötigt.

10 KIEFER-GESICHTS-VERLETZUNGEN

Der knöcherne Komplex des Gesichtsschädels besteht aus Unterkiefer, Oberkiefer, Jochbeinen und Nase, wobei die letzten 3 Strukturen das mittlere Drittel des Gesichts bilden (Abb. 10.1). Diese Knochenstrukturen entsprechen grob ihren äußeren anatomischen Gegenstücken, und jede hat ihre eigenen charakteristischen Verletzungsformen. Während eine Verletzungsart evtl. alleine auftritt, können zur gleichen Zeit mehrere andere Frakturformen entweder in einem einzigen oder in mehr als einem knöchernen Komplex zusammen vorliegen. Ein frakturierter Oberkiefer kann z. B. alleine oder zusammen mit Frakturen von einem oder beiden Jochbeinen und/oder der Nase auftreten. In jedem Fall wird dies ungenau als eine Mittelgesichtsfraktur beschrieben.

Bei Frakturen des Unter- und Oberkiefers ist es nicht ungewöhnlich, daß es zu einer Lockerung von Zähnen kommt, die sich weit entfernt von denen befinden, die in der Hauptfrakturlinie liegen. Diese als Alveolarfrakturen bezeichneten Zahnlockerungen treten infolge lokalisierter Frakturen der Alveolarfortsätze des Ober- oder Unterkiefers auf. Frakturen des Gesichtsschädels können eingeteilt werden in solche, die die Okklusionsstellung der Zähne nicht beeinflussen – wie Jochbein- und Nasenfrakturen – und in solche, bei denen die normale Okklusionsstellung durch die Fraktur gestört ist – wie Frakturen des Unter- oder Oberkiefers (Abb. 10.2).

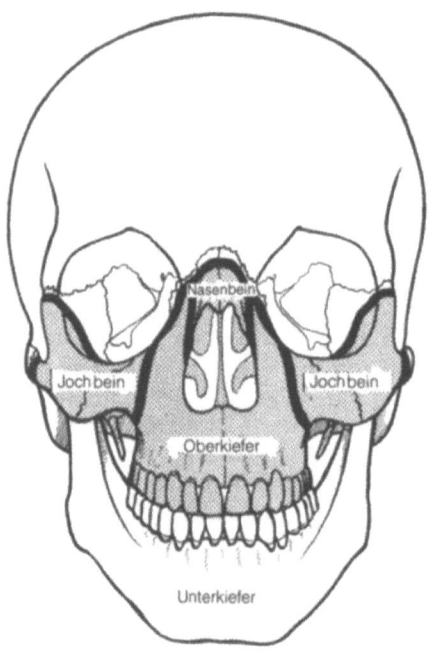

Abb. 10.1. Der knöcherne Mittelgesichtskomplex: Oberkiefer, Nase, Jochbeine, Unterkiefer. Der *punktierte* Bereich gibt das mittlere Gesichtsdrittel an

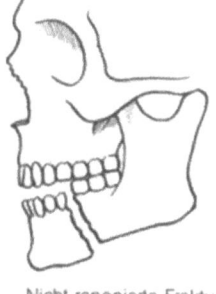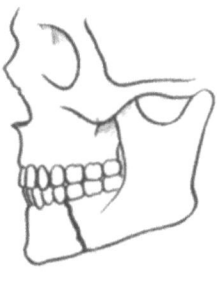

Nicht reponierte Fraktur,   Reponierte Fraktur,
Zähne okkludieren nicht   Zähne okkludieren korrekt

Abb. 10.2. Okkludieren die Zähne bei einem frakturierten Unterkiefer nicht korrekt, dann ist die Fraktur disloziert. Eine korrekte Okklusion bedeutet, daß die Fraktur nicht verschoben ist

Es sollte gleich zu Beginn betont werden, daß die Wiederherstellung und Aufrechterhaltung einer korrekten Zahnokklusion der Kern jeder Behandlung von Frakturen ist, bei denen die Zähne mitbetroffen sind. Der Chirurg, der eine solche Fraktur ohne Hilfe eines Dentisten behandeln muß, wird viel zur Verhinderung einer dauernden und weitgehend irreparablen Deformierung beitragen, wenn er als ersten Schritt der lokalen Behandlung die Zähne des Ober- und Unterkiefers in korrekter Okklusionsstellung miteinander ligiert.

Frühversorgung

Bevor mit der definitiven Versorgung begonnen wird, benötigt die große Mehrzahl von Patienten mit Kiefer-Gesichts-Verletzungen keine andere spezielle Versorgung der Fraktur als eine ausreichende und wiederholte Säuberung des Mundes. Abgesehen von Unterkieferfrakturen sind Mittelgesichtsfrakturen i. allg. nicht so weit mobil, daß durch sie entstehende Schmerzen bei der Frühversorgung zu einem Problem werden. Sogar bei Unterkieferfrakturen sind Beschwerden infolge Beweglichkeit an der Frakturstelle selten ausgeprägt, und nur eine erstaunlich geringe Zahl von Patienten benötigt als Stütze einen Kopf-Kinn-Verband (Abb. 10.3).
Bei der kleinen Gruppe von Patienten, die eine besondere Versorgung erfordern, sind die Komplikationen entweder respiratorischer Art oder durch Blutung hervorgerufen.

Blutung. Besonders bei Oberkieferfrakturen kann eine starke Blutung vorliegen, die aber bei freigehaltenen Atemwegen gewöhnlich spontan zum Stehen kommt. Es ist wichtig, zu verhindern, daß Blut in den Pharynx zurückläuft, da es hier respiratorische Störungen hervorrufen kann mit daraus folgender Unruhe, die wiederum die Blutung verstärkt. Die Lagerung des Patienten zur Verhinderung dieser Komplikation wird weiter unten beschrieben.

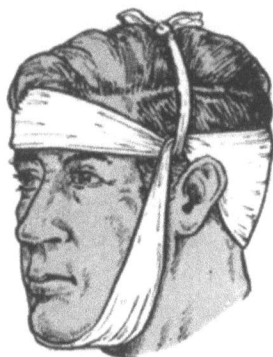

Abb. 10.3. Kopf-Kinn-Verband, bei Bedarf zur Unterstützung bei Unterkieferfrakturen benutzt

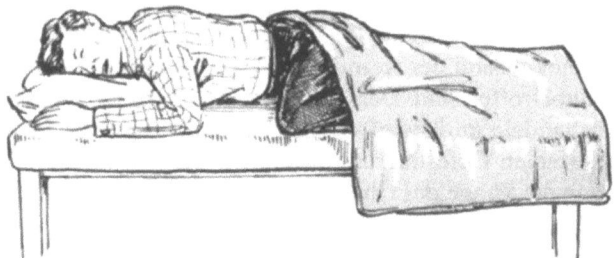

Abb. 10.4. Lagerung eines Patienten mit Kiefer-Gesichts-Verletzungen: auf dem Bauch, mit zur Seite gedrehtem Kopf

Respiratorische Beeinträchtigungen. Diese können im Schweregrad stark variieren und beruhen entweder auf einer Schwellung der Zunge infolge eines Hämatoms, das sich von einer Unterkieferfraktur ausbreitet, oder auf der Unfähigkeit, die Zunge bei denjenigen bilateralen Unterkieferfrakturen zu kontrollieren, bei denen das ventrale Fragment, das die meisten Muskelansätze der Zunge trägt, beweglich ist. Die beim einzelnen Patienten zu treffenden Maßnahmen hängen vom Ausmaß der Ventilationsbehinderung ab; eine ausreichende Absaugmöglichkeit sollte jedoch immer vorhanden sein. Solche Patienten atmen leichter, wenn sie aufgerichtet werden; ist dies jedoch nicht möglich, dann ist es äußerst wichtig, sie nicht flach auf dem Rücken liegen zu lassen. Die korrekte Position ist die Bauchlage mit zur Seite gedrehtem Kopf (Abb. 10.4). Eine Naht durch die Zunge kann notwendig werden, um sie am Zurückgleiten zu hindern.

Es muß jedoch betont werden, daß jede Neigung zu schweren respiratorischen Störungen eine Indikation zur sofortigen Tracheotomie darstellt; diese sollte frühzeitig durchgeführt werden, da respiratorische Behinderungen sich oft schnell verstärken. Eine schwere und unkontrollierbare Blutung kann die Ligatur der A. carotis externa notwendig machen.

Begleitverletzungen

Mittelgesichtsfrakturen können als isolierte Verletzungen auftreten, aber bei Auto- und Motorradunfällen als deren übliche Ursache kommen i. allg. gleichzeitig noch andere Verletzungen hinzu. Die Verletzungen, die die Behandlung der Mittelgesichtsschädigung am häufigsten beeinflussen, sind Verletzungen der Gesichtsweichteile sowie Schädel-, Thorax- und Augentraumen.

Andere Verletzungen beeinträchtigen die Behandlung einer Mittelgesichtsfraktur weniger stark. Die einzige Schwierigkeit, die außer der Kooperation mit dem Orthopäden – zur Verminderung der Nakosebelastung durch Versorgung von Gesicht und Gliedmaßen in einer einzigen Operationssitzung – gewöhnlich auftritt, ist eine administrative, nämlich die Entscheidung, ob der Patient in einer orthopädischen oder kieferchirurgischen Abteilung behandelt werden soll. Im Idealfall kann er in einem Zentrum für Traumatologie behandelt werden, wo ihn die entsprechenden Spezialisten gemeinsam versorgen; diese Idealeinrichtung ist jedoch nicht überall zu finden, und die Situation muß gewöhnlich durch Einschätzung der relativen Schweregrade der einzelnen Verletzungen gelöst werden.

Verletzungen der Gesichtsweichteile

Eine Weichteilverletzung für sich sollte mit minimaler Verzögerung nach den in Kap. 1 aufgeführten Richtlinien behandelt werden. Ihre Versorgung wird selten stärker durch das gleichzeitige Vorhandensein einer Mittelgesichtsfraktur beeinflußt. Sogar bei einer offenen Fraktur kann die Wunde sicher verschlossen werden. Wie später ausgeführt, erfolgt eine Fixierung der Fraktur gewöhnlich über die Zähne oder bei zahnlosen Patienten über die Alveolen, und somit stört der Weichteilverschluß sehr selten die definitive Frakturbehandlung. Ausnahmsweise kann es möglich sein, die Weichteilverletzung als operativen Zugangsweg zu benutzen, wenn eine interossäre Drahtligatur (s. S. 273) zur Frakturstabilisierung zusätzlich zu einer Fixierung der Zähne durchgeführt werden soll; diese Möglichkeit tritt jedoch relativ selten auf.

Schädelverletzungen

Ein Gehirntrauma mit oder ohne Fraktur der Kalotte tritt ziemlich häufig in Verbindung mit einer Kiefer-Gesichts-Verletzung auf. Die daraus resultierende Bewußtlosigkeit beeinflußt die Versorgung des Patienten auf eine von zwei Möglichkeiten:

1. Ist der Patient tief bewußtlos und würde allein deshalb eine Tracheotomie in Erwägung gezogen werden, dann stellt das Vorliegen einer Fraktur des Ober- oder Unterkiefers mit den zusätzlichen respiratorischen Schwierigkeiten ein sehr wichtiges weiteres Argument für eine Tracheotomie dar. Sogar in den Fällen, in denen der Grad an Bewußtlosigkeit selbst eine Tracheotomie nicht rechtfertigt, sollte man nicht zögern, diesen Eingriff durchzuführen, wenn die Fraktur die Behandlungsschwierigkeiten deutlich vergrößert. Es gibt gute Gründe dafür, diesen

Eingriff prophylaktisch durchzuführen, statt zu warten, bis er zu einer therapeutischen Notwendigkeit wird. Obwohl eine Tracheotomie in vielen Fällen mit einer unnötigen Morbidität aufgrund unzureichender Versorgung und schlechten Möglichkeiten zur Anfeuchtung der Inspirationsluft verbunden ist, kann sie dennoch in dieser Situation lebensrettend sein.

2. Wird eine Tracheotomie für nicht notwendig erachtet, dann sollten das Anpassen von Metallkappenschienen (s. S. 269) und sogar die Abnahme von Zahnabdrücken verschoben werden, bis der Patient ausreichend bei Bewußtsein ist, um kooperative zu sein.

Ein weiteres Symptom bei Schädelverletzungen, das die Behandlung einer Mittelgesichtsfraktur komplizieren kann, ist die Rhinoliquorrhöe.

Rhinoliquorrhöe. Austritt von Liquor aus der Nase ist ein Zeichen für eine Fraktur der Lamina cribrosa mit Einriß der Dura. Dies läßt sich klinisch leicht diagnostizieren – man findet aus der Nase austretende wasserklare Flüssigkeit, deren Volumen zeitweilig durch Senken des Kopfes oder Pressen zunimmt, und die innerhalb von 48 h nach dem Unfall auftritt, obwohl es auch erst einige Tage oder sogar Wochen nach der Verletzung plötzlich dazu kommen kann.

Der natürliche Verlauf dieses Zustands bei Nichtbehandlung ist umstritten. Einige Lecks sistieren spontan, nachdem die Fraktur fixiert wurde, und sie bereiten dann keine weiteren Schwierigkeiten mehr; einige scheinen aufzuhören, doch entwickelt sich nach einem unterschiedlichen und manchmal sogar ziemlich langen symptomfreien Intervall eine Meningitis; einige sondern weiter Liquor ab und die Entwicklung einer Meningitis ist auch nach Reposition und Fixierung der Oberkieferfraktur noch möglich.

Was eine Diskussion über die Therapie so schwierig macht, sind die unterschiedlichen Meinungen über den Anteil der auf jede Kategorie entfallenden Patienten. Auf jeden Fall ist es sicherlich klug, unmittelbar nach Diagnosestellung die Hilfe des Neurochirurgen in Anspruch zu nehmen; alle diese Patienten sollten angemessen antibiotisch behandelt werden. Es ist bekannt, daß Bewegungen des frakturierten Oberkiefers eine beträchtliche Bewegung an der Lamina cribrosa und der frakturierten angrenzenden Knochenfragmente bewirken. Die Fraktur sollte deshalb zum frühestmöglichen Zeitpunkt reponiert und fixiert werden, damit die besten Voraussetzungen für die Verklebung des Duraeinrisses bestehen.

Ist das Leck volumenmäßig klein, und nimmt es ziemlich schnell ab, dann kann man risikolos das spontane Sistieren abwarten. Die Chancen für eine Spätmeningitis sind sicherlich gering.

Ein großvolumiges oder persistierendes Leck sollte chirurgisch verschlossen werden. In Zusammenarbeit mit dem Neurochirurgen wird der Duraeinriß mit einem Faszientransplantat verschlossen und der Oberkiefer reponiert und fixiert.

Thoraxverletzungen

Das Vorliegen von Rippenfrakturen zusammen mit einer Mittelgesichtsfraktur macht gewöhnlich die beiderseitige Versorgung nicht komplizierter. Die Kiefer-Gesichts-Verletzung kann evtl. die Behandlung der Thoraxverletzung erschweren, indem sie die respiratorische Behinderung bei Vorliegen einer Rippenstückfraktur mit paradoxer Atmung verstärkt. In einer solchen Situation wird eine Tracheotomie helfen, beide Probleme zu lösen.

Augenverletzungen

Die Seltenheit von Augenverletzungen in diesem Zusammenhang ist erstaunlich. Tritt tatsächlich eine auf, dann ist der Schaden gewöhnlich entweder durch die Zerstörung des Bulbusinhalts oder durch eine schwere Schädigung des N. opticus irreparabel. Wird eine Schädigung vermutet, dann sollte unverzüglich die Stellungnahme eines Augenchirurgen eingeholt werden. Das nicht so sehr vom therapeutischen Standpunkt aus – denn selten kann zur Rettung des Sehvermögens noch viel getan werden, wenn es bereits verloren ist –, als vielmehr wegen der Möglichkeit einer sympathischen Ophthalmie bei Schädigung der Tunica vasculosa bulbi. Der Exophthalmus infolge Kontusion oder direkter Blutung in das Orbitafettgewebe verschwindet ebenso spontan wie ein subkonjunktivales Hämatom.
Neben Traumen an Bulbus und N. opticus ist die häufigste Verletzung eine Fraktur des Orbitabodens, durch die Orbitafettgewebe in den Sinus maxillaris prolabieren kann. Diese Verletzungsform tritt gewöhnlich als Teil einer Jochbeinfraktur auf und wird zusammen damit abgehandelt.

Repositions- und Fixierungsmethoden

Die Zähne werden zur indirekten Fixierung von Unterkieferfrakturen benutzt. Ihre feste Verankerung in den Alveolen zusammen mit der Tatsache, daß die korrekte Okklusion von entscheidender Wichtigkeit für die spätere Funktion ist, macht sie hierfür außerordentlich geeignet. Gewöhnlich wird nur bei Zahnverlust die Alveole direkt zur Schienung benutzt.
Bei der Reposition einer Fraktur des Unter- oder Oberkiefers ist es das Ziel, die Zähne der Fragmente in eine normale Stellung zu denen der nichtfrakturierten Gegenseite zu bringen, wobei sich die Fraktur zur Erzielung einer normalen Okklusion unbedingt in einer korrekten Stellung befinden muß. Bei einem zahnlosen Patienten werden die frakturierten Zahnfächer aus ähnlichen Gründen in die Stellung gebracht, die sie beim Tragen eines Gebisses einnehmen würden.
Zur Fixierung einer Unter- oder Oberkieferfraktur muß der frakturierte Knochen nach Reposition an einer unbeweglichen Struktur verankert werden. Der gebrochene Unterkiefer wird somit am Oberkiefer verankert; der frakturierte Oberkiefer kann ebenso gut an der Kalotte wie am Unterkiefer verankert werden.
Man muß bei der Besprechung der eigentlichen Fixierungsmethoden für den Unterkiefer erkennen, daß die Reposition der Fraktur in korrekter Okklusion am Oberkiefer als Leitschiene für eine exakte Reposition und die Fixierung an diesem als geeigneten Verankerungsort in der Praxis gleichzeitig erreicht werden, da Reposition und Fixierung an der gleichen Struktur, nämlich dem Oberkiefer, erfolgen. Die Trennung in zwei einzelne Schritte tritt mehr bei Oberkieferfrakturen zutage,

bei denen die Reposition am Unterkiefer und die Fixierung an der Kalotte und dem Unterkiefer erfolgt.

Sind Zähne in ausreichender Anzahl an beiden Fragmenten vorhanden, dann werden sie in korrekter Okklusionsstellung mittels Drahtschlaufen, Zahnbogenschiene oder Prothesenschiene fixiert.

Fixierung mittels Drahtschlaufen (Abb. 10.5). Bei dieser Methode besteht die Vorrichtung zur Fixierung aus einem Stück rostfreien Stahldraht von 0,4 mm Durchmesser, der in der Mitte zusammengebogen und 2- oder 3mal fest verdrillt wurde, wobei eine kleine Öse am Ende zurückbleibt.

Diese Drahtschlaufe wird zwischen den Hälsen zweier benachbarter Zähne nach innen geführt, bis der verdrillte Abschnitt zwischen den Hälsen und mit der Öse nach außen liegt. Die 2 Stränge der Drahtschlaufe werden nach beiden Seiten aufgebogen, und jeder Strang wird dann durch den nächsten Zahnzwischenraum nach außen geführt, so daß jeweils eine Schlinge um die Hälse der benachbarten Zähne gebildet wird. Die Schlingen werden vervollständigt, indem die Drähte zueinander

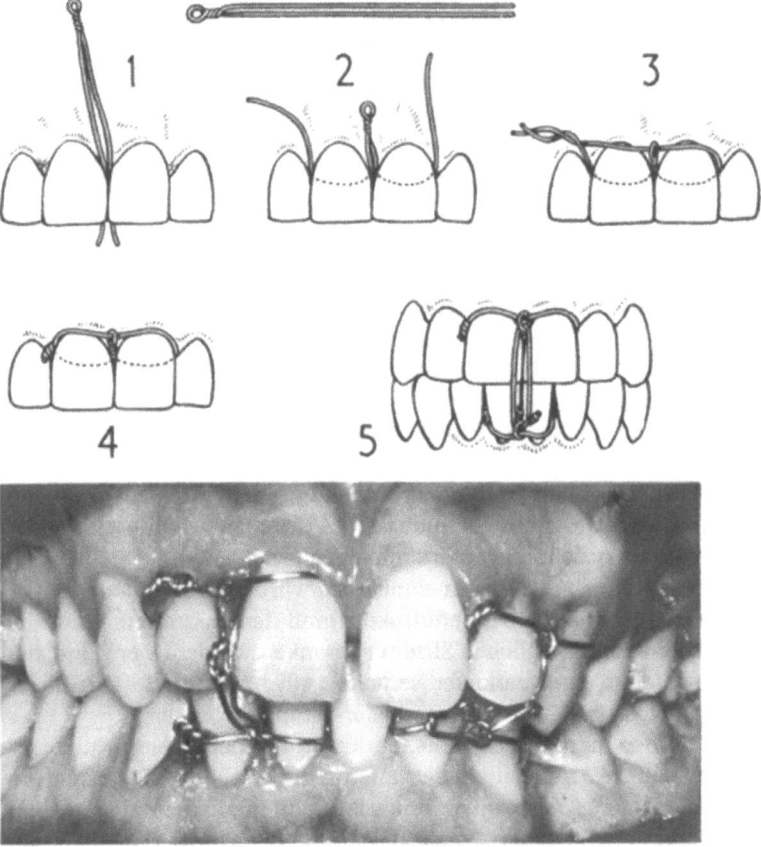

Abb. 10.5. Die einzelnen Schritte bei der Fixierung mittels Drahtschlaufen; Patient mit Kollumfraktur, dessen obere und untere Zahnreihe miteinander verdrahtet wurden

umgebogen werden, wobei einer durch die Öse geführt wird. Zum Abschluß werden sie fest miteinander verdrillt, bevor das überstehende Ende abgekniffen und so umgebogen wird, daß es nicht an der Zunge oder Wange hängen bleiben kann.

Es werden mehrere dieser Drähte in Abständen um den gesamten Kieferbogen herum und ebenso an den korrespondierenden Punkten des gegenüberliegenden Kiefers angebracht. Nachdem die Fraktur manuell reponiert und der Unterkiefer mit dem Oberkiefer in Okklusion gebracht wurde, wird er in der Stellung durch weitere Drähte, die durch die jeweils gegenüberliegenden Ösen gezogen und fest miteinander ligiert werden, gehalten.

Fixierung mittels Zahnbogenschiene (Abb. 10.6). Diese Technik stellt eine Alternative zur Drahtschlaufenligatur dar. Hierfür wird ein schmaler, biegsamer Metallstab aus abgeflachten weichen Neusilberdraht benutzt, der außen an den Zahnbogen in Höhe der Zahnhälse genau anmodelliert und dann mit diesen verdrahtet wird. Wird am Oberkiefer auf gleiche Weise eine Zahnschiene befestigt, dann können beide mit Drähten aneinander fixiert werden. Alternativ dazu kann die am frakturierten Knochen liegende Zahnschiene an Drahtschlaufen der nichtfrakturierten Zahnfächer fixiert werden.

Eine logische Weiterentwicklung der einfachen Zahnbogenschiene ist die Anbringung von Haken in regelmäßigen Abständen über die gesamte Länge (Abb. 10.7), so daß die oberen und unteren Schienen leichter miteinander ligiert werden können. Nach diesen Richtlinien sind Schienen mit verschiedenen Namen entwickelt worden, gewöhnlich werden sie aber als vom Winter-Typ bezeichnet, wobei die Schiene nach Winter wahrscheinlich die am häufigsten benutzte ist. Sie werden allgemein auf gleiche Weise wie die einfache Zahnbogenschiene verwendet.

Fixierung mittels Prothesenschiene (Abb. 10.8). Dies ist bei weitem die gebräuchlichste Methode in England. Sie stellt eine weit entwickelte Technik dar, bei der genau artikulierende Modelle von den Zähnen und den Gaumen des Unter- und Oberkiefers aus Gips hergestellt werden. Mit diesen Modellen als Grundlage werden Kappenschienen aus Metallguß vom gesamten Gebiß angefertigt, die exakt über alle Zähne passen. Absichtlich ausgelassen werden hiervon nur diejenigen Zähne, die in der eigentlichen Frakturlinie liegen, und die, die hoffnungslos kariös sind.

Bei korrekter Herstellung und exaktem Sitz schädigen diese Schienen weder Gaumen noch Zähne, und werden sie einzementiert, dann gewährleisten sie eine sichere Fixierung.

Bei den Vorarbeiten am Modell ist es möglich, an korrespondierenden Punkten der oberen und unteren Schienen Haken einzubauen, so daß die beiden Schienen mit-

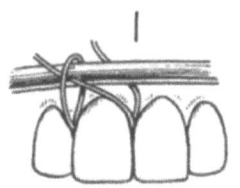
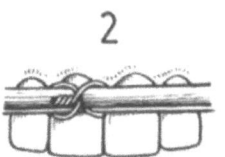
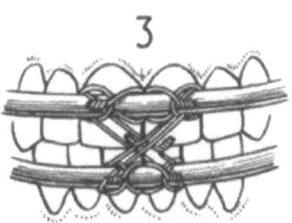

Abb. 10.6. Die Phasen bei der Fixierung mittels Zahnbogenschienen

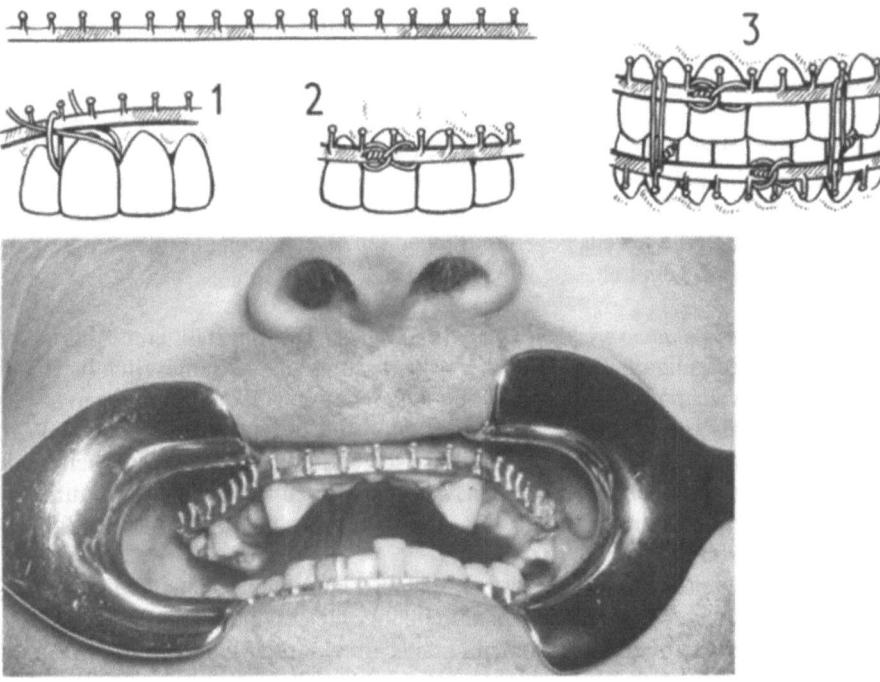

Abb. 10.7. Zahnbogenschienen nach Winter und die einzelnen Schritte ihrer Applikation; Aufnahme eines Patienten mit angelegten Schienen, die mit den oberen und unteren Zahnreihen ligiert werden können

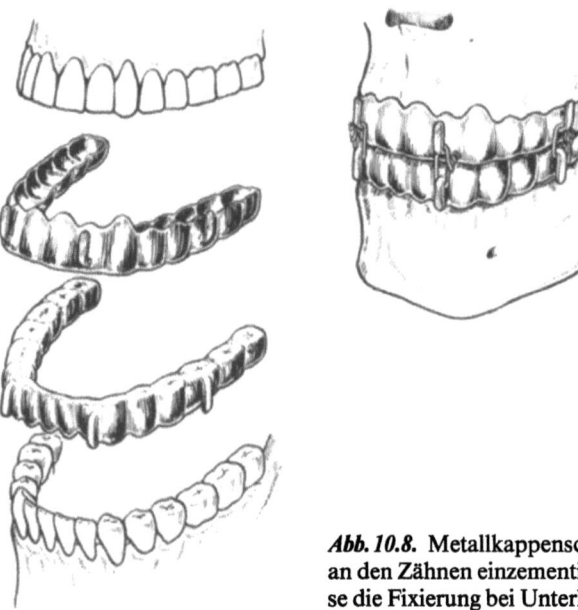

Abb. 10.8. Metallkappenschienen. Die Schienen werden an den Zähnen einzementiert und bewirken auf diese Weise die Fixierung bei Unterkiefer- oder Oberkieferfrakturen

einander verdrahtet oder mit Gummibändern aneinander fixiert werden können.
Auf diese Weise kann der frakturierte Knochen reponiert und an dem nichtfrakturierten Knochen in korrekter Stellung fixiert werden. Die Gummizüge sind außerordentlich nützlich, um einen länger anhaltenden Zug auszuüben, wenn die sofortige Reposition nicht möglich ist.
Obwohl hiermit die Technik im wesentlichen beschrieben ist, gibt es viele Modifika-
tionen im einzelnen. Eine davon ist die Anwendung eines „locking bar" (Abb. 10.9).
Hierbei wird die Metallkappenschiene in 2 Abschnitten hergestellt, einer auf jeder
Seite der Fraktur. Der Techniker baut bei der Herstellung der Schienen kleine Vor-
richtungen an den angrenzenden Enden jeder Schiene ein, an denen sich eine Verbindungsstange zwischen den Schienen anschrauben läßt, so daß die Segmente zu
einer einzigen starren Einheit umgewandelt werden. Es ist nicht möglich, diesen
„locking bar" wie die Schiene vorzufertigen; statt dessen wird ein Gipsabdruck von
den Schienenhälften in ihrer korrekten Stellung zueinander bei reponierter Fraktur
hergestellt. Dann wird sofort eine passende Stange vom Zahntechniker hergestellt.
Mit dem fest an den Schienenhälften verschraubten „locking bar" wird die jetzt in
eine umgewandelte Schiene in üblicher Weise mit der gegenüberliegenden ligiert.
Eine andere Form von Verbindungsstab ist der „fickling dome". Er ist weniger genau, was jedoch von manchen als Vorteil angesehen wird, da kleinere Korrekturen
an der Frakturstellung bei fest angezogenen Schrauben vorgenommen werden kön-

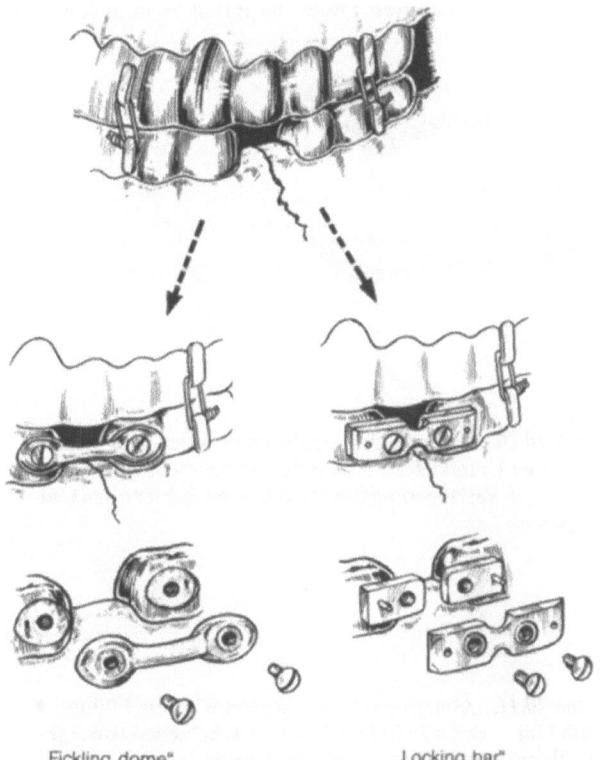

Abb. 10.9. Die beiden
Varianten des „locking bar"   „Fickling dome"   „Locking bar"

nen. Das bedeutet, daß die gesamte Schiene inklusive des Verbindungsstabs anhand eines Gipsmodells vorgefertigt werden kann.

Während die Prothesenschienung eine außerordentlich vielseitige Methode ist, die sich bei allen Frakturen bezahnter Kieferabschnitte anwenden läßt, kann sich ein Problem ergeben, wenn der Unterkiefer dorsal der Fraktur keine Zähne zur Fixierung trägt – wenn es ein sog. zahnloses Fragment ist. In einer solchen Situation ist es manchmal möglich, ein angemessenes Repositionsergebnis bei minimaler Dislokation durch Verlängerung der Metallkappenschiene nach dorsal unter Verwendung eines horizontalen „Sattels" aufrechtzuerhalten (Abb. 10.10). Die Tendenz des dorsalen Fragments, nach kranial und medial zu dislozieren, wird hierdurch ausreichend gut kontrolliert.

Sind keine Zähne vorhanden, dann wird man es zu schätzen wissen, wenn das Gebiß des Patienten eingesetzt und die Fraktur daran reponiert werden kann, wobei die Ober- und Unterkieferprothese in korrekter Okklusion stehen sollten. Die Fraktur wird dadurch ausreichend genau reponiert. Dies läßt sich durchführen, wenn ein gut sitzendes Gebiß vorhanden ist; oftmals ist das Gebiß jedoch zerbrochen, ist verloren gegangen oder sitzt so schlecht, daß es nutzlos ist. Trotzdem kann dieses Prinzip angewandt werden. Es werden Abdrücke genommen und ein „Gebiß ohne Zähne", sog. „gunning splints" hergestellt (Abb. 10.11). Diese Prothesenschienen werden mittels Drahtumschlingung am Ober- und Unterkiefer befestigt und danach miteinander zur Fixierung ligiert (Abb. 10.12).

Bei Frakturen des zahnlosen Unterkiefers mit minimaler Dislokation und besonders beim älteren Patienten reicht es häufig aus, wenn die Gunning splints ein-

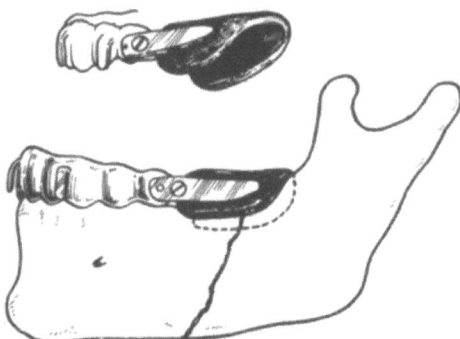

Abb. 10.10. Kontrolle des zahnlosen dorsalen Fragments bei einer Unterkieferfraktur unter Anwendung einer sattelförmigen Verlängerung der Metallkappenschiene aus Guttapercha

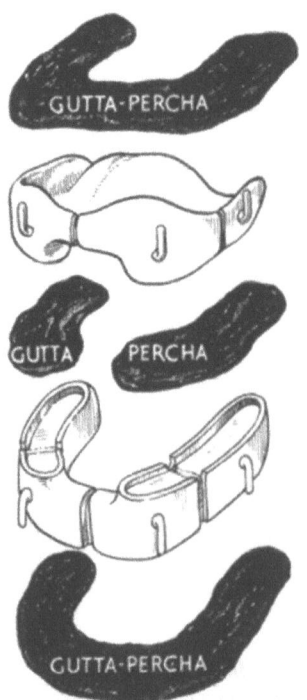

Abb. 10.11. „Gunning splints"; gezeigt wird die Füllung ▶ mit Guttapercha zwischen den beiden Schienen sowie jeweils zwischen Schiene und den Alveolen

fach mit einem festen Kopf-Kinn-Verband ohne Drahtumschlingungen der Schienen angepaßt werden, um den Unterkiefer gegen den Oberkiefer zu stützen. Beim Fehlen der Zähne ist es nicht ganz so wichtig, ein absolut genaues Repositionsergebnis zu erzielen, da ein Gebiß nachträglich so passend gemacht werden kann, daß es jede kleinere Unregelmäßigkeit in der Ausrichtung der Alveolen ausgleicht.

Innere Fixierung (Abb. 10.13)

Ist die Dislokation einer Fraktur ausgeprägt und läßt sie sich bei der Vorbereitung zur Fixierung durch eine der beschriebenen Methoden manuell schwer reponieren, dann kann es notwendig sein, die Knochen in Repositionsstellung durch interossäre Drahtligaturen oder selten durch Einbringen einer kleinen Platte zu fixieren.
Die bei Anwendung einer inneren Fixierung notwendige Freilegung des Unterkiefers kann über einen intraoralen Zugang erfolgen oder über einen äußeren durch ei-

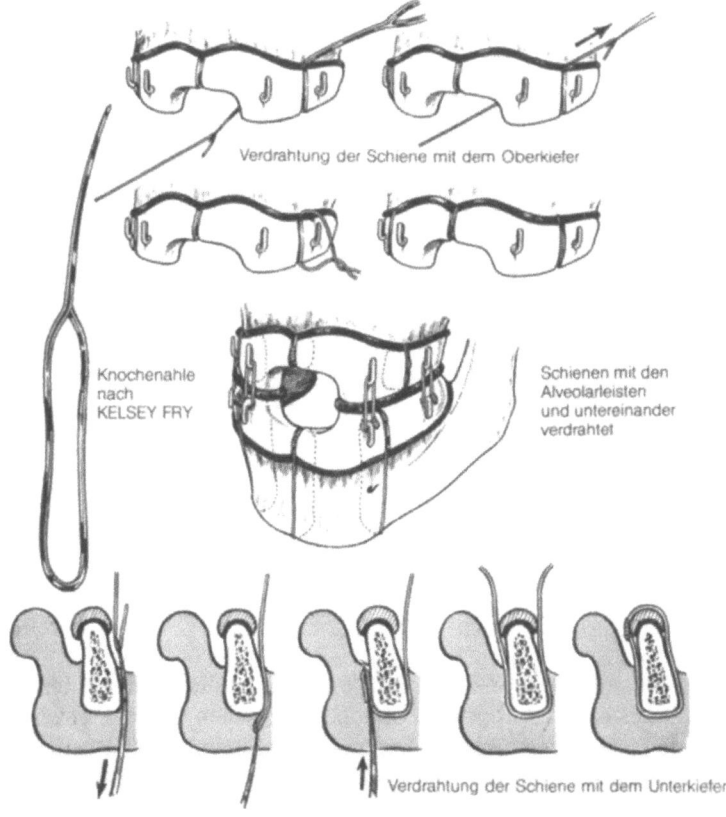

Abb. 10.12. „Gunning splints", zirkulär mit Unter- und Oberkiefer sowie untereinander verdrahtet

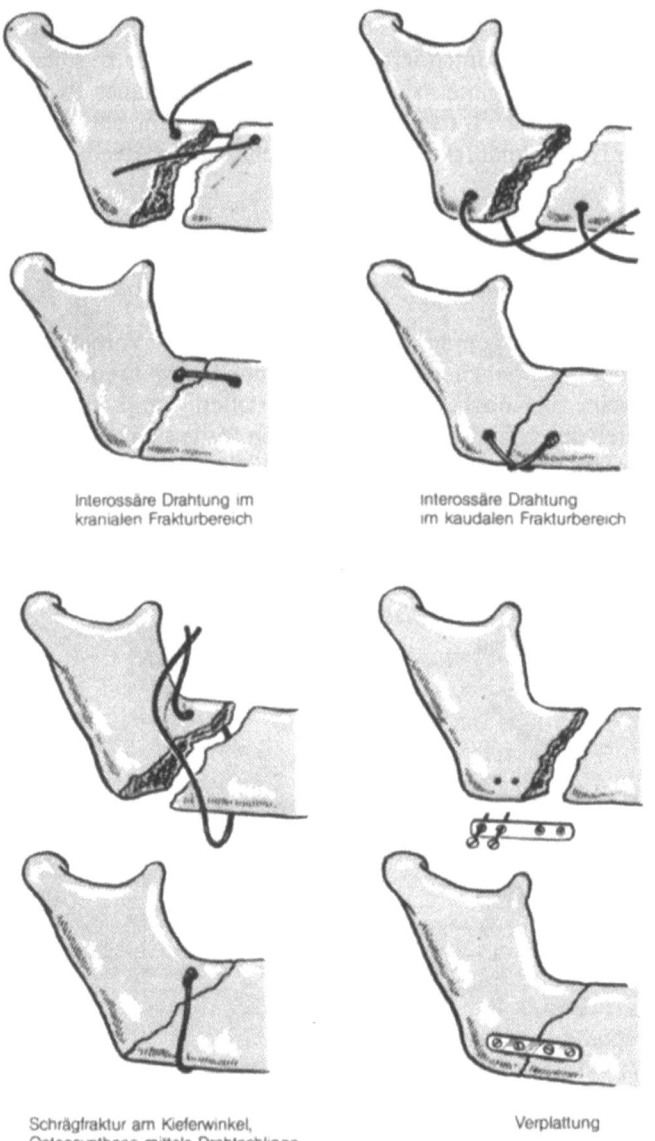

Interossäre Drahtung im
kranialen Frakturbereich

Interossäre Drahtung
im kaudalen Frakturbereich

Schrägfraktur am Kieferwinkel,
Osteosynthese mittels Drahtschlinge

Verplattung

Abb. 10.13. Die verschiedenen Methoden einer inneren Fixierung von Unterkieferfrakturen

ne submandibuläre Inzision. Mit letzterem ist die Gefahr einer Verletzung des Fazialisastes der Unterlippe verbunden, abgesehen von der unvermeidbaren Narbe, sei sie auch noch so klein. Der intraorale Zugang besitzt keinen dieser Nachteile, obwohl die Verdrahtungstechnik etwas verändert werden muß. Er wird zunehmend angewandt.

Bei dem intraoralen Zugang wird am häufigsten die Drahtligatur im kranialen Bereich der Fraktur durchgeführt. Die Fraktur wird freigelegt, es werden Löcher nahe des kranialen Unterkieferrandes unmittelbar neben dem Frakturspalt gebohrt, durch die eine einfache Drahtschlinge gezogen wird. Nach Reposition der Fraktur werden die Drahtenden fest miteinander verdrillt, um das Repositionsergebnis aufrechtzuerhalten (Abb. 10.13). Es können noch andere Verdrahtungsmethoden benutzt werden, um in Abhängigkeit vom Frakturlinienverlauf eine effektivere Fixierung zu erzielen.

Bei der Drahtosteosynthese am kaudalen Unterkieferrand, die zu einem gewissen Ausmaß durch diese anderen Methoden ersetzt wurde, wird gewöhnlich eine Achtertour benutzt; diese Methode erfordert allerdings einen externen Zugang. Sie ist ideal, wenn eine entsprechende Weichteilverletzung vorliegt. In solchen Fällen kann auch eine Verplattung möglich sein (Abb. 10.13), sofern kein Trümmerbruch vorliegt und die Fraktur nicht allzu schräg verläuft, obwohl viele meinen, daß durch die Implantation von viel Metall eine Infektion begünstigt wird.

Eine Platte kann erfolgreich als einziges Mittel zur knöchernen Fixierung benutzt werden; es muß auch betont werden, daß ein Draht alleine eine Fraktur nicht verläßlich fixiert. Sein Zweck ist vielmehr, die Reposition aufrecht zu erhalten, während die Metallkappe oder die Gunning splints die Fixierung auf die gewöhnliche Weise herstellen.

Eine Infektion im Bereich eines Drahtes, der gut durch Weichteile gedeckt ist, ist selten; gewöhnlich wird er später nicht entfernt. Natürlich tritt gelegentlich eine Infektion bei einer Unterkieferfraktur auf; wenn man jedoch bedenkt, wie viele solcher Frakturen von Anfang an über ein in der Frakturlinie liegendes Zahnfach offen zur Mundhöhle hin sind, dann ist die Seltenheit einer Infektion bemerkenswert. Die Verwendung eines gut gedeckten interossären Drahts erhöht die Wahrscheinlichkeit einer Infektion vermutlich nicht signifikant. Tritt eine Infektion auf, so müssen der Draht oder die Platte entfernt werden; sie sollten jedoch, falls möglich, so lange belassen bleiben, bis die Fraktur „greift", damit die Dislokation nicht erneut auftritt. Der Draht im kranialen Bereich der Fraktur bildet eine Ausnahme; er liegt so dicht unter der Mukosa, daß er i. allg. nach einer gewissen Zeit frei in der Mundhöhle liegt; seine Entfernung in Lokalanästhesie ist einfach.

Fixierung am Schädel

Es wurde bereits erwähnt, daß die Reposition des frakturierten Oberkiefers am Unterkiefer in korrekter Okklusionsstellung, und die endgültige Verankerung am Schädel erfolgt. Dies wird mittels eines Halos oder supraorbital eingebrachter Schrauben erreicht.

Der Halo (Abb. 10.14 A). Er besteht aus einem runden Metallring, der mit selbstschneidenden Schrauben in der harten Tabula externa des Schädeldachs befestigt ist und damit eine Verankerungsmöglichkeit bietet.

Supraorbitalschrauben (Abb. 10.14 B). Bei dieser Methode wird jeweils eine Schraube mit selbstschneidendem Gewinde an dem einen Ende in den harten kortikalen Knochen im Bereich beider Supraorbitalwülste eingeschraubt; dadurch werden feste Verankerungspunkte geschaffen.

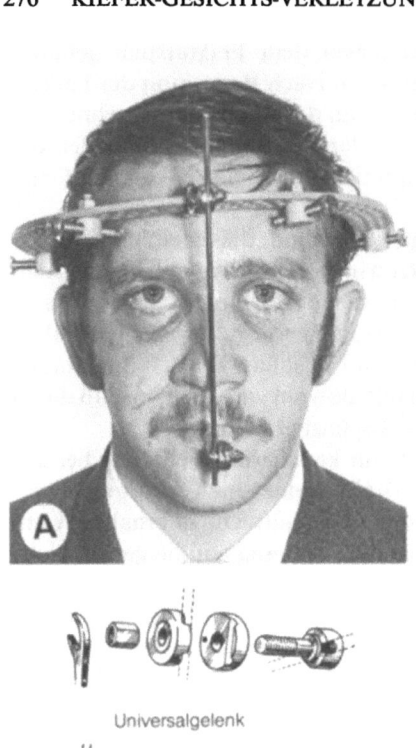

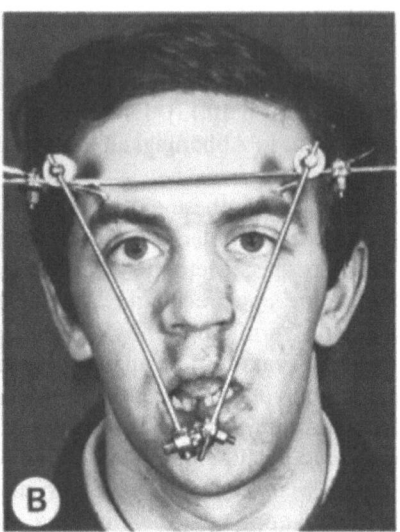

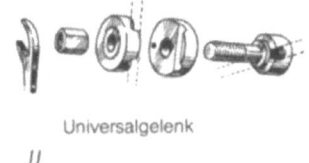

Universalgelenk

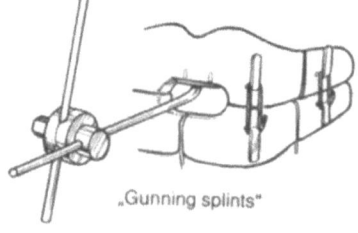

„Gunning splints"

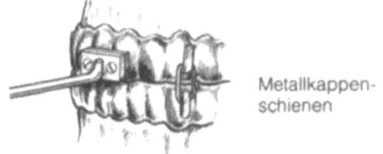

Metallkappen-
schienen

Abb. 10.14A, B. Befestigung eines Systems aus Rundstäben und Universalgelenken am Schädel unter Benutzung eines Halo *(A)* bzw. von Supraorbitalschrauben *(B)*

An der soliden, auf die eine oder andere Weise hergestellten Verankerungsvorrichtung wird die Oberkieferschiene, die Metallkappe oder die Gunning splints durch eine Reihe von Rundstäben fixiert, die durch Universalgelenke untereinander verbunden sind. Nachdem die Fraktur reponiert und die Schienen miteinander ligiert worden sind, wird die endgültige Stabilisierung durch Festziehen der Universalgelenke erreicht, wodurch das gesamte Stangensystem völlig starr gemacht wird (Abb. 10.14).

Kappenschienen als Fixierungsmethode kommen natürlich nur dort in Betracht, wo auch die Möglichkeiten zur Herstellung vorhanden sind; die alternativen Methoden wie Fixierung mittels Zahnbogenschienen und Drahtschlaufen sind in vielen Ländern die Hauptstützen der Behandlung bei der Versorgung von Unterkieferfrakturen. Entsprechend müssen bei Mittelgesichtsfrakturen modifizierte Methoden angewandt werden, wobei Techniken wie die offene Reposition und direkte interossäre Drahtung von Fragmenten zur Anwendung kommen sowie die Fixierung des Oberkiefers durch Drähte an einem Teil des Gesichtsskeletts, das nicht von der Fraktur betroffen ist, z. B. dem Processus zygomaticus (s. S. 299).

In der Tat werden die offene Reposition und Drahtosteosynthese zunehmend als Fixierungsmethode benutzt; sie hat den großen Vorteil der direkten visuellen Frakturkontrolle. Diese offenen Osteosynthesemethoden werden auf S. 299 besprochen.

Jochbein

Verletzungsformen

Es gibt 3 Hauptfrakturtypen (Abb. 10.15).

Einfache Fraktur. Der frakturierte Knochen, der aus dem Jochbeinkomplex besteht, ist als zusammenhängendes Stück nach medial und dorsal disloziert, oftmals auch

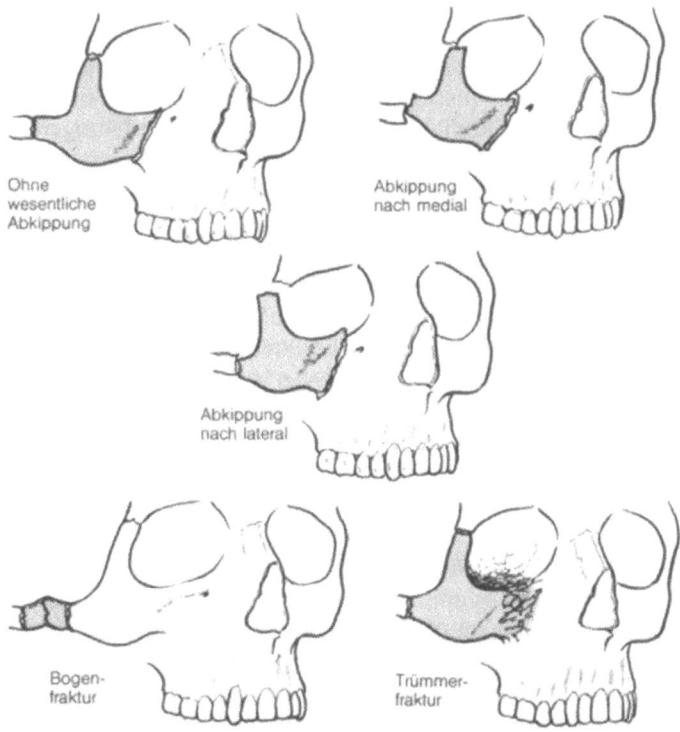

Abb. 10.15. Verschiedene Formen von Jochbeinfrakturen

nach medial oder lateral gekippt und gewöhnlich eingekeilt. Die Frakturlinie verläuft vom Foramen infraorbitale nach kaudal und lateral durch die ventrale Wand
des Sinus maxillaris, wobei der N. infraorbitalis komprimiert und die Rr. dentales
superiores, die den Frakturspalt kreuzen, gezerrt werden.

Trümmerfraktur. Dieses Frakturmuster ist gewöhnlich dem der einfachen Fraktur
ähnlich, der Knochen ist jedoch zersplittert und der Orbitaboden abgesunken. Eine
Orbitabodentrümmerfraktur mit Absinken des Bodens und Austritt von Orbitain-
halt in die Kieferhöhle kann als isolierte Verletzung vorliegen – der Blow-out-Fraktur. In klassischer Weise entsteht sie durch direkte Gewalteinwirkung mit einem
stumpfen Gegenstand, z. B. der Faust auf den Augapfel. Der Austritt von Orbitafettgewebe ist für das auffälligste klinische Erscheinungsbild, nämlich den Enoph-
thalmus verantwortlich.

Bogenfraktur. Diese besteht in einer lokalisierten Impression des Jochbogens. In
der nach medial dislozierten Stellung stößt sie gelegentlich an den Processus coro-
noideus des Unterkiefers.

Klinisches Erscheinungsbild

Das klinische Bild kann in sehr engen Zusammenhang mit der pathologischen Anatomie der Fraktur gebracht werden (Abb. 10.16). Schwellung und Bluterguß der
darüber liegenden Weichteile sind sehr variabel. Manchmal fehlen sie fast völlig,
zeitweilig breiten sie sich schnell aus, bis die Schwellung ausgeprägt genug ist, um
das Auge zu verschließen und jede darunter liegende knöcherne Deformität zu ver-
decken. Eine subkonjunktivale Hämorrhagie liegt häufig vor.
Eine Veränderung der knöchernen Kontur besteht gewöhnlich in der Abflachung
der Wangenwölbungen. In der Regel kann beim Vergleich des betroffenen kaudalen Orbitarandes mit dem normalen der anderen Seite leicht eine Stufe in der Nähe
des Foramen infraorbitale getastet werden. Ist jedoch die darüber liegende Weichteilschwellung ziemlich stark, so kann es sehr schwierig sein, die Stufe festzustellen.
Manchmal ist es möglich, den Frakturspalt im oberen Vestibulum zu tasten, wie er
nach kaudal und lateral durch die anteriore Kieferhöhlenwand verläuft. Eine Anästhesie der von den verletzten Nerven versorgten Strukturen läßt sich leicht feststellen. Es können Äste der Nn. alveolares superiores durch die Fraktur durchtrennt
worden sein, was im betroffenen Segment zu einer Anästhesie der Zähne bei Be-
klopfen führt. Die Ausdehnung des durch Schädigung des N. infraorbitalis anästhetisch gewordenen Gebiets ist sehr variabel; die zwei am besten beurteilbaren betroffenen Gebiete sind die Oberlippe und die Nasenflügelregion. Der Sensibilitätsver-
lust kann von einer leichten Parästhesie bis zur kompletten Anästhesie reichen, und
in der Praxis ist es am besten, wenn man den Patienten die betroffene Region mit
dem korrespondierenden Gebiet auf der gesunden Seite vergleichen läßt.
Der eigentliche Verletzungsmechanismus des Nervs ist nicht auf der Grundlage einer Neurotmesis, Axonotmesis o. ä. zu erklären, da bei manchen Patienten schon eine Besserung eintritt, nachdem sie aus der Narkose erwacht sind. In solchen Fällen
erfolgt die Restitution unverändert schnell und vollständig. Bei anderen Patienten

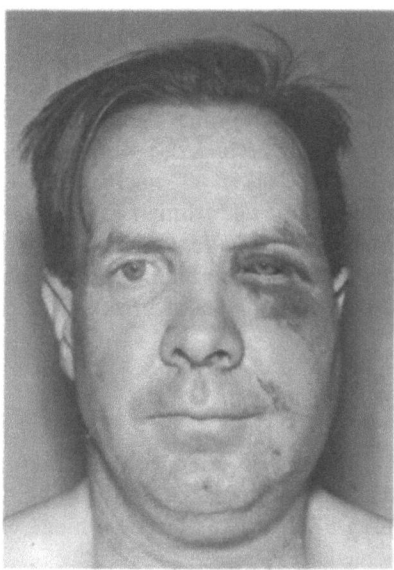

Abb. 10.16. Typisches Erscheinungsbild als Folge einer Jochbeinfraktur mit den begleitenden klinischen Befunden. Klinische Befunde:
1. Weichteilschwellung und Kontusion
2. Abflachung der Wangenwölbung
3. Anästhesie der Oberlippe und der oberen Zähne
4. Diplopie
5. Trismus

verläuft die Wiedererlangung der Sensibilität langsam und unvollständig, und man vermutet, daß in diesen Fällen die Verletzung den Nerv schwer geschädigt oder sogar vollständig im Canalis infraorbitalis durchtrennt hat.

Eine Diplopie kann als vorübergehendes Phänomen bei der einfachen Fraktur auftreten und durch eine Reposition von temporal beseitigt werden. Persistiert sie postoperativ, dann findet sich gewöhnlich eine schwere Zertrümmerung und Impression des lateralen Orbitabodens. Gewöhnlich ist hauptsächlich das kraniale Gesichtsfeld von der Diplopie betroffen. Die genaue Ursache hierfür ist nicht vollständig bekannt, man nimmt jedoch an, daß es auf eine Beeinträchtigung der Muskelschlingenmechanik des Augapfels infolge Fibrose und Adhäsionen zum geschädigten Orbitaboden zurückzuführen ist.

Ein Trismus tritt sehr unterschiedlich auf und ist gewöhnlich schwerer ausgeprägt, wenn eine starke Impression des Jochbogens vorliegt. In der Tat kann bei einer lokalisierten Bogenfraktur neben der klinisch sichtbaren lokalen Impression ein Trismus mit ausgeprägter Einschränkung der Lateralbewegung des Unterkiefers die einzige Beschwerde des Patienten sein. Das klinische Bild der Jochbeinfraktur kann – entsprechend der Schwere der Fraktur – natürlich sehr unterschiedlich sein; das wahrscheinlich aussagefähigste einzelne diagnostische Zeichen ist das Vorliegen einer infraorbitalen Anästhesie. Jeder Patient mit einem „blauen Auge" sollte auf eine Verminderung der Sensibilität im Infraorbitalbereich hin untersucht werden, und ein positiver Befund ist ein Indizienbeweis für eine Jochbeinfraktur.

Röntgendiagnostik

Die routinemäßig verwendete Aufnahme ist die 30°-Okzipitomental-Projektion, die „Sinusaufnahme"; geringfügigere Dislokationen können jedoch leichter durch eine Vergrößerung des Röhrenwinkels und damit entsprechend einer schrägeren Aufnahme bis zu 60° nachgewiesen werden. Es muß auf Unregelmäßigkeiten oder eindeutige Frakturlinien in der Nähe des Foramen infraorbitale, im Bereich des Jochbogens und der lateralen Kieferhöhlenwand geachtet werden; außerdem sollte der Verlauf des Orbitabodens mit der unverletzten Seite verglichen werden. Blut in der Kieferhöhle kann zu einer Verschattung führen.

Behandlung

Der Nachweis einer Jochbeinfraktur auf der Röntgenplatte bedeutet nicht immer, daß eine chirurgische Behandlung der Fraktur notwendig ist. Ob ein chirurgischer Eingriff erforderlich ist oder nicht, wird eher durch die klinische Untersuchung entschieden.
Eine Unempfindlichkeit des N.infraorbitalis, ein Trismus, eine Diplopie und eine offensichtliche Abflachung der Wangenwölbung – alle diese Befunde stellen eine Indikation zur Operation dar. Eine Anästhesie der Zähne alleine ist keine Indikation, da das Anheben des Jochbeins keine Änderung des Symptoms bewirkt. Schwierigkeiten kann der Fall bereiten, bei dem sich eine Abflachung der Wange als einziges klinisches Zeichen nur gerade eben vermuten läßt; ob die Fraktur eine Reposition erfordert oder nicht, muß eine individuelle Entscheidung sein, die nebenbei bemerkt, vernünftigerweise mit dem Patienten zusammen getroffen werden sollte. Es muß jedoch betont werden, daß die Entscheidung für oder wider eine Behandlung so früh wie möglich getroffen werden muß.
Abwarten ist hier nicht angebracht. Diese Frakturen konsolidieren in ihrer eingekeilten Stellung sehr schnell, und die Chancen für die Reposition eines mehr als nur wenige Tage alten frakturierten Jochbeins sind nicht gut und werden Tag für Tag schlechter.
Weitere Schwierigkeiten bereiten Fälle, bei denen eine nicht dislozierte Fraktur oder sogar ein offensichtlich normales Röntgenbild vorliegt, jedoch im infraorbitalen Bereich eine Anästhesie besteht. Ich mache es so, daß sogar diese Jochbeine „angehoben" werden, obwohl keine eigentliche Bewegung des Knochens feststellbar ist; nach der Behandlung erfolgt nämlich die Wiederkehr der Sensibilität einheitlich schnell und vollständig. In vielen dieser Fälle würde zweifellos die Sensibilität spontan wieder zurückkehren, es besteht jedoch die vage Möglichkeit, daß der Nerv sich nicht wieder erholt und sich daraus eine sehr quälende und schwer zu beeinflussende Neuralgie entwickelt. Obwohl diese Komplikation eher sehr selten auftritt, ist doch der einfache chirurgische Eingriff vorzuziehen, um kein Risiko einer möglichen späteren Neuralgie infolge unbehandelter Fraktur einzugehen.
Die chirurgische Behandlung besteht im Anheben des Jochbeins; dies wird entweder über einen temporalen Zugang oder durch Eröffnung der Kieferhöhle von intraoral her und Einbringen einer Tamponade erreicht. Der temporale Zugang ist für die meisten der einfachen Frakturen geeignet. Entscheidender Faktor ist, ob das

Jochbein mehr oder weniger aus einem einzigen Stück besteht oder nicht, und ob es sich durch Hebelwirkung auf den anterioren Teil des Arcus zygomaticus reponieren läßt. Die Jochbogenfraktur fällt natürlich in diese Gruppe. Handelt es sich um eine Trümmerfraktur, dann würde die Anhebung des Jochbogens natürlich nur einen Teil des Knochens reponieren; daher muß dieser durch eine Kieferhöhlentamponade rekonstruiert und gestützt werden. Es gibt noch eine weitere kleine Gruppe, bei der die Fraktur nach Reposition von temporal her dazu neigt, erneut zu dislozieren; daher ist es manchmal notwendig, auch diese zu tamponieren.

Nach Reposition behalten die meisten Frakturen ihre reponierte Stellung bei; besteht aber die Tendenz zu einer erneuten Dislokation, dann kann eine direkte interossäre Drahtung der Knochen notwendig werden. Ebenso kann eine Drahtosteosynthese in Verbindung sowohl mit der temporalen Anhebung als auch mit einer Kieferhöhlentamponade benutzt werden.

Reposition von temporal (Abb. 10.17). Diese Methode hängt von der anatomischen Tatsache ab, daß die Fascia temporalis am Arcus zygomaticus ansetzt und der M. temporalis darunter verläuft; somit kann ein Hebel, der zwischen Faszie und Muskel eingeführt wird, tief bis zum Jochbogen hinunter geschoben werden, um dort eine Hebelwirkung auszuüben.

Nachdem die Haare aus der Schläfe etwa 2,5 cm ausrasiert worden sind, wird ein schräg verlaufender, ca. 2–2,5 cm langer Hautschnitt bis auf die Temporalfaszie gelegt, wobei die oberflächlichen Temporalgefäße sorgfältig geschont werden. Es ist angebracht, jetzt nach Einsetzen von Wundhaken einzuhalten, um die Faszie genau zu untersuchen, bevor sie in der gleichen Richtung und ebenso lang wie die Haut inzidiert wird. Häufig verläuft ein Gefäß auf der Unterfläche der Faszie, und es ist ratsam, sorgfältig unter direkter Sicht zu schneiden. Als Wegbereiter für den Hebel wird eine Schere nach McIndoe unter die Faszie eingeführt und auf dem M. temporalis hinab bis zum Arcus zygomaticus vorgeschoben.

Es wurden verschiedene Hebel entwickelt und benutzt, um den Knochen anzuheben; der am häufigsten zur Verfügung stehende und überaus zufriedenstellende Hebel ist das orthopädische Periostelevatorium nach Bristow. Es wird auf dem von der

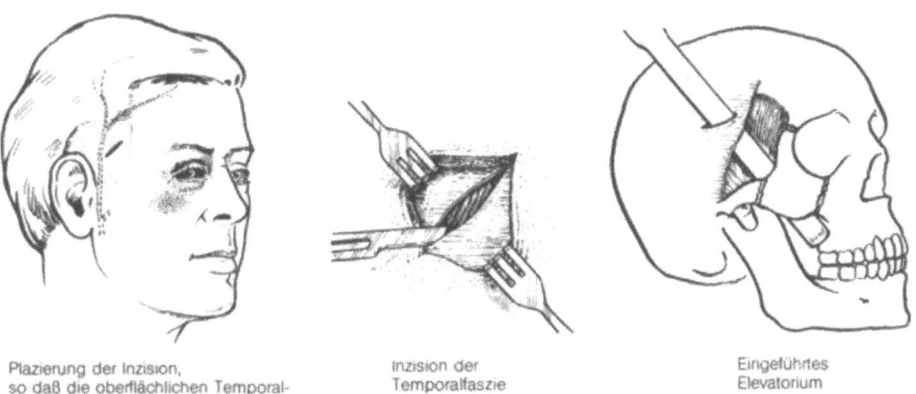

Plazierung der Inzision, so daß die oberflächlichen Temporalgefäße geschont werden

Inzision der Temporalfaszie

Eingeführtes Elevatorium

Abb. 10.17. Reposition einer Jochbeinfraktur von temporal

Schere bereiteten Weg vorgeschoben; liegt es unter dem Jochbogen, dann sollte es so weit wie es der Bogen zuläßt nach ventral gebracht werden, damit, wenn nötig, die Hebelwirkung sowohl ventral als auch lateral ausgeübt werden kann. Ist eine größere Hebelkraft erforderlich, dann kann ein Tupfer zwischen das Elevatorium und die Kopfhaut gelegt werden. Der benötigte Kraftaufwand hängt vom Ausmaß der Impression und der Behandlungsverzögerung ab; es kann jedoch gefahrlos beträchtliche Kraft angewandt werden. Für den Wundverschluß ist nur die Hautnaht notwendig.

Reposition vom Sinus maxillaris aus (Abb. 10.18). Im kranialen Vestibulum oris wird in Höhe des Caninus eine Inzision gesetzt, und von der äußeren Kieferhöhlenwand

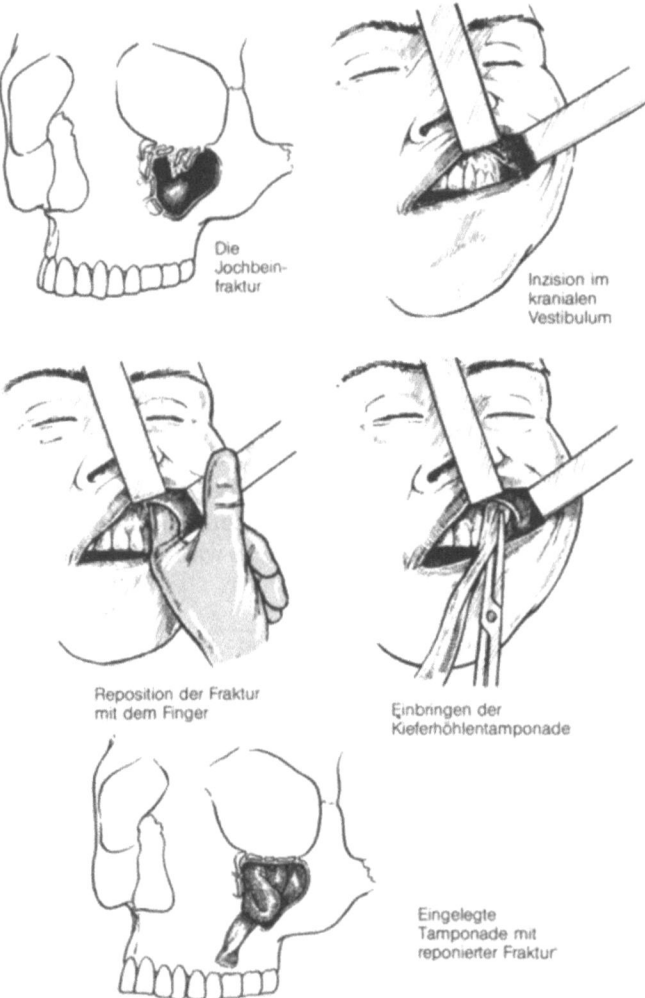

Abb. 10.18. Reposition eines frakturierten Jochbeins durch Zugang über die Kieferhöhle und Aufrechterhaltung des Repositionsergebnisses durch eine Kieferhöhlentamponade

werden die Weichteile abgeschoben. Bei dem Jochbeinfrakturtyp, der einer Unterfütterung bedarf, findet sich gewöhnlich eine Zertrümmerung der Wand, und mit
dem Zeigefinger gelangt man direkt in die Kieferhöhle. Ist die Öffnung zu klein, so
kann Knochenmaterial abgetragen werden, um einen leichten Zugang für den Finger zu schaffen. Sollte, was sehr selten geschieht, dieser besondere Teil der Kieferhöhlenwand intakt sein, dann muß zur Schaffung eines Zugangs eine Öffnung in
den Sinus gemeißelt und diese mit der Hohlmeißelzange erweitert werden.

Der in den Sinus maxillaris eingeführte Finger drückt vorsichtig die Wände in ihre
korrekte Stellung nach außen, wobei die wichtigste Wand der Orbitaboden ist. Die
Höhle wird sodann mit einem 2,5 cm breiten Jodoformgazestreifen ausgestopft. Die
auffallende Eigenschaft einer solchen Tamponade ist, daß sie bei Entfernung ebenso sauber, trocken und geruchlos vorgefunden wird wie bei der Implantation. Es
wird genügend Gazematerial eingebracht, um den Orbitaboden in seiner korrekten
Höhe zu halten und die Wangenwölbung nach außen zu drücken. Das Ende des
Gazestreifens wird so belassen, daß es in die Mundhöhle ragt, um die Tamponade
in 10 bis 14 Tagen leicht entfernen zu können. Es ist üblich, aber nicht wichtig, die
Mukosainzision teilweise zu vernähen.

Wichtig ist, daß man die Tamponade nicht zu kräftig in Richtung Orbita stopft, da
sonst ein Teil des Gazematerials in die Orbita selbst geschoben wird, was zu einem
schweren Exophthalmus führt. Besteht dieser Verdacht, dann sollte eine Röntgenaufnahme angefertigt werden, und bei Bestätigung der Diagnose muß die Tamponade sofort entfernt und mit großer Sorgfalt eine neue eingebracht werden. Bei Patienten mit Tamponaden der Kieferhöhle entwickelt sich fast immer eine leichte diffuse Schwellung der Wange, die erst langsam nach Entfernung der Tamponade
wieder zurückgeht. Sie erfordert keine weitere Behandlung als die Beruhigung des
Patienten.

Interossäre Drahtung (Abb. 10.19). Die Frakturen werden durch kleine Inzisionen in
direkt darüberliegenden Hautfalten oder Runzeln freigelegt, wobei eine im Bereich
des Unterlids und eine über der zygomatikofrontalen Frakturlinie erfolgt. Nachdem der Knochen unter dem Periost freigelegt worden ist, werden auf jeder Seite
der Fraktur Löcher gebohrt und die Verdrahtung je nach Erfordernis der lokalen Situation in Form einer einfachen Schlinge oder einer Achtertour durchgeführt. Die
Drähte werden später nicht wieder entfernt.

Liegt eine Zertrümmerung des Orbitarandes vor, dann kann mehr als ein Draht erforderlich werden; diese Drahtosteosynthesen korrigieren natürlich keine gleichzei-

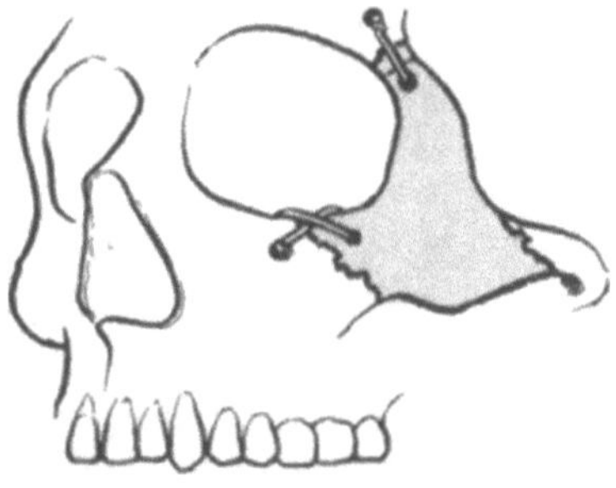

Abb. 10.19. Reposition und Fixierung eines frakturierten Jochbeins mittels interossärer Drahtung

tig vorhandene Impression des Orbitabodens. Hierfür ist evtl. immer noch eine Kieferhöhlentamponade notwendig.

Nicht immer ist es erforderlich, sowohl den Orbitarand als auch die zygomatiko-frontale Fraktur zu drahten. Manchmal reicht allein die Drahtosteosynthese von temporal aus. Die Weise, in der eine interossäre Drahtung des Jochbeins bei Mittel-gesichtsfrakturen durchgeführt wird, ist auf S. 300 beschrieben. Zeitweilig persistiert eine Diplopie nach Anhebung, wobei diese sehr quälende Komplikation am häu-figsten auftritt, wenn der laterale Teil des Orbitabodens hochgradig zertrümmert ist. Sie kann ebenfalls nach einer Blow-out-Fraktur auftreten, und bei der klinischen Untersuchung besteht eine Einschränkung der Augapfelbewegung nach kranial in-folge einer Fesselung des M. rectus inferior. In solchen Fällen kann die Exploration des Orbitabodens notwendig sein, um den fixierten M. rectus inferior zu befreien, das prolabierte Gewebe in die Orbita zurückzuverlagern und die Lückenlosigkeit des Orbitabodens unter Benutzung eines Knochen- oder Knorpeltransplantats wie-der herzustellen.

Führen diese Maßnahmen nicht zum Erfolg, dann können manchmal orthoptische Übungen helfen, die Augenbewegungen umzuerziehen.

Die Nase

Verletzungsformen

Die Nase besteht nicht nur aus dem Nasenbein, sondern zusätzlich aus dem Nasen-septum, und beide Strukturen können geschädigt werden. Infolge einer Gewaltein-wirkung von lateral und von frontal treten die Frakturen in 2 unterschiedlichen For-men auf (Abb. 10.20).

Gewalteinwirkung von lateral. Das Nasenbein ist auf der Seite der Gewalteinwir-kung frakturiert und in Richtung Septum disloziert; das Septum ist verschoben oder frakturiert, und das Nasenbein ist auf der der Verletzung gegenüberliegenden

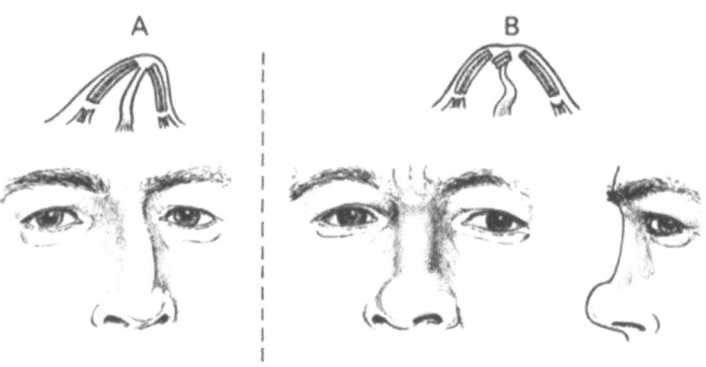

Abb. 10.20 A, B. Nasenfrakturtypen. *A* Frakturtyp infolge Gewalteinwirkung von lateral; *B* Frakturtyp infolge Gewalteinwirkung von frontal

Seite frakturiert und vom Septum weg verlagert, so daß der obere Teil der Nase als ganzes verschoben ist. In Abhängigkeit vom Ausmaß der Gewalteinwirkung können eine oder mehrere dieser Dislokationen vorliegen; der Zertrümmerungsgrad ist dabei sehr variabel.

Gewalteinwirkung von frontal. Diese verursacht eine Sattelbildung der Nase und eine Verbreiterung ihrer oberen Hälfte infolge der Impression und Spreizung der frakturierten Nasenbeine. Eine solche Dislokation kann natürlich nicht ohne eine schwere Schädigung des Septums stattfinden; es kommt zu einer groben Abknickung des Septums oder einer eigentlichen Septumfraktur. Eine Verlagerung des distalen Septumknorpelansatzes mit Buckelung des unteren Septumrandes führt gewöhnlich zu einer Verschiebung der gesamten Nase in Richtung Nasenspitze.

Klinisches Bild

Die klinische Erscheinung der Nase und des Septums gibt den Hinweis auf die Diagnose. Eine gewisse Schwellung ist unvermeidlich bei Patienten, bei denen eine Nasenfraktur in Betracht gezogen wird; eine Änderung der Nasenrückenkontur oder eine neue Asymmetrie führen jedoch zur Diagnose und können häufig vom Patienten selbst am besten beurteilt werden. Auf jeden Fall wird eine frakturierte Nase, unabhängig von ihrem Septum, allein aufgrund der Erscheinung versorgt, und eine Röntgenaufnahme, die eine Fraktur zeigt, ist solange ohne Bedeutung, bis gleichzeitig eine Deformierung der Nase vorliegt.
Auch wenn die Nase nicht nennenswert verschoben oder eingedrückt ist, sollte das Septum auf ein Hämatom hin inspiziert werden. Dieses zeigt sich an einer unförmigen Vorwölbung der Septummukosa und kann entweder uni- oder bilateral bestehen.

Röntgendiagnostik

Die Fraktur wird aufgrund der klinischen Untersuchung behandelt, und Röntgenaufnahmen sind völlig unnötig.

Behandlung

Nasenfrakturen, die einer Reposition bedürfen, sollten unverzüglich versorgt werden, da sie gewöhnlich innerhalb von Tagen in ihrer dislozierten Stellung fest werden. Das chirurgische Vorgehen hängt davon ab, ob die Fraktur zu einer Deviation oder einem Einbruch der Nasenbeine geführt hat.

Deviation der Nase. Dieser Dislokationstyp wird durch eine laterale Gewalteinwirkung hervorgerufen und kann manchmal einfach durch Daumendruck korrigiert werden (Abb. 10.21), besonders wenn die Fraktur sehr frisch ist. Unglücklicherweise läßt dieses Manöver häufig die durch die Fraktur imprimierte Seite unberührt

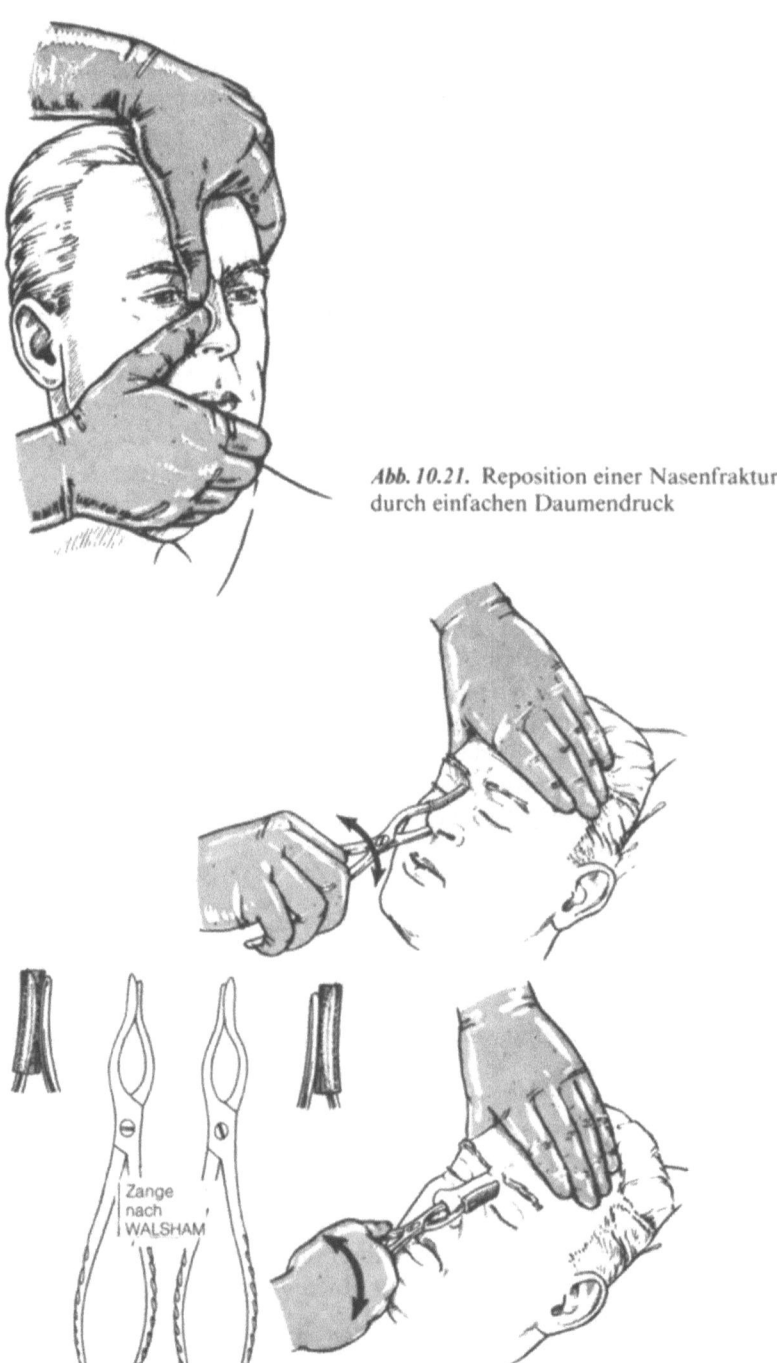

Abb. 10.21. Reposition einer Nasenfraktur durch einfachen Daumendruck

Zange
nach
WALSHAM

Abb. 10.22. Korrekturmethode einer Nasenfraktur unter Benutzung der Zange nach Walsham. Beachte die Anwendung von Gummischläuchen zum Schutz der Haut vor übermäßigem lokalem Druck

und reponiert nur das Nasenbein, das nach außen gedrückt worden ist. In diesem Fall ist eine Manipulation von intranasal her unter Verwendung der Zange nach Walsham erforderlich (Abb. 10.22). Von der speziellen Zange für die zu reponierende Seite der Nase wird die schlanke Branche in das Nasenloch eingeführt, die breitere Branche kommt außen zu liegen. Die Zange wird über dem Nasenbein geschlossen, das dann zur Lösung durch rüttelnde Bewegungen der Zange zuerst nach lateral und dann nach medial mobilisiert wird. Es ist wichtig, die auf die Haut drückende Branche mit einem Gummischlauch zu armieren, um einen übermäßigen lokalen Druck zu verhindern. Nach Mobilisierung können beide Knochen mit den Fingern in eine symmetrische Stellung modelliert werden. Das Septum sollte inspiziert und, falls notwendig, in eine mittelständige Position reponiert werden, wobei eine Septumzange nach Walsham, wie unten beschrieben, benutzt wird. In der Praxis wird häufig durch die Reposition der Nasenbeine gleichzeitig die Septumdislokation beseitigt.

Einbruch des Nasenrückens. Diese Dislokation ist die Folge einer frontalen Gewalteinwirkung, und für die Behandlung ist es wichtig zu wissen, daß die Nase ohne Abknickung oder Fraktur des Septums nicht eingedrückt werden kann, und daß eine Begradigung oder anatomische Wiederherstellung den Kollaps der Nase automatisch korrigiert. Hierfür sind die Septumzangen nach Walsham am effektivsten. Die Branchen sind so geformt, daß sie bei fest geschlossener Zange voneinander getrennt sind, wobei ein Spalt – der Dicke des Septums entsprechend – zwischen ihnen verbleibt. In jedes Nasenloch wird je eine Branche entlang dem Nasenboden eingeführt, dann wird die Zange „geschlossen" und nach oben in Richtung des Nasenrückens gekippt (Abb. 10.23). Bei der Aufwärtsbewegung strecken die Branchen das Septum oder reponieren bestehende Frakturen. Die Korrektur ist beendet, wenn mit der Zange der Nasenrücken erreicht und dieser in seinem gesamten Verlauf aus der kollabierten Form nach ventral angehoben ist. Dieses Manöver kann, falls notwendig, wiederholt werden, sofern die Korrektur beim ersten Versuch nur teilweise gelungen ist. Jede gleichzeitig vorliegende Verbreiterung der Nasenbeine kann, falls erforderlich, durch Fingerdruck nach Mobilisierung mit der Zange nach Walsham reponiert werden.

Septumhämatom. Bei einer Nasenverletzung ist der Zustand des Septums ebenso wichtig wie der der Nasenbeine; seine Versorgung wurde bereits beschrieben. Es sollte ebenfalls auf ein Hämatom hin inspiziert werden, das bei Vorhandensein durch Inzision der Mukosa entleert werden kann.

Tamponade und Immobilisierung. Eine Tamponade der Nasenlöcher mit Fettgaze (Tulle gras) ist angezeigt, wenn auch nur die geringste Beweglichkeit der Nasenbeine oder des Septums nach Manipulation verbleibt. Einerseits stützt eine Tamponade das Septum in seiner reponierten Stellung und hilft das Auftreten oder Wiederauftreten eines Hämatoms zu verhindern. Andererseits leistet sie etwas Gegendruck bei der Immobilisierung der Nasenbeine durch Gips und verhindert, daß diese einsinken. Die Tamponade kann nach 48 h entfernt werden.
Eine der Nase anmodellierte Gipsschiene (Abb. 10.24) sollte eine Woche lang angelegt bleiben und danach für etwa eine weitere Woche nachts getragen werden.

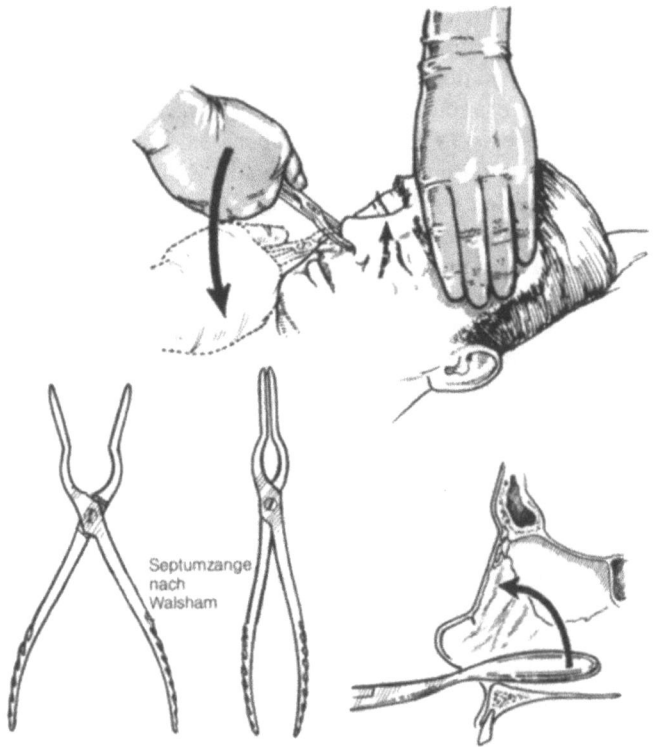

Abb. 10.23. Anwendung der Septumzange nach Walsham zur Aufrichtung des Nasenseptums

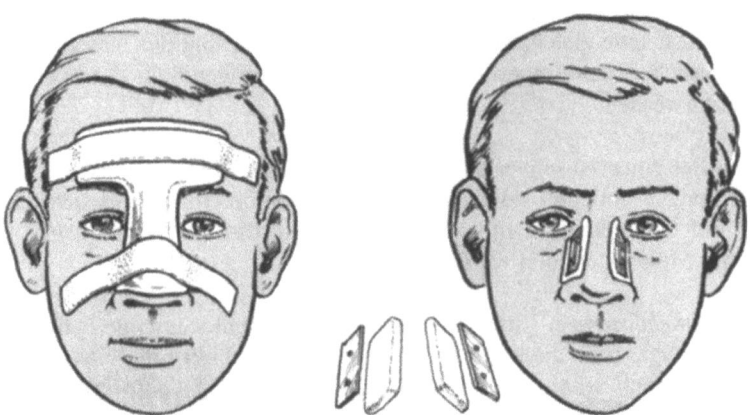

Abb. 10.24. Methoden zur Fixierung einer frakturierten Nase durch Anwendung einer Gipsschiene und, im Falle einer hochgradigen Trümmerfraktur, durch Verwendung einer transnasalen Naht

Die Zertrümmerung der Nasenbeine kann, besonders wenn sie als Teil einer schweren Mittelgesichtsfraktur auftritt, so ausgeprägt sein, daß die Fragmente nicht mit Schiene und Tamponade alleine in einer schmalen, aufgerichteten Stellung gehalten werden können. In solchen Fällen ist eine quer durch alle Strukturen der Nase geführte Naht sehr nützlich, die, um ein Einschneiden bei Auftreten des postoperativen Ödems zu verhindern, locker über einem gepolsterten Metallstreifen oder einem Stück Gummischlauch geknüpft wird; sie kann ventral an den Stäben fixiert werden, die die intraorale Schiene am Halo oder den Supraorbitalschrauben befestigen.

Kommt eine entsprechende Fraktur für eine primäre Reposition zu spät zur Versorgung, oder ist das Repositionsergebnis nicht zufriedenstellend, dann sollte so lange nichts an der Nase gemacht werden, bis jede akute Reaktion zurückgegangen ist und eine regelrechte endonasale Rhinoplastik in Betracht gezogen werden kann.

Unterkiefer

Verletzungsarten

Die Frakturstellen (Abb. 10.25) liegen im Bereich des Kollums, des Angulus, des Körpers nahe dem Foramen mentale und der Mittelnaht. Frakturen an diesen Stellen können einzeln oder in verschiedenen Kombinationen gemeinsam auftreten, nämlich an beiden Kieferköpfchen, beiden Kieferwinkeln, an Körper und gegenüberliegendem Kieferwinkel, an Körper und gegenüberliegendem Kieferköpfchen und an beiden Seiten des Kieferkörpers (Abb. 10.26).

Die Art der Dislokation ergibt sich aus der Richtung der Gewalteinwirkung und hängt großenteils vom Muskelzug ab. Die Muskeln, die den Unterkiefer anheben – M. masseter, M. pterygoideus medialis und M. temporalis – inserieren alle hinter den ersten Molaren; die Muskeln, die den Unterkiefer senken – M. geniohyoideus, M. mylohyoideus und M. digastricus – setzen alle vor den ersten Molaren an (Abb. 10.27). Die Konsequenz daraus ist, daß die übliche Dislokation eines dorsalen Fragments nach kranial und eines anterioren Fragments nach kaudal erfolgt. Der Verlauf der Frakturlinie kann insbesondere in der Nähe des Kieferwinkels das

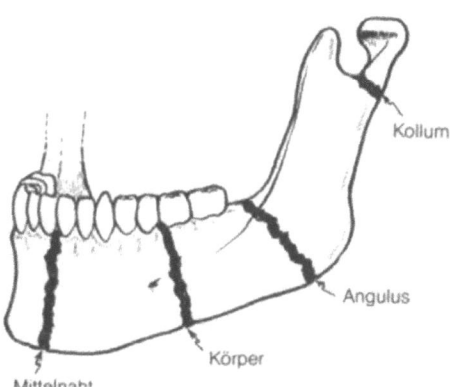

Abb. 10.25. Häufige Lokalisationen von Unterkieferfrakturen

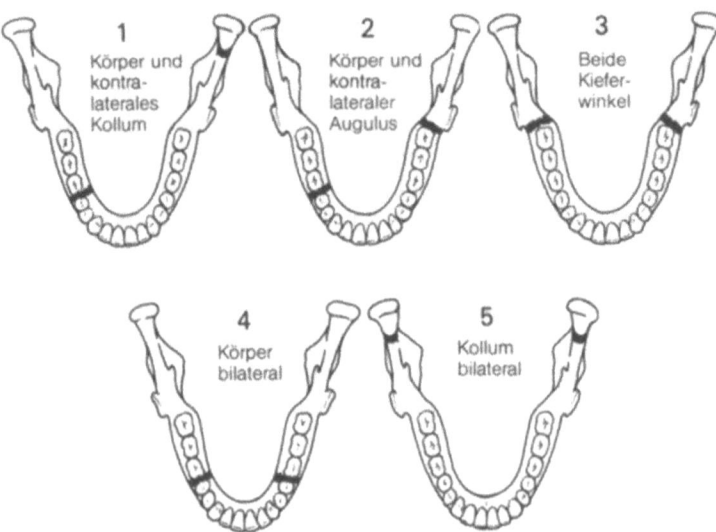

Abb. 10.26. Häufige Lokalisationen von bilateralen Unterkieferfrakturen in der Reihenfolge ihrer Häufigkeit

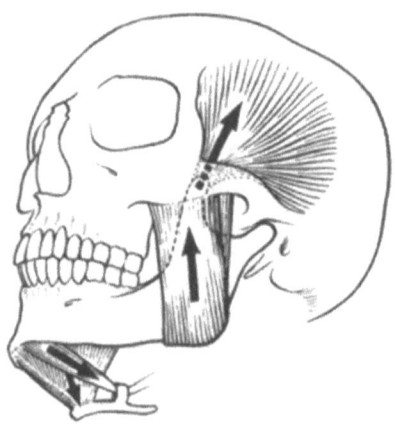

Abb. 10.27. Richtungen der Muskelzüge, die Fragmentdislokationen bei Unterkieferfrakturen beeinflussen. Kranialwärts – Mm. masseter, temporalis, pterygoideus medialis. Kaudalwärts – Mm. geniohyoideus, mylohyoideus, digastricus

Ausmaß der Dislokation erheblich beeinflussen, indem die Frakturrichtung eine Verschiebung begünstigt oder verhindert (Abb. 10.28).

Die Kollumfraktur ist ein Spezialfall. Das Kieferköpfchen wird durch den M. pterygoideus lateralis nach vorne gezogen, und bei doppelseitiger Kollumfraktur bewirkt die Dislokation beider Kieferköpfchen bei dem Patienten eine Mundsperre durch Okklusion auf den Molaren, was zu einem „offenen Biß" führt (Abb. 10.29).

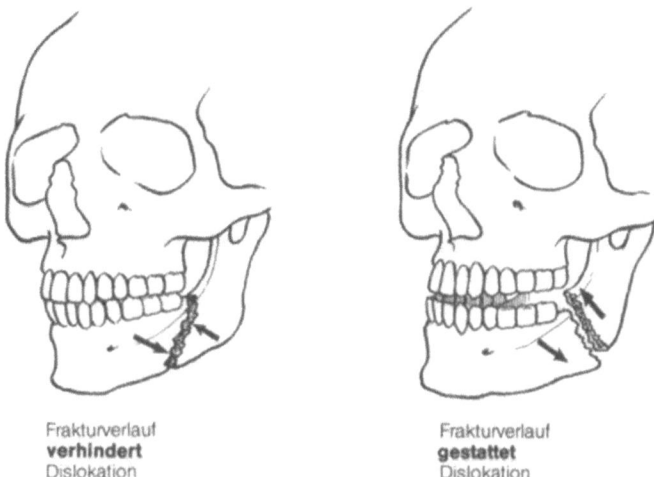

Frakturverlauf
verhindert
Dislokation

Frakturverlauf
gestattet
Dislokation

Abb. 10.28. Der Einfluß des Frakturlinienverlaufs auf die Dislokation von Unterkieferfrakturen unter Einwirkung des Muskelzugs

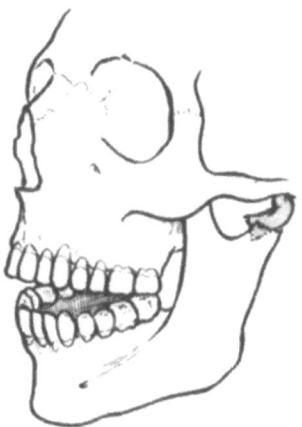

Abb. 10.29. „Offener Biß" infolge einer bilateralen Kollumfraktur

Klinisches Bild

Die Lokalisation der Fraktur wird gewöhnlich durch Schwellung und lokalen Schmerz bei Bewegung oder Manipulation des Unterkiefers angezeigt. Außer bei Kollumfrakturen besteht ein sublinguales Hämatom, und ist die Fraktur intraoral offen, dann liegt eine Zerreißung oder zumindest eine Quetschung der Mukosa vor. In dem bezahnten Unterkieferabschnitt kann eine Dislokation klinisch durch eine sichtbare Stufe in der Zahnreihe zu beobachten sein; der Patient kann jedoch auch von sich aus angeben, daß „die Zähne nicht richtig schließen".
Eine Kollumfraktur ist weniger offensichtlich, und einziges Symptom kann ein präaurikulärer Schmerz mit oder ohne Schwellung sein. Es besteht eine Bewegungsein-

schränkung und eine Abweichung des Unterkiefers in Richtung der frakturierten
Seite bei Öffnen des Mundes sowie eine Mundsperre durch Okklusion auf den Molaren auf der betroffenen Seite beim Schließen des Mundes. Bei der überwiegenden
Mehrzahl der Patienten mit einer anderweitigen Unterkieferfraktur, die Schmerzen
im Bereich des Kiefergelenks angeben, wird zusätzlich eine Kollumfraktur gefunden.

Eine bilaterale Kollumfraktur zeigt sich klinisch häufig darin, daß der Patient die
Reihe der Schneidezähne nicht schließen kann, da die Sperrung durch die Molaren
zu einem offenen Biß führt.

Liegt die Fraktur zwischen der Lingula mandibulae und dem Foramen mentale und
besteht eine Dislokation, gleich welchen Ausmaßes, dann kann die Schädigung des
N. alveolaris inferior eine Anästhesie der Unterlippe hervorrufen. Besteht Verdacht
auf eine Korpusfraktur, dann ist die nützlichste klinische Untersuchungsmethode
die bimanuelle intra- und extraorale Palpation, wobei die mediale und laterale
Knochenoberfläche des Unterkiefers intraoral und der kaudale Unterkieferrand ex-
traoral abgetastet werden (Abb. 10.30). Eine lokale Schwellung und Empfindlich-
keit deuten auf eine Fraktur hin, und der nächste Schritt ist die diagnostische Abklärung.

Es ist gewöhnlich möglich, aufgrund des klinischen Bildes eine ziemlich genaue Beurteilung abzugeben, eine Röntgenaufnahme kann jedoch insbesondere bei minimaler Dislokation erforderlich sein, um die Diagnose zu bestätigen; kann die Dia-

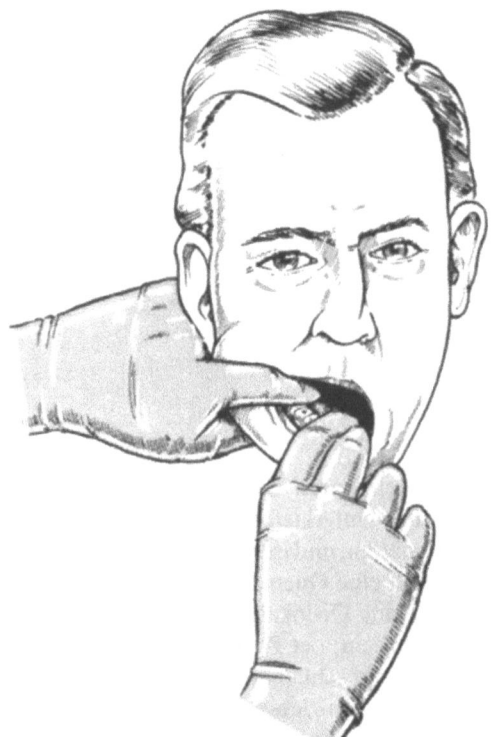

Abb. 10.30. Kombinierte intra- und extraorale Palpation zur Untersuchung des
Unterkiefers auf eine Fraktur

gnose nicht eindeutig gestellt werden, dann sollten Röntgenaufnahmen natürlich immer angefertigt werden.

Röntgendiagnostik

Von den möglichen Aufnahmeprojektionen zur Darstellung einzelner Unterkieferabschnitte sind die gewöhnlich nützlichsten die p.-a.-Projektion und die seitliche Schrägprojektion. Werden weitere Aufnahmen für notwendig erachtet, ist es das einfachste, die besonderen Knochenabschnitte anzugeben, die dargestellt werden sollen. Okklusionsaufnahmen sind dabei manchmal sehr hilfreich.

Behandlung

Ist der zahntragende Abschnitt des Unterkiefers frakturiert, dann hängt die Versorgungsart davon ab, ob in dem betreffenden Behandlungszentrum die offizielle Routinemethode zur Zahnfixierung in der Metallkappenschienung besteht, oder ob die definitive Versorgung durchweg mit Drahtschlaufen oder Zahnbogenschienen durchgeführt wird.

Wo die Kappenschienung gewöhnlich benutzt wird, erfolgt die Versorgung i. allg. durch obere und untere Metallkappenschienen oder Gunning splints, die miteinander verdrahtet werden; bei minimaler Dislokation kann jedoch auch eine Drahtung mittels Zahnbogenschiene oder Drahtschlaufen ausreichend sein. Liegt eine schwere Dislokation vor, und ist die manuelle Reposition unmöglich, dann kann es erforderlich sein, die Zahnfixierung durch eine interossäre Drahtung zu unterstützen. Insbesondere gilt dies für bilaterale Frakturen oder Mittelnahtsprengungen. Metallkappenschienen bieten in Verbindung mit einer interossären Drahtung eine ausreichend sichere Fixierung; bei Gunning splints ist jedoch eine zirkuläre Drahtumschlingung der Schienen mit dem Unter- und Oberkiefer fast immer notwendig. Das Problem des zahnlosen dorsalen Segments wird entweder durch Anwendung eines Sattels oder durch die interossäre Drahtung gelöst.

Werden Drahtschlaufen und Zahnbogenschienen alleine verwendet, dann gelten andere Kriterien. Die Fraktur mit geringer oder fehlender Dislokation kann durchweg, wie oben beschrieben, durch einfache Drahtschlaufen oder Zahnbogenschienen versorgt werden. Liegt eine ausgeprägte Dislokation vor, oder ist die Fraktur instabil, dann kann eine innere Fixierung durch interossäre Drahtung notwendig werden, bevor die Drahtschlaufen- oder Zahnbogenschienenfixierung vollendet werden kann.

Bei Kollumfrakturen wird nicht versucht, das Fragment zu reponieren, unabhängig davon ob das Kieferköpfchen sich im Gelenk befindet oder luxiert ist. Das „Gelenk" wird wie eine Pseudarthrose behandelt, und man vertraut auf die Umerziehung der Muskeln zur Erzielung einer guten Funktion. Bei einer Fraktur sowohl des Kieferkörpers als auch des Kollums bestimmt die Körperfraktur die Versorgung. Manche Patienten haben nur minimale Beschwerden bei einer einzelnen Kieferköpfchenfraktur und sind ziemlich schnell in der Lage, weiche Lebensmittel zu kauen – je nach Ausmaß der anfänglichen Schmerzen, mit oder ohne vorübergehende

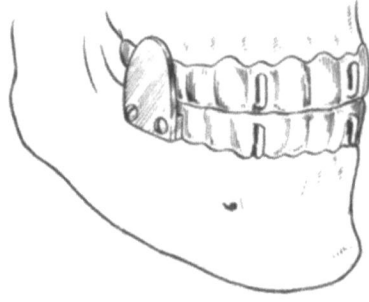

Abb. 10.31. In die Metallkappenschiene eingearbeiteter Trainingsflansch; damit wird der Unterkiefer trainiert, in einer korrekten Okklusionsstellung zu schließen

Schonung. Bestehen starke Beschwerden, dann kann die Fixierung mittels Draht-schlaufen oder Metallkappenschienen für 2 oder 3 Wochen notwendig sein. Bei der nachfolgenden Umerziehung der Muskulatur kann ein „Trainingsflansch" an der Schiene erforderlich sein (Abb. 10.31), um den Unterkiefer so zu trainieren, daß er in korrekter Okklusion schließt.

Bilaterale Kollumfrakturen erfordern die Beseitigung des offenen Bisses, entweder manuell oder durch einen elastischen Zug über die fixierenden Schienen; 2 oder 3 Wochen später folgen dann aktive Übungen des Unterkiefers.

Andere Frakturen außer einfache Kollumfrakturen werden gewöhnlich nach 4 Wo-chen auf Festigkeit geprüft. Besteht klinisch eine Konsolidierung, dann können die Schienen entfernt werden; ist die Fraktur jedoch immer noch federnd, dann sollten die Schienen wieder miteinander ligiert werden, bis die Konsolidierung klinisch nachweisbar ist. Mittelnahtsprengungen und Frakturen, die sich infiziert haben, konsolidieren gewöhnlich langsam. Man muß bedenken, daß sich eine Knochen-vereinigung röntgenologisch möglicherweise viele Monate lang nicht nachweisen läßt.

Oberkiefer und Mittelgesicht

Verletzungsformen

Oberkiefer. Die Frakturformen hängen von 2 Faktoren ab – dem Angriffspunkt und der Richtung der Gewalteinwirkung und dem Verlauf der anatomischen Schwach-stellen des Oberkiefers. Es resultieren gewöhnlich 2 Typen (Abb. 10.32).

Das Gaumensegment des Komplexes schert von den übrigen Strukturen in einer horizontal verlaufenden Linie ab, die der Höhe des Nasenbodens und den unteren Bezirken der Kieferhöhlen entspricht. Der knöcherne Gaumen ist als ganzes nach dorsal disloziert und gewöhnlich verkeilt (Abb. 10.32 A).

Gelegentlich ist nur eine Hälfte des Oberkiefers auf diese Weise frakturiert, wenn die Gewalteinwirkung überwiegend unilateral erfolgte, wobei eine zusätzliche Fraktur nach dorsal entlang der Mittellinie des harten Gaumens verläuft. Die Dis-lokation des frakturierten Gaumensegments erfolgt dann eher nach kranial mit Ein-keilung in die Kieferhöhle (Abb. 10.32 C). Der Oberkieferkomplex ist insgesamt frakturiert. Die Frakturlinien verlaufen auf jeder Seite nach kranial und medial

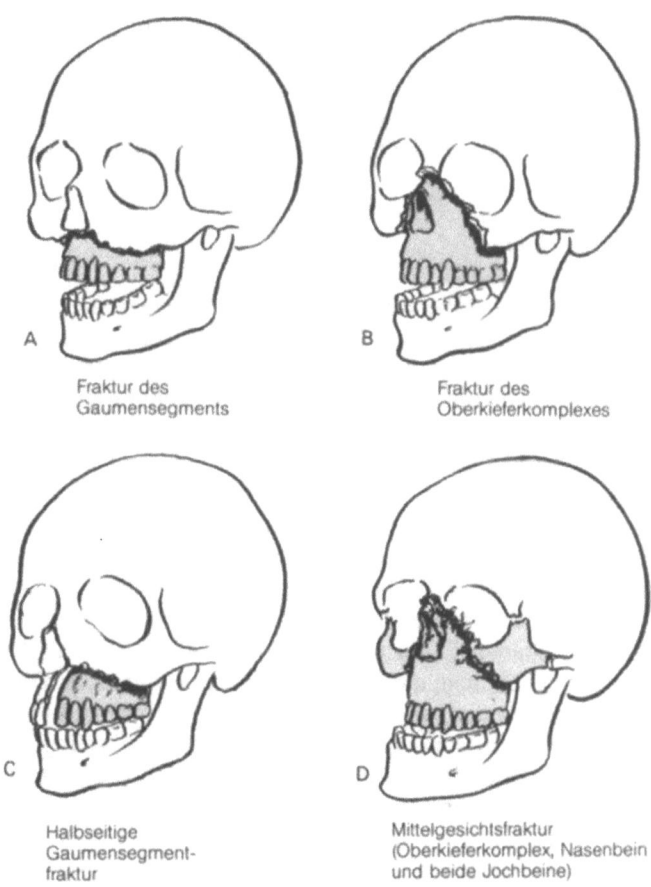

A   Fraktur des
    Gaumensegments

B   Fraktur des
    Oberkieferkomplexes

C   Halbseitige
    Gaumensegment-
    fraktur

D   Mittelgesichtsfraktur
    (Oberkieferkomplex, Nasenbein
    und beide Jochbeine)

Abb. 10.32. Häufige Verletzungsformen des Oberkiefers und des mittleren Gesichtsdrittels

durch die ventrale Kieferhöhlenwand in Richtung des Foramen infraorbitale, durch die Nasenbeine und treffen sich in der Mittellinie im Bereich der Glabella. Die Dislokation erfolgt gewöhnlich nach hinten und die schräg verlaufende Frakturebene hat den Effekt, den Oberkiefer zusätzlich nach kaudal zu treiben; das führt zu einem offenen Biß, wobei der Patient auf den Molaren okkludiert, da der Unterkiefer nach kaudal in eine geöffnete Position gedrängt wird. Das Ausmaß der Verkeilung ist sehr unterschiedlich, es reicht von der stark dislozierten und verkeilten Fraktur bis zur sog. „floating fracture" mit minimaler Einkeilung (Abb. 10.32 B).

Es muß beachtet werden, daß der auf diese Weise dislozierte Oberkiefer den Nasenkomplex mitnimmt. Der Nasenkomplex kann natürlich unabhängig davon selbst in irgendeiner bereits beschriebenen Weise frakturiert sein. Weiterhin korrespondiert die nach medial zum Jochbein verlaufende Oberkieferfrakturlinie mit der durch die Kieferhöhle verlaufende Frakturlinie einer Jochbeinfraktur; eine solche Fraktur kann entweder auf einer oder auf beiden Seiten zusammen mit einer Oberkieferfraktur vorliegen (s. Mittelgesichtsfrakturen).

Mittelgesicht. Während eine Mittelgesichtsfraktur eine traumatische Einheit darstellt, ruft sie dennoch gelegentlich eine extreme Verwirrung hervor, da ein Frakturmuster nicht erkennbar zu sein scheint. Ein Muster kann jedoch leicht abgeleitet
werden, sobald man bedenkt, daß die Fraktur in 3 Teile zerlegt werden kann, nämlich in die Frakturen des Oberkiefers, der Jochbeine und der Nase (Abb. 10.32 D).

Klinisches Bild

Obwohl isolierte Oberkieferfrakturen vorkommen, tritt diese Fraktur jedoch sehr
häufig in Kombination mit Jochbein- und Nasenfrakturen auf, so daß das klinische
Erscheinungsbild unter dem Abschnitt „Mittelgesichtsfraktur" besprochen wird. In
jedem Fall kann nur nach klinischer Untersuchung der tatsächliche Frakturtyp aus
dem Gemisch der Frakturen im mittleren Gesichtsdrittelbereich in die Komponenten der Oberkiefer-, Jochbein- und Nasenfrakturen unterteilt werden.
Es ist oftmals möglich, eine Mittelgesichtsfraktur aufgrund der Untersuchung alleine zu diagnostizieren. Das gesamte Gesicht ist diffus geschwollen – vornehmlich
in seinem mittleren Drittel – und mit Ödemen der Wangen und Augenlider sieht es
aus „wie ein Fußball". Das Erscheinungsbild ist sehr typisch (Abb. 10.33). Bei der
schwer dislozierten Fraktur besteht trotz des maskierenden Effekts des Ödems eine
klar erkennbare sog. „Dish-face"-Deformierung. Schließt der Patient seinen Mund,
dann gelingt es nicht, die Zähne korrekt zu okkludieren. Die oberen Schneidezähne
okkludieren in diesem Fall nicht wie bei den meisten Patienten vor den unteren
Schneidezähnen, sondern hinter diesen, oder es gelingt überhaupt nicht, sie zu
schließen, da ein offener Biß vorliegt. Dieses Symptom ist natürlich bei einem zahnlosen Patienten schwer herauszufinden.

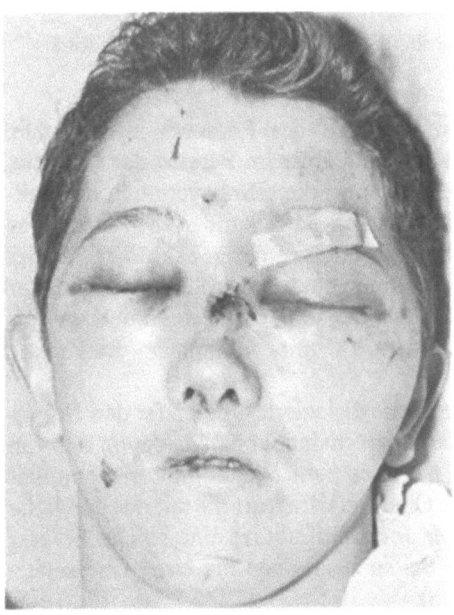

Abb. 10.33. Typisches Aussehen
eines Patienten mit Mittelgesichtsfraktur

Ist es schwierig zu entscheiden, ob irgendeine Dislokation des Oberkieferkomplexes vorliegt, dann sollte der Patient aufgefordert werden, auf seine hinteren Zähne oder, bei Zahnlosigkeit, auf sein Gebiß zu beißen. Gibt er an, daß die Zähne normal okkludieren, dann ist eine mögliche Fraktur nicht disloziert.

Der Oberkieferkomplex wird auf Beweglichkeit hin untersucht (Abb. 10.34), indem der Oberkiefer direkt oberhalb der Schneidezähne zwischen Finger und Daumen der einen Hand gefaßt wird, während mit Zeigefinger und Daumen der anderen Hand der Nasenrücken abgetastet und der Kopf festgehalten werden. Der Oberkiefer wird vor- und zurückgerüttelt, und gleichzeitig wird auf freie Beweglichkeit des Oberkiefers palpiert. Eine Beweglichkeit des Oberkiefers mit tastbarer Verschiebung am Nasenrücken läßt vermuten, daß der gesamte Oberkieferkomplex frakturiert ist, während eine Beweglichkeit des Oberkiefers ohne tastbare Bewegung am Nasenrücken eine Fraktur des Gaumensegments allein erwarten läßt. Jede Hälfte der Gaumenplatte wird dann gegen die andere auf unabhängige Verschieblichkeit hin untersucht; außerdem wird nach lockeren Zähnen gefahndet, um Alveolarfrakturen auszuschließen.

Wie bereits betont, können Mittelgesichtsfrakturen aus Brüchen von nur einem oder beiden Jochbeinen und/oder der Nase bestehen; mit den bereits aufgezeigten Methoden muß nach einem Vorliegen dieser Frakturen unabhängig voneinander gefahndet werden. Kurz gesagt, Oberkieferfrakturen per se werden aufgrund der Okklusionsstellung der Zähne diagnostiziert; Frakturen weiterer Knochen werden durch aktive Untersuchung des Patienten diagnostiziert.

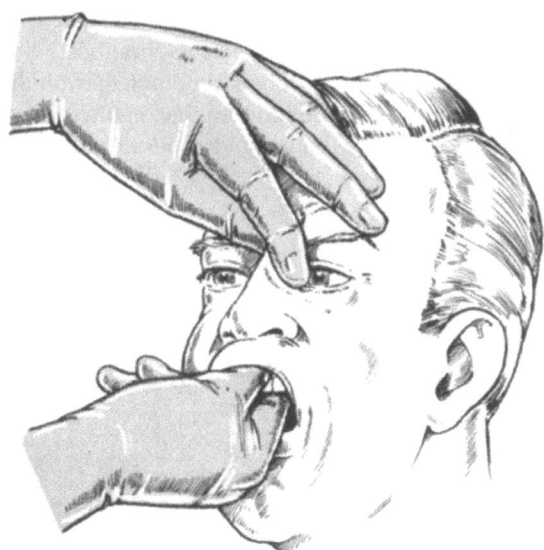

Abb. 10.34. Testmethode zur Feststellung der Beweglichkeit des Oberkieferkomplexes bei Verdacht auf eine Mittelgesichtsfraktur

Röntgendiagnostik

Die Diagnose sollte anhand der klinischen Untersuchung gestellt werden, und fast jeder Fall kann diagnostiziert und behandelt werden, ohne daß eine Röntgenaufnahme notwendig ist. In jedem Fall ist die Interpretation einer Röntgenaufnahme häufig schwieriger als die der klinischen Untersuchung; die erwartungsgemäß aussagefähigsten Aufnahmen sind die 30°-okzipitomental-Projektion und die seitliche Projektion.

Behandlung

Diese Frakturen sollten so bald wie möglich versorgt werden, da sie sich gewöhnlich schnell in der dislozierten und häufig eingekeilten Stellung konsolidieren.
Die Jochbeine werden zu einem gewissen Teil und die Nase vollständig vom Oberkiefer getragen; daraus folgt, daß sie exakt nur auf der stabilen Grundlage eines reponierten und in korrekter Stellung fixierten Oberkiefers rekonstruiert werden können. Die erste Maßnahme besteht daher in der Reposition und Fixierung des Oberkiefers.
Ist der Oberkiefer verschieblich oder nur leicht eingekeilt, dann kann es möglich sein, ihn durch Fingerdruck zu reponieren; gelingt dies nicht, ist eine Fragmentlösung mit der Zange nach Rowe notwendig (Abb. 10.35). Untere und obere Metallkappenschienen oder Gunning splints werden mit Draht an den Kiefern fixiert, dann wird der Oberkiefer unter Kontrolle am Unterkiefer reponiert und mit der Unterkieferschiene ligiert. Danach wird er an der entsprechend ausgewählten Schädelfixierung, dem Halo oder den Schrauben befestigt.
Daraufhin wird das Jochbein reponiert, gewöhnlich durch Einbringen einer Kieferhöhlentamponade von intraoral her, manchmal auch mittels interossärer Drahtung.
Die als Teil einer Mittelgesichtsfraktur auftretende Jochbeinfraktur gehört gewöhn-

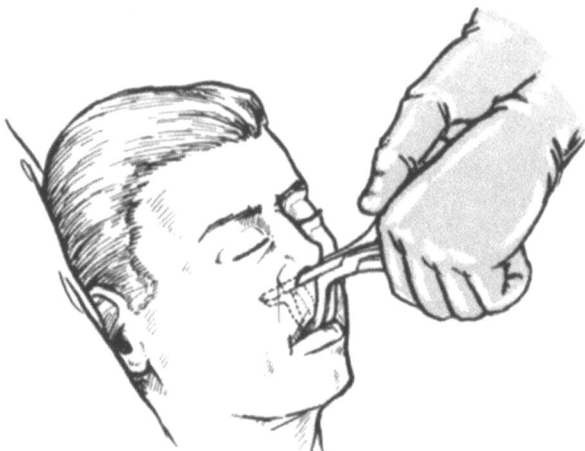

Abb. 10.35. Fragmentlösung des Oberkiefers unter Benutzung der Zange nach Rowe. Beachte die nach unten gerichtete Hebelwirkung

lich nicht zu der Sorte, die sich für eine Reposition von temporal her eignet; das ist günstig in Hinblick auf die Tatsache, daß die Reposition von temporal sich bei angelegtem Halo schwierig durchführen läßt.

Die frakturierte Nase wird auf die bereits beschriebene Weise reponiert, und abhängig von der überwiegenden Dislokationsrichtung, nach lateral oder dorsal, ist eine Gipsschiene oder eine transnasale Naht die angemessene Fixierungsart.

Besteht eine Längsfraktur des Gaumens, dann wird die Oberkieferkappenschiene in 2 Teilen gefertigt mit Befestigungsmöglichkeiten für eine Verbindungsstange (s. S. 271), die nach Reposition angelegt wird.

Die Drähte zwischen Ober- und Unterkiefer, die eine zusätzliche Fixierung bewirken, können nach 4 Wochen unbedenklich entfernt werden. Abhängig von der klinischen Einschätzung der Frakturfestigkeit wird zur gleichen Zeit oder nach Belassen für weitere 2 Wochen die Befestigung an der Schädelfixierung entfernt.

Frakturen des Ober- und Unterkiefers

Das Prinzip der Reposition eines frakturierten Knochens unter Kontrolle durch den nicht frakturierten kann dann nicht direkt angewandt werden, wenn Ober- und Unterkiefer zusammen gebrochen sind; es müssen daher Maßnahmen getroffen werden, um den Unterkiefer in eine reponierte und stabile Einheit umzuwandeln, an dem dann der Oberkiefer reponiert werden kann. Dies bedeutet gewöhnlich die Anwendung einer interossären Drahtung, um die Fraktur bzw. Frakturen des Unterkiefers in einer exakt reponierten Stellung zu fixieren. Die Reposition des Oberkiefers und die Fixierung am Unterkiefer und am Schädel kann dann auf die übliche Weise erfolgen.

Direkte Drahtungsmethoden

Während in England Metallkappenschienen und Schädelfixation bei der Versorgung von Mittelgesichtsfrakturen überwiegend die Standardmethode bleiben, ist in Nordamerika und anderen Ländern ein alternatives Verfahren entwickelt worden, das keine sorgfältig ausgearbeiteten Zahnschienen erfordert und wobei die Schädelfixierung auf völlig andere Art vorgenommen wird. Oberflächlich betrachtet, scheinen die 2 Methoden völlig unterschiedlich zu sein, die zugrunde liegenden Prinzipien sind jedoch in Wirklichkeit nicht so sehr verschieden.

Im wesentlichen bewirkt die Methode die Wiederherstellung einer korrekten Okklusion und die Fixierung der oberen an den unteren Alveolen durch Drahtschlaufen oder Zahnbogenschienen. Dieses System wird dann an einem Verankerungsort befestigt, indem es mittels Schlingen aus rostfreiem Stahldraht, die durch das Gewebe nach kranial geführt werden (Abb. 10.36) an stabilen Punkten auf beiden Seiten des Schädels aufgehängt wird. In der Regel ist die zygomatikofrontale Naht der geeignetste Verankerungspunkt, obwohl auch der Arcus zygomaticus und der Infraorbitalrand als mögliche Alternativen beschrieben wurden.

Die Besonderheiten im Einzelfall lassen einen gewissen Improvisationsgrad zu, und gerade diese Tatsache ist einer der Vorteile der Methode.

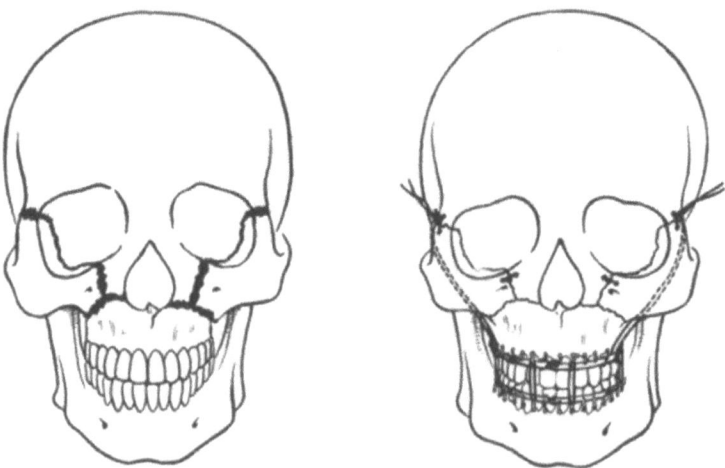

Abb. 10.36. Methode der Osteosynthese einer Mittelgesichtsfraktur durch interossäre Drahtung der frakturierten Knochen und Aufhängung des Oberkiefers an der zygomatikofrontalen Fraktur durch eine Drahtschlinge. (Nach Adams und Adams)

Alveoläre Schienung. Mit an den Zähnen beider Zahnreihen fixierten Drahtschlaufen oder Schienen nach Winter wird die Fraktur durch die bereits beschriebenen
Methoden reponiert (s. S. 298), dann werden die Zähne in korrekter Okklusionsstellung miteinander ligiert. Falls notwendig, können die Schienen durch eine zirkuläre
Drahtumschlingung der unteren Schiene mit dem Unterkiefer sicher fixiert werden.

Verankerung am Schädel. Der geeignete Ort zur Fixierung der Zahnbogenschienen
hängt vom Frakturtyp ab. Bei der Mittelgesichtsfraktur (Abb. 10.32 D), bei der sehr
häufig Jochbeinfrakturen Teil der Verletzungsform sind, wird zur Reposition und
Fixierung der zygomatikofrontalen Fraktur eine Drahtosteosynthese benutzt
(Abb. 10.19). Betrifft die Fraktur das Gaumensegment (Abb. 10.32 A), dann kann ein
Loch durch die Sutura zygomaticofrontale gebohrt oder alternativ dazu, die Halteschlinge über den Arcus zygomaticus geführt werden. Bei dieser Fraktur wurde
auch der Infraorbitalrand benutzt.
Von diesen möglichen Fixierungspunkten hat die Sutura zygomaticofrontale oder
eine Fraktur an dieser Stelle den offensichtlichen Vorteil, daß sie bei fast allen Mit-
telgesichtsfrakturtypen sowie bei den alleinigen Oberkieferfrakturen benutzt werden kann. Daraus resultiert, daß sie der mit Abstand häufigst benutzte Fixpunkt ist,
und die weitere Diskussion wird sich nur auf die Beschreibung ihrer Anwendung
beschränken.

Drahtungsmethode (Abb. 10.37). Die Drahtschlinge sollte so senkrecht wie möglich
verlaufen; das bedeutet, daß sie an dem Alveolarschienensystem in der Nähe des
ersten Molaren befestigt werden sollte. Ein häufiger Fehler besteht darin, die Befestigung zu weit nach ventral zu legen, so daß der Draht übermäßig schräg nach dorsal und kranial verläuft; daraus folgt die Tendenz, daß beim Festziehen die zum offenen Biß führende abgekippte Dislokation des frakturierten Knochens eher

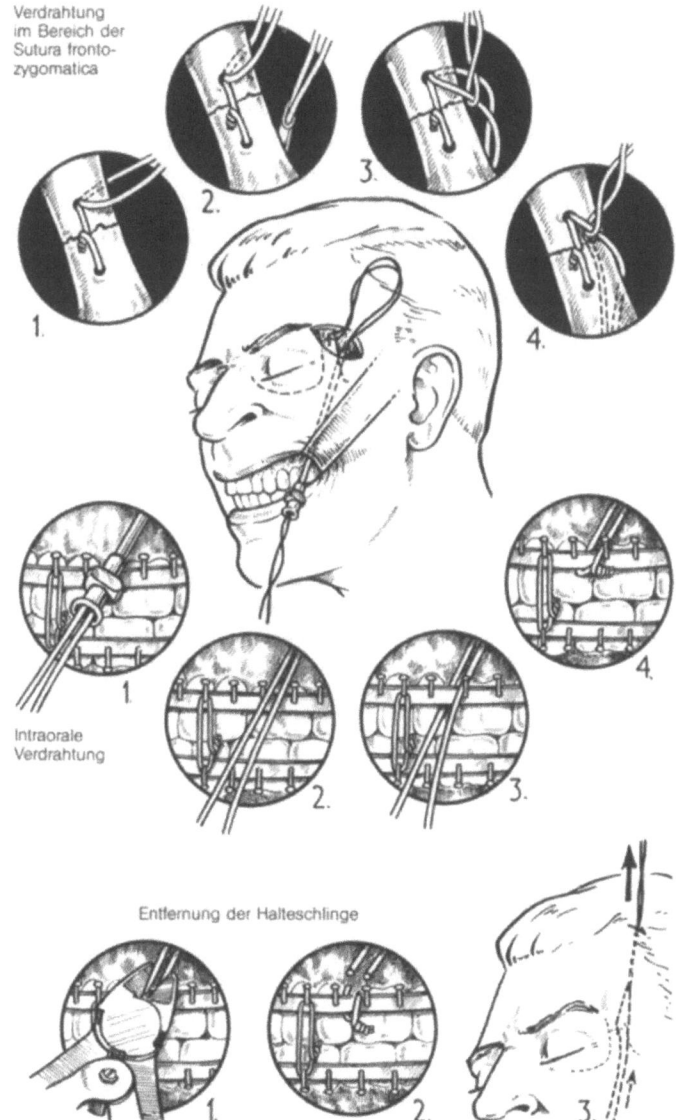

Verdrahtung
im Bereich der
Sutura fronto-
zygomatica

Intraorale
Verdrahtung

Entfernung der Halteschlinge

Abb. 10.37. Die einzelnen Phasen bei der Applikation und späteren Entfernung der Drahtschlaufe bei der in Abb. 10.36 gezeigten Drahtungsmethode. Die Drähte, die die Winter-
Schienen an den Zähnen fixieren, sind aus Gründen der Übersichtlichkeit nicht eingezeichnet

verstärkt statt korrigiert wird (Abb. 10.32). Die Drahtschlinge kann unter Verwendung einer Spinalpunktionskanüle, einer Knochenahle (Abb. 10.12) oder einer Präpariersonde durch das Gewebe hindurchgeführt werden.
Ein 0,4 mm starker Draht wird durch das zygomatikofrontale Bohrloch oder durch
eine Drahtschlinge, die den zygomatikofrontalen Teil der Jochbeinfraktur fixiert,
geführt. Die Spinalpunktionsnadel wird durch die Mukosa des kranialen Vestibu-

lums oberhalb des ersten Molaren eingeführt und hinter dem Jochbein nach oben in Richtung der Sutura zygomaticofrontale vorgeschoben. Die zwei Drahtenden werden durch die Nadel nach unten in den Mund gefädelt, dann wird die Nadel zurückgezogen. Alternativ dazu werden die Drähte unter Verwendung einer Ahle oder einer Präpariersonde nach unten in den Mund geführt. Zum Schluß wird der Draht um die Zahnbogenschiene herumgelegt und festgezogen. Man sollte vorsichtig sein und ihn nicht zu fest anziehen. Bei Schienen an den oberen und unteren Alveolen, die miteinander ligiert sind, spielt es keine große Rolle, ob die Drahtschlinge an der Oberkiefer- oder Unterkieferschiene befestigt ist. Ist die Schlinge an der Oberkieferschiene fixiert, dann kann dies dazu führen, daß das Zahnfleisch nach oben von den Zähnen abgezogen wird und Komplikationen verursacht. Das läßt sich verhindern, indem man die Schlinge an der Unterkieferschiene oder sogar an dem Draht, der die oberen und unteren Schienen in korrekter Okklusionsstellung hält, fixiert. Nahe dem Verankerungspunkt an der zygomatikofrontalen Naht wird gewöhnlich ein Ausziehdraht nach Bunnel durch die Schlinge gezogen und an die Hautoberfläche geführt, so daß zum Zeitpunkt der Entfernung des Drahtes die Schlinge im Mund durchtrennt und mit Hilfe des Ausziehdrahtes durch die Haut temporal entfernt werden kann.

Die Methode läßt sich bequem mit einer direkten Freilegung und interossären Drahtung von Trümmerfragmenten kombinieren, und sie wird sich sehr gut anwenden lassen, solange man sich daran erinnert, daß es stets das Hauptziel ist, eine korrekte Zahnokklusion herzustellen und zu erhalten, bis die Fraktur konsolidiert ist.

SACHVERZEICHNIS

---

[1] Die **fettgedruckten** Zahlen verweisen auf
Abbildungen, die auf vom Text getrennten
Seiten aufgeführt sind.

R. T. Manktelow, Toronto

Microvascular Reconstruction

Anatomy, Applications and Surgical Technique

With a section on paediatrics by R. M. Zuker
Foreword by G. I. Taylor
Illustrated by K. Finch
1986. 288 figures. XIII, 221 pages.
Hard cover DM 360,-. ISBN 3-540-15271-7

The use of microvascular techniques has increased greatly over the last fifteen years. This book is aimed at experienced surgeons and trainees as a 'when, what, and how to' guide to microvascular reconstructive surgery.

It discusses the selection, anatomy, and surgical technique of a spectrum of free tissue transfers, divided into two parts. The first section covers the surgical anatomy and technique involved in elevating each of the free tissue transfers, and the second discusses the application of these transfers to reconstruction in three specific areas where reconstructive microsurgery has made its major contribution: the head and neck, the upper extremity, and the lower extremity.

Written for the most part by single surgeon, this highly practical reference work is purposely dogmatic with the aim of providing useful solutions to patients' problems.

Springer-Verlag
Berlin Heidelberg New York
London Paris Tokyo

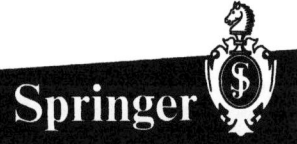

Jahrestagungen der Deutschen Gesellschaft für Plastische- und Wiederherstellungschirurgie

Plastische und Wiederherstellungschirurgie des Alters

Indikationen und Kontraindikationen

23. Jahrestagung im November 1985, Köln

Herausgeber: H. Neubauer

1986. Etwa 263 Abbildungen, 49 Tabellen. Etwa 330 Seiten. ISBN 3-540-16285-2. In Vorbereitung

Die Ästhetik von Form und Funktion in der Plastischen und Wiederherstellungschirurgie

22. Jahrestagung 18.–20. Oktober, 1984, Hamburg
Kongreßthemen: Operative Fächer und Ästhetik – Fehlbildungen und Anomalien – Ästhetische Chirurgie – Traumatologie – Mikrochirurgie – Onkologie – Freie Vorträge

Herausgeber: G. Pfeifer

1985. 343 Abbildungen, 58 Tabellen. XIV, 498 Seiten. Broschiert DM 254,–. ISBN 3-540-15829-4

Biomaterialien und Nahtmaterial

21. Jahrestagung 20.–22. Oktober 1983, Gießen
Kongreßthemen: Keramische Implantate – Implantate aus Kohlenstoff – Metallimplantate – Homologe und heterologe Implantatmaterialien – Kunststoffmaterialien – Nahtmaterialien – Freie Vorträge

Herausgeber: H. Rettig

1984. 181 Abbildungen, 37 Tabellen. XVI, 334 Seiten. Broschiert DM 236,–. ISBN 3-540-13689-4

Plastische und wiederherstellende Maßnahmen bei Unfallverletzungen

Primär- und Sekundärversorgung

20. Jahrestagung 7.–9. Oktober 1982, Hamburg

Herausgeber: K. H. Jungbluth, U. Mommsen

1984. 291 Abbildungen in 431 Einzeldarstellungen, 64 Tabellen. XIV, 320 Seiten.
Broschiert DM 246,–. ISBN 3-540-13036-5

Regionale plastische und rekonstruktive Chirurgie im Kindesalter

19. Jahrestagung 29.–31. Oktober 1981, Würzburg

Herausgeber: W. Kley, C. Naumann

1983. 266 Abbildungen, 39 Tabellen. XIX, 343 Seiten. Broschiert DM 236,–. ISBN 3-540-12105-6

Plastische und Wiederherstellungschirurgie bei bösartigen Tumoren

18. Jahrestagung 27.–29. November 1980, Mainz

Herausgeber: H. Scheunemann, R. Schmidseder

1982. 269 Abbildungen. XXVI, 342 Seiten.
Broschiert DM 198,–. ISBN 3-540-11476-9

Preisänderungen vorbehalten

Springer-Verlag
Berlin Heidelberg New York London Paris Tokyo

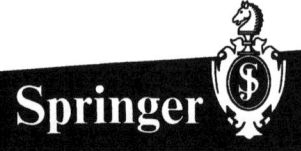

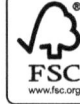

MIX
Papier aus verantwortungsvollen Quellen
Paper from responsible sources
FSC® C105338

If you have any concerns about our products,
you can contact us on
ProductSafety@springernature.com

In case Publisher is established outside the EU,
the EU authorized representative is:
Springer Nature Customer Service Center GmbH
Europaplatz 3, 69115 Heidelberg, Germany

Printed by Libri Plureos GmbH
in Hamburg, Germany